3rd Edition
개정증보판

이명

Current Opinion on TINNITUS

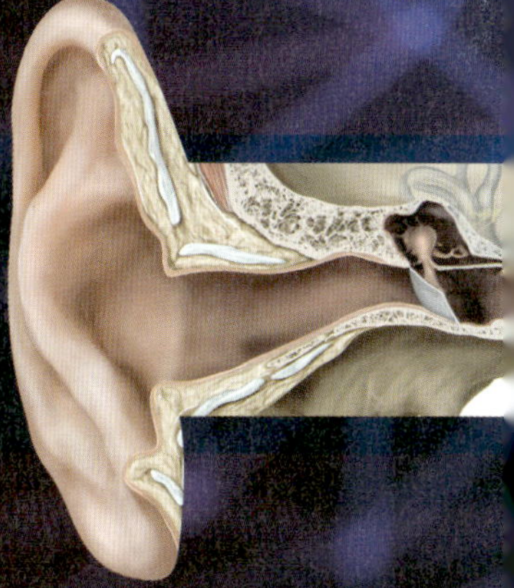

대한이과학회
Korean Otological Society
1990KOS
대한이과학회는 인류 귀건강을 위해 헌신한다.

발간사

이명은 오랜 세월 동안 많은 사람들에게 고통을 안겨준 질환으로, 그에 대한 정확한 이해를 바탕으로 한 다양한 방식의 치료법이 현재 많이 소개되고 있습니다. 특히, 고령화 사회에 접어든 우리나라의 인구 사회학적 구조를 고려할 때 이명환자는 점점 늘어날 것이며 따라서 이명을 직접적으로 치료하여야 할 이비인후과 의사들에게 있어서 이명의 발생 기전의 이해 및 이를 통한 효과적인 치료는 필수 불가결하다고 할 수 있겠습니다. 하지만, 아직 이명의 병태 생리나 치료법에 대하여 밝혀야 할 것이 많이 남아 있어서 이를 진단하고 치료하는 이비인후과 의사들에게는 아직도 어려운 질환인 것이 현실입니다.

저희 대한이과학회에서는 전신인 대한이과연구회에서 1999년 당시 이명의 최신 지식을 바탕으로 이명에 대한 소책자를 발간하였으며, 2011년도에는 대한이과학회에서 "Current Opinion on Tinnitus"를 발간하여 많은 이비인후과 의사들에게 이명에 대한 이해의 폭을 넓혀 왔습니다. 하지만, 급속히 발전하는 학문의 추세에 맞추어 이명에 대한 새로운 책의 발간이 필요하다는 의견이 대두되었고, 현 시점에서 이명을 치료하는 의사 및 관련 연구자들에게 필요한 최신 지식을 집대성하기 위해 대한이과학회 산하 이명연구회 회원을 중심으로 역량을 집결하여 이 책을 발간하게 되었습니다.

이 책은 총 5장 29부로 구성되었으며, 이명의 역학 및 기초연구, 이명과 관련된 관련 질환, 이명의 진단, 이명의 치료에 관하여 포괄적으로 정리하였습니다. 각 장은 여러분이 평소 관심을 가지고 궁금해하는 부분들로 주제를 분류하여 구성하였으며, 이명에 관한 최신 지견을 다루기 위하여 노력하였습니다. 이 책이 이명을 연구하고 치료하시는 모든 분들께 훌륭한 참고자료가 되기를 바라며, 또한 이비인후과 전공의들에게도 이명에 대한 교과서의 역할을 하기를 기대합니다.

책자 발간을 위해 노력하여주신 이명연구회 남의철 회장님을 비롯한 회원들, 대한이과학회 상임이사들과 저자 분들, 그리고 이 책자 발간을 위하여 많은 수고를 해 주신 조형호 간행이사와 간행위원들께 깊은 감사를 드립니다.

대한이과학회 회장 **조양선**

머리말

이명은 아주 작은 소리여서 쉽게 무시할 수 있는 경우가 대부분이지만 때로는 불안감, 집중력 장애, 수면장애, 우울증 등을 유발해 삶의 질을 심각하게 훼손하는 경우도 있습니다. 우리나라에서 최근 이명의 발생은 당뇨병보다 더 흔하고 고혈압에 근접할 정도로 증가하는 추세이며, 고령일수록 훨씬 더 높은 빈도를 보입니다. 그러나 혈당이나 혈압 조절 약물들이 당뇨와 고혈압을 비교적 효과적으로 제어하는 것에 비해 이명 조절에 뚜렷한 효과를 보이는 약물이나 수술적 치료법은 아직 개발되지 못한 안타까운 실정입니다. 이명의 치료가 어려운 가장 중요한 이유는 아마 이명의 발생 원인이 다양하여 하나의 치료법만으로 모든 이명 환자를 치료하는 것이 불가능하기 때문일 것입니다.

과거에는 주로 말초 청각 기관인 달팽이관에서 이명이 발생할 것으로 생각해왔으나, 청각 중추 신경계와 다른 여러 중추신경계 영역들이 이명 발생에 관여하고 있음이 점차 밝혀지게 되면서 최근에는 이전에 제시된 이론의 수정과 보완이 지속해서 이루어지고 있습니다. 이명의 주요 발생 기전은 말초 청각 손실에 따른 중추신경계의 가소성 변화이며, 이러한 변화는 청각기 이외에 목과 턱의 근육 등 체성 감각계의 문제로 인해서 발생할 수도 있고, 또한, 가소성 변화의 범위가 청각계를 넘어 정서를 담당하는 변연계와 피질하 영역 등에서도 발생한다는 점을 알게 되었습니다. 청각계와 체성감각계의 장애 외에 불안, 긴장, 피로, 스트레스, 편두통, 두부외상, 약물 복용 등 아주 다양한 이명의 원인이 존재하며, 청각과민증, 불면증, 우울증과 같은 정서적 장애가 이명에 동반하기도 합니다. 이처럼 이명의 원인은 여러 종류가 있으며 한 가지 원인이 증상을 발현시키기보다는 복합적 요소가 함께 작용하므로 이명의 치료는 환자를 다양한 각도에서 전반적으로 접근하여 평가하고 치료하는 것이 더 효과적이라고 할 수 있습니다. 그러나, 안타깝게도 우리나라에는 이명의 진단과 치료에 대한 교육과 훈련을 받고 경험을 쌓아온 전문가들이 적극적으로 참여하여 이명의 기전과 진단 및 치료에 대한 최신 지견들을 상세하고 명료하게 설명한 지침서가 아직 부족한 상황입니다.

이번 "이명" 도서의 새로운 발간에는 국내 대학병원과 전문 병원의 이명 연구자, 이과학과 정신건강의학의 전문가들이 대거 참여하여 과거 두 차례 발간된 내용에 비해 질적으로나 양적으로 크게 개선된 이명의 지침서를 출간하게 되었습니다. 새로운 "이명" 도서에는 이명의 원인들과 병태 생리학적인 기전, 그리고 이명의 종류와 그에 따른 진단과 치료에 대한 최신 정보들이 아주 충실하게 소개되어 있습니다. 또한, 이 책의 주제로서 "이명의 치료 방법이 어떤 종류이든 이명 발생 기전의 근본이 되는 신경의 가소성 변화를 잘 이해하여 이를 임상에 적용하고 치료할 때 더욱 효과적인 결과를 얻을 수 있다."는 점이 잘 설명되어 있습니다.

이 책은 다섯 부분으로 구성되어 있습니다. 1장의 서론에서 이명의 역사적 배경과 미래 연구의 방향, 그리고 이명의 종류와 역학적 조사 결과들을 살펴보았고, 2장 이명의 기전은 동물실험, 분자생물학, 신경 영상과 신경생리학적 연구 등을 통해 밝혀진 이명의 기전에 대한 여러 이론들을 망라하여 소개하였으며, 3장에서는 청각계와 전정계, 정신과학 및 신경학적 영역의 이명 관련 질환들의 양상을 기술하였고, 4장은 이명의 진단 과정을 구성하는 청각학적 평가와 이명의 설문 조사 그리고 다른 임상적 평가 방법들을 다루고 있습니다. 마지막으로 5장 이명의 치료 편에서는 혈관성 이명, 근경련성 이명, 개방성 이관과 같은 객관적 이명들의 치료법과 더불어 주관적 이명에 대한 약물치료, 상담 치료, 소리와 음악을 이용한 치료, 보청기, 중이 및 와우 이식 등 청각 재활 치료를 설명하고 최근 주목받는 신경조절 치료의 종류와 방법들을 상세히 소개하고 있습니다.

대한이과학회에서는 2016년 이명연구회를 발족하여, 이명의 최신 정보를 공유하고 다기관 공동 연구를 활성화하여 의학적 연구를 통한 최선의 이명 치료법 개발을 위해 활동하도록 하고 있으며, 이러한 활동의 일환으로 이번 "이명" 개정판 집필에 이명연구회의 구성원들이 주체적인 역할을 담당하게 되었습니다. 이러한 기회를 마련해주신 대한이과학회와 조형호 간행이사님, 바쁘신 와중에도 원고 집필과 편집에 수고를 아끼지 않으신 편집위원들과 모든 저자분께 지면을 빌어 깊은 감사의 마음을 전합니다.

2018년 11월

대한이과학회 이과연구회 회장 **남의철**

축사

최근 노화성 난청, 소음성 난청 등 난청환자가 급증함에 따라 의학적, 사회적 관심이 높아져 가고 있는 반면, 이명환자에 대한 관심과 이해의 정도는 많이 간과되어 오고 있습니다. 이명은 겉으로 잘 드러나지 않는 개인적인 고통이라는 점 때문에 일반인은 물론 일부 의료기관에서조차 무시되거나 불치병으로 치부되어 이명환자의 고통을 더욱 악화시키는 결과가 되기도 합니다. 또한 이명에 대한 부정적 인식을 심어주게 되어 조기에 적절한 치료를 받는 기회를 놓치게 되기까지 합니다. 따라서 이명에 대한 바른 이해와 더불어 이명 환자들에 대한 공감과 적절한 중재는 환자의 삶의 질을 높이는 데 매우 중요합니다.

이러한 상황에서 이명연구회를 주축으로 이명에 대한 연구 및 학술 활동을 꾸준히 해오신 대한이과학회에서 "이명" 책자를 발간하게 된 것을 매우 반갑고 기쁘게 생각합니다. 본 "이명" 책자가 이명치료 및 연구에 대하여 발전된 최근의 동향을 잘 정리해 줌으로써 이명의 진료와 연구에 큰 바탕이 되고 궁극적으로 이명 환자분들에게 실질적인 도움을 주는 데 큰 역할을 할 것임을 확신합니다.

좋은 책을 출간하여 주신 대한이과학회에 축하와 감사의 말씀을 전합니다.

2018년 11월

대한청각학회 회장 **이승환**

편집위원회, 집필진

편집위원회

집필진

공수근 부산의대
김동기 가톨릭의대
김정진 가톨릭의대
김태수 강원의대
김형종 한림의대
남의철 강원의대
박문서 경희의대
박시내 가톨릭의대
박용호 충남의대
박정미 가톨릭의대
박철원 한양의대
변재용 경희의대
서명환 서울대학교병원 이비인후과
송재진 서울의대
심현준 을지의대
안용휘 을지의대
여상원 가톨릭의대
여승근 경희의대
오승하 서울의대
이규엽 경북의대
이성수 전남의대
이승환 한양의대
이일우 부산의대
이지혜 중앙보훈병원
이현민 부산의대
이현진 가톨릭의대
이호기 소리이비인후과
이호윤 을지의대
이효정 한림의대
장지원 한림의대
정연훈 아주의대
조아랑 경희의대
조양선 성균관의대
조형호 전남의대
최재영 연세의대
최 준 고려의대
추옥성 아주의대
한재준 서울의대
허경욱 인제의대

(가나다 순)

차례

CHAPTER 22

Management of Patulous Eustachian Tube 277

CHAPTER 23

Pharmacological Therapy 285

CHAPTER 24

TRT 301

CHAPTER 25

CBT and Other Neuropsychiatric Therapies 317

CHAPTER 26

Sound and Music Therapies 325

PART I

Introduction

CHAPTER 01

Historical Review & Future Direction of Tinnitus Research

가톨릭의대 여상원 · 박시내
강원의대 남의철

서론

고령화 사회에 접어든 우리나라의 인구 사회학적 구조를 고려하면 이비인후과를 찾게 될 이명으로 고통받는 환자의 수는 더욱 늘어날 것이며, 산업화, 소음 및 스트레스 노출 기회의 증가와 함께 이명 발생 및 인식의 기회가 더욱 높아진 근래에 접어들면서 이명의 기전을 과학적으로 밝히고 효과적인 치료법을 찾기 위한 다양한 시도와 연구가 과거 어느 때보다 활발히 이루어지고 있다. 역사 속에서의 이명의 의미, 이명 관련 연구의 발전사와 함께 국내외 이명 학회, 협회의 활동을 간략히 살펴보고, 국내 이명 연구의 발전사 및 이명 연구회의 활동을 현시점에서 되짚어보는 것은 이명 연구의 역사적 흐름을 이해하는 데 도움이 될 것이다. 또한 현재까지 밝혀진 이명의 진단과 치료 관련해 여러 연구 결과를 바탕으로 이명 연구의 나아갈 방향을 제시할 수 있다면 향후 더 많은 이명 연구자들이 이명과 관련한 기초 및 임상 연구에 관심을 두고 이명 진료에 대한 근거중심의학을 과학적으로 만들어가는 좋은 계기가 될 것이다. 이에 이 장에서는 이명의 역사와 정의, 국내외 이명 연구의 역사와 현황을 정리해봄으로써 향후 이명 연구의 나아갈 방향을 제안해보고자 한다.

본론

I. Historical Review of Tinnitus Research

1. 이명의 역사와 정의

1) 역사 History 속에서의 이명

이명에 대한 고대 기록을 보면 고대 이집트의 문헌에서 처음 그 역사를 찾아볼 수 있다. 기원전 2500년경 이집트 에버스 파피루스*Ebers papyrus*에는 "마법에 걸린 귀의 치료법"이라는 구절과 그 치료법이 기록되어 있었는데 balanites oil(길르앗 유향, 야곱의 유향), 유향, sekhopf(약초의 일종)를 넣어서 만든 용액을 귀에 넣어서 이명을 치료했다는 보고가 있다. 기원전 17세기 앗아시리아인의 점토판에도 이명이 기술되어 있는데 이를 노래 부르는 형태, 속삭이는 형태, 말하는 형태로 3가지로 분류하고 각각의 치료법에 대하여 기록하기도 하였다. 이후 로마 시대, 비잔틴 시대, 중세 시대, 르네상스 시대에서도 모두 이명에 관한 기록이 남아있다.[1] 기원전 오랜 옛날부터 이명 증상에 대한 언급과 그 치료 방법에 대한 역사적 기술이 있었다는 것은 이명이 높은 빈도로 발생하는 증상이고 환자에게 주는 괴로움이 임상적으로 커서 이를 치료하려는 노력이 역사 속에서 계속되었다는 것을 의미한다.

2) 이명의 정의 Definition

이명은 "외부에서의 자극 없이 소리를 느끼는 것 – the sensation of sound without external stimulation"으로 1969년 ANSI*American National Standards Institute*에서 내린 정의이다. 그 외 알려진 또 다른 정의로 "머리에서 기원한 소리의 의식적인 경험 – the conscious experience of sound that originates in the head"가 1982년 McFadden에 의해 내려진 적 있다.[2] 이명은 조현병 환자들이 흔히 호소하는 환청*auditory hallucination*과 구개근경련, 중이근경련 등을 포함한 근육 기원의 소리, 개방성 이관을 통해 들어오는 자신의 숨소리, 목소리 및 혈관성 이명 등으로 구성된 타각적 이명 혹은 체성 소리*somatosounds*와 달팽이관과 청신경에서 기원한 모든 종류의 소리를 의미하는 자각적 이명 혹은 감각신경성 이명*sensorienural tinnitus* 등으로 크게 구성되며, 그 발생 기전에 상관없이 신체 내부 특히 머리에서 나는 소리를 듣는 '증상'*symptom*으로 정의되고 있다.

2. 이명 연구의 역사적 흐름

PubMed 탐색을 통해 관찰되는 2018년 3월까지의 이명 관련 논문은 11,800여 건에 이른다. 초기 이명 연구의 보고가 있었던 1880년대에서 현재까지 이명 관련 연구는 급격히 증가하는 양상을 보이며, 이는 높은 빈도를 보이는 이명 증상의 기전을 밝히고 과학적 치료 근거를 제시하고자 하는 연구자들의 노력이 이 분야에 상당히 집중되고 있음을 보여주는 결과라 하겠다(Figure 1-1). 1880년대 중이염 및 이소골 고정에 의한 이명의 수술 증례와 박동성 이명의 원인으로 척추동맥의 압박과 관련한 증례 보고가 문헌으로 처음 소개된 이래 1890년대 초반에는 동정맥 기원의 다양한 박동성 이명, 즉 혈관성 이명을 소개하는 증례가 좀 더 많아졌고, 자각적 이명은 주로 치아, 턱관절, 이경화증 등과 관련된 이명이 보고되었다. 타각적 이명 중 근육기원의 이명으로 추정되는 이명이 1948년 보고된 바 있으며,[3] 이명에 대한 감정적 측면이 처음 언급된 논문 역시 이 시기에 보고되었다.[4] 또한 비슷한 시기에 이명 증상의 호전을 위해 보청기가 도움이 됨을 밝힌 연구가 처음 보고된 바 있다.[5]

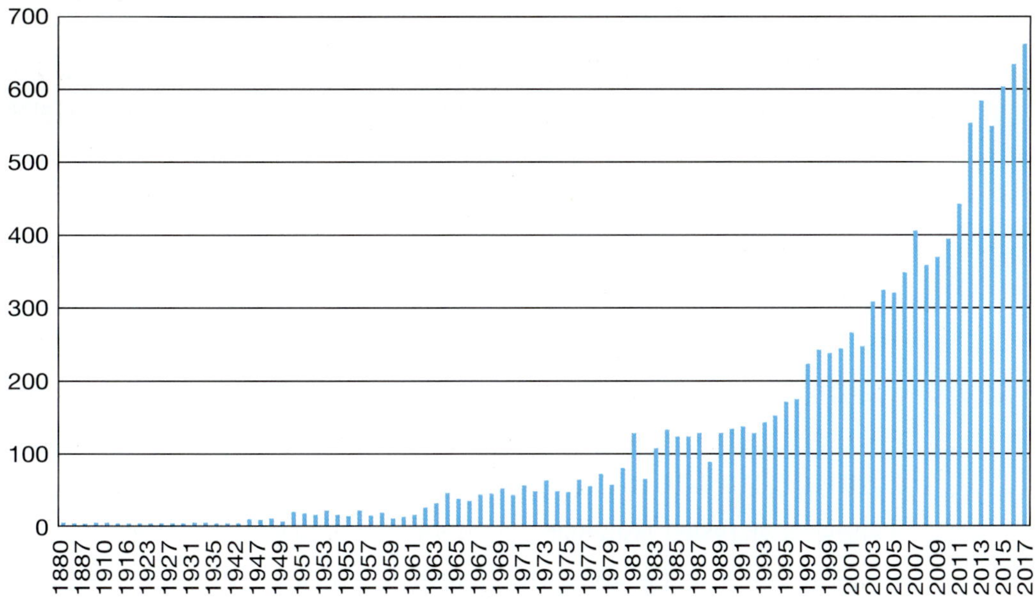

Figure 1-1 PubMed에서 관찰되는 이명 관련 연구의 연도별 증가 추세

1950년대 이후 이명의 치료에 대한 관심이 높아지면서 치료법에 대한 보고들이 나오기 시작했고 고실내 주사술, 교감신경계차단술, 비타민 A 등을 포함한 이명 치료법이 소개되기 시작했다. 1950년대 이후 구개근경련성 이명이 소개되었고, 이명 발생과 관련한 정신의학적 특성을 소개하는 연구도 있었다. 치료를 위해 헤파린, 비타민 A와 E 등이 소개된 바 있으며, 1960년대에는 정신이완약물이나 최면치료 등을 이용한 이명의 치료를 보고하는 연구와 비타민 A의 치료 효과를 관찰하기 위한 double-blind study가 처음 소개되기도 했다. 또한 이명의 검사법 관련 연구 소음, 고혈압 등이 이명에 미치는 영향 등을 관찰한 연구 등이 소개되면서 자각적 이명의 원인과 기전에 대한 관심이 연구로 발전하는 시기라 할 수 있다. 특히 Costen's syndrome, Cogan's syndrome, 메니에르병 등과 이명과의 관련성을 관찰하는 연구와 이명의 주파수 및 크기를 매칭하고자 하는 이명 검사법 관련 연구 또한 이 시기에 주로 보고되었다. 중이근경련성 이명이나 구개근경련성 이명에 대한 보고도 다양하게 이루어지면서 1960년대 후반에는 이명을 자각적*subjective* 또는 타각적*objective* 이명으로 분류하여 보고하는 양상이 구체화되었다.

1970년대 이후 이명은 난청과 청신경초종에 동반되는 증상으로 소개되기 시작하였고, 성상신경차단술이 이명 치료에 사용되어 보고되기도 하였다. Salicylate 독성으로 이명이 발생함이 최초로 보고되어 향후 이명 동물 모델 개발의 계기를 제공하였고, 4% 리도카인을 이용한 와우성 이명의 치료 효과의 초기 보고도 있었다. 1970년대 후반, Graham 등은 경고실전극을 활용한 와우 전기자극을 13명의 환자에게 실시하여 일부의 환자에게 이명이 호전됨을 관찰한 연구를 최초로 보고하였고,[6] Cazals 등도 와우의 전기자극이 이명 억제

효과가 있음을 보고하였다.[7]

Vernon 등은 이명의 새로운 치료 방법으로 이명 차폐기를 소개한 바 있으며,[8] 이후 그 효과와 유용성을 밝히기 위한 연구가 있었으나 26% 미만에서만 장기추적관찰에서 긍정적 효과를 보임이 보고되기도 하였다. House 등은 바이오 피드백 훈련을 이명 치료에 처음 도입하기도 하였다.[9] 1980년대 초반 인공와우이식술이 이명의 호전에 도움을 준다는 최초의 보고가 있었고,[10] 1984년에는 경피신경전기자극치료 *Transcutaneous Electrical Nerve Stimulation, TENS*가 이명의 치료로 최초 보고되기도 하였으며 고실내 리도카인과 스테로이드 주입술을 이명의 치료로 사용한 보고도 있었다. 이명차폐기에 대한 대조군 연구 등에서 이명 치료에 대해 긍정적인 결과를 얻지 못한 연구들이 보고되었고, 반면 난청을 동반한 이명 환자들에게 보청기가 도움을 줄 수 있음이 보고되기도 하였다. 아연, Ginko biloba와 같은 은행잎추출물의 이명 치료 효과와 TENS의 이명 억제 효과에 대해 보고 역시 이 무렵 시작되었다. 또한 1988년 Jastreboff 등은 이명의 동물 모델을 처음 소개하여 이명의 기전 및 치료 관련 연구의 계기를 마련하였다.[11] 1990년 Jastreboff가 이명재훈련치료의 근간을 이루는 신경생리모델을 제안하게 된 이명 발생과 인식의 기전을 처음 소개하는 연구를 비롯하여,[12] Eggermontt 등이 다양한 이명 동물 모델을 이용한 연구 결과를 정리하여 자각적 이명의 생리기전을 소개하여[13] 자각적 이명의 발생 기전에 근거한 진단과 치료 연구 분야의 새로운 장르가 열리게 되었다. 1990~2017년의 27년간 이명 관련 연구 보고는 PubMed 내에 9500여 건으로, 1880~1990년의 90년간 연구 보고 건수인 2000여 건의 약 5배에 달한다. 이는 이명 동물 모델의 소개와 이명 발생기전에 대한 연구 보고가 이명 관련 연구의 급격한 양적, 질적 팽창에 얼마나 큰 영향을 미쳤는지를 가늠할 수 있는 결과물이다. 1990년대 이후 이명의 연구는 기전, 진단, 치료 분야에서 매우 다양하고 활발하게 이루어졌으며, 이를 통해 이명의 진단과 치료 영역에서 과학적 근거에 기초한 새로운 패러다임이 형성되고 있다. 다양한 영상학적 분석을 통한 뇌 활동 연구는 이명의 기전을 이해하고 치료의 방향을 설정하는 데 도움을 주고 있으며, 진단과 관련한 여러 새로운 기법과 설문지, 청각학적 연구 등은 자각적, 타각적 이명을 더욱 정확히 진단하여 접근할 수 있도록 돕는 역할을 하게 되었다. 치료법과 관련한 수많은 과학적 연구 분석 결과물 또한 약물치료, 수술치료, 전기치료, 체성조절치료, 이명재훈련치료, 인지행동치료 등 이명 환자의 진단에 따라 접목할 수 있는 다양한 치료법을 과학적으로 제시할 수 있는 근거를 마련해주고 있으며, 현재도 해마다 수백 편의 이명 관련 연구 결과물이 전 세계적으로 보고되면서, 임상의가 이명 환자의 올바른 진료를 위해 끊임없이 배워야 하는 당위성을 제시하고 있는 실정이다.

3. 국내 ORIG 이명 분과의 발전사 및 연구 활동, 대한이과학회 이명연구회로의 계승

국내 이명 연구 모임은 2011년 9월 대한이과학회 산하 Otologic Research Intrest Group *ORIG* 중 하나로 이명 분과가 승인되면서 본격적으로 이루어지게 되었다. 이명 연구에 대한 관심을 지닌 69명의 이비인후과 전문의로 구성된 ORIG 이명 분과는 연간 4회의 정기적인 학술 모임을 통해 이명 교과서 윤독, 다기관 임상 연구, 저널 리뷰, 특강 및 증례 보고 등을 시행하면서 국내 이명 연구진의 수준을 향상시키고 다기관 임상 연구를 시작하게 된 계기를 마련하였다. 2016년 3월 대한이과학회 이명 연구회로 그 모임이 승격되기 전까지 이명 연구회의 전신이었던 ORIG 이명 분과는 총 19회의 정기 분과 학술 모임을 통해 이명 연구진의 역량 향상, 경험 공유 및 공동 연구를 시행하면서 국내 이명 연구의 현황을 인지하고 연구 발전을 위한 고민을 함께하였다. 그 결과 우리나라(한국) 대학병원의 주관적 이명 치료 현황을 정리하여 논문으로 보고하였고,[14] 우리나라(한국)의 이명 검사 현황 및 이명 검사 방법을 제안한 또 다른 연구 결과물을 논문으로 보고하기도 하였다.[15] 또한 두 편의 전향적 다기관 공동 연구를 시행하여 국제학술지에 보고하였는데, 세계 최초로 인공와우이식술 이후 이명의 변화를 전향적으로 연구한 다기관 연구와[16] 급성 이명증에서의 고실내스테로이드 주입술의 효과를 살펴본 전향적 위약대조군 다기관 연구[17] 결과를 보고한 것이 바로 그 주된 내용이다. 그 외에도 ORIG 이명 분과 활동은 국내 연구자들의 이명 분야 연구에 대한 관심도 증진의 견인차 역할을 하였는데, 이를 통해 수많은 논문 발표가 국내 연구진들을 통해 이루어졌다. 우선 1969~2010년(41년) 동안 67편(1.6편/년)이었던 대한이비인후과학회지 내 이명 관련 연구 보고가 2011~2015년(5년) 동안 23편(4.6편/년)으로 증가하였고, 국제학술지 SCI(E) 논문 역시 1996~2010년의 15년간 총17편(1.1편/년)이었던 이명 관련 연구의 한국인 보고가 2011~2015년 5년 동안 83편(16.6편/년)으로 대폭 증가하였음을 확인할 수 있었다. 이 같은 ORIG 이명 분과 회원의 활발한 학술 및 연구 활동에 대해 대한이과학회는 2013년 동아 학술상을 수여하여 격려한 바 있고, 각 회원들의 학술 및 연구 역량은 대한이과학회 이명 연구회*Korean Tinnitus Study Group*로 계승되어 현재까지 활발한 이명 연구 모임이 진행되고 있다.

II. Future Direction of Tinnitus Research

이명 연구는 이명의 발생 부위 및 기전을 규명하는 연구와 치료법의 효과를 평가하는 연구의 두 갈래로 크게 나누어 볼 수 있다. 발생 원인의 다양성과 환자의 이질성*heterogeneity*으로 인해 하나의 기전만으로 전체 이명을 설명할 수 없으며 치료 목표로 삼아야 할 이명 발생 부위를 꼬집어 제시하기 어렵다는 점이 현재 이명 연구의 가장 큰 한계로 생각된다. 이러한 다양성과 이질성의 요소를 극복하기 위해서는 우선 연구 대상을 가능한 세분화하여 선별해야 한다. 다른 문제점으로는 기존에 발표된 임상 연구들이 무작위 눈가림 대조군 연구*randomized, blind, controlled trial*의 최소 기준에도 미치지 못하는 경우가 대부분이라는 점이다. 향후 기존의 혹은 새로운 치료법들의 효과에 대해 신뢰할 만한 근거를 제공할 수 있는 더욱 엄격한 기준의 연구 방법을 적용한 임상 연구를 지속해서 시도해야 할 것이다.

이명 관련 연구에서 부딪히는 가장 어려운 장애는 아마 연구대상의 세분화와 이에 따른 대조군과의 적절한 짝짓기*matching*일 것이다. 연구대상을 세분화해서 선정하려고 할 때 자주 간과되는 요소들은, 급성 이명과 만성 이명의 구분, 특히 저절로 습관화*spontaneous habituation*된 경우와 습관화에 실패해 만성으로 진행한 경우; 일측성과 양측성 이명; 청각 변화와 이명이 같은 시기에 발생한 경우와 난청은 이전부터 지속하였으나 다른 인자가 작용하여 이명이 근래에 별도로 발생한 경우; 청각장애가 동반된 경우라도 청각계의 tonotopy에 변화를 초래할 만큼 심각하고 광범위한 청각 손실과 아주 국한된 주파수 영역에서 발생한 작은 청력 변화; 뚜렷한 청각의 변화 없이 발생한 경우에는 스트레스, 긴장, 불안, 우울증, 피로, 불면증, 신체적 혹은 정신적 충격, 두부외상, 편두통, 두경부의 체성 장애 등이다. 이러한 요소들을 고려하여 연구대상을 세분화하는 것이 이명의 기전 규명 연구에 필요하다. 즉, '이명군'으로 선정한 하나의 연구대상 안에 이러한 요인들이 혼재되어 있으면 안된다는 의미이며 만약 그러한 경우라면 대조군에도 이러한 요소들이 모두 같은 수준으로 짝짓기가 되어 있어야 한다.

이명 발생과 관련된 유전적 요소를 규명하고 후천적 발현에 관련된 유전적 변화를 조사하는 유전학적 연구가 필요하다. 이와 같은 맥락에서 이명을 유발 혹은 악화시키는 약물들에 대해 각각의 유병률과 유발 용량 및 기간과 예후 등에 대한 약리학적 측면의 연구도 아직 이루어진 바가 거의 없어 빅데이터 등을 활용한 대규모의 연구가 필요한 분야로 생각된다. 최근 빅데이터를 대상으로 이명 관련 연구들이 국내외에서 활발하게 시도되고 있다. 그러나 대규모의 데이터를 분석해서 얻을 수 있는 결과가 유병률 조사와 타 질환과의 연관성 분석에 그치는 경우가 흔하고 샘플 크기가 너무 크다는 점이 데이터를 다루는 과정에 많은 시간과 노력을 요구하므로 심층적인 분석을 어렵게 하며 오히려 다른 질환 혹은 인자와의 연관성 분석에서 위양성의 확률을 높이는 위험성을 내포하고 있어 해석에 주의가 필요하다. 동물실험의 경우 아직 틈 감지*gap detection*를 이용한 방법 외에 다른 동물 실험용 모델이 거의 확립되어 있지 않아 일관성과 효율성이 더욱 높은 새로운 동물 모델을 확립하려는 노력이 향후 필요하다. 인체와 실험동물 모두에 공통으로 적용할 수 있는 표준화된 기능적 영상 기법을 개발할 수 있다면 동물 실험 이명 모델의 신뢰도를 높일 수 있고 동물실험의 유효성을 확장해갈 수 있을 것으로 생각된다.

이명의 발생 기전에 대한 연구에서 기능적 영상*functional imaging* 기법은 직접 인체를 대상으로 시행할 수 있으므로 아주 중요한 역할을 담당해왔다. 그러나 기능성 자기공명영상*functional MRI* 기법은 자기장 발생에 의한 소음 인자를 통제할 수단이 아직 없으므로 휴지기*resting state* 대뇌 네트워크의 기능적 연관성*functional connectivity* 연구에서 제거할 수 없는 교란 인자로 남아있다. 또한, 상호 연관성을 분석할 대상 부위들을 선정하고 결과를 해석할 때 기존 모델과 학설에 거의 전적으로 의존해야 하는 단점 때문에 연구 결과의 일관성과 신뢰도는 아주 낮다. 게다가 대부분 연구대상의 수가 부족한 편이므로 여러 기관에서 표준화된 영상을 대규모로 얻어 메타 분석을 시행해야만 연구대상의 세분화가 가능하고 교란 인자를 비교적 제거할 수 있다. 표준화된 기능적 영상 연구 자료의 수집과 공유를 위해 이명 관련 뇌 영상 자료를 검색할 수 있는 개방형 *open access* 웹사이트 검색 엔진을 활용하는 것이 바람직하나 아직 국내에서는 이명에 대한 기능적 영상 연구가 부진한 편이므로 이를 먼저 활성화할 필요가 있다. 최근 대규모의 휴지기 뇌파 EEG 데이터를 이용해 인공신경망 *artificial neural network* 을 기반으로 machine-learning 기법을 이명의 객관적 진단에 활용하려는 시도는 주목할 만하다.

이명의 치료법 개발과 관련하여 이루어진 많은 다양한 시도에도 불구하고 확실한 효과를 보이는 약물 혹은 수술적 치료법을 제시하지 못하고 있다. "이명은 대부분 저절로 습관화 *habituation* 가 이루어지므로 특별한 치료가 필요하지 않다."는 대전제를 생각한다면, 또한 이명의 습관화에 가장 효과적인 방법이 이명에 대한 인식을 바꾸어 습관화의 장애 요인을 제거해주는 상담 치료인 점을 고려할 때, 치료법의 개발을 위해 가장 선행되어야 할 연구는 이명의 습관화를 방해하는 요소를 찾아내는 것이라 할 수 있다. 그중 정서-심리적 요소로서 긴장, 불안, 스트레스, 우울증, 불면증 등의 정도가 이명에 미치는 영향과 이들을 치료함으로써 이명이 호전되는 변화를 더욱 세밀하게 조사할 필요가 있다. 상담치료 중 이명재훈련치료 *tinnitus retraining therapy, TRT* 는 지시적 상담 *directive counselling* 이므로 하향식의 정보 제공만으로도 충분한 성과를 기대할 수 있다. 그러므로 환자에 대한 설명 내용을 동영상으로 제공하여 면담 방식인 기존의 이명재훈련치료와 효과를 비교해볼 수 있고, 백색잡음 *white noise* 등을 이용한 소리 치료 *sound therapy* 도 고가의 소리 발생기 *sound generator* 대신 모바일 앱으로 대체하여 효과를 상호 비교하는 연구도 앞으로 기대해볼 만한 주제일 것이다.

대부분의 이명 환자에서 청각 장애가 관찰되므로 보청기, 중이 임플란트, 인공와우이식과 같은 청각 재활치료가 이명을 완치시킬 수 있을 것으로 생각되어 왔으나 착용해서 기기가 작동하는 동안에만 이명이 억제되므로 환경 소음을 증폭해주는 단순한 차폐 *masking* 효과에 지나지 않는다는 논란이 있다. 이명에 대한 치료로서 약물치료 다음으로 보청기가 가장 많이 사용되나 아직 보청기 착용의 이명 억제 효과는 평가가 제대로 이루어진 바 없다. 그 원인은 대조군이 아예 없거나, 연구대상의 수가 너무 적고, 눈가림 *blinding* 이 이루어지지 않아 메타 분석에 포함할 만한 대조군 연구가 거의 없었기 때문이다. 또한, 이명재훈련치료의 일부로 상담 치료에 동반된 소리 치료를 보청기가 대체하는 수준으로 치료 효과를 비교하는 정도에 그쳐 보청기의 독자적인 효과에 대한 연구는 극히 드물다. 향후 눈가림 대조군 연구를 통해 독자적인 보청기 효과를 착용 중과 착용 후, 장기간에 걸쳐 조사해볼 필요가 있다. 특히 이명에 고음역 난청이 가장 자주 동반되므로 고음역 난청에 대한 다양한 음 증폭 방식을 비교해 장기적인 이명 치료 효과를 조사해보는 작업도 의미가 있을 것이다.

턱관절과 경부 골 근육계의 이상으로 발생하는 체성 이명 *somatic tinnitus* 은 아직 진단 기준이 확립되지 않아 개념적인 혼란이 연구대상의 선정에 그대로 나타나고 있다. 두경부 근육수축으로 이명이 유발되거나 크기나 소리가 변하는 체성 조절은 빈도는 다르지만, 정상인, 난청이 있는 이명 환자와 난청이 없는 이명 환자 모두에서 관찰되는 보편적인 현상이다. 그러나 이 체성조절 여부만으로 체성 이명을 진단하는 오류를 범한 연구들이 자주 발표되어 결과의 신뢰도가 논란이 되고 있다. 최근 이명과 경부 근육의 이상이 같은 시기에 발생한 경우만을 경부성 *cervicogenic* 체성 이명으로 분류하여 효과적인 치료 결과를 보고하고 있는데, 환자의 세분화를 보여준 좋은 예라 할 수 있다. 특히 체성 이명은 체성감각계의 이상 부위가 환자마다 달라 개인적인 맞춤형 치료를 요구하므로 치료 효과의 연구에 있어 정밀한 세분화가 필요하다. 최근에는 청각 피질의 tonotopic organization을 정상화하는 신경조절 *neuromodultion* 치료로서 미주신경 혹은 경부 신경의 전기자극과 소리자극을 결합한 체성 감각-청각의 복합 자극 치료 방식이 시도되고 있어 주목할 만하다.

끝으로 향후 이명 치료의 임상 대조군 연구로서 고려할 사항들을 소개하면 다음과 같다.

- 이명 환자와 증상의 특성을 기술할 수 있는 표준화된 프로토콜이 필요하다.
- 연구 결과를 일반화할 수 있는 연구대상의 선정 기준 inclusion & exclusion criteria, 환자의 무작위 배정 *randomization* 과 눈가림 *blinding* 방법, 위약 *placebo* 의 선택, 표본 크기 산출 근거 및 방법, 단기 및 장기적 효과 평가 방법 등을 체계적으로 상세하게 기술할 수 있도록, 표준화된 보고 형식인 CONSORT *CONsolidated Standards Of Reporting Trials* 의 가이드라인을 참고하여 연구를 시행하고 논문으로 발표하는 것이 바람직하다.
- 환자가 주관적으로 보고하는 이명의 크기는 일 중 변화 *diurnal change* 가 크고, 심리 및 신체 상태에 따른 변동이 심하다. 또한, 시각적 상사 척도 *visual-analogue scale* 측정 결과와 참고 음 *reference sound* 과 매칭해서 측정한 크기가 서로 모순된 경향을 보이는 경우가 많아 일관성과 신뢰도가 낮다고 볼 수 있다. 따라서 치료의 효과는 이명의 크기보다는 삶의 질과 일상생활에 미치는 이명의 영향을 측정하는 검증된 평가 방법, 예를 들어 tinnitus handicap or functional index 등을 사용하는 것이 바람직하다.
- 환자의 청각, 정서적 상태, 집중력 정도 등과 같이 이명과 관련된 환자의 특성에 대한 정의의 범주를 명확히 하여 세분화 한다면 결과 값의 분산을 줄일 수 있다. 이로써 연구 표본의 균질성 *homogeneity* 이 확보되므로 연구 결과의 신뢰도를 높일 수 있고 필요한 연구 대상의 수도 줄일 수 있을 것이다.

결론

이명 관련 연구에 대한 역사적 고찰과 국내 이명 연구의 현황, 이명 연구를 위한 모임의 발전사와 기여도를 살펴봄으로써 전반적인 이명 연구의 변천 과정을 이해할 수 있었을 것이다. 이 과정에 대한 고찰을 통해 향후 더욱 발전적으로 나아갈 이명 연구의 올바른 방향을 제시할 수 있었다. 높은 빈도로 발생하는 이명에 대해 과학적이고 체계적인 근거 중심의 진단과 치료법을 제시하기 위해 앞으로도 많은 연구자들의 끊임없는 노력과 임상의들의 지속적인 관심이 분명 필요할 것이다.

참고문헌

1. Stephens SDG. Historical aspects of tinnitus. In: Hazell JWP, editor. Tinnitus. New York: Churchill Livingstone; 1987. p. 1–.19.
2. McFedden D. Tinnitus: Facts, Theories, and Treatments. 1982, Washinton, DC: National Academy Press.
3. Schwartz HW. Head noises of muscular origin:audible or objective tinnitus. J Layrngol Otol 1948;62:746-51.
4. Fowler EP. The emotional factor in tinnitus aurium. Laryngoscope 1948;58:145-54.
5. Saltzman M. Ersner MS. A hearing aid for the relief of tinnitus aurium. Laryngoscope 1947;57:358-66.
6. Graham JM, Hazel JW. Electrical stimulation of the human cochlea using a transtympanic electrode. Br J Audiol 1977;11:59-62.
7. Cazals Y, Negrevergne M, Aran JM. Electrical stimulation of the cochlear in man:hearing induction and tinnitus suppression. J Am Audiol Soc 1978;3:209-13.
8. Vernon J, Schleuning A. Tinnitus: a new management. Laryngoscope 1978;88:413-9.
9. House JW. Treatment of severe tinnitus with biofeedback training. Laryngoscope 1978;88:406-12.
10. Brackmann DE. Reduction of tinnitus in cochlear-implant patients. J Laryngol Otol Suppl 1981;4:163-5.
11. Jastreboff PJ, Brennan JF, Sasaki CT. An animal model for tinnitus. Laryngoscope 1988;98:280-6.
12. Jastreboff PJ. Phantom auditory perception (tinnitus): mechanisms of generation and perception. Neurosci Res 1990:8:221-54.
13. Eggermont JJ. On the pathophysiology of tinnitus: A review and a peripheral model. Hear Res 1990;48:111-23.
14. Yoo SY, Kim TS, Moon IS et al. Current trends in the treatment of subjective tinnitus at a university hospitals in Korea. Korean J Otorhinolaryngol-Head Neck Surg 2013:56:266-77.
15. Chang J, Kim Ts, Nam EC, et al. Current trends in the assessment of patients with tinnitus and the proposal of tinnitus assessment in Korea. 제안. Korean J Otorhinolaryngol-Head Neck Surg. 2014;57:671-86.
16. Kim DK, Moon IS, Lim HJ et al. Prospective, multicenter study on tinnitus change after cochlear implantation. Audiol Neurotol 2016;21:165-71.
17. Lee HJ, Kim MB, Yoo SY et al. Clinical effect of intratympanic dexamethasone injection in acute unilateral tinnitus: A prospective, placebo-controlled, multicenter study. Laryngoscope 2018;128:184-8.

CHAPTER 02

Epidemiology I: Prevalence and Association Study of Tinnitus

한림의대 장지원 · 김형종

서론

이명은 외부에서의 소리자극 없이 귓속 또는 머릿속에서 소리를 인지하는 것을 의미하고, 이때의 소리는 원칙적으로 의미가 없는 단순한 소리이다. 완전히 방음된 조용한 방에서 모든 사람의 약 94%가 20 dB 이하의 이명을 느낀다고 알려져 있지만, 이런 소리는 임상적으로 이명으로 분류하지 않고, 환자가 괴로운 증상을 느낄 정도의 잡음일 때 이명이라 한다. 대부분의 이명은 주관적인 증상으로 환자의 보고에 의해서만 확인할 수 있으므로 이명의 유병률은 조사 지역이나 이명의 정의와 범위에 따라 다양하게 보고되고 있다(5.2~42.7%).[1~11]

본론

I. 이명의 유병률

1. 국내 연구

국내의 국민건강영양조사 *Korean National Health and Nutrition Examination Surveys, KNHANES* 2009~2011년의 자료를 참고하면, 21,893명의 12세 이상의 인구를 대상으로 지난 1년간 이명의 경험을 조사했을 때, 전체 이명 유병률은 19.7%였으며, 생활에 지장이 있을 정도로 심한 이명을 호소하는 경우는 5.8%였다.[12] 40세 이상의 성인의 유병률은 20.7%였으며, 생활에 지장이 있을 정도로 심한 이명을 호소하는 경우는 7.2%였다. 40세 이상의 성인에서 이명은 나이가 증가하면서 증가하였지만(OR 1.02), 남녀 간에 차이는 없었다.

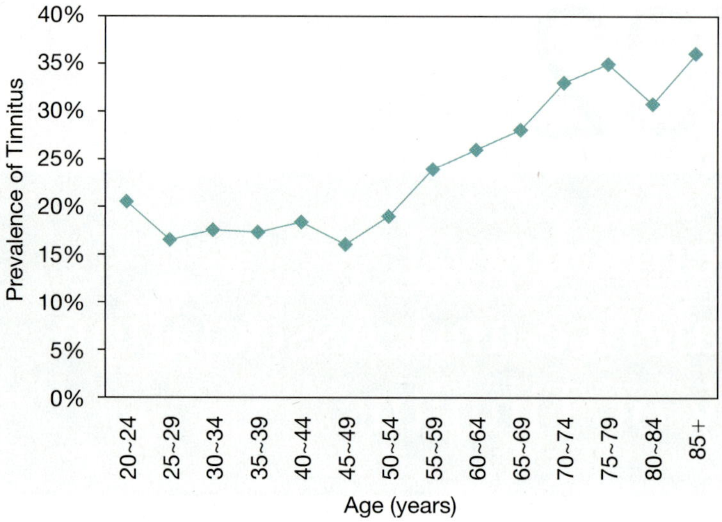

Figure 2-1 Prevalence of tinnitus in the Korean adult population[13]

국민건강영양조사의 2009~2012년 사이의 자료를 이용한 또 다른 연구에 의하면, 20세 이상 성인의 지난 1년간의 이명의 유병률은 20.7%였으며, 이 중에서 이명의 불편감으로 분류했을 때 불편하지 않은 이명은 69.2%, 보통 정도로 불편함은 27.9%, 심한 불편감을 호소하는 경우는 3.0%였다.[13] 이명은 여성에서 유병률이 높았고(AOR 1.33), 생활에 지장이 있을 정도 심한 이명은 나이가 증가하면서 유병률이 증가하였다(AOR 1.13).

12~19세의 청소년 3,047명을 대상으로 조사한 자료에 의하면(KNHANES), 지난 1년간의 이명의 유병률은 17.7%였으며, 이 중 0.3%만이 이명으로 인한 심한 불편감을 호소하였다. 이명은 나이가 증가하고(AOR 1.09), 여성일수록(AOR 1.40) 높게 나타났다.[14]

2. 해외 연구

일본에서 1,320명의 65세 이상 일반인을 대상으로 지난 1년간의 이명을 경험했는지에 대한 설문 조사한 연구에 의하면, 이명의 유병률은 18.6%로 보고되었다.[15] 이에 반해, 최근 며칠간 사이에 발생한 이명 여부 및 이로 인한 불편한 증상 등에 대해 성인에서 조사한 자료에서는 3.8%의 유병률을 보고하였으며, 65세 이상의 성인에서는 7.4%에서 이명을 호소하였다.[16] 5분 이상 지속되는 이명의 경험 여부에 대하여, 45~79세 사이의 성인 14,423명을 대상으로 시행한 연구에서는 11.9%의 유병률을 보고하였다.[17] 따라서 이명의 유병률은 조사 대상과 질환의 기간 등에 따라서 차이가 있음을 알 수 있다.

유럽에서 시행한 일반 성인을 대상으로 한 다양한 단면 연구에서는 5분 이상 지속되는 이명의 유병률은 13.2~29.2%로 보고되었고, 성별에 따라 유병률을 비교했을 때 남성에서 높은 유병률을 보였다.[18] 이 중에서, 1만 명 이상의 대단위 인원을 대상으로 한 연구에서

Table 2-1 Prevalence of tinnitus in various studies

Authors (year of publication)	Country (Data)	Participant numbers	Age criteria (yr)	Prevalence of tinnitus	Tinnitus durations
Park KH et al (2014)	Korea	21,893	≤ 12 ≥ 40	12세 이하가 19.7%, 40세 이상이 20.7%	in last 1 year
Kim HJ et al (2015)	Korea	19,290	≥ 20	20.7%	in last 1 year
Park B et al (2014)	Korea	3,047	12~19	17.7% (0.3% severe)	in last 1 year
Michikawa T et al (2010)	Japan	1,320	≥ 65	18.6%	in last 1 year
Health and Welfare Statistics Association (2009)	Japan		Adults ≥ 65	3.8% 7.4%	recent few days
Fujii K et al (2012)	Japan	14,423	45~79	11.9%	episodes lasting longer than 5 minutes
Hannaford et al (2005)	Scotland	11,565	≥ 30	14.2%	episodes lasting longer than 5 minutes
Hasson et al (2010)	Sweden	11,441	19~70	27.8% 30.7% (bothersome)	episodes lasting longer than 5 minutes
Davis (1989) Davis (1995)	UK	24,584	31~99	15.2%	episodes lasting longer than 5 minutes
Dawes et al (2014) McCormack et al (2014)	UK	172,621	40~69	16.2% 3.8% (bothersome)	episodes lasting longer than 5 minutes
Shargorodsky J et al (2010)	U.S.	14,178	≥ 20	25.3% (7.9% frequent)	in last 1 year

영국(172,921명)은 40~69세 성인의 이명 유병률은 16.2%, 또 다른 영국의 연구(24,584명)에서는 31~99세 성인의 유병률은 15.2%, 스웨덴(12,166명)은 19~70세 성인의 유병률은 27.8%, 스코트랜드(11,565명)는 30세 이상의 성인의 유병률은 14.2%로 보고하였다.

미국에서 14,178명의 일반 성인을 대상으로 시행한 연구에서는 지난 1년간의 이명을 경험한 경우는 25.3%였으며, 7.9%에서는 이명이 자주 있다고 호소하였다.[11] 이명 관련인자에 대해 다항 로지스틱 분석에서는 연령이 증가할수록 잦은 이명도 증가하여 60대 연령에서 14.3%로 가장 높았다고 보고되었다.

II. 이명과 관련된 연구들

1. 이명의 빈도와 연관 인자 연구들

이명과 관련된 인자들에 대해 국내에서 다양한 대규모 단면연구가 진행이 되었는데, KNHANES의 자료에 의하면 40세 이상의 성인들을 대상으로 한 다항 로지스틱 분석에서 연령(OR 1.02), 삶의 질(OR 0.99), 우울감(OR 1.56), 난청(OR 2.04), 어지럼(OR 2.11), 비염(OR 1.48) 등이 이명과 통계적으로 의미 있게 관련이 있는 것으로 보고가 되었다.[12] 20세 이상의 성인에서 이명과 관련된 인자에 대해 조사한 결과에 의하면, 여성(AOR 1.33), 매일 흡연하는 경우(AOR 1.21), 6시간 이하의 수면(AOR 1; 7~8시간 수면하는 경우 AOR 0.88), 스트레스가 많은 경우(AOR = 1.74) 등이 다항 로지스틱 분석에서 이명과 의미 있게 관련이 있는 것으로 보고가 되었다.[13] 그 외에도 고지혈증, 골관절염, 류마티스관절염, 천식, 우울증, 갑상성 질환 등의 질환이 다항 로지스틱 분석에서 이명과 관련이 있다고 분석되었으며, 고막천공, 난청, 이어폰으로 인한 소음력, 작업장 및 그 외에서의 소음력, 폭발음 등에 노출 등이 이명과 관련이 있다고 보고되었다. 20세 이상의 성인 10,061명을 대상으로 한 또 다른 연구에 의하면 그 외에도 만성중이염(OR 1.53), 만성부비동염(OR 1.38), 악관절질환(OR 1.69) 등이 이명과 의미 있게 연관이 있었다.[19]

12세부터 19세의 청소년을 대상으로 이명과 연관인자를 분석한 자료에 의하면, 연령(AOR 1.09), 여성(AOR 1.40), 6시간 이하 수면(AOR 1.74), 소음력(AOR 6.40), 폭발음 노출 여부(AOR, 5.50) 등이 있을 때 이명의 비율이 의미 있게 증가했다. 또한 참가자들은 부모 중에서 엄마가 이명이 있을 때 이명의 비율이 의미 있게 증가하는 것으로 보고되었다(AOR 2.43).[14]

1) 식이와 이명

40세~80세 7,621명을 대상으로 시행한 연구에서 대상이 낮은 체질량 지수를 가지고 있거나(P = 0.041) 비타민 B2 저하가 있을 때 이명과 관련 연관성을 시사하였다(P = 0.013). 특히 50대의 이명이 있는 대상군에서 비타민 B2 섭취량이 낮게 나타났다[51~55세(P = 0.012), 56~60세(P = 0.020)](Figure 2-2). 생활에 지장이 있는 이명을 분석한 경우에서는, 40대 후반~50대 중반에서는 수분 섭취량이 적을수록, 65세 중반 이후에서는 단백질 섭취량과 비타민 B3 섭취량이 적을수록 이명으로 인한 불편감을 호소하였다.[20]

2) 청력과 이명

이명과 난청의 연관성은 여러 연구에서 보고되고 있다.[12, 13] 일반 성인 14,178명을 대상으로 시행한 연구에서 이명은 저주파수의 난청(OR 2.37)이 있는 경우와 고주파수의 난청(OR 3.00)과 관련이 있다고 보았다.[11]

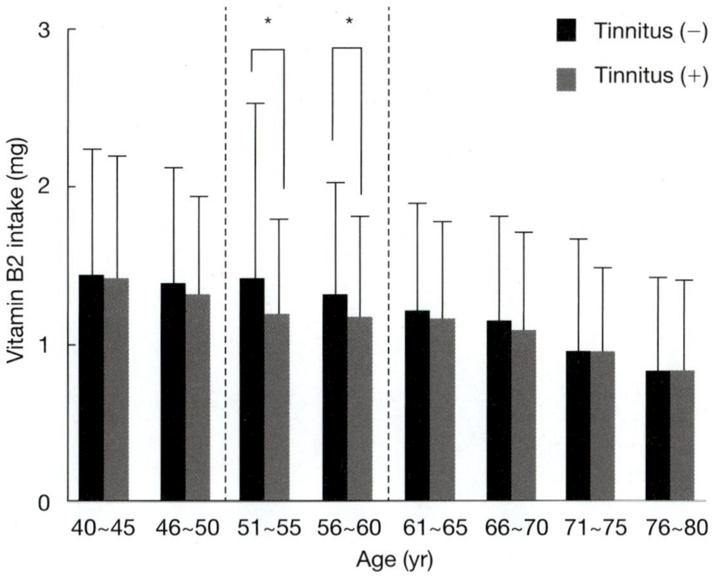

Figure 2-2 Association between tinnitus and vitamin B2[20]

일측의 청력역치가 15 dB 이상인 경우, 양측의 청력역치가 15 dB과 40 dB 사이인 경우, 고주파수(3 kHz, 4 kHz, 6 kHz)에서 25 dB 이상의 청력역치를 보이는 경우 minimal hearing loss라고 정의하는데,[21] minimal hearing loss가 있는 경우 소음이 있는 환경에서 대화가 어려우며, 청력기능이 저하하고, 쉽게 피로를 느낄 수 있다. 이런 minimal hearing loss가 있는 경우, 청력이 정상인 경우보다 이명을 더 많이 호소하였고(OR 1.52), 생활에 지장이 있는 이명을 호소하는 경우도 더 많이 보고되었다(OR 1.87). 여러 가지 minimal hearing loss 형태 중에서, 양측으로 minimal hearing loss 경우 이명을 가장 많이 호소하였고(OR 3.15), 일측의 minimal hearing loss가 있는 경우 생활에 지장이 있는 이명을 더 많이 호소하였다(OR 3.91).[22]

3) 악관절 질환과 이명

11,745명을 대상으로 시행한 국가건강영양조사 연구에 의하면,[23] 치아통증이 있거나(21.1%) 악관절 질환이 있는 경우(22.5%), 또는 둘 다 있는 경우가(31.2%) 증상이 없는 경우보다(19.6%) 이명의 유병률이 높았다. 다항 로지스틱 분석을 시행한 경우에도 악관절 질환이 있을 때 이명이 동반될 확률이 1.6배 높다고 보고되었다(OR 1.64).

4) 호르몬과 이명

폐경 이후에 여성은 성호르몬의 변화로 인해서 열감*hot flashes*, 홍조*flushing*, 부종*edema*, 기분변화 등과 같은 생리학적인 변화가 생긴다.[24] 일부 여성에서는 증상을 경감시키기 위

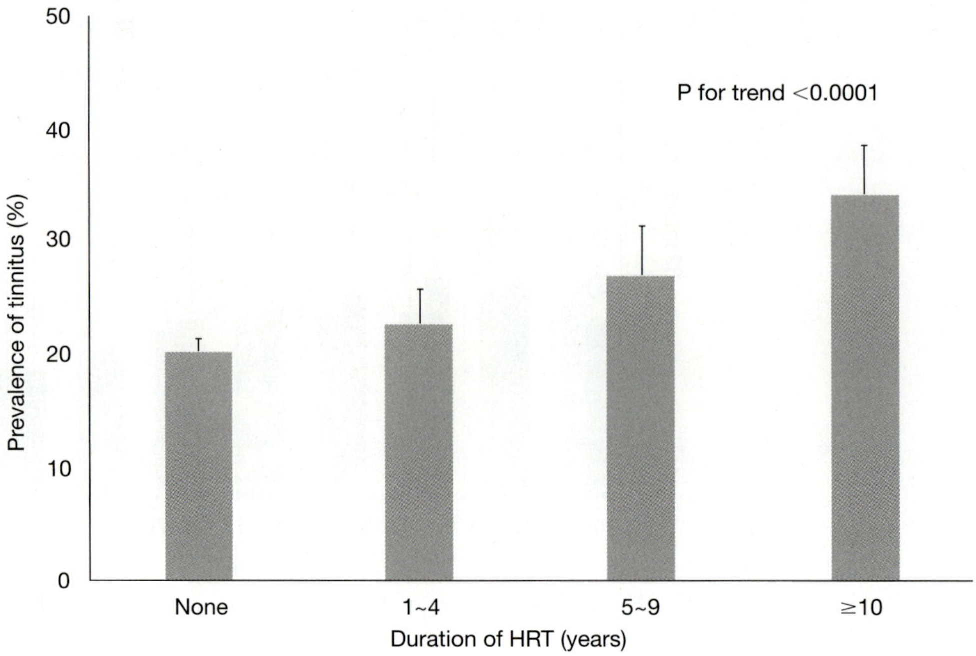

Figure 2-3 The effect of hormone replacement therapy (HRT) duration on the prevalence of tinnituson[27]

해서 호르몬치환 요법 *hormone replacement therapy, HRT*을 받기도 하는데, 다른 연구에서는 HRT가 난청, 이명, 청각과민증을 유발한다고 보고한 바 있다.[25,26] 19~65세의 여성 2,736명을 대상으로 한 연구에 의하면, 폐경 후 여성에서의 이명 유병률은 22.2%였으며, HRT를 받고 있는 여성에서 이명의 강도가 의미 있게 높으며($p = 0.0024$), 모유 수유를 했던 여성에서 이명의 강도가 의미 있게 낮았다고 보고하였다($p = 0.0386$)(Figure 2-3).[27] 다항 로지스틱 분석에서도 HRT의 기간이 길수록 이명이 증가하는 것을 확인할 수 있었다(OR 1.32). 호르몬치환 요법을 중단하면 이명이 호전되는 경우도 있다고 보고되고 있다.[25,26]

5) 이명과 정신과적 질환

여러 비청각학적 요소, 생활습관 요소 등이 이명과 관련이 있고, 특히 우울증과 불안장애 등의 정신과적 질환은 이명환자에서 흔하게 나타나 환자들의 삶의 질을 저하시킨다.[28,29] 우울증, 불안장애 등의 정신과적 질환은 일시적일 수도 있지만, 심할 경우 자살생각이나 자살시도와 같은 극단의 상황을 가져올 수 있다.

19세 이상의 성인 17,466명을 대상으로 시행한 연구에 의하면, 이명이 있거나 이명이 생활에 지장이 있는 정도가 심할수록, 스트레스와 우울증, 정신과상담, 자살생각, 자살시도, 우울증 등과의 관련성이 높게 나타났다(Figure 2-4).[30] 또한 이명이 없는 대상의 12.2%에서 자살생각을, 0.6%에서 자살시도를 했다고 보고한데 비해서, 이명이 있는 대상의 20.9%에서 자살생각을 하였고, 1.2%에서 자살시도를 했다고 보고되었다.

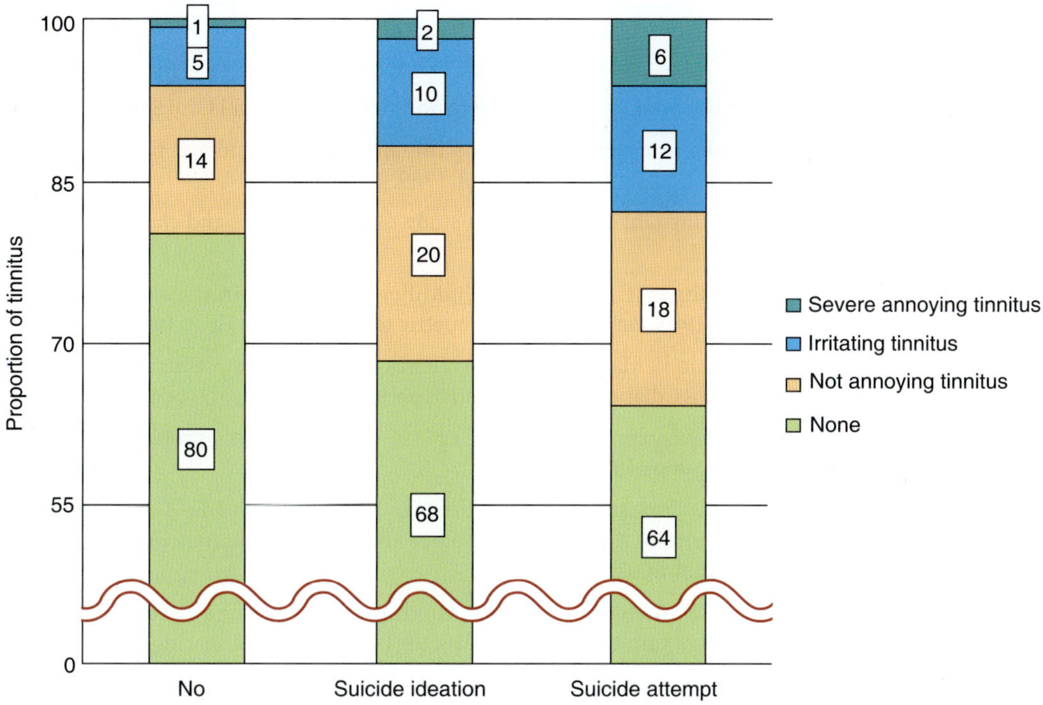

Figure 2-4 Association between tinnitus and suicidal ideation and attempts[30]

결론

그 외에도 다양한 대규모의 일반 인구를 대상으로 한 단면연구들이 이명의 빈도와 다양한 연관 인자에 대해 분석을 하여 보고하고 있다. 우리나라의 국민건강영양조사와 같은 포본 코호트를 이용한 대규모 단면연구는 많은 장점이 있다. 코호트를 이용한 경우 환자군이 아니라 일반인을 대상으로 하기 때문에 대표성 있는 자료를 얻을 수 있으며, 어떤 연구보다도 많은 대상을 연구할 수가 있다. 하지만, 이와 같은 연구는 인과관계를 파악할 수가 없고, 통계자료를 이용하여 분석을 하기 때문에, 연구 시 또는 해석을 할 때 주의를 기울여야 한다.

그럼에도 위의 연구들은 이명의 전반적인 유병률에 대한 도움을 주는데, 우리나라는 20세 이상 성인은 약 20.7%에서 이명을 호소하였고, 생활에 영향을 끼치는 이명은 약 7.2%에서 호소하였다. 12~19세 사이의 청소년의 경우 17.7%에서 이명을 호소하였고, 생활에 영향을 끼치는 이명은 약 0.3%에서 호소하였다. 성인에서 나이가 증가하면서 이명의 빈도가 증가하였지만, 남녀 간의 차이는 없거나 여성에서 유병률이 높게 나타났다. 청소년에서도 나이가 증가하면서 이명이 증가하고, 여성에도 빈도가 높게 나타났다.

참고문헌

1. Coles RR. Epidemiology of tinnitus: (1) prevalence. J Laryngol Otol Suppl. 1984;9:7–15.
2. Davis AC. The prevalence of hearing impairment and reported hearing disability among adults in Great Britain. Int J Epidemiol. 1989; 18:911–7.
3. Axelsson A, Ringdahl A. Tinnitus—a study of its prevalence and characteristics. Br J Audiol. 1989; 23: 53–62.
4. Gates GA, Cooper JC Jr, Kannel WB, Miller NJ. Hearing in the elderly: The Framingham cohort, 1983–1985. Part I. Basic audiometric test results. Ear Hear. 1990; 11: 247–56.
5. Gibrin PC, Melo JJ, Marchiori LL. Prevalence of tinnitus complaints and probable association with hearing loss, diabetes mellitus and hypertension in elderly. Codas. 2013;25(2):176-80.
6. Quaranta A, Assennato G, Sallustio V. Epidemiology of hearing problems among adult in Italy. Scand Audiol Suppl. 1996;42:9–13.
7. Nondahl DM, Cruickshanks KJ, Wiley TL, Klein R, Klein BE, Tweed TS. Prevalence and 5-years incidence of tinnitus among older adults: The epidemiology of hearing loss study. J Am Acad Audiol. 2002;13:323–31.
8. Sindhusake D, Mitchell P, Newall P, Golding M, Rochtchina E, Rubin G. Prevalence and characteristics of tinnitus in older adults: the blue mountains hearing study. Int J Audiol. 2003; 42: 289–94.
9. Hoffman HJ, Reed GW. Epidemiology of tinnitus. In: Snow JB Jr, editor. Tinnitus: Theory and Management. Lewiston, NY; 2004. p. 16–41.
10. Khedr EM, Ahmed MA, Shawky OA, Mohamed ES, El Attar GS, Mohammad KA. Epidemiological study of chronic tinnitus in Assiut, Egypt. Neuroepidemiology. 2010;35:45–52. 4.
11. Shargorodsky J, Curhan GC, Farwell WR. Prevalence and characteristics of tinnitus among US adults. Am J Med. 2010; 123:711–8.
12. Park KH, Lee SH, Koo JW, Park HY, Lee KY, Choi YS, et al. Prevalence and associated factors of tinnitus: data from the Korean National Health and Nutrition Examination Survey 2009-2011. J Epidemiol. 2014;24(5):417-26.
13. Kim HJ, Lee HJ, An SY, Sim S, Park B, Kim SW, et al. Analysis of the prevalence and associated risk factors of tinnitus in adults. PLoS One. 2015 May 28;10(5):e0127578.
14. Park B, Choi HG, Lee HJ, An SY, Kim SW, Lee JS, et al. Analysis of the prevalence of and risk factors for tinnitus in a young population. Otol Neurotol. 2014 Aug;35(7):1218-22.
15. Michikawa T, Nishiwaki Y, Kikuchi Y, Saito H, Mizutari K, Okamoto M, et al. Prevalence and factors associated with tinnitus: A community-based study of Japanese elders. J Epidemiol. 2010; 20: 271–6.
16. Statistics and Information Department, Minister's Secretariat, Ministry of Health, Labour and Welfare. Comprehensive Survey of Living Conditions. Health and Welfare Statistics Association; 2009.
17. Fujii K, Nagata C, Nakamura K, Kawachi T, Takatsuka N, Oba S, Shimizu H.Prevalence of tinnitus in community-dwelling Japanese adults. J Epidemiol. 2011;21(4):299-304. Epub 2011 Jun 4.
18. McCormack A, Edmondson-Jones M, Somerset S, Hall D. A systematic review of the reporting of tinnitus prevalence and severity. Hear Res. 2016 Jul;337:70-9.
19. Park RJ, Moon JD.Prevalence and risk factors of tinnitus: the Korean National Health and

Nutrition Examination Survey 2010-2011, a cross-sectional study. Clin Otolaryngol. 2014 Apr;39(2):89-94.

20. Lee DY, Kim YH.Relationship Between Diet and Tinnitus: Korea National Health and Nutrition Examination Survey.Clin Exp Otorhinolaryngol. 2018 Feb 14.

21. Bess FH, Dodd-Murphy J, Parker RA. Children with minimal sensorineural hearing loss: prevalence, educational performance, and functional status. Ear Hear. 1998; 19(5):339–54.

22. Choi JE, Ahn J, Park HW, Baek SY, Kim S, Moon IJ. Prevalence of minimal hearing loss in South Korea. PLoS One. 2017 Feb 14;12(2):e0171635.

23. Kim YH, Park YG, Han KD, Vu D, Cho KH, Lee SY. Prevalence of tinnitus according to temporomandibular joint disorders and dental pain: The Korean National Population-based Study. J Oral Rehabil. 2018 Mar;45(3):198-203.

24. Harlow SD, Gass M, Hall JE, et al. Executive summary of the stages of Reproductive Aging workshop + 10: addressing the unfinished agenda of staging reproductive aging. J Clin Endocrinol Metab 2012;97:1159–68.

25. Strachan D. Sudden sensorineural deafness and hormone replacement therapy. J Laryngol Otol 1996;110:1148–50.

26. Hanna GS. Sudden deafness and the contraceptive pill. J Laryngol Otol 1986;100:701–6.

27. Lee SS, Han KD, Joo YH. Association of perceived tinnitus with duration of hormone replacement therapy in Korean postmenopausal women: a cross-sectional study. BMJ Open. 2017 Jul 10;7(7):e013736. doi: 10.1136/bmjopen-2016-013736.

28. Marciano E., Carrabba L., Giannini P. et al. (2003) Psychiatric comorbidity in a population of outpatients affected by tinnitus. Int. J. Audiol. 42, 4–9.

29. Belli S., Belli H., Bahcebasi T. et al. (2008) Assessment of psychopathological aspects and psychiatric comorbidities in patients affected by tinnitus. Eur. Arch. Otorhinolaryngol. 265, 279–285.

30. Seo JH, Kang JM, Hwang SH, Han KD, Joo YH. Relationship between tinnitus and suicidal behaviour in Korean men and women: a cross-sectional study. Clin Otolaryngol. 2016 Jun;41(3):222-7. doi: 10.1111/coa.12500. Epub 2016 Feb 4.

CHAPTER 03

Epidemiology II: Korean Big Data Analysis

부산의대 이일우 · 이현민

서론

이명은 외부 음원 없이 소리를 인지하는 현상을 말하며, 크게 주관적 이명과 객관적 이명으로 나누어진다. 이 중 90% 이상의 환자가 주관적 이명을 호소하는데 주관적 이명은 현재까지 객관적으로 측정하는 방법이 없어 이명의 강도나 주파수 등을 결정할 때 환자의 주관적 표현에 의존하게 된다. 이명의 유병률에 대한 보고는 아주 다양하여 대개 전체 인구의 5~20%로 알려져 있으나 몇몇 보고는 80% 이상의 빈도를 보고하고 있다. 따라서 이명의 유병률에 관한 연구는 각 나라별, 연령별, 직업군별로 광범위한 차이를 보인다. 이명의 유병률에 대한 연구는 각 나라별로 이루어지고 있고, 이명의 세계적인 유병률에 대해서 일치된 의견은 없는 실정이다.[1]

이명 유병률에 대한 조사는 주로 설문지를 통하여 이루어지며, 설문지의 종류, 대상연령, 이과적 질환 및 기저질환의 유무에 따라 아주 다양하게 나타난다. 설문 대상자의 직업이나 생활환경, 경제적 수준 등에 따라 설문결과가 아주 다양하게 나타나기 때문에 각 나라별, 대상별로 매우 다양한 유병률을 보고하고 있다. 보다 정확한 이명 유병률을 알기 위해서는 전체 인구를 반영할 수 있는 보다 많은 수의 집단을 대상으로 연구하거나 설문지 이외의 방법, 즉 객관적인 방법으로 이명 환자를 구분할 수 있어야 한다. 이를 위해서 전체 인구를 대상으로 연구를 하며 설문이 아닌 질병코드로 등록된 환자를 파악할 수 있는 빅데이터 접근이 필요하다.

본 장에서는 나라별, 연령별, 직업군별로 이명 유병률 연구의 다양한 결과에 대해 알아보고, 국내에서 진행되었던 이명 유병률 연구 결과와 비교해보고자 한다. 또한 이명 유병률 연구의 어려움을 고려하여 그 정확성을 높이기 위한 방법으로 시행된 국내 전 인구를 대상으로 빅데이터에 기반한 한국인 이명 유병률 결과를 소개하고자 한다.

본론

I. 각 나라별 이명 유병률 (Table 3-1)

이라크-아프가키스탄 퇴역 군인 570,332명 중 7.78%가 난청으로 진단되었고, 6.54%는 이명으로, 6.24%는 청력 손실과 이명으로 진단되었다.[2]

Bogo 등은 스웨덴 중장년 남성 1,114명을 조사하여 나이에 따라 13.5~34.4%(평균 27.8%)의 이명 발생률을 보고하였다.

Rosing 등은 5~19세 사이의 소아와 청소년의 이명 유병률에 관한 논문 리뷰를 통해 정상 · 력군에서는 4.7~46%, 난청이 동반된 군에서는 23.5~62.2%로 다양한 유병률을 보인다고 하였다.[3]

영국에서는 11세 어린이 7,092명을 대상으로 한 번이라도 이명을 경험한 사람의 빈도가 28.1%라고 하였고 이 중 일주일에 2번 이상 발생하여 임상적으로 의미있다고 정의한 이명은 3.1%로 보고하였다.[4]

Degeest 등은 벨기에의 여가 소음에 자주 노출되는 18~30세 성인 517명을 대상으로 조사하여 이명의 유병률을 조사하여 일시적 이명은 68.5%, 만성 이명은 6.4%에서 관찰된다고 하였다.[5] Gilless 등은 고등학생 3892명을 대상으로 소음에 의해 유발되는 이명의 유

Table 3-1 Prevalence of tinnitus in previous reports according to the nation

Nation	Year	Subjects	Number	Prevalence (%)
Iraq	2017	Vetrrans	570,332	6.54
Japan	2011	45-79 YO	14,423	11.9
UK	2016	11 YO	7,092	28.1
Belgium	2017	18-30 YO	517	68.5 (TT), 6.4 (CT)
	2013	High School Student	3,892	74.8 (TT), 18.3 (PT)
US	2016	Adults more than 18 YO	75,764	9.6
	2013	Youth 12-19 YO	3,520	7.5, 4.7 (CT)
New Zealand	2015	More than 14 YO	69,976	6.0
India	2015	Children up to 18 YO	2,707	5.24
Brazil	2015		1,960	22
Italy	2015	Adults	2,952	6.2
Poland	2013	7 YO	118,005	12.9 (P), 29.3 (CT)
		12 YO	23,339	16.6 (P), 34.5 (CT)
Korea	2015	Adults 12-98 YO	19,290	20.7

UK: United Kingdom, YO: years old, TT: transient tinnitus, CT: chronic tinnitus, PT: permanent tinnitus

병률을 조사하여 일시적인 이명은 74.9%, 영구적 이명은 18.3%라고 보고하였다.[6]

미국의 경우 2007년 National Health Interview Survey에서 75,764명의 18세 이상 성인의 9.6%가 지난 1년간 이명을 경험하였다고 하였다.[7] 2005~2008년 사이에 진행된 National Health Nutrition Survey (NHANES)에서 12~19세 사이 청년 3,520명 중 이명 유병률은 7.5%였고 이중 만성이명은 4.7%라고 하였다.[8]

뉴질랜드에서는 14세 이상 69,976명을 대상으로 2007~2013년인 6년에 걸친 전화설문을 통하여 이명 유병률을 6.0%라고 하였는데 남자(6.5%)가 여자(5.5%)보나 높은 유병률을 보였다. 이명의 유병률은 65세 이상에서 13.5%를 보여 65세 미만보다 3배 정도 높았는데 이 연구에서 특이한 점은 인종적 차별을 보여 유럽인이 7.05%로 아시아인의 1.00%보다 7배 이상 높게 조사되었다.[1]

인도에서는 18세 이하 소아 2,707명 중 142명에서 이명 증상이 있다고 하여 5.24%의 유병률을 보고하였다.[9] 인도에서의 이명 유병률은 60세 이상 노년층에서는 16.81%로 높아진다고 하였고, 노년층 이명 환자 중 60.9%가 남성이라고 하였다.[10]

브라질 상파울로 시의 경우 1,960명을 설문지로 조사하여 이명 유병률이 22%라고 하였고, 여성이 16%로 남성의 17%보다 높다고 하였다.[11]

이탈리아의 연구는 2014년 한 해에 18세 이상 성인 2,952명을 직접 설문조사하여 지난 12개월간 최소 5분 이상 지속되는 이명 유병률을 6.2%라고 보호하였고, 3개월 이상 지속되는 만성이명은 4.8%, 일상생활에 영향을 미치는 심한 이명 유병률은 1.2%라고 하였다.[12]

영국에서는 국가 건강보험에 등록된 40~69세 사이의 성인 172,621명을 대상으로 이명 유병률을 조사하여 나이별로 남성은 13~26%, 여성은 9~19%라고 하여 여성보다는 남성이, 나이가 많을수록 유병률이 증가한다고 하였다.[13]

폴란드는 7세 소아 118,005명과 12세 소아 23,339명을 대상으로 설문지를 통한 이명 유병률 조사에서 부모에게 설문하였을 경우 7세 소아에서는 12.9%, 12세 소아에서는 16.6%의 이명 유병률을 보인 반면, 소아 본인에게 설문하였을 때는 7세 소아에서는 29.3%. 12세 소아에서는 34.5%가 이명이 있다고 대답하여 차이를 보였다.[14] 이러한 조사 방법 및 결과의 차이는 이명 유병률 조사가 아주 어렵다는 사실을 반영하며 정확한 유병률 조사를 위해서는 설문지 외의 다른 객관적인 방법이나 자료가 있어야 한다는 점을 시사한다.

일본의 경우 2002년 14,423명의 45~79세 성인 남녀를 대상으로 설문조사를 통하여 11.9%의 이명 유병률을 보고하였다.[15]

II. 국내 이명 유병률 조사 결과

김 등은 2009년부터 2012년까지 3년에 걸쳐 시행된 국민건강영양평가 조사*Korea National Health and Nutrition Examination Survey, KNHNES*에서 20~98세 사이 성인 19,290명 중 이명 유

병률은 20.7%라고 보고하였다. 이 중 이명으로 인해 심한 불편함이 있는 경우는 3.0%였으며 69.2%는 불편함이 없었고, 27.9%가 중등도의 불편함을 호소한다고 하였다.[16]

이 중 12~19세 사이의 3047명의 이명 유병률은 17.7%로 전체인구에서의 유병률보다 낮았으며 심한 이명 유병률은 0.3%라고 하였다.[17]

박 등은 2010~2011년의 KNHNES에서 21.4%의 이명 유병률을 보고하였고 이 중 심한 이명의 빈도는 7.3%라고 하였다.[18]

III. Big Data 기반 국내 이명 유병률 조사[19]

1. 조사 배경

이명 유병률 조사는 각 나라별, 인종별, 기저질환별로 아주 다양하게 나타나며 같은 나라에서도 지역별 차이가 존재한다. 이는 이명 유병률 조사를 주로 설문지에 의존하여 시행하기 때문인데 조사기관별로 설문지의 종류가 상이할 뿐 아니라 이명의 정의에 변이가 있고, 개인의 성격이나 주변 환경에 따라 이명의 인지강도가 달라 조사결과에 차이가 날 수밖에 없다. 또한 주관적 이명은 객관적으로 검사할 수 있는 방법이 없고 설문지에 응답하지 않는 사람들 중에 이명이 있을 경우는 결과에 반영이 되지 않는다. 따라서 이제까지와 같이 각각 다른 방법과 다른 설문지로 조사된 이명 유병률의 신뢰성이 떨어진다고 할 수 있다. 따라서 이명 유병률은 대상 집단에 대한 전수조사가 가장 객관적인 방법이라고 할 수 있는데 이를 가능하게 하는 것이 빅데이터의 이용이다. 보험 데이터를 이용한 빅데이터 연구의 경우 국가의 의료서비스 이용 전체에 대한 데이터를 이용할 수 있어서 대표성과 포괄성을 지니며 실제 세계를 반영하게 된다. 또한 이전에 이미 모아져서 개발된 데이터로 비용과 시간 면에서 효율적이다. 따라서 본 조사에서는 전 국민이 강제로 가입되어 있는 우리나라의 특수한 건강보험제도에서 유래한 보험청구 자료를 사용하여 이명으로 치료받은 환자의 유병률을 확인하고 연관된 질환을 분석하고자 하였다.

2. 조사방법

본 조사는 2016년 10월부터 2017년 6월까지 대한이비인후과학회의 재정적 지원을 받아 이루어졌다. 2006년 1월부터 2015년 12월까지 10년간 국민건강보험에 가입된 전 국민을 대상으로 건강보험에 요양급여를 청구한 데이터를 조사하여 이명의 유병률과 발병률을 조사하였다. 유병률과 발병률 중에서 일부는 나이를 반영한 표준화 유병률, 표준화 발병률을 계산하였다. 이명 환자의 정의는 연구기간 동안 진단코드 H93.1로 한 번 이상 진료를 받았던 환자로 정의하였다. 유병률 데이터는 2015년 기준으로 성별, 나이에 따른 10년간의 이명 유병률 변화, 전국 17개 광역시 및 지역별로 알아보았다. 이명이 있는 군과 성별과 나이가 비슷한 5배수의 이명이 없는 대조군을 설정하여 2015년 기준으로 타 질환과의 상관 여부를 분석하였다.

3. 조사결과

2015년 기준 이명의 표준화 유병률은 대상 인구 총 51,574,044명 중 786,637명으로 1.53%였으며 연령 표준화 유병률은 인구 10,000명당 144.06명, 표준화 발병률은 88.53명이었다. 남성은 10,000명당 121.41명, 여성은 183.57명으로 여성환자의 유병률이 더 높고 환자 수도 많았다(Figure 3-1). 10년에 걸친 이명 유병률의 변화는 해가 갈수록 증가하다가 2012년부터 2014년까지 일시적으로 감소하였고 2015년에 다시 증가하였으며, 전체적인 추세는 꾸준히 증가하였음을 알 수 있었다. 연령표준화 발병률의 경우 만 명당 91~94명 사이의 분포를 보였으며 2012년부터 감소하여 전체적으로 감소하는 경향을 보였다(Figure 3-2). 남성과 여성의 연령에 따른 유병률과 발병률은 남녀 모두 전 연령에서 여성이 남성보다 높았으며 70대에서 전체 유병률이 만 명당 498.09명, 전체 발병률이 209.57명으로 가장 높았다(Figure 3-3, 3-4). 전국의 17개 행정구역별 이명 유병률은 1위가 광주광역시로 만 명당 연령 표준화 유병률이 202.44명, 2위 전북(199.4명), 3위 제주(189.5명)의 순이었다. 세종특별자치시가 만 명당 114.17명 분포로 가장 낮은 이명 유병률을 보였다(Figure 3-5). 이명 유병률의 연중 변화는 3월에 가장 높았고 8월이 가장 낮았으며 이러한 변화는 10년 동안 비슷한 양상을 보였다(Figure 3-6). 이명 유병률과 발생률은 도시지역보다 농촌지역에서 높았으며 이는 도시지역의 주변 소음이 이명에 대한 인식을 저하시키는 것이 원인이라고 할 수 있다(Table 3-2).

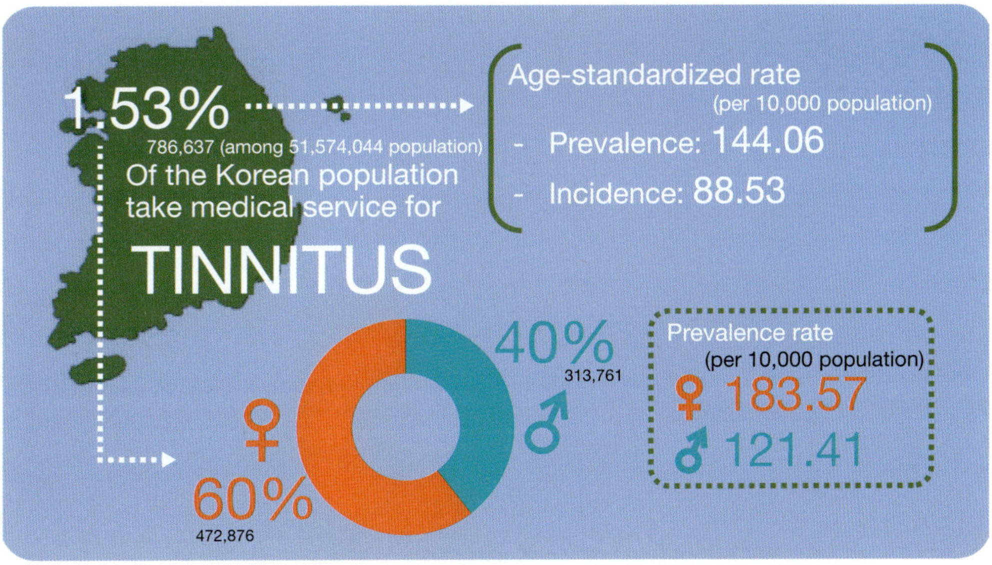

Figure 3-1 Prevalence and incidence rate of tinnitus in 2015

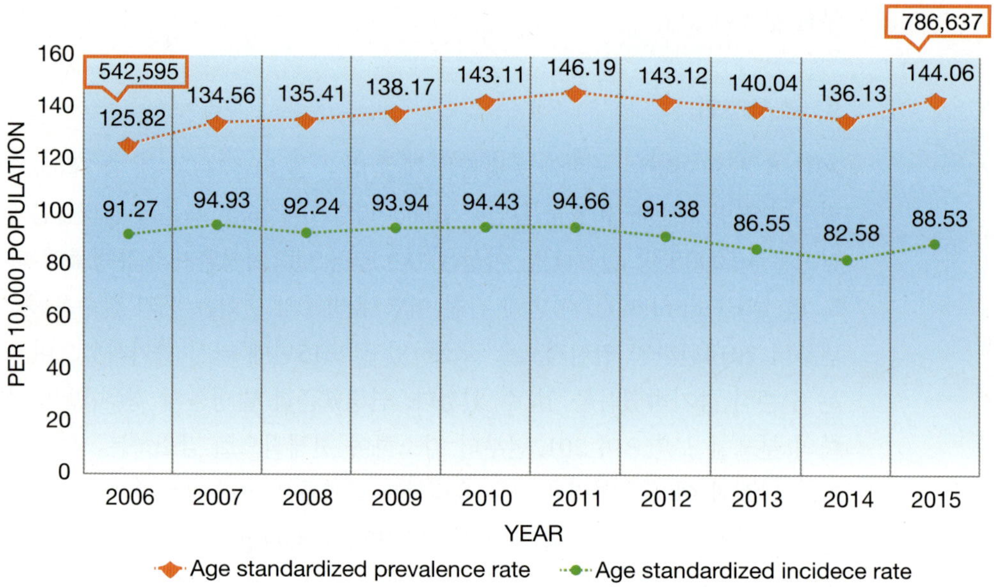

Figure 3-2 Ten-years trend of prevalence and incidence rate of tinnitus from 2006 to 2015.

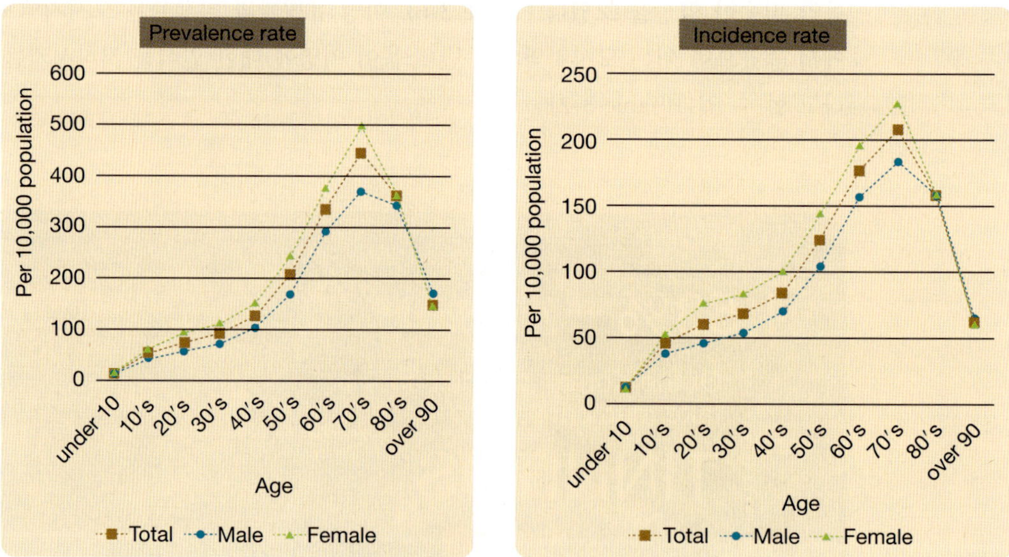

Figure 3-3 Age and sex distribution of tinnitus prevalence in 2015

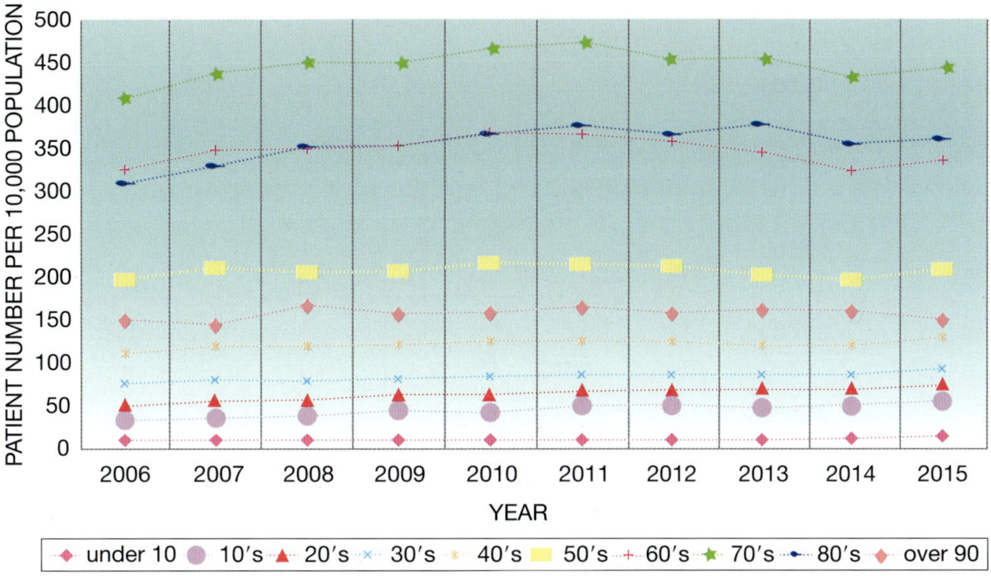

Figure 3-4 Prevalence of tinnitus according to age

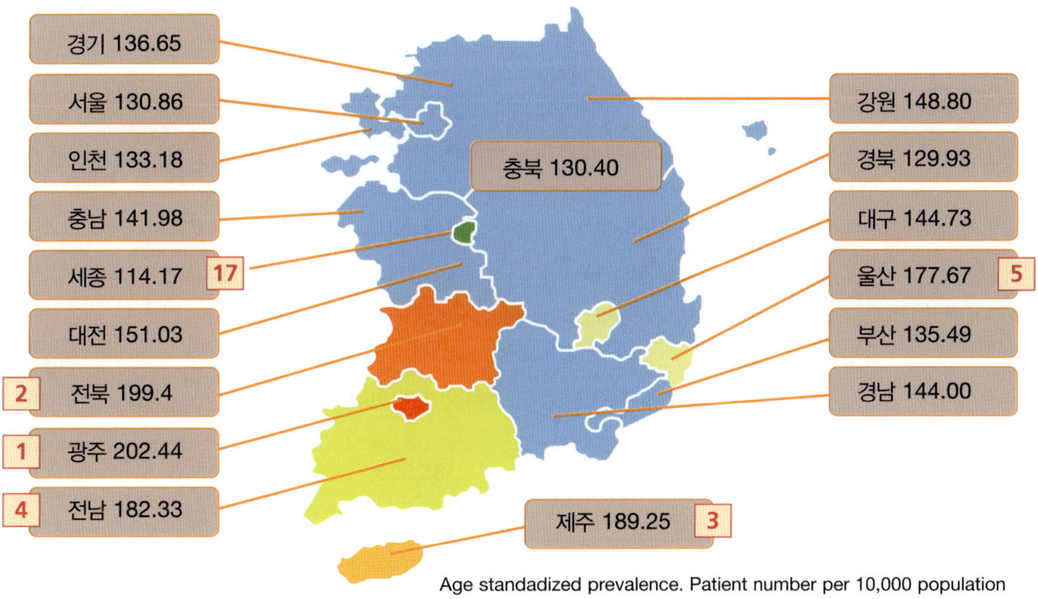

Figure 3-5 Regional differences of tinnitus patients

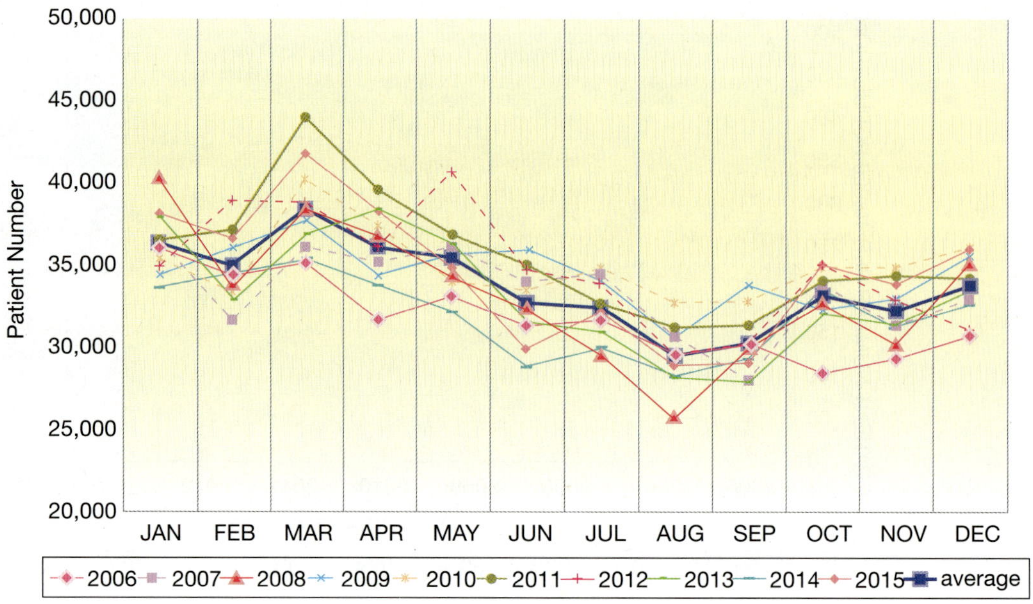

Figure 3-6 Monthly patient trend in 10 years

Table 3-2 Urban/Rural differences in 2015

▪ Prevalence (Medical utilization rate) <0.0001

	Total population	Patient number	Rate (per 1,000 population)	Age standardized rate (per 1,000 population)
Urban	23,368,725	345,621	14.79	14.116
Rural	28,205,316	441,016	15.636	14.657

▪ Incidence (Medical utilization rate, initial visit) <0.0001

	Total population	Patient number	Rate (per 1,000 population)	Age standardized rate (per 1,000 population)
Urban	21,336,723	185,526	8.695	8.722
Rural	25,550,413	228,124	8.928	8.974

이명과 연관된 이과질환은 소음성난청, 돌발성난청, 감각신경성난청, 메니에르병, 노인성 난청, 전정신경염, 양성돌발성체위변환성 현훈 순으로 대응비 *odds ratio* 가 높았으며 이는 기존에 알려진 바와 유사한 결과를 보였다(Table 3-3). 이명과 연관된 전신질환 및 다른 질환은 불안장애, 하악관절질환, 우울증의 순으로 높은 대응비를 보였고, 그외 허혈성뇌혈관

Table 3-3 Associated factors of tinnitus (otologic diseases)

Disease	Number (%)		Adjusted Odds Ratio (95% CI)	*P*-value
	Control group	Tinnitus group		
Noise induced hearing loss	465 (0.01)	7,587 (0.96)	81.825 (74.529, 89.835)	<0.0001
Sudden deafness	6,077 (0.15)	56,030 (7.12)	49.71 (48.41, 51.05)	<0.0001
Sensorineural hearing loss	39,875 (1.01)	210,025 (26.7)	36.08 (35.69, 36.49)	<0.0001
Meniere's disease	43,078 (1.1)	132,815 (16.88)	18.53 (18.32, 18.74)	<0.0001
Presbycusis	4,901 (0.12)	12,704 (1.61)	13.35 (12.91, 13.80)	<0.0001
Vestibular neuritis	12,602 (0.32)	29,343 (3.73)	12.07 (11.82, 12.33)	<0.0001
BPPV	61,414 (1.56)	103,990 (13.22)	9.76 (9.66, 9.86)	<0.0001
Cholesteatomatous OM	2,021 (0.05)	3,739 (0.48)	9.29 (8.80, 9.81)	<0.0001
COM	24,642 (0.63)	25,518 (3.24)	5.33 (5.23, 5.42)	<0.0001

COM: chronic otitis media, OM: otitis media, BPPV: benign paroxysmal positional vertigo

질환, 허혈성심질환, 고혈압, 당뇨 등으로 이전 연구와 비슷한 결과를 보였으나, 말기 신질환은 이전 연구와는 다르게 연관성이 없는 것으로 조사되었다(Table 3-4).[19]

Table 3-4 Associated factors of tinnitus (systemic and other diseases)

Disease	Number (%)		Adjusted Odds Ratio (95% CI)	*P*-value
	Control group	Tinnitus group		
Anxiety disorder	427,099 (10.86)	221,716 (28.19)	3.449 (3.429, 3.47)	<0.0001
Temporomandibular joint disease	10,506 (0.27)	7,163 (0.91)	3.432 (3.33, 3.537)	<0.0001
Depression	269,314 (6.85)	127,808 (16.25)	2.738 (2.718, 2.758)	<0.0001
Ischemic stroke	147,409 (3.75)	39,787 (5.06)	1.386 (1.37, 1.403)	<0.0001
Ischemic heart disease	33,145 (0.84)	8,422 (1.07)	1.275 (1.245, 1.307)	<0.0001
Hypertension	1,082,518 (27.52)	241,482 (30.7)	1.21 (1.203, 1.218)	<0.0001
Diabetes	435,970 (11.08)	93,320 (11.86)	1.085 (1.077, 1.093)	<0.0001
End-state renal disease	12,465 (0.32)	2,556 (0.32)	1.026 (0.983, 1.07)	0.2496

결론

이명은 90% 이상이 주관적 증상을 호소하여 이명의 진단, 유병률이나 발생률 등의 역학조사를 위해 설문지를 통한 환자의 주관적 인지를 이용할 수밖에 없다. 따라서 각 나라별로 조사된 이명 유병률은 조사방법이나 연령층, 직업군, 기저 질환 등 여러 가지 요인에 의해 아주 다양하게 보고되고 있으며 정확한 이명 유병률 조사에 대해 국제적으로 합의된 방법이나 결과는 없다. 2016년 대한이비인후과학회의 지원을 받아 시행된 국민건강보험 청구자료를 기반으로 한 이명 유병률 조사는 이제까지 시행된 여러 국가의 이명 유병률 조사와 달리 설문지를 사용한 주관적 조사가 아니라는 점, 조사 대상이 한 국가의 전체 인구로서 5천만 명이 넘는다는 점 등에서 이명 유병률 연구의 새로운 이정표가 될 수 있음에 그 가치를 인정할 수 있겠다. 빅데이터 기반 2015년 한국인의 연령표준화 이명 유병률은 1.44%로 기존에 발표된 세계 각국 혹은 국내 이명 유병률보다 현저히 낮았으며 이는 이명 증상으로 병의원을 방문한 환자의 수를 반영하는 것으로 소위 환자가 증상을 심하게 느끼는 이명 *troublesome tinnitus* 을 반영한다고 해석할 수 있다. 또한 서구의 연구결과와는 다르게 이명 유병률이 여성이 남성보다 높았고, 지역적 차이가 존재하여 광주광역시가 가장 높았고, 전북, 제주의 순으로 지역적으로 남서부의 이명 유병률이 높은 것을 알 수 있었다. 이명 유병률이 가장 낮은 지역은 2012년 새로 행정구역에 편입된 신생 도시인 세종특별자치시였다. 이명 유병률의 지역적 차이에 대한 해석은 추후 더 심도 있는 연구가 병행되어야 가능할 것으로 생각된다.

참고문헌

1. Wu BP, Searchfield G, Exeter DJ, Lee A. Tinnitus prevalence in New Zealand. N Z Med J 2015; 128:24-34.
2. Swan AA, Nelson JT, Swiger Bet al. Prevalence of hearing loss and tinnitus in Iraq and Afghanistan Veterans: A Chronic Effects of Neurotrauma Consortium study. Hear Res 2017; 349:4-12.
3. Rosing SN, Schmidt JH, Wedderkopp N, Baguley DM. Prevalence of tinnitus and hyperacusis in children and adolescents: a systematic review. BMJ Open 2016; 6:e010596.
4. Humphriss R, Hall AJ, Baguley DM. Prevalence and characteristics of spontaneous tinnitus in 11-year-old children. Int J Audiol 2016; 55:142-148.
5. Degeest S, Keppler H, Corthals P, Clays E. Epidemiology and risk factors for tinnitus after leisure noise exposure in Flemish young adults. Int J Audiol 2017; 56:121-129.
6. Gilles A, Van Hal G, De Ridder D, Wouters K, Van de Heyning P. Epidemiology of noise-induced tinnitus and the attitudes and beliefs towards noise and hearing protection in adolescents. PLoS One 2013; 8:e70297.
7. Bhatt JM, Lin HW, Bhattacharyya N. Prevalence, Severity, Exposures, and Treatment Patterns of Tinnitus in the United States. JAMA Otolaryngol Head Neck Surg 2016; 142:959-965.

8. Mahboubi H, Oliaei S, Kiumehr S, Dwabe S, Djalilian HR. The prevalence and characteristics of tinnitus in the youth population of the United States. Laryngoscope 2013; 123:2001-2008.

9. Thirunavukkarasu K, Geetha C. One-year prevalence and risk factors of tinnitus in children with otological problems. Int Tinnitus J 2015; 19:33-38.

10. Thirunavukkarasu K, Geetha C. One-year prevalence and risk factors of tinnitus in older individuals with otological problems. Int Tinnitus J 2013; 18:175-181.

11. Oiticica J, Bittar RS. Tinnitus prevalence in the city of Sao Paulo. Braz J Otorhinolaryngol 2015; 81:167-176.

12. Gallus S, Lugo A, Garavello Wet al. Prevalence and Determinants of Tinnitus in the Italian Adult Population. Neuroepidemiology 2015; 45:12-19.

13. McCormack A, Edmondson-Jones M, Fortnum Het al. The prevalence of tinnitus and the relationship with neuroticism in a middle-aged UK population. J Psychosom Res 2014; 76:56-60.

14. Raj-Koziak D, Skarzynski H, Kochanek K, Fabijanska A. [The prevalence of tinnitus in children in Poland]. Otolaryngol Pol 2013; 67:149-153.

15. Fuji K, Nagata C, Nakamura K, Kawachi T, Takatsuka N, Oba S, et al. PRevalence of tinnitus in community-dwelling Japanese adults, J Epidemiol 2011;21:299-304.

16. Kim HJ, Lee HJ, An SYet al. Analysis of the prevalence and associated risk factors of tinnitus in adults. PLoS One 2015; 10:e0127578.

17. Park B, Choi HG, Lee HJet al. Analysis of the prevalence of and risk factors for tinnitus in a young population. Otol Neurotol 2014; 35:1218-1222.

18. Park RJ, Moon JD. Prevalence and risk factors of tinnitus: the Korean National Health and Nutrition Examination Survey 2010-2011, a cross-sectional study. Clin Otolaryngol 2014; 39:89-94.

19. Lee HM et al. Epidemiology of Clinically Significant Tinnitus: A 10-Year Trend From Nationwide Health Claims Data in South Korea. Otol Neurotol 2018;39:680-7.

CHAPTER 04

Classification and Differential Diagnosis of Tinnitus

경희의대 박문서

서론

이명은 여러 가지 소리로 표현될 뿐만 아니라 그 원인도 다양하며 병태생리에 있어서도 하나의 이론으로 설명할 수 없는 부분이 많다. 그렇기 때문에 이렇게 각기 다른 질환에서 생긴 이명들을 포괄적인 하나의 증상으로 보아 동일한 이름으로 표현하는 것은 치료뿐만 아니라 원인 규명을 위한 연구에도 장애가 된다. 즉 우선 명확한 분류를 통해 이명의 감별진단을 위한 기본을 세우는 것이 중요하다.

이명은 우선 자각적 이명 *subjective tinnitus* 과 타각적 이명 *objective tinnitus* 으로 분류할 수 있다. 자각적 이명은 오직 환자만 들을 수 있는 반면, 타각적 이명은 환자와 검사자 모두가 들을 수 있다. 자각적 이명과 달리 타각적 이명은 일반적으로 음향의 발생원을 가지고 있어서 신체의 어딘가에서 생성되는 소리이며 신체 조직을 전도하여 귀에 도달하게 된다. 이러한 유형의 이명은 진동 또는 외인성 이명 혹은 가성 이명 *pseudotinnitus* 으로 표시되기도 하며 이학적 검사의 일부로 주변 혈관과 귀의 청진을 필요로 한다. 이에 반해 자각적 이명은 주로 특발성인 경우가 많다. 자각적 이명은 물리적 잡음과 관련이 없는 소리이며 영향을 받는 개인만 들을 수 있다. 이명이 있는 사람들이 인지하는 소리는 조용한 배경 소음에서 외부 소리를 가려버리는 큰소리까지 다양하다. 이전에 주관적 이명을 표현한 다른 용어들로서 'tinnitus aurium'과 'nonauditory tinnitus'이 있다.

이명은 박동성 이명 *pulsatile tinnitus* 과 비박동성 이명 *non-pulsatile tinnitus* 으로도 분류할 수 있다. 이것은 환자가 인지하는 소리의 묘사로 구별된다. 이 중 비박동성 이명은 경도와 고도 유형의 이명으로 더 분류될 수 있는데 경도의 이명은 대개 환자의 일상에 영향을 줄 만큼 문제가 되지 않는 반면 고도의 이명은 환자를 매우 괴롭게 만드는 증상으로 삶의 질을 저하시킨다.[1,2]

진단을 통해 병태생리가 명확히 밝혀진 이명은 그 원인 제거로 치료가 이루어지는 반면 그렇지 않은 경우는 상대적으로 치료효과가 떨어질 수밖에 없다. 또 다원적 *multifactorial* 인 이명의 성질을 간과하면 그대로 방치 시 위험할 수도 있는 혈관질환이나 종양 등을 놓칠 수 있기 때문에 이명의 분류를 기초로 한 정확한 감별진단은 매우 중요하다.

본론

I. 이명의 분류

1. 타각적 이명

타각적 이명은 체성소리 *somatosound* 라고도 하며 비교적 드물게 발생하는데 신체에서 생기는 기계적 소리가 원인이다. 이 소리는 종종 머리와 목 부위의 근육 또는 혈관 구조물에 의해 생성되고 이관을 통해 들어오는 신체 소리 때문에 인식되기도 한다. 타각적 이명은 크게 박동성, 근육성 이명으로 나눌 수 있다. 박동성 이명에서는 이명소리가 환자의 심장박동과 반복적으로 일치하며 일반적으로 와류 등 혈류 변화에 의해 발생한다. 이명을 가진 모든 환자의 10% 미만에서 박동성 이명을 가지고 있다. 근육성 이명은 흔히 "딸깍" 하는 소음으로 묘사되며 일반적으로 두경부 근육의 경련, 수축으로 생길 수 있다. 그 외에 개방성 이관에서 생기는 소리도 타각적 이명의 범주에 넣을 수 있다.[3]

박동성 이명 *pulsatile tinnitus* 의 약 70%에서 적절한 진단을 통해 근본적인 원인을 확인할 수 있다. 주로 혈관의 정맥성 잡음 *venous hum*, 동정맥루 *arteriovenous fistula*, 동정맥 기형 *arteriovenous malformation*, 동맥류 *aneurysm*, 내경동맥 협착 *internal carotid artery stenosis* 등이 원인이 된다. 또 여러 가지 원인으로 심박출량의 증가되어도 이명이 생기며 그외에 부신경절종 *paraganglioma*, Paget 병 *Paget Disease*, 또는 양성 두개내압상승 *benign intracranial hypertension* 및 빈혈과 같은 전신성 질환이 있다.[4]

근육성 이명은 중이의 근육 즉, 고막장근 *tensor tympani muscle* 이나 등골근 *stapedius muscles* 그리고 구개근 *palatal muscle* 의 경련 *myoclonus* 때문에 생길 수 있으며 근본적인 신경 장애를 나타내는 증상의 일부일 수도 있다. 이관 기능 장애는 호흡 운동과 리듬이 같은 이명을 유발할 수 있고, 목 근육의 긴장, 목 인대의 염좌, 편타성 손상, 퇴행성 경부 척추 변형 등도 실제로 이명을 유발할 수 있다.

2. 자각적 이명

자각적 이명은 달팽이관에서 감각 세포의 정상적 활성화에 의해 유도되지 않고 신경계의 비정상적인 신경 활동으로 인해 발생하는 광범위한 감각이다. 자각적 이명은 가장 흔히 나타나는 일반적인 형태의 이명으로 환상 사지 증상 및 중추 신경 유래의 통증과 유사성을 가지는 이명 소리다. 자각적 이명은 다시 달팽이관에서 청각중추에 이르는 청신경로가 주 원인인 이성이명 *otic tinnitus* 과 체성감각계 *somatosensory system* 가 관여하여 체성감각-청각의 상호작용 *somatosensory-auditory interaction* 으로 인해 발생하는 체성이명 *somatic tinnitus* 으로 나눌 수 있다.

일반적으로 자각적 이명은 신체적 징후가 없고 서로 다른 이명의 형태들을 구별할 수 있는 객관적인 임상 진단 검사가 없기 때문에, 이명에 대한 환자 자신의 설명만이 이명의 임상 평가의 기초가 된다. 즉 이러한 이명들은 강도, 특성, 이명에 영향을 주는 부위, 이명의 방향성에 따라 주관적으로 분류를 하는데, 강도는 visual analog scale이나 loudness matching을 통하여 측정하며 특성은 주파수의 고저 및 박동성, 횟수, 지속성 여부를 통하여 측정을 한다.[5]

자각적 이명의 원인은 이과적, 신경학적, 감염성 및 약물 관련성 원인들로 분류할 수 있다. 이과적 원인은 자각적 이명의 가장 일반적인 원인으로 여기에는 소음성 난청, 노인성 난청, 이경화증, 중이염, 이구 전색, 메니에르병 및 급성 감각 신경성 난청이 포함된다. 신경학적 원인으로는 머리 부상, 편타성 외상, 다발성 경화증, 전정 신경초종 및 기타 소뇌교뇌각수막종이 있다. 이명은 중이염, 라임병, 수막염 또는 매독과 같은 여러 가지 감염병의 결과로도 발생할 수 있고 약물 또한 주관적 이명을 일으킬 수 있다. 가장 흔하게 이명을 유발하는 약물은 살리실산염, 비스테로이드성 항염증제, 아미노글리코사이드 항생제, 루프이뇨제 및 화학요법제 등이다(Table 4-1, Table 4-2).

II. 이명의 감별진단

이명의 진단을 위해서는 먼저 이명과 청각 기능에 대한 충분한 임상 정보가 필요하다. 즉 자세한 병력조사와 함께 이명 심각도 *severity* 의 파악, 임상적 귀 검사, 청각검사 등이 우선되어야 한다. 이러한 기본 검사와 상담만으로 감별진단이 충분한 경우도 적지 않은데 특히 이명의 심각도가 낮고 위험한 기저질환이 의심되지 않을 때는 여기서 진단과정을 끝낼 수

Table 4-1 Classification of tinnitus

Objective tinnitus	Pulsatile Muscular Others (ex: Patulous Eustachian tube)
Subjective tinnitus	Otologic Neurologic Infectious Drug released Others

Table 4-2 Medication & substances that can cause tinnitus

Analgesics	Aspirin Nonsteroidal anti-inflammatory drugs
Antibiotics	Aminoglycoside Chloramphenicol Erythromycin Tetracycline Vancomycin
Chemotherapeutics	Bleomycin Cisplatin Mechlorethamine Methotrexate Vincristine
Loop diuretics	Bumetanide Ethacrynic acid Furosemide
Others	Chloroquine Heavy metals: mercury, lead Heterocyclic antidepressants Quinine

도 있다. 그렇지 않은 경우, 이들을 통한 기본 지식을 바탕으로 보다 효율적인 감별진단을 위해 계층적*hierarchical* 분석을 시작하게 된다(Figure. 4-1).

계층적 분석에서는 가장 먼저 박동성 이명과 비박동성 이명을 감별하는 것이 중요하다. 병태생리의 차이로 치료 방향이 완전히 달라지기 때문이다. 만약 비박동성 이명이라면 청력손실을 동반한 급성 이명인지 만성 이명인지, 혹은 발작적으로 발생하는 이명인지를 구별하는 것이 필요하다. 그 외에 지속적으로 일정한 소리를 내는 이명은 동반 증상과 예상되는 원인에 따라 필요하면 개별적으로 더 자세한 감별진단을 해야 한다. 박동성 이명은 심장박동과 비교가 필요하다. 심장박동과 일치하지 않는 모든 소리는 편의상 비박동성으로 간주한다.[6]

1. 박동성 이명

박동성 이명일 경우 적절한 진단을 통해 대부분 근본적인 원인을 확인할 수 있다. 이것은 귀 주변의 동맥, 정맥에서 혈액이 흐르는 소리를 환자 자신이 듣는 경우다. 귀나 두부 외상 후 경막에 형성된 동정맥루에서 이명이 잘생기고 그보다는 드물지만 동정맥 기형에서도 혈류의 이상이 생겨 이명이 발생할 수 있다. 혈관 협착증은 경동맥 혹은 척추 동맥의 동맥경화로 발생하는데 노인에서 생기는 박동성 이명의 가장 흔한 원인으로 생각된다. 경화된 동맥을 가진 경우 반대쪽에서 혈류가 증가됨으로써 박동성 이명이 발생하게 된다. 정맥성 이명은 정맥성 잡음*venous hum*이 대표적인데 S자 정맥동이나 경정맥의 혈류에 의한 진동

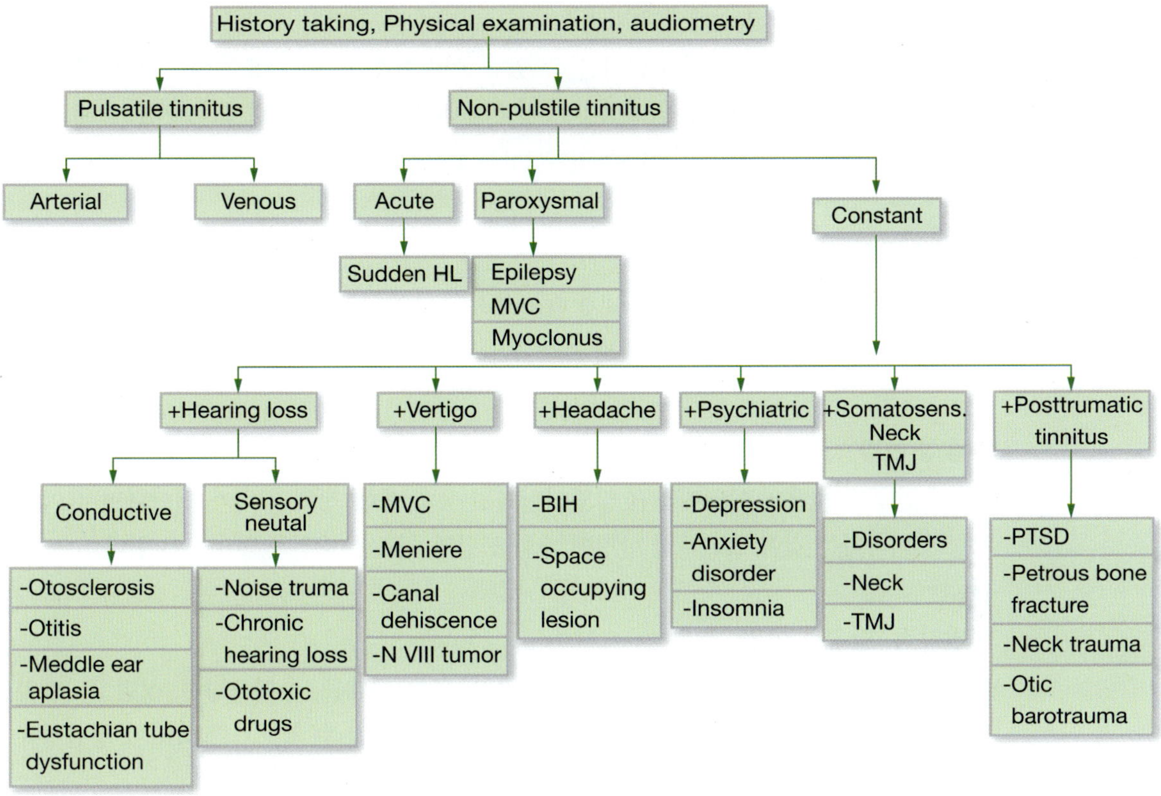

Figure 4-1 A proposed algorithm for differential diagnosis of tinnitus (modification of flowchart http://www.tinnitusresearch.net) Abbreviations: BIH-benign intracranial hypertension, MVC-microvascular compression, PTSD-posttraumatic stress disorder, SOL-space occupying lesion, TMJ-temporomandibular joint

혹은 와류가 울려 들리는 것이다. 환측 경정맥에 가벼운 압력을 가하면 잡음의 크기가 감소하며 반대측 경정맥에 압력을 가하면 잡음의 크기가 커지는 특성을 가지고 있다. 환자의 머리를 환측의 반대 방향으로 회전시킴으로써 잡음의 발생을 감소시켜줄 수 있으며 머리를 환측 방향으로 회전시키면 잡음의 발생이 증가된다. 그 외에 고실 하부로 돌출된 고위 경정맥구*high jugular bulb*가 흔한 원인이며 S상 정맥동 게실*diverticulum*과 열개*dehiscence*의 유병률이 박동성 이명 환자에서 높게 보고되었다. 이상의 박동성 이명은 CT angiography, MRI 등을 통해 진단할 수 있다. 국소적 원인으로 중이염 등으로 중이강내 저류액이 차있을 때 주변 혈관의 박동이 울려 들릴 수 있다. 이 밖에도 갑상선 기능항진증, 빈혈, 임신, 고열과 같이 심박출량이 증가하는 신체적 상황에서 박동성 이명이 생길 수 있으므로 유의하여야 한다.[7,8]

부신경절종, 즉 glomus 종양은 박동성 이명을 만드는 종양 중 가장 흔한 것이다. 경정맥*glomus jugulare*, 중이 혹은 유양동*glomus tympanicum*에 걸쳐 발견될 수 있고 양측성으로도 생길 수 있으므로 면밀한 검사가 필요하다. Paget 병도 국소 혈관의 수를 증가시켜 박동성 이명을 일으킬 수 있다. 그 외에 골성혈관종*osseous hemangioma*, 기저 수막종*basal meningioma* 등 다양한 종양에서 박동성 이명이 나타날 수 있다. 이경화증*otosclerosis*도 박동성 이명의 원인이 될 수 있다. 젊은 여성에서 잘 생기는 양성 두개내압상승도 뇌척수압의 증가로 인해 흔히 두통과 함께 박동성 이명을 일으킬 수 있다(Table 4-3).[9]

2. 비박동성 이명

비박동성 이명으로 파악된 경우 돌발성 난청에 동반된 급성 이명인지, 발작성 이명인지, 혹은 만성 이명인지 먼저 구별하는 것이 유용하다.

1) 급성 이명

돌발성 난청에 동반된 이명이라면 달팽이관의 손상을 통해 청력 저하가 일어나면서 이명이 함께 나타나는 것이므로 우선 난청에 대한 진단과 치료에 초점을 맞추어야 한다.

2) 발작적, 단속적 이명

발작적, 단속적 이명은 메니에르병, 청신경 압박, 또는 구개근, 중이근경련, 상반고리관피열증후군*superior canal dehiscence syndrome*, 뇌전증 등에서 생길 수 있으므로 MRI나 청신경유

Table 4-3 Causes of pulsatile tinnitus (modification of table: De Ridder D. Pulsatile tinnitus, in Textbook of tinnitus. Moller AR et al, Editors. 2011, Springer:New York. 467–475)

Pulsatile tinnitus	
Arterial	Carotid stenosis Glomus tumor Vascular lesions of petrous bone/skull base Arteriovenous malformation/fistula Intrapetrous aneurysm Hyperdynamic state (pregnancy, anemia, hyperthyroidism) Paget's disease Carotid or vertebral artery dissection Somatosensory pulsatile tinnitus syndrome Congenital vascular anomalies Microvascular compression Intrameatal vascular loop benign intracranial hypertension
Venous	Venous hum High jugular bulb Benign intracranial hypertension Sigmoid sinus diverticulum/dehiscence Sigmoid transverse sinus aneurysm Chiari malformation

발검사 등이 필요하다. 메니에르병에서 이명은 저음역대의 우르릉거리는 소리*roaring sound*와 흡사하게 들리는 수가 많다. 이명은 청력 상실의 변동에 따라 크기나 특성이 변할 수 있으며 병이 악화되면 청력 상실과 함께 크기가 증가한다. 메니에르병이 안정화되면서 어지럼증 대신 이명이 가장 심각한 증상으로 대두되는 수가 많다. 혈관이 청신경과 접촉해 압력이 가해지면 이명이 생길 수 있다. 전하소뇌동맥*anterior inferior cerebellar artery*을 비롯한 미세혈관에 의해 내이도 주변에서 청신경이 압박되면 스타카토 특성을 보이는 타자기 양상의 이명이 들릴 수 있다. 만약 양쪽 압박이 있을 경우에는 오른쪽, 왼쪽에서 교대로 이명이 나타날 수도 있다. 발작성 어지럼증, 난청 등 증상이 동반되면 혈관성 신경압박증후군으로 부른다. 고막장근 또는 등골근 같은 중이근이 경련*myoclonus*을 일으킬 때는 '부스럭', '딸가닥' 등의 소리를 내는 이명이 나타나는데 큰소리에 노출될 때 더 심해지는 경향이 있다. 이경검사로 고막의 움직임을 관찰할 수 있고 고막운동성검사가 도움이 된다. 구개근의 경련이 있을 때는 보통 단속성의 클릭음이 들리는데 이때는 비인강과 연구개의 경련을 확인해야 한다. 보통 뇌졸중, 외상, 퇴행성 질환 등 다양한 질환에서 나타날 수 있지만 단일 증상으로 내원하는 수도 흔하다. 개방성 이관*Patulous Eustachian tube*은 자신의 목소리, 숨소리가 울려 들리는 이명을 유발하는데 흔히 체중감소나 임신 등과 관련하여 잘 생긴다.

3) 만성 이명

만성 이명은 일정한 소리가 계속적으로 들리는 것이 보통이다. 만성 이명에서는 흔히 전도성 혹은 감각신경성 난청이 동반될 수 있는데 전도성 난청의 원인은 중이염, 이관기능부전, 이경화증 등이 있고 감각신경성 난청이라면 정확한 원인을 찾기 위해 MRI, 청신경유발검사 등의 검사가 필요할 수 있다. 만약 어지럼증이 동반되는 이명이라면 메니에르병이나 전정신경계에 손상을 끼치는 질환들을 고려해야 한다. 두통이 동반될 경우는 양성두개내압상승, 뇌종양 등에 의한 뇌압 상승이 원인인지를 알기 위해 MRI가 필요하다. 심한 이명이 있을 때 우울증이나 불안, 불면증 등 정신의학적 증상이 흔히 동반되므로 이 점도 유념해야 한다. 또 이명이 목이나 악관절의 기능이상 혹은 그 부위의 통증과 동반된다면 해당 부위에 대한 이학적 검사와 영상 검사가 필요하다. 신체, 특히 두경부 외상 후 발생하는 이명에 대해서는 특별한 주의가 필요하다. 외상 당시 환자는 물리적 타박뿐 아니라 사고 당시 소음에 의한 충격과 정서적 충격을 받았을 개연성이 있고 이런 경우 이명이 나중에 나타날 가능성이 존재하기 때문이다. 즉 외상 후 곧바로 발생한 이명만이 외상과 관련이 있는 것은 아니다. 만약 외상 후 박동성 이명이 생겼다면 경부동맥 박리 등 혈관질환의 가능성도 생각해야 한다. 이와는 별개로 위급한 이명에 대해서는 항상 따로 숙지하고 있어야 하는데, 돌발성 난청에 동반한 급성 이명, 자살 성향을 보이는 이명 환자와 심각한 기저질환이 의심되는 환자는 가능한 빨리 처치를 시작해야 한다. 최근에는 이명과 관련된 해부학적 위치에 대한 단서를 제공할 수 있는 연구 방법이 개발되고 있다. 그

예로 신경 촬영법 *Neuroimaging method*은 이명 환자의 두뇌의 기능적인 변화에 관한 정보를 제공할 수 있으며 여러 가지 전기 생리검사 *electrophysiologic tests* (electroencephalography, electroencephalogram, magnetoencephalography)는 이명과 관련된 두뇌의 가소성 변화 정보를 제공해줄 수 있다. 이러한 방법들은 앞으로 이명의 감별 진단을 더욱 명확하게 해줄 수 있을 것으로 기대된다.[6, 10, 11]

결론

이명은 개인마다 특징이 다르고 원인이 다양할 뿐 아니라 원인불명인 경우도 많기 때문에 진단은 개별적 차원에서 단계적으로 접근하여 이루어져야 한다. 즉 자세한 병력의 파악과 이학적 검사를 통해 기본적인 이명의 분류를 시행한 후 청각학적 검사를 비롯한 추가 검사를 이용해 감별진단을 하게 된다. 감별진단에 필요한 검사의 적절한 선택과 더불어 이명 원인 질환에 대한 지식은 진단 시간을 절약시켜주고 정확한 치료를 가능하게 해준다.

참고문헌

1. Lockwood AH, Salvi RJ, Burkard RF. Tinnitus. N Engl J Med 2002; 347:904-910,
2. Heller A. Classification and epidemiology of tinnitus. Otolaryngol Clin N Am 200;3 36:239–48.
3. Champlin CA, Muller SP, Milchell SA. Acoustic measurement of objective tinnitus. J Speech Hear Res 1990; 38:816-821
4. Kircher ML, Standring RT, Leonetti JP. Neuroradiologic assessment of pulsatile tinnitus. J Otolaryngol Head Neck Surg. 2008; 139(Suppl):144
5. Sismanis A. Tinnitus: advances in diagnosis and management. Alexandria, VA: Am Academy of ORL-HNS 1999; 1-34
6. Langguth B,Biesinger E, Del Bo L, et al. Algorithm for the diagnostic and therapeutic management of tinnitus. in Textbook of tinnitus. Moller AR et al, Editors. 2011, Springer: New York. 381-385
7. Liyanage SH, Singh A, Savundra P, Kalan A. Pulsatile tinnitus. J Laryngol Oto 2006; 120:93-97
8. Jungreis CA. Pulsatile tinnitus from a dural arteriovenous fistula. Ann Otol Rhinol Laryngol. 1991; 100:951–3.
9. De Ridder D. Pulsatile tinnitus, in Textbook of tinnitus. Moller AR et al, Editors. 2011, Springer:New York. 467-475
10. Nodar RH. Tinnitus reclassified; new oil in an old lamp. Otolaryngol Head Neck Surg 1996; 114:582–5.
11. Møller AR. Tinnitus and pain, in Tinnitus: Pathophysiology and treatment, progress in brain research, B Langguth et al, Editors. 2007, Elsevier: Amsterdam. 47–53

CHAPTER 05

Hyperacusis and Phonophobia

인제의대 허경욱

서론

청각과민증*hyperacusis*은 정상적인 환경에서 일어나는 소리를 참을 수 없을 정도로 청력역치가 감소한 경우로서 고성공포증*phonophobia*, 소음혐오증*misophonia, dysacusis*, 소음 과민성*noise sensitivity*, 과다한 누가현상*hyper-recruitment*, 소음에 대한 내성의 감소*reduced tolerance to noise* 등과 혼용되어 사용되어 왔다.[12] 이러한 음향에 대한 인식의 민감도가 비정상적으로 증가된 사람은 낮은 소리에도 급격한 통증과 불편감을 느끼고, 두려움이나 불안을 가지게 되어 직장에서 일을 하거나 사회활동에 참여하지 못하게 되어 고립과 우울이 유발되기도 한다.[1] 또한, 증상의 경감을 위한 자구책으로 귀마개를 지속적으로 착용하는 경우가 많아 시간이 경과할수록 청각박탈이 유발되기도 한다.

본론

I. 정의

청각과민증은 1938년에 처음 의학계에 보고된 이후 여러 가지로 정의된 바가 있는데 소리에 대한 인식이 증가된 상태*heightened awareness of sounds*, 일상적인 소리에 대한 비정상적인 강한 반응*abnormally strong response to moderated sound*, 병적인 청각 과민상태*pathological auditory hypersensitivity*, 소음 과민성*noise sensitivity*, 청각 과민성*audiosensitivity*, 그리고 특정 소리 과민성*select sound sensitivity* 등이 그들이다.[2] 전통적으로 음향 심리학에서 민감도*sensitivity*는 청력역치*hearing threshold*를 뜻하며 과민성*hypersensivity*이라 함은 0 dB HL보

다 청력역치가 더 낮음을 의미하게 되므로, 청각과민증은 과민성의 의미와는 맞지 않다. 이러한 내용을 근거로 판단할 때, 청각과민증은 통상적으로 "보통 사람들이 별로 불편해하지 않는 일상적인 음 자극을 견디지 못하는 증상"으로 정의할 수 있다.[3] 이러한 정의를 통해 청각과민증이 음의 크기 *loudness*, 성가심 *annoyance*, 두려움 *fear*, 그리고 고통 *pain* 의 네 가지 요소를 가지고 있음을 알 수 있으며 청각과민증을 호소하는 환자는 열거한 네 가지 중 하나 이상을 경험하게 된다.

고성공포증은 감정적인 연관성이 있는 특정 소리에 느끼는 불편함과 고통을 느끼고 회피하는 증상으로 변연계에서 발생할 수 있는 짜증, 고통, 공포, 그리고 회피 등의 반응과 자율신경계 반응인 식은 땀과 심박항진이 동반된다.[3,15] 청각과민증의 경우 특정한 소리보다는 일반적인 모든 소리에 불쾌함을 느낀다는 점에서 고성공포증과 차이가 있다. 청각혐오증은 고성공포증에서 함축된 자율신경계 반응인 공포를 제외한 나머지 감정들을 나타내는 용어로 제안되었으나 널리 사용되지는 않다.

II. 청각과민증과 이명

청각과민증은 이명과 흔히 관련되어 있는 것으로 알려져 있으나 그 빈도는 보고자에 따라 40~86%로 매우 다양하다.[7] 기존의 보고들에서 두 증상의 동반 빈도가 다양하게 나타나는 것은 청각과민증과 이명에 대한 정의와 진단기준이 각 보고마다 다르고, 청각과민증에 대한 연구의 대부분이 이명 클리닉에서 수행되므로 심한 이명을 가진 대상자들이 주로 조사대상이 되기 때문으로 추정된다.

음향에 대한 일반인구의 인식 민감도 증가에 관한 역학연구는 드물다. Andersson 등은 인터넷과 우편을 통한 설문조사 연구에서 청각과민증의 시점 유병률이 각각 8.6%였고 일상적인 소음하에서 귀마개를 착용하는 비율은 약 2%로 보고했다.[4] 또한, 이 연구에서 청각과민증을 호소하는 사람들은 집중력 장애와 빛이나 냄새 등의 다른 자극에도 민감함을 호소하는 경우가 흔함을 보고했다. 그러나 이 연구는 청각과민증의 심한 정도가 구별되지 않아 임상적으로 유의한 청각과민증의 빈도가 과장되어 있을 가능성이 많은 것으로 추정된다. 이에 비해 이명을 호소하는 환자군에서 청각과민증을 호소하는 빈도는 40% 정도로 알려져 있고, 청각과민증을 주로 호소하는 환자군에서 이명의 빈도는 86%로 조사된 바가 있다.[4,14] 일반 인구에서 심한 이명을 호소하는 빈도가 약 5%로 알려져 있으므로 이 중 40%가 심한 청각과민증이 있을 것으로 추정하면 일반인구에서 심한 청각과민증을 가지고 있는 인구는 2% 정도로 추정할 수 있다. 또한 청각과민증을 호소하는 사람들은 편두통, 외상 후 스트레스 증후군, 우울증 등을 종종 동반하는 것으로 알려져 있다.[8]

III. 원인

청각과민증은 대다수의 경우에 원인을 알 수 없으나 일부 질환과 증후군들은 청각과민증과 관련이 있는 것으로 알려져 있는데 편두통, 우울증, 외상후 스트레스 증후군, 두부 손상, 라임병*Lyme disease*, Williams 증후군, 섬유근육통, 에디슨병*Addison disease*, 자폐증, 그리고 중증 근무력증 등은 청각과민증과 연관이 있는 것으로 알려져 있다.[7]

1. 청각과민증과 난청

청각과민증과 난청의 관계는 불명확하다. 청각과민증을 가진 많은 사람들이 감각신경성 난청을 흔히 가지고 있으며 때로는 매우 경한 난청을 보이기도 한다. 그러나 Hannula 등이 54~66세 나이 850명의 일반인을 대상으로 순음청력검사와 큰소리를 예민하게 느끼는지에 대해 설문한 연구에서는 청각과민증과 순음청력역치 간에는 연관이 없었다.[5,11] 이 결과를 해석할 때 현재의 청력검사 장비와 기준으로는 10 dB HL의 청력역치를 가진 것으로 검사된 사람을 정상 청력범위로 판정하나 동일인을 과거의 일정한 시점을 기준으로 할 때에는 난청이 발생 또는 진행했을 수 있고, 일반 청력검사로 확인하지 않는 8 kHz 이상의 주파수나 1.5 kHz같이 검사에서 제외된 주파수에서는 난청이 존재할 수 있다는 점을 고려해야 한다.

2. 소음 노출

쇼핑몰에서의 폭발음과 같은 예상되지 못한 강력한 소음에 노출될 때 청각과민증이 발생할 가능성이 높다는 연구가 있으며 직업적인 음악 연주자이거나 콘서트장과 음악클럽 같은 장소에서 큰 음악을 들었을 때 청각과민증이 쉽게 발생할 수 있음이 보고된 바가 있다.[11,13] 최근에는 휴대형 음악 재생기기에 의해서도 청각과민증이 발생할 수 있음이 보고된 바가 있다. 직업적인 소음노출은 청각과민증의 위험을 높일 것으로 추정 가능하나 이에 대한 연구는 거의 없다.

3. 등골 반사의 이상

벨마비 또는 이성대상포진을 앓았거나 등골절제술을 시행받은 환자의 경우 등골근육의 직접적인 손상이나 등골근을 지배하는 안면신경 기능의 이상이 발생하게 된다. 이로 인해 등골반사에 변화가 생길 수 있으며 큰소리를 들어도 등골근이 제대로 수축을 하지 못해 청각과민증이 생길 수 있다.

4. 메니에르병 Meniere's disease

메니에르병이 있을 때 누가현상, 내림프압 변화에 따른 등골 운동성 변화, 여성 호르몬에 의한 중추성 변화 등의 기전을 통해 청각과민증이 발생할 수 있으며, 다수의 보고에서 증명된 바가 있다.[3]

5. 상반고리관피열증후군 Superior semicircular canal dehiscence syndrome

상반고리관피열증후군에서는 순음청력검사상 기도역치가 정상이더라도 골도역치가 정상보다 낮아서 기도-골도역치 차이가 있으며, 환자는 본인 몸에서 나는 소리를 크게, 즉 더 과민하게 느끼는 경우가 많다. 이에 일부 연구자들은 이를 전도성 청각과민증 *conductive hyperacusis* 으로 부르기도 한다.

6. 세로토닌계의 이상

세로토닌 5 hydroxytryptamine (5 HT)은 중추신경계에서 정서장애의 병리기전과 연관이 있고 우울증, 편두통, 외상후 스트레스 장애, 그리고 두부손상후 증후군 등의 경우 세로토닌계의 이상에 의해 청각과민증이 발생하는 것으로 알려져 있다.[5]

7. 라임병 Lyme disease

진드기에 의해 매개되는 라임병은 Borrelia burgdorferi에 의한 감염병으로, 신경계를 흔히 침범하게 되고 소리에 과민해지는 증상이 나타난다. 병변이 중추신경계 기원인 경우도 있고, 안면신경을 침범할 경우 안면신경 기능이상으로 인해 등골 반사에 문제가 생겨 청각과민증이 동반된다.

8. Williams 증후군

Williams 증후군은 염색체 7q11.23에서 1.5 megabase의 유전자 결손에 의해 발생하는 것으로 알려져 있다. 결손된 유전자 중 탄력소 *elastin* 에 대한 유전자도 포함되어 있는데, 탄력소는 유모세포 부동섬모 *stereocilia* 의 움직임에 중요한 역할을 담당하고 있으므로, 탄력소의 이상으로 인해 mechano-electric transduction의 장애를 일으켜 청각과민증이 인해 발생하는 것으로 추정되며 Williams 증후군 환자의 약 95%까지 청각과민증을 호소하는 것으로 알려진 바가 있다. 그 외에도 증상으로 안면기형, 학습장애, 심혈관계이상, 그리고 난청이 흔히 나타난다.[6] 정신의학적으로는 시각-공간처리의 장애 *visual-spatial processing deficit*, 이방인에 대한 경계의 결함, 음악에 대한 관심과 재능 등의 특징을 보인다.

9. 내분비 질환

에디슨병 *Addison disease* 과 범뇌하수체저하증에서 청각과민증이 동반될 수 있으며 carbohydrate-active steroid 치료 시 청각과민증이 호전됨이 보고된 바가 있다. 갑상샘과다증 *hyperthyroidism*

시에도 청각과민증과 이명이 동반될 수 있다.

10. 뇌척수액의 이상

뇌척수액에 이상이나 변동이 발생한 경우, 특히 뇌척수액의 양이 감소될 수 있는 척추마취 등의 경우 청각과민증이 발생할 수 있다. 이는 뇌척수액과 연동되어 대사가 이루어지는 외림프의 양과 관련이 있으며 외림프의 양이 줄어들 경우 상대적으로 내림프의 양이 늘어난 듯한 현상을 보여 청각과민증을 느낄 수 있다.[3]

상기 열거된 질환들 이외에 다발성 경화증 *Multiple sclerosis* 은 중추신경계에 발생하는 탈수초성 질환으로, 이 질환이 뇌교 *pons* 에 존재하는 올리브와우 섬유를 침범할 때 동측의 불쾌역치가 감소된 증례가 보고된 바 있다. 또한 간헐적인 양측성 청각과민증이 동반된 중간대뇌동맥류 *middle cerebral aneurysm* 환자에서 동맥류를 치료받은 후 청각과민증이 완화된 증례도 보고된 바가 있는데, 이는 중간대뇌동맥이 청각피질에 대한 공급을 담당하고 있어서 동맥류로 인해 와류가 발생할 경우 청각피질의 세로토닌 조절에 영향을 줌으로써 청각과민증이 발생할 수 있다는 설명이 가능하다.

IV. 기전

청각과민증을 설명하는 기전으로 유모세포 기원의 난청에 의해 청신경의 변성이 일어나게 되고, 이러한 말초 기원의 난청을 보상하기 위해 중추신경계에서 비정상적인 청각 이득이 발생한다는 가설이 있다.[8, 15] 이는 난청과 이명과의 관계에도 매우 널리 인정되고 있는 기전으로서 이명이나 청각과민증의 발생을 설명하는 데에 매우 효과적이다. 청각과민증에서는 유입된 청각 신호가 무의식 청각 통로상에서 비정상적인 강화 또는 증폭이 일어나는데, 이로 인해 이차적으로 변연계와 자율신경계가 활성화된다.

1. 청각과민증 모델: 항상성 가소성 Homeostatic Plasticity 에 의한 이득적응현상 Gain Adaptation Phenomena 과 그에 따른 소리유발 발화율 Firing Rates

항상성 가소성 *homeostatic plasticity* 은 중추신경계가 신경 발화 속도를 예정된 기간(평균 수 시간에서 수일)에 걸쳐 안정화하는 과정이다. 이 과정은 뉴론의 내부적 흥분성을 조절하는 방법이나 시냅스 내의 입력 *input* 을 조절하는 방법 등을 사용해서 이루어지는데 일상적이던 감각자극에 변화가 발생함으로써 가소성이 발휘된다.[1, 10] 청각계의 경우 난청에서는 소리 자극의 감소가 중추신경계의 흥분성을 높이게 되지만, 지속적으로 소음에 노출되는 경우처럼 소리 자극이 증가하면 중추신경계의 흥분성을 줄이는 효과를 일으킨다. 이에 반해 이득적응기전 *gain adaptation mechanism* 은 초 단위의 훨씬 빠른 감각자극의 변동에 대해 신경 반응을 조율할 수 있으므로, 느린 항상성 가소성과 함께 구심성 활동의 정도를 중추 뉴런의 작용 범위와 맞춤으로써 신경의 encoding을 최적화시킨다.[8] 이러한 과정은 디지털 신호 처리에서 아날로그 디지털 변환기의 최대 입력 범위를 사용하기 위해 증폭기 이득을 조절하는 것과 비슷하다.

난청으로 인해 청신경 섬유의 활동이 감소한 것을 보상하는 과정에서 항상성을 유지하기 위해 중추신경계에서 자발적 또는 소리 유발성 발화율이 증가할 수 있다.[11, 13] 이러한 중추신경계 발화율의 증가는 이명의 잠재적 기초가 될 수 있으며 소리 유발 발화율의 증가는 청각과민증의 기초가 될 수 있다. Gentamicin 이독성에서처럼 오직 외유모세포의 이상으로 인한 난청이 발생한 경우를 예로 들어보면, 청신경 섬유 수준에서는 평균 유발 활동 발화율을 감소시킬 것이 예상되지만 실제 자발 활동 발화율은 내유모세포의 기능에 의해서만 결정되기 때문에 청신경 섬유에서는 그러한 변화가 일어나지 않는다. 또한 아주 큰 소리를 들을 경우 자발 활동 발화율은 거의 기저막의 움직임에 의해서만 일어나므로 외유모세포와는 무관하다. 이때 항상성 기전에 의해 시냅스 이득*gain*이 증가되어 자연 발화율을 향상시킴으로써 외유모세포 손상 이전의 중추 청각계 평균 활동력을 회복하려는 경향을 보인다.[9] 이러한 내용을 종합해보면 난청에 의해 자발 발화율이 평균보다 줄어들게 되면 이명이 발생할 수 있고, 최대 발화율이 평균보다 감소하면 청각과민증이 발생하게 된다 (Figure 5-1).

반면에 난청이 오직 내유모세포의 이상으로 발생하게 되면 청신경의 자발, 평균, 그리고 최대 발화율이 비슷하게 영향을 받게 되므로 시냅스 이득이 증가하는 방법으로 중추뉴런의 평균 발화를 회복하더라도 이전의 자발 또는 최대 발화를 증가시키지는 않는다. 이러한 이유로 항상성 모델은 모든 종류와 정도의 난청이 이명이나 청각과민증을 유발하지 않

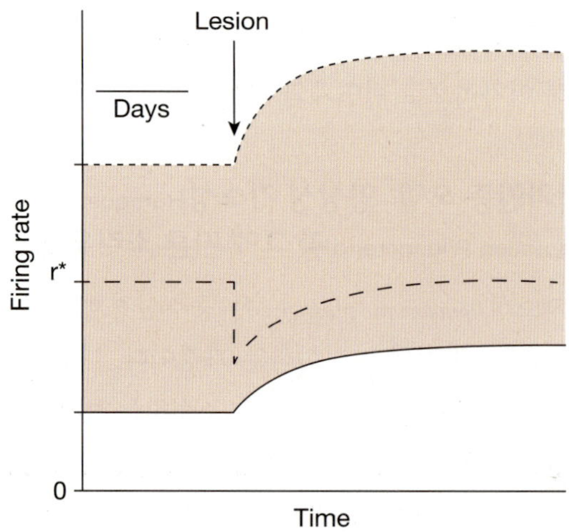

Figure 5-1 외유모세포에 국한된 급성 병변 시 이론적으로 중추청각뉴런의 발화율 변화와 범위. 병변 발생이전에는 r*수준의 평균 발화율을 보이고 있었으며 범위는 짙은 회색에 속해 있었다. 외유모세포의 병변은 평균 발화율에만 영향을 주고 자발 또는 최대 발화율과는 무관하므로 급성 병변 발생 후 항상성 회복에 의해 평균 발화율이 r*로 회복되면 자발 및 최대 발화율은 증가되어 각각 이명과 청각과민증을 유발할 수 있다.[1]

는 이유를 설명할 수 있다.[13, 14]

임상에서 시행하는 일반청력검사에서 정상청력을 가진 것으로 판단되는 사람이라도 미세한 와우의 손상은 청력검사에 반영되지 않기 때문에 중추 청각의 과흥분이 이명이나 청각과민증으로 나타날 수 있다. 약 65~80 dB의 소음에 수 주에서 수 달간 노출된 동물에서 와우의 손상 증거가 없어도 큰소리에 청각피질의 반응에 상당한 변화가 있는 것이 간접 증거가 될 수 있다. 정상청력을 가진 사람을 대상으로 귀마개를 2주간 사용한 후 가역적인 청각과민증이 발생할 수 있고 50 dB SPL의 소음에 2주간 노출된 사람의 경우 가역적인 청각저감증*hypoacusis*이 유발됨이 보고된 바가 있다. 또한 방음 부스 등의 매우 조용한 환경에 짧은 시간 있으면 대다수의 정상인도 일시적인 이명을 느낄 수 있는 사실도 이 모델의 증거가 될 수 있다.

2. 신경 동시성Neural Synchrony의 증가

몇몇의 동물 실험에서 큰 소음에 노출되고 불과 몇 시간 뒤에 1차 청각피질에서 자발 발화율이 증가하고, 수일 뒤에 배측 와우핵에도 동일한 현상이 일어나며 그 뒤 4~12시간이 경과한 뒤에는 하구*inferior colliculus*에서 동일한 현상이 일어남이 증명된 바가 있다. 사람의 경우 큰 소음에 노출된 즉시 이명을 흔히 경험하게 되는데, 이때 발생하는 이명은 즉각적이고 대부분 일시적이어서 자발 발화율의 증가로는 설명될 수 없다. 그러나 고양이에서는 음향외상 후 1차 청각피질에서 자발 발화율의 동시성*synchrony*이 즉시 발생하게 되어 이명이나 청각과민증의 발생원인을 제공할 수 있다. 이명을 가진 인간대상 연구들에서는 뇌파검사*electroencephalography*와 자기뇌파검사*magnetoencephalography*에서 theta와 gamma bands에서 정상보다 동시성이 높게 나타났는데, 실제 소리자극 없이 증가된 신경 동시성*neural synchrony*은 이명과 관련이 있을 가능성이 제기되고 있다. 이명이 평균 발화율의 변화가 없어도 비정상적으로 동기화된 자발 발화의 결과인 것처럼, 청각과민증은 소리유발에 의한 활동의 비정상적으로 높은 동시성의 결과일 수도 있다.

3. 중추성 음위상 지도Tonotopic Map의 재구성

감각상피세포중 일부의 손상은 일차 체감각, 청각, 그리고 시각 대뇌피질에서 재구성*reorganization*을 유발한다.[9, 15] 국소해부적으로 배열된 대뇌피질 뉴런은 정상적인 구심성 입력이 소실될 경우 인근의 손상받지 않은 뉴런을 자극하도록 조율된다. 예를 들어 고음역 난청이 발생한 후 병변의 끝부위*edge*에 위치한 주파수는 과하게 반응이 일어나고 1차 청각피질의 정상 부위보다 더 넓은 부위를 활성화시킨다. 이러한 1차 청각피질의 재구성은 많은 동물에서 입증된 바가 있으나, 인간에 대한 실험에서는 비침습적인 방법으로 이러한 사실을 증명하기가 매우 어렵다. 하강형*ski-slope*중등도-고도 고음역 난청을 보이는 대상자에서는 피질 재구성이 일어날 것으로 추정할 수 있는데, 실험에서 비슷한 청력역치를 보이지만 저주파수 난청을 가진 대상자보다 병변의 끝부위 *edge* 주파수에서 의미 있는 주파수 구별이 일어남이 알려진 바가 있다. 또한 난청을 가진 환자가 정상적인 청력을 가진 환자보다 저음통과 필터 *low-pass filter* 를 사용했을 때 언어에 대한 이해력이 좋으며, 양측 귀 중 청력이 나쁜 귀에서 청력이 좋은 귀보다 이해력이 좋았다.[14] 이러한 과다 발현음의 이해력 증가는 음악전공자에서 청각피질 발현의 증가와 전맹 또는 전농환자에서 다른 잔여 감각기능의 강화와 같은 맥락에서 설명된다. 그러나 이러한 가설을 검증하기 위해서는 직접적인 증거가 필요한데, 이는 상지절단 환자에서 환상팔다리통증 *phantom limb pain* 이나 난청 환자에서 이명의 발생에 대뇌피질 재구성이 기여하는 바에 대한 가설과도 비슷하다.

결론

이상에서 살펴본 바와 같이 청각과민증이나 고성공포증은 이명과 관련되어 많은 연구가 진행되어 왔으며 여러 가지 기전이 제시되고 있다. 이러한 내용을 실제 임상에서 다양한 환자에서 적용하는 데에는 아직 미흡하지만, 향후 연구에서 청각과민증을 더 이해하고 치료하는 데에 바탕이 될 것이다.

참고문헌

1. Schaette R, McAlpine D. Tinnitus with a normal audiogram: Physiological evidence for hidden hearing loss and computational model. J Neurosci 2011;31(38):13452–7.
2. Park SN, Yeo SW, Cho C, Park SY, Chang KH, Yang MJ, et al. Hyperacusis in Patients with Tinnnitus-Audiometrical Evaluation & Clinical Characterization Korean J Otolaryngol 2002;45:946-51.
3. Nam E. Hyperacusis: The Mechanism, Diagnosis and Treatment. J Clinical Otolaryngol 2011;22:3-18.
4. Andersson G, Lindvall N, Hursti T, Carlbring, P. Hypersensitivity to sound (hyperacusis): a prevalence study conducted via the Internet and post. Int J Audiol 2002;41:545–54.
5. Marriage J, Barnes NM. Is central hyperacusis a symptom of 5 hydroxytryptamine (5-HT) dysfunction? J Laryngol Otol 1995;109:915–21.
6. Heller R., Rauch A, Luttgen S, Schroder B, Winterpacht A. Partial deletion of the critical 1.5 Mb interval in Williams–Beuren syndrome. J Med Genet 2003;40(8):e99.
7. Tyler RS, Pienkowski M, Roncancio ER, Jun HJ, Brozoski T, Dauman N, et al. A review of hyperacusis and future directions: part I. Definitions and manifestations. Am J Audiol 2014;23(4):402-19.
8. Pienkowski M, Tyler RS, Roncancio ER, Jun HJ, Brozoski T, Dauman N, et al. A review of hyperacusis and future directions: part II. Measurement, mechanisms, and treatment. Am J Audiol 2014;23(4):420-36.
9. Walmsley B, Berntson A, Leao RN, Fyffe RE. Activity-dependent regulation of synaptic strength and neuronal excitability in central auditory pathways. J Physiol 2006;572:313–21.

10. Pienkowski M, Eggermont JJ. Cortical tonotopic map plasticity and behavior. Neurosci Biobehav Rev 2011;35(10):2117–28.

11. Zeng FG. An active loudness model suggesting tinnitus as increased central noise and hyperacusis as increased nonlinear gain. Hear Res 2013;295:172-9.

12. Kaltenbach JA, Rachel JD, Mathog TA, Zhang J, Falzarano PR, Lewandowski M. Cisplatin-induced hyperactivity in the dorsal cochlear nucleus and its relation to outer hair cell loss: Relevance to tinnitus. J Neurophysiol 2002;88(2):699–714.

13. Hickox AE, Liberman MC. Is noise-induced cochlear neuropathy key to the generation of hyperacusis or tinnitus? J Neurophysiol 2014;111:552–64.

14. Formby C, Sherlock LP, Gold SL. Adaptive plasticity of loudness induced by chronic attenuation and enhancement of the acoustic background. J Acoust Soc Am 2003;114:55–8.

15. Eggermont JJ, Roberts LE. The neuroscience of tinnitus: understanding abnormal and normal auditory perception. Front Syst Neurosci 2012;6:53.

PART II

Basics About Tinnitus

CHAPTER 06

Animal Model of Tinnitus

충남의대 **박용호**

서론

이명이란 몸의 외부 또는 내부에 실제 물리적인 음원이 없는데도 느껴지는 의식적인 인식이다. 전 인구의 약 1~3%에서 이명으로 인한 심각한 삶의 질의 저하로 문제가 되고 있다. 이명은 일반적으로 난청과 관련되어 있는 경우가 많고 또한 소음에 노출된 경우 많이 발생하게 된다. 대부분의 만성적인 이명은 중추성인 경우가 많다.[1] 즉, 이명은 귀에 있는 것이 아니라 뇌에 있다는 말이다. 단지 귀로 방사되는 것이다. 예를 들면 전농인 귀에서 이명을 느끼는 환자에서 인공와우 수술로 자극을 받게 되면 이상하게 이명이 호전되는 것이다.[2] 비록 이명에 대한 반응을 조절하는 행동훈련 등의 치료가 계속 소개되고 있지만 아직까지는 이명에 대한 효과적인 치료법은 없는 상태이다. 왜냐하면 최근의 많은 연구 노력에도 불구하고 이명의 메커니즘은 완전히 밝혀지지 못한 실정이기 때문이다.

이명의 치료와 연구에서의 가장 큰 장애물은 이 이명이 매우 주관적인 현상이며 진단 자체가 환자의 자가 보고에 많이 의존한다는 것이다. 하지만 아직까지는 동물모델을 통한 연구만이 이명에서의 말초 혹은 중추의 이상 신호 체계를 이해하는 데 이용되고 있다. 유전적인 조작을 하거나 또는 소음노출을 이용한 이명의 동물모델을 통한 연구 결과는 새로운 이명 치료를 개발하는 데 있어서 필수적 요소이다. 동물모델을 통하여 신경의 네트워크와 개개의 신경세포에서의 변화를 침습적인 방법으로 세포 외 또는 세포 내에서 측정할 수 있다. 이는 아직 뇌파검사*electroencephalography* 또는 기능적 자기공명영상연구*functional MRI*를 통한 연구까지 밖에 할 수 없는 인체에서의 연구를 뛰어넘어 high spatial and temporal resolution을 제공한다. 실제로 현재까지 이명의 병태생리에서의 주요 가설들은 동물모델을 통한 연구와 소음성난청 환자에서의 연구에 기초하고 있다.

그러나 이명이 의식 지각이기 때문에 행동적인 측면들이 실험 동물에서 연구되고 특징지어져야 한다. 또한, 이명 관련 신경활동의 생리 측정은 마취로 인한 인위적 신호의 간섭을 배제하여야 하므로 그리고 깨어있을 때만 이명을 인지하는 인간과의 정확한 비교를 위하여 깨어있는 동물에서 측정하여야 한다. 즉 동물모델에서의 이명의 연구를 위해서는 인간에서 이명이 발생하는 조건을 가능한 가깝게 적용하여야 한다.

본론

I. 이명의 동물모델

1. 동물들도 이명을 느낄 수 있는가

이명은 매우 원시적인 인식으로 거의 항상 청력 상실과 관련이 있다.[3] 이명은 직접적으로 또는 간접적으로 소리 전달능력의 감소에 따른 병리학적인 결과로 나타나기 때문에 인간과 청각 체계의 많은 특징을 공유하는 동물이 이명을 느끼지 않을 이유는 없다. 신경병성 통증은 여러 면에서 만성적인 이명과 유사하며 실제로 이명이 청각의 만성 통증에 대한 인식일 수 있다는 가설이 제기되었다.[4]

이명과 신경병증 통증은 모두 직접 측정할 수 없는 주관적인 감각이며 일반적으로 즉각적인 신체적 변화와의 연관성도 없다. 통증과 이명은 종종 주변부 손상으로 발생하지만 즉각적인 손상이 해결된 후에도 자주 지속된다. 조직손상이 통증을 유발할 수 있듯이 달팽이관과 같은 특수 감각기관에 손상이 가해질 경우 유사하게 급성 병리학적 영향을 끼칠 수가 있다.

인간과 동물은 해부생리학적으로 많은 부분을 공유하고 있고 이런 관점에서 여러 감각의 인지 또한 비슷할 것이라는 전제하에 청각 생리학 분야에서 동물을 이용한 연구가 진행되어 왔다. 특히 생쥐*mouse*, 쥐*rat*, 기니피그*guinea pig*, 친칠라*chinchilla*, 고양이*cat* 같은 포유류의 청각시스템은 광범위하게 연구되어 왔다. 청각생리학의 많은 부분이 이런 동물연구에서 처음으로 밝혀졌고 이후에 인간에게서 확인되었다. 예를 들면, 소리 변환의 기본과정, 뇌간 음향정보의 신경 추출 및 중추신경에서의 청각 구성 등은 모두 동물연구를 통해 밝혀졌다. 따라서, 청각 경로의 하나 또는 그 이상의 단계에서 병리학적 메커니즘으로 이명으로 발생하면 인간과 청각시스템의 많은 부분을 공유하는 동물에서도 이명이 나타날 것이다.

2. 이명 동물모델에 주로 이용되는 종

이명 동물모델 실험은 1988년 Jastreboff에 의해 처음 시행되었다.[5] 이후로 다양한 실험동물 종과 다양한 균주가 이명의 행동평가에 이용되었다. 현재까지 이명 동물모델에 주로 이용되는 동물은 실험실 쥐 *Rattus norvegicus*, 생쥐 *Mus musculus*, 친칠라 *Chinchilla laniger*, 시리아 골든 햄스터 *Mesocricetus auratus*, 기니피그 *Cavia porcellus* 및 게르빌루스 쥐 *Meriones unguiculatus* 등이 있다. 이 중 Jastreboff 등의 초기 연구 이후로 실험실 쥐 *rat* 는 행동 수준의 이명 연구에 가장 많이 사용되는 종이다. 하지만 요즈음에는 다양한 유전적 변형을 일으킨 생쥐 *mouse* 의 보급으로 생쥐 *mouse* 를 이용한 연구가 증가되고 있다.

3. 동물에서 이명을 유발시키는 방법

이명의 행동테스트에 사용되는 동물 종류에 비교하면 동물모델에서 이명을 유도하는 방법은 그리 많지는 않다. 기본적으로는 2가지 방법이 있는데 한 가지는 약물을 이용하는 방법이 있고[5~41] 나머지 한 가지는 다양한 시간 및 주파수와 비교적 높은 수준의 자극을 통해서 유도한다.[15, 42~97] 두 가지 방법 모두 주관적 이명의 병인이 제대로 이해되지 않았더라도 인간 이명의 원인을 모방하는 방법이다. 그러나 많은 경우에 있어 내이의 유모세포에 소음으로 인한 손상이 시작되고 이후 청력손실이 뒤따르면서 이명이 발생한다고 받아들여지고 있다. 이러한 외상은 중추신경계의 보상 과정의 시작으로 이어진다. 건강한 시스템에서, 이러한 프로세스는 현재의 음향 환경을 인코딩하는 데 최적인 활동 레벨을 보장한다. 하지만 외상과 결과적인 시스템의 손상은 청각시스템의 이 유익한 가소성에 혼란을 주어서 달팽이관의 손상된 부위에서 누락된 입력을 과다하게 초과하여 영구적인 유령인식 *phantom sensation* 을 유발한다. 따라서 부적절한 가소성이 주변의 손상 자체보다 이명의 근원이 될 수 있다.[81, 94, 98~103]

1) 약물 유도 이명 동물모델

주관적 이명을 탐구하기 위한 첫 번째 연구는 약물 유도 방법이다. 약물 유도 이명 동물모델의 주요 장점은 잠재적인 가역성을 가질 수 있다는 점이며 또한 인간 피험자에게도 이전에 사용되었던 방법이라는 점이다(3.9 g salicylate/day for 5 days).[104, 105] 동물모델에서 이명을 유도하기 위해 가장 보편적으로 사용되는 약물은 salicylate와 항말라리아 제제인 quinine[11, 22, 39, 106]이다. 이 외 동물모델에서 밝혀진 이독성 약물은 cisplatin과 carboplatin이다.[107] 둘 다 항암화학요법에 쓰이는 약물로 cisplatin은 주로 외유모세포를 표적으로 하고[107] carboplatin은 내유모세포에 영향을 미친다.[108] 아스피린의 활성성분인 salicylate는 이명 동물모델에서 가장 흔히 사용되는 약물로 주로 경증 진통제 또는 항염증제로 이용된다. Salicylate는 수 분 내로 신속한 유도가 가능하며 마지막 투여 후 72시간 이내에 효과가 사라진다.[25] 대부분의 salicylate를 이용한 연구에서 salicylate는 구강을 통하거나 주사를 이용하여 전신투여를 하였다. 몇몇 경우에서는 salicylate를 내이[109, 110] 또는 대뇌의 청각피질부위[111] 등에 국소적으로 주입하기도 하였다. 고용량 salicylate는 말초 및 중추 단계 모두에서 청력에 영향을 주는 것으로 알려져 있다. 말초 청각시스템에서는 주로 외유모세포를 표적으로 삼아 partitioning into the membrane 그리고 prestin 단백을 차단하여 외유모세포의 전기전달*electromotility*을 억제한다.[112] 결과적으로 Otoacoustic emission (spontaneous and evoked)의 감소로 나타나는 약화된 와우의 감수성은 일시적인 청력 감소와 neural output의 감소로 귀결된다.[25] 그러나, 장기간의 salicylate 투여는 아마도 보상기전의 작동으로 다시 prestin의 발현을 증가시키게 된다.[113]

이러한 감각상피에 대한 효과와 더불어 중추신경계에도 salicylate의 영향은 잘 알려져 있는데 와우핵*cochlear nucleus*, 하구*inferior colliculus*, 내측 슬상체*medial geniculate body*, 그리고 청각상피*auditory cortex*에서의 변화가 알려져 있다.[25] 특히 GABA 신경전달이 salicylate에 의해 영향을 받으며 GABA 억제는 salicylate 유도 이독성을 감소시키며 또한 salicylate의 투여는 하구*inferior colliculus*의 자발 전위를 감소시키며, 청각피질*auditory cortex*과 와우핵*cochlear nucleus*의 변화를 유발한다.[110] Salicylate의 용량에 대하여는 매우 다양하나 rat에서 100 mg sodium salicylate/kg/day (혈청 내 56 mg/L)로 2일을 투여하면 안정적으로 이명이 유발되며[106] 350 mg sodium salicylate/kg를 복강 내 투여하면 약 90분 이후에 이명이 유발된다[5]. 사람에서는 혈청*serum* 내 약 300 mg/L일 때 이명이 발생하는 것으로 알려져 있다. 동물에서 약물에 의한 이명의 대표적인 모델을 Table 6-1에 정리해보았다.

Table 6-1 약물에 의한 이명 동물모델

동물	저자	동물종	이명 유도 방법	측정기간
Rats	Turner and Parrish[34]	Fisher-Brown Norway	Salicylate 0–150–250–300–350 mg/kg	Pre and 2 h post and 1 week post (washout)
	Sun et al.[35]	Sprague-Dawley	Salicylate 250 mg/kg	pre and post 1 h, 3 h, and 1 day post
	Yang et al.[36]	Sprague-Dawley	Salicylate 150 or 250 mg/kg	1 h after injection Startle 2 h after injection GPIAS
	Ralli et al.[39]	Sprague-Dawley	Salicylate 300 mg/kg/day 4 days quinine, 200 mg/kg/day 4days	2 h after each treatment (4 days) 24 h the last treatment
	Su et al.[38]	Wistar	Salicylate 350 mg/kg	1 h after injection
	Ralli et al.[37]	Sprague-Dawley	Salicylate 300 mg/kg, 5 mg/kg/day	2 h after each treatment (5 days)
	Hu et al.[27]	Sprague-Dawley	Chronic salicylate: 200 mg/kg/day for 3,7, or 14 days Acute salicylate 400 mg/kg	1 h before sacrifice
	Park et al.[40]	Sprague-Dawley	Salicylate 400 mg/kg for 8 days	Pre and 2 h post NE every 24 h during 9 days
Guinea pigs	Berger et al.[41]	pigmented	Salicylate 350 mg/kg	Pre; 2, 5, and 72 h post NE

2) 소음 외상 유도 이명 동물모델

약물 이외에 소음으로도 이명을 유발할 수 있는데 소음에 의한 말초 및 중추신경의 변화는 잘 알려져 있으며 주로 유모의 변성과 더불어 내외유모세포의 손상과 신경단절들이 관찰되며 이명을 동반하는 경우 주로 고주파 영역의 난청 혹은 청력도에서는 정상을 보이나 숨겨진 난청 *hidden hearing loss* 이 연관되어 있는 것으로 생각된다[114]. 다양한 강도(80 dB SPL[115]~130 dB SPL[109, 116])와 시간(2분[117]~7시간[118]), 주파수(2 kHz[119]~22 kHz[90]) 및 소음의 종류(순음[120]~광대역 잡음[44]) 등이 보고되고 있으며 특히 rat에서는 10 kHz tone을 120 dB SPL로 1~2시간 노출하면 이명을 유발하는 것으로 알려져 있다.[90] 동물의 종에 따라 가청영역이 다양하여 차이가 있으며 mouse의 경우 16 kHz, 116 dB SPL 정도의 소음으로 1시간 노출하였을 때 25개월간 이명이 유발되었다는 보고가 있으며[89] rat의 경우에는 17 kHz, 115 dB SPL로 2분간 노출하였을 때 이명이 약 13분 유지된다는 보고가 있다.[87] Gerbil의 경우 비교적 안정적인 만성 이명을 유발하는 것으로 알려져 있다.[96] Hamster는 10 kHz, 110 dB SPL을 4시간 노출하면 1일 이내 이명을 유발하는 것으로 보고되었다.[121]

이런 소음의 노출에 따라 중추 청각경로로의 변화는 매우 복잡한데, 소음 노출 이후 수 시간 이내에 cat의 1차 청각피질의 신경활성이 증가하는 것이 보고되며 이러한 변화는 피질의 억제소실에 기인하는 것으로 생각된다.[122] 수 주가 지나면 청각피질의 tonotopy가 재편성되는 것으로 생각되고 와우의 특정주파수에 대한 피질의 억제가 소실된다.[123] 동시에 하구 *inferior colliculus* 의 신경들은 소음에 의하여 자발전위가 증가되고 배와우핵 *dorsal cochlear nucleus* 의 자발 전위가 증가되어[124] 이러한 것은 이명의 강도와 연관이 있는 것으로 생각되나 배와우핵의 제거로 이명의 정신물리학적 지표가 변하지는 않는다.[125] 동물에서 소음에 의한 이명의 대표적인 모델을 Table 6-2에 정리해보았다.

Table 6-2 소음에 의한 이명 동물모델

동물	저자	동물종	이명 유도 방법	측정기간
Rat	Turner et al.[82]	Long-Evans	NBN 16 kHz for 1 h at 116 dB SPL meant to induce a 10 kHz tinnitus	Pre and every week post NE for 2 months
	Wang et al.[99]	Fisher-Brown Norway	NBN 17 kHz for 1 h at 116 dB SPL	20 days post NE every 2 weeks up to 16 weeks
	Kraus et al.[51]	Sprague-Dawley	NBN 12 kHz for 2 h at 126 dB SPL	Pre NE + days 1–10 post, weeks 8–10 post
	Luo et al.[83]	Long-Evans	10 kHz tone for 3 h at 116 dB SPL	Not specified

(계속)

Table 6-2 소음에 의한 이명 동물모델(계속)

동물	저자	동물종	이명 유도 방법	측정기간
Rat	Pace and Zhang[64]	Long-Evans	10 kHz tone for 2 h at 118–120 dB SPL second exposure 5 weeks later for 3 h	1 day post NE and biweekly for 6 weeks
	Engineer et al.[100]	Sprague-Dawley	NBN 16 kHz for 1h at 115 dB SPL	4 weeks 10 and 20 days after beginning of the therapy
	Holt et al.[84]	Sprague-Dawley	NBN 10 kHz for 4 h at 118 dB SPL (n=6) SA: 300 mg/kg ip. (N=6 animals)	S: 2 h previous to imaging N: 24 h after NE 2 h prior to imaging
	Ropp et al.[85]	Sprague-Dawley	16 kHz tone for 2 h at 116 dB SPL	Two to three times a week, 1–4 months post NE
	Norman et al.[87]	Sprague-Dawley	17 kHz tone for 2 min at 115 dB SPL	10–20 min after exposure
	Mahmood et al.[86]	Sprague-Dawley	3 Blast exposure shock waves	1 h post blast
	Luo et al.[88]	Sprague-Dawley	Single 10 ms blast 22 psi with one ear occluded with silicone earplug	1 day, 1 month, 3 months
Mice	Llano et al.[89]	CBA/Caj aged	NBN 16 kHz for 1 h at 116 dB SPL	Pre and post NE and 24–30 months
	Turner et al.[56]	C57BL6 mixed	NBN 16 kHz for 1 h at 116 dB SPL	Pre; day 1, 3–4, 7–8 weekly for 12 weeks post NE then monthly for 7 months
	Longenecker and Galazyuk[90]	CBA/CBJ	NBN 16 kHz for 1 h at 116 SPL	Pre NE; day 1, 3–5, 7 days post NE weekly for 2 months; at 3 months
	Longenecker et al.[91]	CBA/CaJ	NBN 16 kHz for 1 h at 116 SPL	6–12 months post NE
	Hickox and Liberman[72]	CBA/CaJ	NBN 8–16 kHz for 2 h at 100 or 94 dB SPL	1–10 weeks post NE
	Middleton et al.[92]	CBA/CaJ	NBN 16 kHz for 45 min at 116 dB SPL	Pre; 2–9 weeks post NE
	Li et al.[93]	IRC (CD-1)	NBN 16 kHz for 45 min at 116 dB SPL	Pre; 1 week post NE
Guinea pigs	Dehmel et al.[53]	pigmented	NBN 7 kHz for 2 h at 97 dB SPL 2 exposures	Pre; 2–3 weeks post NE
	Koehler and Shore[94]	pigmented	NBN 7 kHz for 2 h at 97 dB SPL 2 exposures	Pre; 2 h post NE+biweekly
	Mulders et al.[95]	pigmented	NBN 10 kHz for 2 h at 124 dB SPL	Pre; weekly testing post NE
Gerbils	Nowotny et al.[96]	Mongolian	NBN 10 kHz for 1 h at 105 dB SPL	Pre+3–5 weeks post NE
Hamsters	Chen et al.[97]	hamsters	10 kHz tone for 4 h at 115 dB SPL 6 dB	2 weeks post NE and on until 28 weeks

II. 이명 동물모델 평가를 위한 검사

사람에서 이명을 측정하는 방법은 주관적인 자가보고*self-report* 이외에 기능적 자기공명영상*functional magnetic resonance tomography*, 뇌파*electroencephalography*, 자기뇌파검사*magnetoencephalography*, 양전자방출단층촬영*positron emission tomography* 등을 이용하여 측정할 수도 있지만 이러한 방법은 이명에 일상적으로 사용하지는 않으며 이명에 의한 직접적인 영향인지 혹은 심한 이명에 의한 정서적인 스트레스로 인한 변화인지를 알기가 어렵다. 하지만 동물모델에서는 비교적 신뢰성 있는 행동관찰검사들이 병태생리와 치료의 효과를 이해하는 데 필요하고 "자극이 없다면 반응이 없다"[126]는 전제로 여러 가지 방법들이 시도 되고 있다.

1. 조건화 회피 모형 Conditioned Avoidance Paradigm

Jastreboff[5] 등이 공포 유도에 의한 파블로프*Pavlov*의 조건화 반응 억제습득 기법을 사용하였는데, 물을 제한한 동물들을 적응기간*acclimination*을 두어서 도수관으로부터 물을 공급받는 동안 일정한 배경소음(약 55 dB SPL, 30초 간격)에 노출시키고 55 dB SPL 이상의 조건에서 동물들이 물을 잘 먹도록 안정화가 되면, 억제습득기간*Training*으로 배경소음(55 dB SPL, 30초) 노출 이후 조건화된 자극(*conditioned stimuli*, 소음이 없는 혹은 약한 침묵기간) 30초 이후 시점(침묵기간 종료)에 피할 수 없는 공포자극(150 V, 0.5초)으로 충격을 발에 주었으며*foot shock* 이로 인하여 조건화된 자극기간 동안 물을 섭취하지 못하게 유도하였다. 결국 이러한 방법은 조건화된 자극기간-침묵기간이 공포를 유발하게 되어(침묵기간에 물을 먹으면 발에 전기충격이 오게 되므로 결국 물을 못 먹게 만드는 것임) 이 과정에서 행동의 검사는 조건소음 노출 동안 + 침묵기간에 비하여 침묵간격에서의 물을 섭취하려는 비율로 검사하여 그 비율이 0.15 미만일 때까지 지속하였다. 실험은 억제습득기간 이전 혹은 이후 salicylate 투여 혹은 소음(7 kHz, 60 dB SPL)을 노출하여 투여하여 조건화된 자극기간(침묵기간)을 채우는 것으로 생각되는 이명을 동물에 유도하였고 시험 도중에는 발에 전기충격을 주지 않아 반응의 억제(조건화된 자극기간-침묵기간에 물을 안 먹음)는 시간의 경과에 따라 소실되게 하였다. 결과로 억제습득 이후 salicylate를 투여하거나 소음을 노출한 동물에서 반응 억제는 2일 내에 소멸되었고 생리식염수를 투여한 동물은 반응 억제까지 4일이 소요되었다. 이렇게 함으로써 salicylate를 투여한 동물은 반응 억제의 소실로 더 이상 배경소음의 사이에 묵음상태*silent gap*를 인지하지 못하여 이명이 있다는 지표로 해석이 된다. 이 연구에서 알 수 있는 것은 salicylate를 투여한 동물들은 이명과 발의 충격을 체벌로 연관 짓게 되어 묵음상태에도 이명이 있어서 물을 먹게 되는 것을 멈추게 되며 이러한 방법이 이명의 유무를 동물에서 검사할 수 있는 방법으로 제안하였다(Figure 6-1).

Heffner와 Harrington[127]이 위의 방법을 조금 변형하여 물을 마시는 것을 안전한 신호*safe signal*로 그리고 침묵기간 동안은 물을 마시지 못하게 하였는데 소음(10 kHz, 124 dB

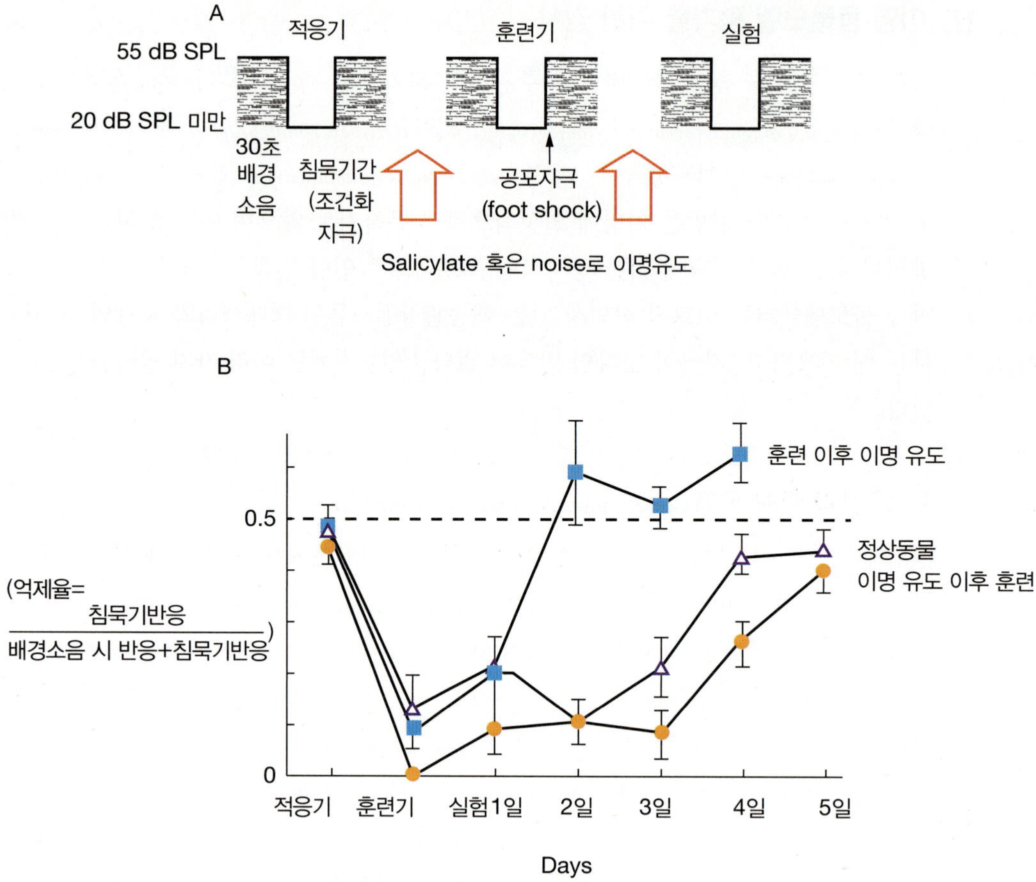

Figure 6-1 Jastreboff의 이명 동물모델. (A) 적응기 *acclimination* 와 훈련기 *training* 를 거친 실험의 진행과정. (B) 정상동물과 이명 유도 이후 훈련을 한 동물에 비해 훈련 이후 이명을 유도한 동물에서 약 실험 2일 후부터 억제율 *suppression ratio* 이 감소함(계속)

SPL, 4시간)에 의한 이명을 유도하고 이명이 있는 동물들은 침묵기간에도 물을 더 마시는 결과를 보였으나 결과의 다양성이 있었다고 보고하였다. Zheng 등[23]도 이와 비슷한 연구를 진행하였으나 이명은 수일 내에 사라지는 양상이어서 시간의 경과에 따른 이명의 양상을 관찰하기는 불가능하다고 하였다. Bauer와 Brozoski[128] 등은 소음을 이용한 동물모델에서 지렛대 훈련 *lever-press training* 을 이용하였는데 역시 이명이 있는 동물모델에서 대조군에 비하여 순음 *pure tone* 과 침묵 *silence* 을 구분하는 데 어려움이 있으며 이러한 것들은 약 17개월까지도 측정이 가능하다고 하였다. 하지만 이러한 모형의 단점은 동물의 습득기간 *training* 이 오래 걸리고 쉽지 않다는 면이 있다. Lobarinas 등[129]은 섭취제한을 유발하고 먹이로 유발된 다음증 *polydipsia* 을 검사하여 이명이 있는 동물은 침묵기에도 물을 잘 마시지 않게 되며 장기간 검사가 가능하다고 하였다.

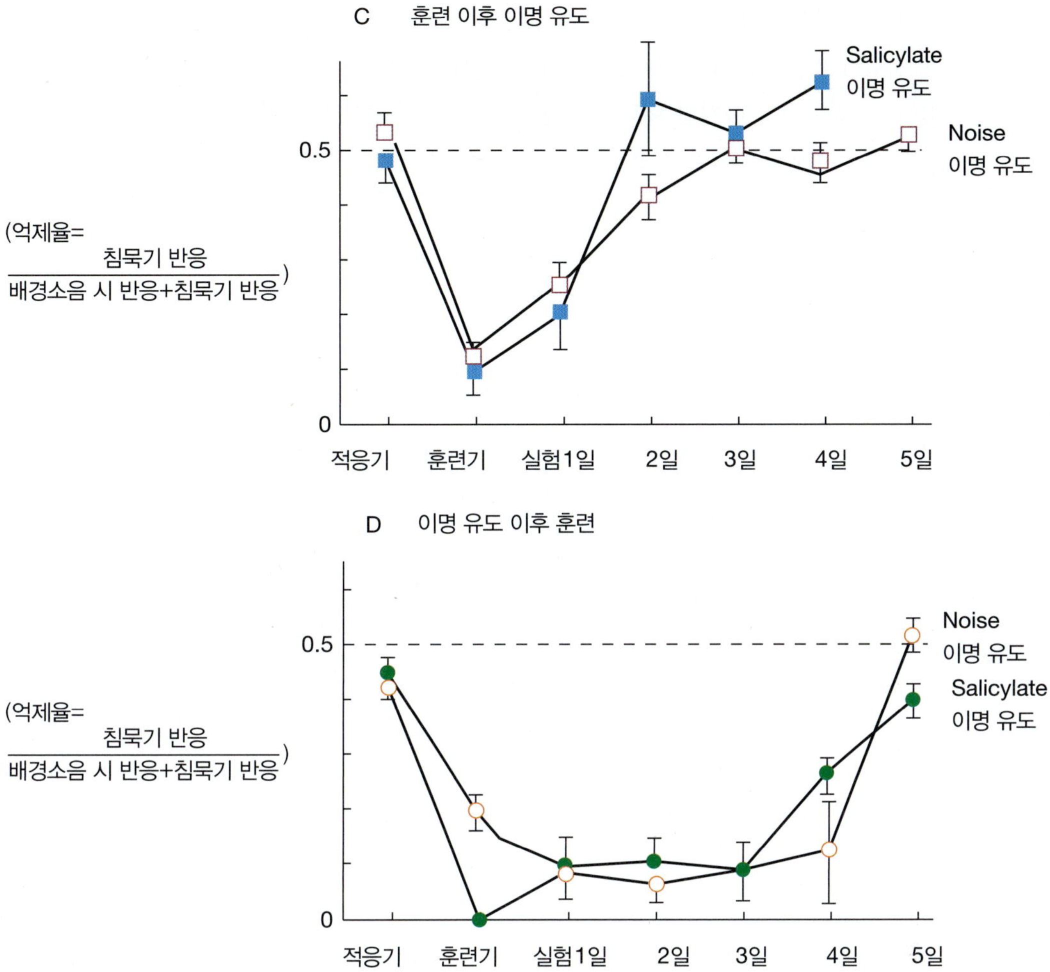

Figure 6-1 (C) 훈련 이후 이명을 유도한 동물에서 약 실험 2일 후부터 억제율이 감소함. (D) 이명 유도 이후 훈련을 한 동물에서는 억제율이 일정기간 동안 지속됨

2. 긍정적 강화 모형 Positive Reinforcement Paradigm

긍정적 강화 모형은 Rüttiger 등[130]에 의하여 제안되었는데 동물의 발에 주는 충격을 최소화하고 다시 말하면 지속적인 소음을 안전한 신호*safe signal*로 동물에서 보상(3% sucrose water)을 받을 수 있게 하는 방법이다. 즉 동물에게 salicylate (350 mg/kg)로 이명을 유도하고 침묵기에 한쪽의 물구멍*water spout*에만 접근하면 발의 충격*foot shock*을 주고 이명이 있을 때는 보상을 주는 방식이다. 소음의 조건과 침묵기간의 조건에서 보상받은 물구멍의 비율을 조사하는 등의 방법이다. 또 다른 모형이 Heffner와 Koay 등[115]에 의해 제안되었는데 동물은 한쪽 귀에만 소음을 노출받고 소리의 방향을 찾도록 교육시키며 소음노출 이후 방향 선호도*side preference*를 검사하여 이명이 있는지를 검사하는 방법이다. 최근에는 혐오 자극은 주지 않고 오직 음식으로 긍정적 강화만을 주는 방법이 고안되었는데 간략히 설

명하면 동물이 소리가 있을 때는 순음 지렛대 *tone lever* 를 누르게 되며 소리가 없을 때는 다른 지렛대(0 Hz lever)를 누르도록 교육을 시키고 동물에서 이명을 유도하여 그 비율을 측정하는 방법이다. 하지만 이러한 방법은 장기간(2~3개월)의 훈련이 필요하다는 단점이 있다.[131] 이 외에도 수영을 이용 *water T-maze* 하는 방법 등도 소개되었다.[132]

3. 간격 놀람 반사 모형 Gap Startle Reflex Paradigm

비교적 최근에 고안되어 많이 사용되는 방법인데, 큰 소음에 노출되었을 때 골격근의 빠른 수축 즉 음향 놀람 반사 acoustic startle reflex 혹은 response를 이용하는 방법이다.[133] 간략히 설명하면 지속적인 배경소음 *background noise* 상태에서 침묵기 *silent gap* 동안의 놀람 반사를 측정하는 것인데 이명이 있는 동물들은 이러한 침묵기에 이명으로 인하여 소리의 침묵기가 없어지게 되므로 침묵기 동안에도 음향 놀람 반사가 감소하지 않는 현상을 보인다. 이러한 방법은 Turner 등[82]에 의하여 고안되었는데 동물에서 아주 효과적으로 이명을 측정할 수 있는 방법으로 생각된다. 간략히 설명하면 동물을 소음(16 kHz, octave-band noise, 116 dB SPL)에 노출시켜 이명을 유도하고 동물을 배경소음(10, 16 kHz 혹은 광대역 잡음, 60 dB SPL)이 있는 시험 chamber에서 검사를 하는데 동물의 움직임은 chamber 바닥의 Piezo transducer로 측정하게 된다. 놀람자극 *startle stimuli* 은 115 dB SPL로 20 ms간 주고 배경소음 사이에 50 ms의 침묵기 간격 *gap* 을 두어서 정상 동물은 이러한 침묵기 간격 동안 놀람 반사가 감소하게 되는데 소음으로 이명을 유도한 동물은 놀람 반사의 감소가 별로 없게 된다(즉 이명이 있는 동물은 배경소음이 없는 침묵기 간격을 잘 감지하지 못하게 되어 침묵기에도 지속적으로 놀람 반사를 보이게 됨)(Figure 6-2). 하지만 이러한 현상은 배경소음이 10 kHz일 때만 보였다. 이러한 모형은 빠른 측정방법과 동물에서 훈련이 거의 필요 없으며 동물에서 음식이나 물의 섭취에 제한이 없는 등의 장점을 가지고 있어서 다양한 연구에서 사용되고 있다.[67, 82, 134~142] 하지만 실제 이명이 있는 사람에서 침묵기가 이명으로 채워져 있는지를 알지 못하나 최근 Fournier와 Hébert의 연구[143]에서 고음의 이명을 가지고 있는 환자에서 눈깜빡임 *eye blink* 검사를 하였을 때 실험동물과 비슷한 양상을 보여서 이러한 간격 놀람 반사 모형 *gap startle reflex paradigm* 은 이명의 연구에 있어서 매우 의미가 있는 검사로 생각이 된다. 하지만 이런 모형은 놀람 반사의 특성으로 볼 때 청각피질이 관여하지 않으며 이 또한 동물에서 청각피질 제거 1일째에는 놀람 반사의 변화를 유발하지만 1개월 이후에는 차이가 없어서 청각피질이 일시적으로 뇌간의 기능에 관여하고 있을 것으로 생각된다.[144]

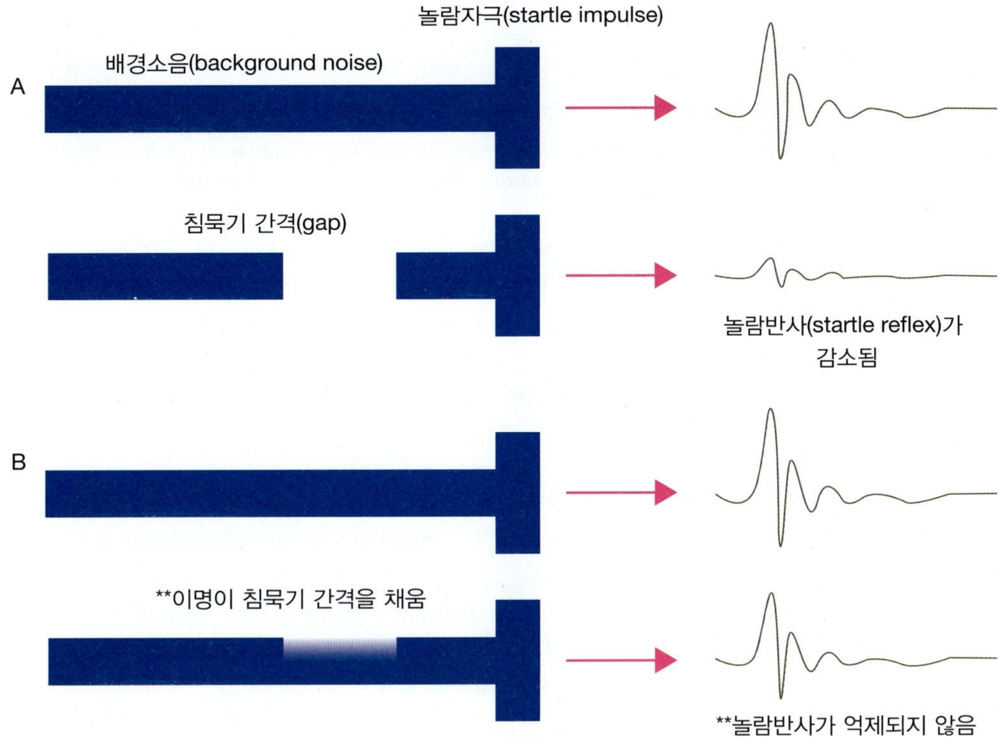

Figure 6-2 Gap Pre-Pulse Inhibition of Acoustic Startle (GPIAS)를 이용한 이명 동물모델 검사법. (A) 이명이 없는 정상동물은 배경소음 *background noise* 상황에서 놀람자극 *startle impulse*을 주었을 때 놀람 반사 *startle relex*가 침묵기 간격 *gap*이 있는 동안 감소하게 됨. (B) 이명이 있는 동물은 이명이 침묵기 간격을 채우게 되므로 놀람 반사가 억제되지 않음

결론

주관적인 이명 동물모델의 궁극적인 목표는 사람과의 비교 가능성이다. 동물의 종에 따라 가청영역이 다르므로 이 또한 중요한 고려사항이 되며 위에 언급한 다양한 동물에서의 이명 모델과 이를 측정하기 위한 모형 등이 있지만 아직 사람에게 적용하기에는 제한점이 있다. 하지만 사람에서 주로 발병기전의 원인으로 생각되는 소음에 의한 모델은 큰 의미가 있다고 생각이 되며 salicylate에 의한 모델도 그 발생과 병태생리를 이해하는 데 매우 중요한 연구로 생각이 된다. 다양한 행동 검사들이 사용되어 왔으며 최근에 사용하고 있는 놀람 반사 모형 *startle reflex paradigm* 이 연구에 많은 도움이 될 것으로 생각한다.

참고문헌

1. Eggermont JJ, R.L., *The neuroscience of tinnitus.* Trends Neurosci 2004. 27: p. 676-682.
2. Greenberg, D., et al., *Developing an assessment approach for perceptual changes to tinnitus sound characteristics for adult cochlear implant recipients.* Int J Audiol, 2015. 55(7): p. 392-404.
3. Roberts, L.E., Eggermont, J.J., Caspary, D.M., Shore, S.E., Melcher, J.R., Kaltenbach, J.A, *Ringing ears: the neuroscience of tinnitus.* J. Neurosci, 2010. 30: p. 14972-14979.
4. Moller, A.R., *Similarities between severe tinnitus and chronic pain.* J. Am.Acad. Audiol, 2000. 11: p. 115-124.
5. Jastreboff, P.J., J.F. Brennan, and C.T. Sasaki, *An animal model for tinnitus.* Laryngoscope, 1988. 98(3): p. 280-6.
6. Bernstein, E.N.M.a.J.M., *Salicylate ototoxicity; a clinical and experimental study.* Archives of Otolaryngology: Head and Neck, 1965. 82(5): p. 483-493.
7. Evans, E.F., J.P. Wilson, and T.A. Borerwe, *Animal models of tinnitus.* Ciba Found Symp, 1981. 85: p. 108-38.
8. Evans EF, B.T., *Ototoxic effects of salicylates on the responses of single cochlear nerve fibres and on cochlear potentials.* Br J Audiol, 1982. 16: p. 101-108.
9. P. J. Jastreboff, W.I., J. F. Brennan, and C. T. Sasaki, *Pigmentation, anesthesia, behavioral factors, and salicylate uptake.* Archives of Otolaryngology:Head andNeck Surgery, 1988. 114(2): p. 186-191.
10. PH, S., *Mechanisms of salicylate ototoxicity.* Hear Res, 1990. 46: p. 113-146.
11. Jastreboff, P.J., J.F. Brennan, and C.T. Sasaki, *Quinine-induced tinnitus in rats.* Arch Otolaryngol Head Neck Surg, 1991. 117(10): p. 1162-6.
12. Jastreboff, P.J. and C.T. Sasaki, *An animal model of tinnitus: a decade of development.* Am J Otol, 1994. 15(1): p. 19-27.
13. Ochi K, E.J., *Effects of salicylate on neural activity in cat primary auditory cortex.* Hear Res, 1996. 95: p. 63-76.
14. Wallhausser-Franke E, B.S., Langner G, *Salicylate alters 2-DG uptake in the auditory system: a model for tinnitus?* Neuroreport, 1996: p. 1585-1588.
15. Bauer, C.A., et al., *Behavioral model of chronic tinnitus in rats.* Otolaryngol Head Neck Surg, 1999. 121(4): p. 457-62.
16. C. A. Bauer, T.J.B., T. M. Holder, and D. M. Caspary, *Effects of chronic salicylate on GABAergic activity in rat inferior colliculus.* Hearing Research, 2000. 147(1-2): p. 175-182.
17. Müller M, K.R., Arnold W, Oestreicher E, *Auditory nerve fibre responses to salicylate revisited.* Hear Res, 2003. 183: p. 37-43.
18. RüttigerL, C., ZennerHP,KnipperM., *A behavioral paradigm to judge acute sodium salicylate-induced sound experience in rats: a new approach for ananimal model on tinnitus.* HearRes, 2003. 180(1-2): p. 39-50.
19. Guitton, M.J., Caston, J., Ruel, J., Johnson, R.M., Pujol, R., Puel, J.L, *Salicylate induces tinnitus through activation of cochlear NMDA receptors.* J. Neurosci, 2003. 23: p. 3944-3952.
20. Yang, G., Lobarinas, E., Zhang, L., Turner, J., Stolzberg, D., Salvi, R., Sun, W, *Salicylate induced tinnitus: behavioral measures and neural activity in auditory cortex of awake rats.* Hear Res, 2007. 226: p. 244-253.

21. Ruel J, C.C., Nouvian R, Bendris R, Eybalin M, Leger CL, and M.M. Bourien J, Puel JL, *Salicylate enables cochlear arachidonic-acid-sensitive NMDA receptor responses.* J Neurosci, 2008. 28: p. 7313-7323.

22. M. Ralli, E.L., A. R. Fetoni, D. Stolzberg, G. Paludetti, and and R. Salvi, *Comparison of salicylate- and quinine-induced tinnitus in rats: development, time course, and evaluation of audiologic correlates.* Otology and Neurotology, 2010. 31(5): p. 823-831.

23. Y. Zheng, L.S., E. Hamilton, P. F. Smith, and C. L. Darlington,, *The effects of the synthetic cannabinoid receptor agonists, WIN55,212-2 and CP55,940, on salicylate-induced tinnitus in rats.* Hearing Research, 2010. 268(1-2): p. 145-150.

24. E. Lobarinas, W.D.-B., D. Stolzberg, N. R. Mirza, B. and a.R.S. L. Allman, *Effects of the potassium ion channel modulators BMS-204352 Maxipost and its Renantiomer on salicylate-induced tinnitus in rats.* Physiology and Behavior, 2011. 104(5): p. 873-879.

25. Stolzberg, D., Salvi, R.J., *Allman, B.L, Salicylate toxicity model of tinnitus.* Front. Syst. Neurosci, 2012. 6: p. 28.

26. G. D. Chen, D.S., E. Lobarinas, W. Sun, D. Ding, and a.R. Salvi, *Salicylate-induced cochlear impairments, cortical hyperactivity and re-tuning, and tinnitus.* Hearing Research, 2013. 295: p. 100-113.

27. Hu SS, M.L., Chen JY, Huang ZW, Wu H, *Expression of immediate-early genes in the inferior colliculus and auditory cortex in salicylate-induced tinnitus in rat.* Eur J Histochem, 2014. 58: p. 2294.

28. Salvi R, C.G.-D., *Possible Contribution of Non-Classical Auditory Centers to Salicylate-Induced and Noise-Induced Tinnitus and Hyperacusis.* ARO abstracts, 2014: p. 811.

29. Song, Y., et al., *Diazepam reduces excitability of amygdala and further influences auditory cortex following sodium salicylate treatment in rats.* Acta Otolaryngol, 2016. 136(12): p. 1220-1224.

30. Hwang, J.H. and Y.C. Chan, *Expression of Dopamine Receptor 1A and Cannabinoid Receptor 1 Genes in the Cochlea and Brain after Salicylate-Induced Tinnitus.* ORL J Otorhinolaryngol Relat Spec, 2016. 78(5): p. 268-275.

31. Hu, S.S., et al., *Expression of immediate-early genes in the dorsal cochlear nucleus in salicylate-induced tinnitus.* Eur Arch Otorhinolaryngol, 2016. 273(2): p. 325-32.

32. Yi, B., et al., *Effects of long-term salicylate administration on synaptic ultrastructure and metabolic activity in the rat CNS.* Sci Rep, 2016. 6: p. 24428.

33. Lauer, A.M., et al., *Behavioral Animal Model of the Emotional Response to Tinnitus and Hearing Loss.* J Assoc Res Otolaryngol, 2017.

34. TurnerJG, P., *Gap detection methods for assessing salicylate-induced tinnitus and hyperacusis in rats.* AmJAudiol, 2008. 17(2): p. 185-92.

35. SunW, D., FlowersE, ZhangC, WangQ, *High doses of salicylate causes prepulse facilitation of onset-gap induced acoustic startle response.* Behav Brain Res, 2014. 258: p. 187-92.

36. Yang G, L.E., Zhang L, Turner J, Stolzberg D, Salvi R, and S. W, *Salicylate induced tinnitus: behavioral measures and neural activity in auditory cortex of awake rats.* Hear Res, 2007. 226: p. 244-253.

37. RalliM, T., PoddaMV, PacielloF, EramoSL, deCorsoE, et al., *The effect of the NMDA channel blocker memantine on salicylate-induced tinnitus in rats.* Acta Otorhinolaryngol Ital, 2014. 34(2): p. 198-204.

38. SuYY, L., Jin Y, Wu SH, Lobarinas E, Salvi RJ, etal, *Altered neuronal intrinsic properties and reduced synaptic transmission of the rat's medial geniculate body in salicylate-induced tinnitus.*

PLoSOne, 2012. 7(10): p. e46969.

39. RalliM, L., Feton iAR, Stolzberg D, Paludetti G, Salvi R, *Comparison of salicylate-and quinine-induced tinnitus in rats: development, timecourse, and evaluation of audiologic correlates.* OtolNeurotol, 2010. 31(2): p. 823-31.

40. Park YM, N., ParkIY, Suh MW, Rhee CK, Chung PS, et al, *Trans-canal laser irradiation reduces tinnitus perception of salicylate treated rat.* Neurosci Lett, 2013. 544: p. 131-5.

41. Berger JI, C., Shackleton TM, Palmer AR, Wallace MN, *Anovel behavioural approach to detecting tinnitus in the guinea pig.* . J Neurosci Methods, 2013. 213(2): p. 188-95.

42. J. R. Ison, K.O.C., G. P. Bowen, and A. Bocirnea, *Temporal resolution of gaps in noise by the rat is lost with functional decortication.* Behavioral Neuroscience, 1991. 105(1): p. 33-40.

43. Gerken, G.M., *Central tinnitus and lateral inhibition: an auditory brainstem model.* Hear Res, 1996. 97(1-2): p. 75-83.

44. Syka, N.R.a.J., *Effect of noise exposure on gap detection in rats.* Hearing Research, 2005. 200(1-2): p. 63-72.

45. J. G. Turner, J.L.P., L. F. Hughes, L. A. Toth, and D. M. and Caspary, *Hearing in laboratory animals: strain differences and nonauditory effects of noise.* ComparativeMedicine, 2005. 55(1): p. 12-23.

46. Eggermont, A.J.N.n.a.J.J., *Enriched acoustic environment after noise trauma reduces hearing loss and prevents cortical map reorganization.* Journal of Neuroscience, 2005. 25(3): p. 699-705.

47. Shore SE, K.S., Oldakowski M, Hughes LF, Syed S, *Dorsal cochlear nucleus responses to somatosensory stimulation are enhanced after noise-induced hearing loss.* Eur J Neurosci, 2008. 27: p. 155-168.

48. Eggermont, J.J., *Role of auditory cortex in noise and drug induced tinnitus.* The American Journal of Audiology, 2008. 17(2): p. S162-S169.

49. Liberman, S.G.K.a.M.C., *"Adding insult to injury: cochlear nerve degeneration after "temporary" noise-induced hearing loss.* Journal of Neuroscience, 2009. 29(45): p. 14077-14085.

50. Rauschecker, J.P., Leaver, A.M., Muhlau, M., *Tuning out the noise: limbicauditory interactions in tinnitus.* Neuron, 2010. 66: p. 819-826.

51. Kraus KS, D.D., Jiang H, Lobarinas E, Sun W, Salvi RJ, *Relationship between noise-induced hearing-loss, persistent tinnitus and growth-associated protein-43 expression in the rat cochlear nucleus: does synaptic plasticity in ventral cochlear nucleus suppress tinnitus?* Neuroscience, 2011. 194: p. 309-325.

52. Stolzberg, D., R.J. Salvi, and B.L. Allman, *Salicylate toxicity model of tinnitus.* Front Syst Neurosci, 2012. 6: p. 28.

53. Dehmel S, P.S., Koehler S, Bledsoe S, Shore S, *Noise overexposure alters long-term somatosensory-auditory processing in the dorsal cochlear nucleus-possible basis for tinnitus-relatedhyperactivity?* J Neurosci 2012. 32: p. 1660-1671.

54. Manzoor NF, L.F., Klapchar M, Elkin RL, Gao Y, Chen G, and K. JA, *Noise-induced hyperactivity in the inferior colliculus: its relationship with hyperactivity in the dorsal cochlear nucleus.* J Neurophysiol, 2012. 108: p. 976-988.

55. Sun W, D.A., Jayaram A, Gibson B, *Noise exposure enhances auditory cortex responses related to hyperacusis behavior.* Brain Res, 2012. 1485: p. 108-116.

56. Turner J, L., Hughes L,Moechars D, ShoreS., *Timecourse of tinnitus development following noise exposure in mice.* J NeurosciRes, 2012. 90(7): p. 1480-8.

57. Dehmel, S., Pradhan, S., Koehler, S., Bledsoe, S., Shore, S, *Noise overexposure alters long-term somatosensory-auditory processing in the dorsal cochlear nucleusepossible basis for tinnitus-related hyperactivity?* J. Neurosci, 2012. 32: p. 1660- 1671.

58. J. Turner, D.L., L. Hughes, D. Moechars, and S. Shore, *Time course of tinnitus development following noise exposure in mice.* Journal of Neuroscience Research, 2012. 90(7): p. 1480-1488.

59. Bauer, C.A., et al., *Tinnitus, unipolar brush cells, and cerebellar glutamatergic function in an animal model.* PLoS One, 2013. 8(6): p. e64726.

60. Campolo J, L.E., Richard Salvi R, *Does tinnitus "fill in"the silent gaps?* Noise Health, 2013. 15: p. 398-405.

61. Furman AC, K.S., Liberman MC, *Noise-induced cochlear neuropathy is selective for fibers with low spontaneous rates.* J Neurophysiol, 2013. 110: p. 577-586.

62. Rüttiger L, S., Panford-Walsh R,MatsumotoM, Lee SC, Zuccotti and Z.U. A, Jaumann M, Rohbock K, Xiong H, Knipper M, *The reduced cochlear output and the failure to adapt the central auditory response causes tinnitus in noise exposed rats.* PLoS ONE, 2013. 8: p. e57247.

63. Singer W, Z.A., Jaumann M, Lee SC, Panford-Walsh R, Xiong H,, et al., *Noise-induced inner hair cell ribbon loss disturbs central arc mobilization: a novel molecular paradigm for understanding tinnitus.* Mol Neurobiol, 2013. 47(1): p. 261-279.

64. PaceE, Z., *Noise-induced tinnitus using individualized gap detection analysis and its relationship with hyperacusis, anxiety, and spatial cognition.* PLoSOne, 2013. 8(9): p. e75011.

65. Mehdizade GilaniV, R., Mahdi P, Amali A, Nilforush Khoshk MH, and e. SameniJ, *Temporal processing evaluation in tinnitus patients:resultson analysis of gap in noise and duration pattern test.* Iran J Otorhinolaryngol, 2013. 25(73): p. 221-6.

66. Lobarinas E, S., Baizer J ,Altman C, Allman B., *Noise and health special issue: advances in the neuroscience of tinnitus.* NoiseHealth, 2013. 15(63): p. 81-2.

67. Campolo, J., Lobarinas, E., Salvi, R, *Does tinnitus "fill in" the silent gaps?* . Noise Health, 2013. 15: p. 398-405.

68. Zhang, E.P.a.J., *Noise-induced tinnitus using individualized gap detection analysis and its relationship with hyperacusis, anxiety, and spatial cognition.* PLoS ONE, 2013. 8(9): p. e75011.

69. W. Singer, A.Z., M. Jaumann et al, *Noise-induced inner hair cell ribbon loss disturbs central arc mobilization: a novel molecular paradigm for understanding tinnitus.* Molecular Neurobiology, 2013. 47(1): p. 261-279.

70. von der Behrens, W., *Animal models of subjective tinnitus.* Neural Plast, 2014. 2014: p. 741452.

71. Schaette, R., *Tinnitus in men, mice (as well as other rodents), and machines.* Hear Res, 2014. 311: p. 63-71.

72. Hickox AE, L.M., *Is noise-induced cochlear neuropathy key to the generation of hyperacusis or tinnitus?* J Neurophysiol, 2014. 111: p. 552-564.

73. Meltser I, C.C., Basinou V, Savelyev S, Lundkvist GS, Canlon B, *TrkB-mediated protection against circadian sensitivity to noise trauma in the murine cochlea.* Curr Biol, 2014. 24: p. 658-663.

74. J, Y.C.S.R.S.L.S.S.K., *Induction of Enhanced Acoustic Startle Responses Following Intense Noise Exposure: Dependence on the Degree of Threshold Shift.* ARO abstracts, 2014: p. 827.

75. Hickox, A.E., Liberman, M.C, *Is noise-induced cochlear neuropathy key to the generation of hyperacusis or tinnitus?* . J. Neurophysiol, 2014. 111: p. 552-564.

76. Liberman, A.E.H.a.M.C., *Is noise-induced cochlear neuropathy key to the generation of hyperacusis or tinnitus?* Journal of Neurophysiology, 2014. 111(3): p. 552-564.

77. Berger, J.I. and B. Coomber, *Tinnitus-related changes in the inferior colliculus.* Front Neurol, 2015. 6: p. 61.

78. Pace, E., et al., *A Conditioned Behavioral Paradigm for Assessing Onset and Lasting Tinnitus in Rats.* PLoS One, 2016. 11(11): p. e0166346.

79. Eggermont, J.J., *Can Animal Models Contribute to Understanding Tinnitus Heterogeneity in Humans?* Front Aging Neurosci, 2016. 8: p. 265.

80. Krauss, P., et al., *Therapeutic Value of Ginkgo biloba Extract EGb 761(R) in an Animal Model (Meriones unguiculatus) for Noise Trauma Induced Hearing Loss and Tinnitus.* PLoS One, 2016. 11(6): p. e0157574.

81. Caspary, D.M. and D.A. Llano, *Auditory thalamic circuits and GABAA receptor function: Putative mechanisms in tinnitus pathology.* Hear Res, 2017. 349: p. 197-207.

82. Turner JG, B.T., Bauer CA, Parrish JL, Myers K, Hughes F, and C. DM, *Gap detection deficits in rats with tinnitus: a potential novel screening tool.* Behav Neurosci, 2006. 120: p. 188-195.

83. LuoH, Z., Nation J, Pace E ,Lepczyk L, ZhangJ., *Tinnitus suppression by electrical stimulation of the rat dorsal cochlear nucleus.* NeurosciLett, 2012. 522(1): p. 16-20.

84. Holt AG, B., Mirza N, Rajah G, Berkowitz B., *Evidence of key tinnitus- related brain regions documented by a unique combination of manganese-enhanced MRI and acoustic startle reflex testing.* PLoSOne, 2010. 5(12): p. e14260.

85. Ropp TJ, T., Young ED, May BJ., *Effects of unilateral acoustic trauma on tinnitus-related spontaneous activity in the inferior colliculus.* J Assoc ResOtolaryngol, 2014. 15(6).

86. Mahmood G, M., Hojjat H, Pace E, Kallakuri S, Zhang JS, *Therapeutic effect of sildenafil on blast-induced tinnitus and auditory impairment.* Neuroscience, 2014. 269: p. 367-82.

87. NormanM, T., WehrM., *Isoflurane blocks temporary tinnitus.* Hear Res, 2012. 290(1-2): p. 64-71.

88. LuoH, P., ZhangX,ZhangJ., *Blast-induced tinnitus and spontaneous firing changes in the rat dorsal cochlear nucleus.* J Neurosci Res, 2014. 92(11): p. 1466-77.

89. LlanoDA, T., CasparyDM., *Diminished cortical inhibition in an aging mouse model of chronic tinnitus.* J Neurosci, 2012. 32(46): p. 16141-8.

90. Longenecker RJ, G.A., *Development of tinnitus in CBA/CaJ mice following sound exposure.* J Assoc Res Otolaryngol, 2011. 12: p. 647-58.

91. Longenecker RJ, C., Maricich SM, Galazyuk AV, *Age effects on tinnitus and hearing loss in CBA/CaJ mice following sound exposure.* Springerplus, 2014. 3: p. 542.

92. Middleton JW, K., Pedersen C, Turner JG, Shepherd GM, and T. T, *Mice with behavioral evidence of tinnitus exhibit dorsal cochlear nucleus hyperactivity because of decreased GABAergic inhibition.* Proc Natl Acad Sci U S A, 2011. 108: p. 7601-7606.

93. S. Li, V.C., and T. Tzounopoulos, *Pathogenic plasticity of Kv7. 2/3 channel activity is essential for the induction of tinnitus.* Proceedings of the National Academy of Sciences of the United States of America, 2013. 110(24): p. 9980-9985.

94. Koehler SD, *S.S., Stimulus timing-dependent plasticity in dorsal cochlear nucleus is altered in tinnitus.* J Neurosci, 2013. 33: p. 19647-19656.

95. MuldersWH, B., RobertsonD, *Effects of furosemide on cochlear neural activity, central hyperactivity and behavioural tinnitus after cochlear trauma in guinea pig.* PLoSOne, 2014. 9(5): p.

e97948.

96. Nowotny M, R., Kössl M, Gaese BH., *Characterization of the perceived sound of trauma-induced tinnitus in gerbils.* J Acoust Soc Am, 2011. 130(5): p. 2827-34.

97. G. Chen, C.L., S. A. Sandridge, H. M. Butler, N. F. Manzoor, and a.J.A. Kaltenbach, *Behavioral evidence for possible simultaneous induction of hyperacusis and tinnitus following intense sound exposure.* Journal of the Association for Research in Otolaryngology, 2013. 14(3): p. 413-424.

98. Tzounopoulos, T., *Mechanisms of synaptic plasticity in the dorsal cochlear nucleus: plasticity-induced changes that could underlie tinnitus.* Am. J. Audiol, 2008. 17: p. 170-175.

99. Wang H, B.T., Turner JG, Ling L, Parrish JL, Hughes LF, Caspary DM, *Plasticity at glycinergic synapses in dorsal cochlear nucleus of rats with behavioral evidence of tinnitus.* Neuroscience, 2009. 164: p. 747-759.

100. Engineer ND, R., Seale JD, Vrana WA ,Shetake JA, Sudanagunta SP, etal., *Reversing pathological neural activity using targeted plasticity.* Nature, 2011. 470(7332): p. 101-4.

101. Wang, H., Brozoski, T.J., Caspary, D.M, *Inhibitory neurotransmission in animal models of tinnitus: maladaptive plasticity.* Hear Res, 2011. 279: p. 111-117.

102. Koehler SD, S., *Stimulus timing-dependent plasticity in dorsal cochlear nucleus is altered in tinnitus.* J Neurosci, 2013. 33(50): p. 19647-56.

103. Eggermont, J.J. and L.E. Roberts, *Tinnitus: animal models and findings in humans.* Cell Tissue Res, 2015. 361(1): p. 311-36.

104. D. McFadden, H.S.P., and E. G. Pasanen, *Aspirin induced hearing loss as a model of sensorineural hearing loss.* Hearing Research, 1984. 16(3): p. 251-260.

105. E. Mongan, P.K., and K. Nies, *Tinnitus as an indication of therapeutic serum salicylate levels.* Journal of the American Medical Association, 1973. 226(2): p. 142-145.

106. E. Lobarinas, G.Y., W. Sun et al, *Salicylate- and quinine induced tinnitus and effects of memantine.* Acta Oto-Laryngologica, 2006. 556: p. 13-19.

107. R. M. Cardinaal, J.C.M.J.D.G., E. H. Huizing, J. E. and a.G.F.S. Veldman, *Dose-dependent effect of 8-day cisplatin administration upon themorphology of the albino guinea pig cochlea.* Hearing Research, 2000. 144(1-2): p. 135-146.

108. E. Lobarinas, R.S., and D. Ding, *Insensitivity of the audiogram to carboplatin induced inner hair cell loss in chinchillas.* Hearing Research, 2013. 302: p. 113-120.

109. Guitton MJ, C.J., Ruel J, Johnson RM, Pujol R, Puel J, *Salicylate induces tinnitus through activation of cochlear NMDA receptors.* J Neurosci, 2003. 23: p. 3944-3952.

110. R. Panford-Walsh, W.S., L. Rüttiger et al, *Midazolam reverses salicylate-induced changes in brain-derived neurotrophic factor andArg3.1 expression: implications for tinnitus perception and auditory plasticity.* Molecular Pharmacology, 2008. 74(3): p. 595-604.

111. Chen, G.D., Stolzberg, D., Lobarinas, E., Sun, W., Ding, D., Salvi, R, *Salicylate induced cochlear impairments, cortical hyperactivity and re-tuning, and tinnitus. .* Hear Res, 2013. 295: p. 100-113.

112. D.Oliver, D.Z.Z.H., N. Klöcker et al, *Intracellular anions as the voltage sensor of prestin, the outer hair cell motor protein.* Science, 2001. 292(5525): p. 2340-2343.

113. Z.-W. Huang, Y.L., Z. Wu, Z. Tao, R. O. Jones, and H.-B. and Zhao, *Paradoxical enhancement of active cochlear mechanics in long-termadministration of salicylate.* Journal ofNeurophysiology, 2005. 93(4): p. 2053-2061.

114. Schaette R, M.D., *Tinnitus with a normal audiogram: physiological evidence for hidden hear-*

ing loss and computational model. J Neurosci, 2011. 31(38): p. 13452-7.

115. Heffner, H.E., Koay, G, *Tinnitus and hearing loss in hamsters (Mesocricetus auratus) exposed to loud sound.* Behav. Neurosci, 2005. 119: p. 734-742.

116. J. A. Kaltenbach, M.A.Z., J. Zhang, and S. Frederick, *Activity in the dorsal cochlear nucleus of hamsters previously tested for tinnitus following intense tone exposure.* Neuroscience Letters, 2004. 355(1-2): p. 121-125.

117. M. Norman, K.T., and M. Wehr, *Isoflurane blocks temporary tinnitus.* Hearing Research, 2012. 290(1-2): p. 64-71.

118. Yang, S., Weiner, B.D., Zhang, L.S., Cho, S.J., Bao, S, *Homeostatic plasticity drives tinnitus perception in an animal model.* Proc. Natl. Acad. Sci. U. S. A, 2011. 108: p. 14974-14979.

119. S. Ahlf, K.T., S. Korn, I. Strohmeyer, and H. Schulze, *Predisposition for and prevention of subjective tinnitus development.* PLoS ONE, 2012. 7(10): p. e44519.

120. Heffner, H.E., *A two-choice sound localization procedure for detecting lateralized tinnitus in animals.* Behav. Res. Methods 2011. 43: p. 577-589.

121. HeffnerHE, K., *Tinnitus and hearing loss in hamsters(Mesocricetus auratus) exposedtoloud-sound.* BehavNeurosci, 2005. 119(3): p. 734-42.

122. Noreña AJ, E.J., *Changes in spontaneous neural activity immediately after an acoustic trauma: implications for neural correlatesof tinnitus.* Hear Res, 2003. 183: p. 137-153.

123. Noreña AJ, E.J., *Enriched acoustic environment after noise trauma abolishes neural signs of tinnitus.* Neuroreport, 2006. 17: p. 559-563.

124. Bauer CA, T.J., Caspary DM, Myers KS, Brozoski TJ, *Tinnitus and inferior colliculus activity in chinchillas related to three distinct patterns of cochlear trauma.* J Neurosci Res, 2008. 86: p. 2564-2578.

125. Brozoski TJ, B.C., *The effect of dorsal cochlear nucleus ablation on tinnitus in rats. Hear Res,* 2005. 206: p. 227-36.

126. M. C. Stüttgen, C.S., and F. Jäkel, *Mapping spikes to sensations.* Frontiers in Neuroscience, 2011. 5: p. 125.

127. HeffnerHE, H., *Tinnitus in hamsters following exposure to intense sound.* HearRes, 2002. 170(1-2): p. 83-95.

128. Bauer, C.A., Brozoski, T.J, *Assessing tinnitus and prospective tinnitus therapeutics using a psychophysical animal model.* J Assoc. Res. Otolaryngol, 2001. 2: p. 54-64.

129. Lobarinas E, S.W., Cushing R, Salvi R, *A novel behavioral paradigm for assessing tinnitus using schedule-induced polydipsia avoidance conditioning (SIP-AC).* Hear Res, 2004. 190: p. 109-114.

130. Rüttiger L, C.J., Zenner HP, Knipper M, *A behavioral paradigm to judge acute sodium salicylate-induced sound experience in rats: a new approach for an animal model on tinnitus.* Hear Res, 2003. 180: p. 39-50.

131. SederholmF, S., *Establishment of auditory discrimination and detection of tinnitus induced by salicylic acid and intense tone exposure in the rat.* Brain Res, 2013. 1510: p. 48-62.

132. andY.Dudai, M.J.G., *Blockade of cochlear NMDA receptors prevents long-term Tinnitus during a brief consolidation window after acoustic trauma.* Neural Plasticity, 2007. 2007: p. 80904.

133. Schnitzler, M.K.a.H.-U., *The acoustic startle response in rats: circuits mediating evocation, inhibition and potentiation.* Behavioural Brain Research, 1997. 89(1-2): p. 35-49.

134. MusiekFE, S., Jirsa R, Bamiou DE, Baran JA, Zaida E., *GIN(gaps-in-noise) test performance* *in subjects with confirmed central auditory nervous system involvement.* EarHear, 2005. 26(6): p. 608-18.

135. Parrish, J.G.T.a.J., *Gap detection methods for assessing salicylate-induced tinnitus and hyperacusis in rats.* The American Journal of Audiology, 2008. 17(2): p. S185-S192.

136. J. Campolo, E.L., and R. Salvi, *Does tinnitus 'fill in'the silent gaps?* Noise and Health, 2010. 15(67): p. 398-405.

137. Berger, J.I., et al., *A novel behavioural approach to detecting tinnitus in the guinea pig.* J Neurosci Methods, 2013. 213(2): p. 188-95.

138. Lobarinas, E., Hayes, S.H., Allman, B.L, *The gap-startle paradigm for tinnitus screening in animal models: limitations and optimization.* Hear Res, 2013. 295: p. 150-160.

139. E. Lobarinas, S.H.H., and B. L. Allman, *The gap-startle paradigm for tinnitus screening in animal models: limitations and optimization.* Hearing Research, 2013. 295: p. 150-160.

140. Hébert, P.F.a.S., *Gap detection deficits in humans with tinnitus as assessed with the acoustic startle paradigm: does tinnitus fill in the gap.* Hearing Research, 2013. 295: p. 16-23.

141. Galazyuk, A., Hebert, S, *Gap-prepulse inhibition of the acoustic startle reflex (GPIAS) for tinnitus assessment: current status and future directions.* . Front. Neurology, 2015. 6: p. 88.

142. Schilling, A., et al., *A New Statistical Approach for the Evaluation of Gap-prepulse Inhibition of the Acoustic Startle Reflex (GPIAS) for Tinnitus Assessment.* Front Behav Neurosci, 2017. 11: p. 198.

143. Fournier P, H.S., *Gap detection deficits in humans with tinnitus as assessed with the acoustic startle paradigm: does tinnitus fill in the gap?* Hear Res, 2013. 295: p. 16-23.

144. Willott, K.P.H.a.J.F., *Effects of bilateral lesions of auditory cortex in mice on the acoustic startle response.* Physiology and Behavior, 1993. 54(6): p. 1133-1139.

CHAPTER 07

Mechanism of Tinnitus Generation I: Based on Animal Experiments and Molecular Biology

연세의대 최재영
가톨릭의대 이현진

서론

이명 발생에 따른 감각신경의 분자생물학적 변화와 그 이후에 나타나는 중추신경계의 반응은 아직 잘 알려지지 않았다. 현재까지 밝혀진 바에 따르면 이명은 자발적인 신경활성의 변형과 연관되어 있으며, 외부의 청각자극 없이도 발생 가능한 것으로 알려져 있어, 매우 다양한 병인론이 제기되고 있다. 이명 발생의 대표적인 원인은 말초청각계통의 손상과 관련되어 있으며, 청력검사에서 이상이 발견되지 않는 경우도 있다.[1]

이명 발생 후 청각계통의 구심로차단*deafferentation*으로 인해 신경전달체계에 재편성이 일어나게 된다. 청각외상과 살리실산염*salicylate*으로 유발된 신경의 비정상적 흥분은 뇌간, 피질밑 및 피질의 주변억제반응에 변화를 일으키고, 결과적으로 피질맵가소성*cortical map plasticity*에 영향을 준다.[2]

청각외상 후 말초청각신경의 활동성 변화는 중추신경 활동성 변화의 일차적인 원인이다. 중추신경기원의 이명에 대한 이론도 제기되었으나 청각신경 절제수술 후에도 이명이 지속되거나 악화되는 것이 관찰되어 그 증거가 확실하지 않다.[3] 이명의 만성화는 팬텀 사운드*phantom sound*에 대한 의식적인 인식과 소리에 대한 감정적 및 심리적 요소들을 포함한다.[4] 이명 인식과 관련된 심리적인 요소가 강조되면서 감정처리 및 스트레스와 관련된 피질하부 네트워크 활성의 변화에 대한 연구가 진행되고 있다. 또한, 뇌의 특정영역 및 세포에서 동기화*synchronization* 변형이 이명 발생에 필수적인 요소로 밝혀지고 있다.[1]

이번 장에서는 동물모델에서 이명으로 인해 나타나는 생리적 변화의 일차적인 원인을 분자생물학적 관점에서 살펴보고, 말초신경계의 변화로 인한 중추청각계의 다양한 분자생물학적 소견을 기술하였다.

본론

I. Animal experiments

현재까지 제시된 이명 동물모델은 두가지 범주로 나뉜다. 첫째, 행동모델 *Behavioral model* 을 통해 동물의 이명 인지정도, 인지과정을 확인할 수 있으며, 새로운 이명치료제의 가능성을 시험해 볼 수 있다. 둘째, 생리적모델 *physiological model* 을 통해 이명과 연관된 신경의 위치를 확인하고 이명 인지와 관련된 신호체계의 변화를 파악한다.

1. Behavioral models

동물모델 연구의 기본적인 관점은 사람에게 이명을 일으키는 요인들이 동물에게도 이명을 일으킬 수 있다는 것이다. 다양한 행동화 방법, 이명유발약물 및 서로 다른 동물 종에 대한 실험을 통해 동물행동모델의 타당성이 검증되었다.[5,6] 동물모델에서 나타나는 소음환경하 이명발생은 소음 노출 환경이 매우 중요한 요인이며, 사람에서의 소음성난청 양상과 차이가 나기도 한다. Chinchillas를 4 kHz 고주파의 80 dB SPL 소음에 1시간 노출시켰을 때, 이명은 수 주가 지난 후에 서서히 발생하였고, 이명의 주파수도 노출된 주파수보다 낮았다.[7] 랫드 *Rats* 에서 3 kHz 주파수의 90~120 dB SPL의 소음을 짧은 시간(1~5분) 동안 주었을 때 이명은 바로 발생하였고, 이명지속시간은 수 분 간으로 짧았으며, 소음보다 높은 주파수의 이명이 나타났다.[8,9]

다수의 동물 행동연구에서 살리실산염 투여 후 동물이 이명을 인식하는 것을 확인하였다. 살리실산염 투여 후 이명이 발생된 랫드에서 고용량의 아스피린을 복용한 사람과 비슷한 현상이 나타났는데, 이명은 고음역대에서 나타났고, 약물이 흡수되는 시간 동안 천천히 발생하였다.[10]

동물행동모델은 새로운 이명 치료제의 효과를 확인하는 데 유용하다. Gabapentin, NMDA 수용체 차단제, Vigabratin, Ginkgo biloba와 같은 다양한 신경자극성 약제에 대한 실험이 진행되고 있다. 리도카인 투여가 사람의 이명을 감소시켜준다는 보고도 있어, 동물 행동 실험에 적용시켜 확인해볼 필요가 있다. Ginko biloba와 Gabapentin의 경우 임상시험에서도 일부 효과가 있다고 보고되었으나 아직 증거가 충분하지는 않다.

2. Physilological models

1) 이명과 관련된 신경의 위치와 특징

이명의 발생은 신경의 활성 및 방출률 *discharge rate* 의 증가와 관련된다. 중추 혹은 말초신경계는 소리자극 또는 전기자극에 의해 활성이 증가하기 때문에, 이명에서 나타나는 자발활성의 증가는 매우 흥미로운 영역이다. 살리실산염 투여 후 청각신경, 하구 *inferior colliculus*,

제2청각피질에서 급성 자발활성이 나타난다.[11] 소음노출 후에는 제1청각피질에서 급성 자발활성이 나타난다.[12] 강한 소리 충격 후에 나타나는 만성적인 자발활성 증가는 배측와우신경핵*dorsal cochlear nucleus*, 하구 및 제1청각피질에서 나타난다.[11] Cisplatin 투여 후에는 배측와우신경핵과 하구에서 만성적인 자발활성 증가가 나타난다.[13] 이러한 자발활성의 증가는 전기생리적 방법으로 측정될 수 있다.

중추신경계 기원의 신경과다항진에 대한 증거는 다음과 같다. 배측와우신경핵의 과다항진이 동측 와우신경차단술 후에도 여전히 남아있는 것이 관찰되었다. 또한, 와우의 외유모세포의 기능이 없을 때 와우핵에서 과다항진이 관찰되었고, 내유모세포의 기능이 없을 때 하구에서 과다항진이 관찰되었다.[14] 이와 같은 결과들은 사람의 청각신경이 제거되어도 이명이 지속되는 현상을 뒷받침한다.

신경동기화*synchronous discharge* 및 파열활성*bursting activity*과 같은 자발활성의 변화 또한 이명과 관련이 있다. 신경동기화 및 파열활성은 연접부를 지나 청각신경계의 상위 수준까지 전달될 수 있다. 만성적인 파열화성 증가는 청각신경, 배측와우신경핵 및 하구에서 발견되었다.[14] 살리실산염 및 cisplatin 투여 후에도 하구에서 파열활성이 증가한다.[15] 하지만 청각피질에서 지속적인 파열활성의 증가는 관찰되지 않았다.[16]

이명에 의한 신경동기화는 청각신경계통의 다양한 부분에서 나타난다. 살리실산염 투여 후 청각신경에서 신경동기화가 관찰되며, 소음 및 cisplatin 노출 시 하구에서 신경동기화가 나타난다. 제1청각피질에서는 소음 노출 후 즉시 신경동기화가 관찰된다. 다양한 청각신경계통의 신경동기화는 이명의 크기를 증가시키고, 이명을 강하게 인지하게 만드는 중요한 역할을 한다.[17,18]

2) 이명과 관련된 신경활성의 기전

소음 노출 후 자발활성이 어떻게 증가하는지에 대한 동물모델 연구가 활발히 이루어지고 있다. 가장 유력한 가설은 소음으로 인해 이명을 발생시키는 신경에 도달하는 흥분성 및 억제성 자극의 균형이 바뀐다는 점이다. 이러한 현상은 귀를 통해 뇌로 비정상적인 자극이 도달하게 함으로써 퇴행성 변화와 가소성*plastic*의 재조정을 일으킨다.

소음에 노출된 동물들은 다양한 유형의 흥분성 또는 억제성 자극의 변화를 보인다. 예를 들면 소음 노출 후 와우핵에서 퇴행성변화가 관찰되며,[19] GABA receptor subunit expression과 GABA release가 와우핵 및 하구에서 감소한다.[20] 와우에서도 과활성이 나타나는 주파수 영역에서 GABA receptor가 감소한다.[21] 소음으로 인해 흥분성 반응이 증가하는데, Glutamate 또는 aspartate 가 배측와우신경핵 및 복측와우신경핵에서 증가가 관찰된다.[22]

신경에 도달하는 흥분성 및 억제성 자극의 균형이 바뀌는 다른 원인으로 특정한 신경조절인자의 발현 또는 신경에 대한 감수성 변화가 있다.[23] 소음노출 후, 아세틸콜린 수용체

작용제 *acetylcholine receptor agonist* 에 대한 감수성 증가 및 choline acetyl transferase의 증가로 복측와우신경핵으로 향하는 cholinergic 신호가 증가한다.[24] 와우핵에서 serotonergic receptor 또한 증가한다.[24] 이러한 변화들은 청각말단에서 도달하는 정상신호가 감소함에 따른 항상성 보상작용으로 여겨진다.[26]

3) 이명과 관련된 신경활성의 유발 요인

유모세포나 나선신경절의 손상은 뇌에서 이명과 관련된 변화들을 유발시킨다. 동물실험에서 배측와우신경핵의 자발활성증가는 cisplatin 처리 후 외유모세포가 손상되어 발생하는 것으로 나타났다.[27] 최근에는 나선신경절세포의 손상이 이명 및 이명과 관련된 변화들을 일으키는 것으로 밝혀지고 있어, 내이세포의 손상이 이명 유발에 중요한 인자로 생각된다. 유모세포 손상이 어떤 방식으로 중추의 과활성, 파열활성 및 신경동기화로 이어지는지는 아직 확실히 밝혀지지 않았으나, 소음노출로 인한 과도한 자극이 유모세포의 손상과 일차적인 구심신경에 손상을 주고 청각뇌간의 구심신경로차단을 일으키는 것으로 보인다.[28] 정상적인 자극의 감소는 복측와우신경핵 및 배측와우신경핵 주변 뉴런의 축삭우회로를 자극시킨다.[29] 또다른 유발요인은 와우과자극으로 인한 흥분독성 손상 *ecxitotoxic injury* 이다. 이는 일차구심전달로에서 소음 자극에 의해 일시적으로 나타나며, 소음 자극이 강해질수록 흥분독성 손상은 더욱 심해진다.[30]

II. Molecular biology

1. 내이의 분자생물학적 변화

1) 살리실산염 및 청각외상으로 인한 내이유모세포의 변화

다수의 동물실험에서 청각외상 후 발생된 이명이 보고되었다. 아스피린의 활성성분이 농축된 살리실산염 또한 이명 및 청력저하를 일으킨다.[31] 살리실산염과 청각외상은 모두 청각신경 활성변화의 원인인데, 청각신경과 나선신경절 뉴런에서 각기 다른 신호절달체계를 가진다.

살리실산염은 외유모세포의 측벽강도 *lateral wall stiffness* 를 높이고, 프레스틴 *prestin* 단백질의 전압민감도에 변화를 일으켜 외유모세포의 전도도를 높인다.[32] 대부분의 경우 살리실산염은 일차적으로 프레스틴과의 직접적인 상호작용을 통해 전기활동성과 외유모세포의 비선형용량 *nonlinear capacitance* 에 영향을 준다.

청각외상 후에 외유모세포의 mitogen-activated protein kinases (MAPKs) 경로 중 하나인 c-Jun N-terminal kinase (JNK)가 활성화되어 소음으로 인한 청력저하를 보호해준다. JNK는 세포내 Ca^{2+}의 활성화로 외유모세포에서 선택적으로 JNK/MAPK-mediated apoptosis에 관여하거나, 스트레스로 인한 와우의 신경과 유모세포 손상을 막아주는 역할을 한다.[33] 최근에는 A cyclic guanosine monophosphate/cGMP-dependent protein kinase type 1 (cGMP/cGKI) 신호전달체계가 소음으로 인한 손상을 막아주나 살리실산염으로 인한 손상에는 관여하지 않는 것으로 밝혀졌다. 이를 통해 살리실산염과 청각외상이 유모세포를 통한 청각기능 손상에 관여하는 신호전달체계가 다름을 알 수 있다.

하지만 살리실산염과 청각외상 모두 세포괴사와 관련된 제3의 전달체계인 extracellularly regulated kinases 1 and 2 (ERK1/2)를 활성화시킨다는 보고도 있다. 이독성약물 투여 후, 신생 유모세포*neonatal hair cell*와 지지세포*supporting cell*에서 세포괴사와 관련된 ERK1/2가 상승하는 것이 관찰되었다. 청각외상 후에도 pERK1/2 (phosphorylated ERK1/2)와 JNK1/2이 상승하였다.[34]

2) 살리실산염 및 청각외상으로 인한 청각신경의 변화

청각외상과 살리실산염에 노출되면 청각신경의 N-methyl-D-aspartate (NMDA) 수용기가 활성화되면서 활성변형을 일으킨다. 마찬가지로 와우 내에서도 자극에 의한 흥분반응을 일으키는데 glutamate-sensitive NMDA 수용기가 중요한 역할을 하며, 이명과도 관련성을 가지고 있다.[35] 살리실산염 용량에 따른 NMDA 수용기의 전류 차이가 신생나선신경절 뉴런에서 나타나며, 투여 후 청각신경 시냅스의 NMDA 수용기를 변형시켜 이명을 발생시킨다.

한편, 살리실산염을 외림프관으로 관류시켰을 때 DPOAE는 사라지고, 복합활동전위는 증가한다.[36] 이 같은 현상은 비가역적 NMDA 수용체 차단제인 MK-801 투여 후에도 회복이 되지 않아, 살리실산염은 외유모세포 단계에 영향을 주는 것으로 여겨진다. 하지만 MK-801 투여 후에도 신경섬유들의 자발방전율은 여전히 증가하여, NMDA 수용기가 청각외상 후 단일신경섬유들의 자발방전에 매우 중요한 역할을 하는 것으로 여겨진다.

3) 살리실산염 및 청각외상으로 인한 청각신경 시냅스의 변화

청각신경섬유는 자발방전율*spontaneous discharge rate*에 따라 세 가지로 분류되며(Low <0.5 spikes/s, medium <18 spikes/s, high >18 spikes/s, spontaneous rate), 이는 일반적으로 형태학적, 생리학적 차이를 반영한다.[37] 중등도 이하의 자발방전율을 보이는 청각신경섬유는 비교적 높은 역치를 가지고 있으며, 모디올라 부분에 수상돌기종말이 위치한다. 반면, 고도의 자발방전율을 보이는 청각신경섬유는 기둥세포*pillar*쪽에 위치한다. 중등도 이하의 신경섬유의 직경은 고도신경섬유에 비해 작다.

NMDA 수용기가 내유모세포의 모디올라 쪽에 주로 분포하기 때문에 높은 역치를 가진 중등도 이하의 신경섬유가 와우손상에 대해 선택적 취약성을 가진다.[30] 기니아피그의 외림프로 살리실산염을 관류시켰을 때, 청각신경섬유에서 자발방전율의 증가를 평균 17 spike/s에서 40 spike/s로 유도했다.[36] 따라서 자발방전율의 증가는 말초청각계통에서 이명

과의 연관성이 있는 것으로 여겨진다.[38]

4) 살리실산염 및 청각 외상으로 인한 와우 원심경로의 변화

Jastreboff는 구심성 신경 활성의 "탈억제"를 통해 이명과 외측원심계 *lateral efferent system* 의 연관성을 제시했다.[39] 두 가지 측면에서 와우원심경로가 청각외상 후 와우반응에 중요한 역할을 한다.

(1) 환상 감각 *phantom sensation* 은 중추신경계통의 신경활성변형과 관련이 있으며, γ-aminobutyric acid (GABA)-mediated surround inhibition의 상실과 연관된다.[2] 청각외상 및 살리실산염 투여 후 나선신경절에서 activity-dependent genes c-Fos과 brain-derived nerve growth factor (BDNF)가 상승작용을 보여 GABA 수용기의 활성을 억제시킨다.[40] 고용량의 살리실산염 투여 후 상승작용을 보인 BDNF가 benzodiazepine을 정원창에 투여했을 때 다시 하향전환되어, benzodiazepine이 GABAergic agonist로 작용했음을 알 수 있다.

(2) 청각신경의 외측원심말단에서 나오는 dynorphins은 스트레스로 인해 분비되는 opioid 펩티드로서, NMDA 수용기에 흥분자극을 강화시켜 이명 발생에 관여한다.[41] 이는 신경병성 통증에서 NMDA 수용기의 활성과 이명에서 dynorphin의 활성이 명백히 유사하다는 점이 뒷받침한다.[42] Dynorphin과 encephalin-like opioids은 외측구심성 뇌간핵에 공통으로 분포하는 것으로 알려져 있다. 또한 동물실험에서 enkephain-과 dynorphin-positive 외측원심섬유들이 내이와 외이의 나선에 존재하는 것으로 밝혀졌다.[43]

5) 살리실산염 및 청각외상으로 인한 나선신경절 뉴런의 변화

청각외상시 나선신경절 뉴런에서 transient receptor potential vanilloid (TRPV) type 1 (TRPV1)과 vanilloid type 2 (TRPV2)이 발현하나 이명 발생과의 연관성은 아직 밝혀지지 않았다.[44] 동물모델에서 청각외상 및 살리실산염 투여시 신경가소성 *neuronal plasticity* 의 핵심 조절인자인 BDNF가 상승한다.[45] BDNF 자체의 기능은 아직 알려지지 않았지만, 신경가소성과 관련된 역할을 하고 있다. 또한, 나선신경절 뉴런에서 변형된 BDNF의 발현이 말초 및 중추신경 연접부에서 synaptic strength, efficacy 및 전달물질 방출에 영향을 준다.

청각외상 및 살리실산염 투여 후 상승하는 BDNF는 L-type Ca^{2+} channel이 관여하는 glutamate/NMDA 수용기의 활성변형 때문이다. 이에 따라 BDNF 전사요인에 대한 연구가 많이 이루어졌고 선택적으로 BDNF exon IV transcript를 활성화하는 calcium responsive element binding protein (CaRF)이 밝혀졌다.[46] 그러나 청각외상으로 인한 이명에서 뇌간의 활성변형에 관여하는 BDNF의 역할은 아직 완전히 밝혀지지 않았다.

6) 분자생물학적 관점에서의 이명 치료 전략

청각신경의 자발방전변형을 일으키는 요인은 NMDA 수용기의 활성화, GABAergic 원심신경분포의 소실, opioid LOC 원심신경의 활성화, 콜린성 원심신경의 활성화, 신경연접에서의 BDNF 방출증가 등이 있다. 정원창을 통해 GABA 수용기 작용제인 미다졸람 *midazolam*을 투여했을 때, 청각피질의 가소성에 관여하는 유전자의 변형 및 동물모델의 이명 행동양상이 조절되었다.[47] 또한 동물실험에서 정원창에 NMDA 길항제를 투여 시 이명이 사라지는 것도 관찰되었다.[48] NMDA 수용기 억제를 통해 이명을 치료할 수 있는 시기는 매우 짧다. 따라서 NMDA 수용기의 변화를 막아줄 수 있는 분자생물학적 치료방법이 지속적으로 연구되고 있다.

2. 중추신경계의 분자생물학적 변화

1) 뇌간과 하구에서의 분자생물학적 변화

배측신경와우핵은 비청각뇌간과의 상호작용으로 신경활성이 변형되어 이명을 일으킨다.[49] 콜린성 뉴런 활성 Gabapentin inhibits calcium currents의 변화 또한 배측신경와우핵의 신경활성에 변화를 일으킨다.[50] 와우핵에 도달하는 체성감각 자극의 영향도 알려져 있는데, 비청각적 자극이 배측신경와우핵의 뉴런에 영향을 준 후 피질하영역과 이명의 활성도에 변화를 준다.[51]

청각외상은 피질하 영역의 GABAergic 네트워크에 교란을 일으키고, 하구의 GABA와 GABA receptor 작용에 영향을 미친다.[52] 청각외상으로 이명을 발생시킨 랫드에서 망간 *manganese* 조영 자기공명영상을 확인했을 때 뇌간과 하구의 활성도 증가하였다. 이것은 피질하 활성도 증가가 중추 탈억제와 관련이 있음을 뒷받침한다.[53]

2) 변연계와 시상하부-뇌하수체-부신축의 분자생물학적 변화

스트레스와 감정변화가 피질하영역의 상승청각신경로 *ascending auditory pathway*에 영향을 미쳐 이명을 발생시킨다.[54] 스트레스는 시상하부-뇌하수체-부신축[hypothalamus-pituitary adrenal (HPA) axis]의 활성을 증가시켜 glucocorticoid의 분비를 증가시킨다. Functional magnetic resonance imaging (fMRI)을 통해 높은 코티솔 *cortisol* 양은 감정 변화에 따른 편도체 *amygdala*의 활성과 관련되어 있음이 밝혀졌다. 이를 뒷받침하는 분자생물학적 변화로 소음 또는 살리실산염 노출 후 편도체를 포함한 변연계 *limbic system*에서 변형된 c-Fos gene 발현이 관찰되었다.[55] Opioid peptide의 일종인 dynorphin도 스트레스 반응과 연관되어 kappa opioid 수용기에 결합한다.[56]

내유모세포, 외유모세포 및 지지세포에서 pERK1/2과 glucocorticoid 수용기의 발현이 증가하여 HPA axis가 직접적으로 와우의 신호전달체계에 영향을 준다. 스트레스를 유발하는 소음에 기니아피그가 노출되었을 때 Met5-enkephalin-like opioid peptides가 외림프에서 증가한다.[34] 이는 올리브와우각 복합체에 위치하며 NMDA 수용체의 활성화에 관여한다. 한편, MK-801로 NMDA 수용기를 억제시키면 살리실산염으로 인한 동물모델의 이명을 억제할 수 있다.[57] 항불안약물인 mCPP를 정원창을 통해 투여해 NMDA 수용기를 억제할 수 있다는 연구도 제시되어 스트레스와 청각기관 간에 연관성이 있음을 알 수 있다.[48]

3) 청각피질의 분자생물학적 변화

청각외상 및 살리실산염 투여 후 청각피질의 과흥분성 변화는 c-Fos immunoreactive 뉴런의 증가 때문이다.[55] 또한 activity-regulated cytoskeletone-associated protein Arc/Arg3.1의 발현 감소도 나타난다. 이명에서 Arc/Arg3.1의 감소는 피질시냅스의 과활성화로 나타난다. 따라서 Arc/Arg3.1 mRNA detection은 hippocampus, amygdala, sensory cortices에서의 시냅스 활성을 확인할 수 있는 신뢰도 있는 표지자이다.[58]

결론

이명의 분자생물학적 이론이 변화하면서, 이명이 단지 귀 자체에서만 발생한다는 전통적인 관점은 새로운 이론으로 대체되고 있다. 청각 외상 후 이명 발생기전은 내이 유모세포의 손상으로부터 시작되어, 청각신경의 활성을 감소시키고, 중추신경계의 신경가소성에 변화를 일으켜 신경의 자발활성을 일으키게 된다. 감소된 청각신경 활성은 중추신경계의 흥분 및 억제의 균형에 변화를 일으키는데 이 중심에 가소성*plasticity*이 있다. 중추신경계의 균형 변화는 세 가지가 복합적으로 발생하는데 신경의 과활성, 파열 활성, 신경 동기화의 증가로 나타난다. 이러한 변화에는 glycinergic과 GABAergic 체계의 억제성 자극의 감소가 관여되며, glutamatergic 및 cholinergic 체계의 상승작용이 관여된다. 각각의 변화는 청각 전달 경로의 다양한 부분에서 나타나며, 체성감각 및 변연계와 관련되는 경우도 있다. 따라서 이명발생 기전에 대한 이해를 위해서 청각 및 비청각계통에 대한 총체적인 접근이 필요하다.

참고문헌

1. Saunders, J. C. (2007). The role of central nervous system plasticity in tinnitus. *J Commun Disord, 40*(4), 313-334. doi:10.1016/j.jcomdis.2007.03.006
2. Eggermont, J. J., & Roberts, L. E. (2004). The neuroscience of tinnitus. *Trends Neurosci, 27*(11), 676-682. doi:10.1016/j.tins.2004.08.010
3. Dandy, W. E. (1941). THE SURGICAL TREATMENT OF INTRACRANIAL ANEURYSMS OF THE INTERNAL CAROTID ARTERY. *Ann Surg, 114*(3), 336-340.
4. Moller, A. R. (2003). Pathophysiology of tinnitus. *Otolaryngol Clin North Am, 36*(2), 249-266,

v-vi.

5. Jastreboff, P. J., & Sasaki, C. T. (1994). An animal model of tinnitus: a decade of development. *Am J Otol, 15*(1), 19-27.

6. Kizawa, K., Kitahara, T., Horii, A., Maekawa, C., Kuramasu, T., Kawashima, T., . . . Inohara, H. (2010). Behavioral assessment and identification of a molecular marker in a salicylate-induced tinnitus in rats. *Neuroscience, 165*(4), 1323-1332. doi:10.1016/j.neuroscience.2009.11.048

7. Brozoski, T. J., Bauer, C. A., & Caspary, D. M. (2002). Elevated fusiform cell activity in the dorsal cochlear nucleus of chinchillas with psychophysical evidence of tinnitus. *J Neurosci, 22*(6), 2383-2390.

8. Bauer, C. A., & Brozoski, T. J. (2001). Assessing tinnitus and prospective tinnitus therapeutics using a psychophysical animal model. *J Assoc Res Otolaryngol, 2*(1), 54-64.

9. Chermak, G. D., & Dengerink, J. E. (1987). Characteristics of temporary noise-induced tinnitus in male and female subjects. *Scand Audiol, 16*(2), 67-73.

10. Jastreboff, P. J., Zhou, S., Jastreboff, M. M., Kwapisz, U., & Gryczynska, U. (1997). Attenuation of salicylate-induced tinnitus by Ginkgo biloba extract in rats. *Audiol Neurootol, 2*(4), 197-212.

11. Eggermont, J. J., & Kenmochi, M. (1998). Salicylate and quinine selectively increase spontaneous firing rates in secondary auditory cortex. *Hear Res, 117*(1-2), 149-160.

12. Kimura, M., & Eggermont, J. J. (1999). Effects of acute pure tone induced hearing loss on response properties in three auditory cortical fields in cat. *Hear Res, 135*(1-2), 146-162.

13. Kaltenbach, J. A., Rachel, J. D., Mathog, T. A., Zhang, J., Falzarano, P. R., & Lewandowski, M. (2002). Cisplatin-induced hyperactivity in the dorsal cochlear nucleus and its relation to outer hair cell loss: relevance to tinnitus. *J Neurophysiol, 88*(2), 699-714.

14. Bauer, C. A., Turner, J. G., Caspary, D. M., Myers, K. S., & Brozoski, T. J. (2008). Tinnitus and inferior colliculus activity in chinchillas related to three distinct patterns of cochlear trauma. *J Neurosci Res, 86*(11), 2564-2578. doi:10.1002/jnr.21699

15. Chen, G. D., & Jastreboff, P. J. (1995). Salicylate-induced abnormal activity in the inferior colliculus of rats. *Hear Res, 82*(2), 158-178.

16. Eggermont, J. J., & Komiya, H. (2000). Moderate noise trauma in juvenile cats results in profound cortical topographic map changes in adulthood. *Hear Res, 142*(1-2), 89-101.

17. Cazals, Y., Horner, K. C., & Huang, Z. W. (1998). Alterations in average spectrum of cochleoneural activity by long-term salicylate treatment in the guinea pig: a plausible index of tinnitus. *J Neurophysiol, 80*(4), 2113-2120.

18. Norena, A. J., & Eggermont, J. J. (2005). Enriched acoustic environment after noise trauma reduces hearing loss and prevents cortical map reorganization. *J Neurosci, 25*(3), 699-705. doi:10.1523/jneurosci.2226-04.2005

19. Morest, D. K., Kim, J., & Bohne, B. A. (1997). Neuronal and transneuronal degeneration of auditory axons in the brainstem after cochlear lesions in the chinchilla: cochleotopic and non-cochleotopic patterns. *Hear Res, 103*(1-2), 151-168.

20. Mossop, J. E., Wilson, M. J., Caspary, D. M., & Moore, D. R. (2000). Down-regulation of inhibition following unilateral deafening. *Hear Res, 147*(1-2), 183-187.

21. Dong, S., Rodger, J., Mulders, W. H., & Robertson, D. (2010). Tonotopic changes in GABA receptor expression in guinea pig inferior colliculus after partial unilateral hearing loss. *Brain Res, 1342*, 24-32. doi:10.1016/j.brainres.2010.04.067

22. Muly, S. M., Gross, J. S., & Potashner, S. J. (2004). Noise trauma alters D-[3H]aspartate release and AMPA binding in chinchilla cochlear nucleus. *J Neurosci Res, 75*(4), 585-596. doi:10.1002/

jnr.20011

23. Jin, Y. M., Godfrey, D. A., Wang, J., & Kaltenbach, J. A. (2006). Effects of intense tone exposure on choline acetyltransferase activity in the hamster cochlear nucleus. *Hear Res, 216-217*, 168-175. doi:10.1016/j.heares.2006.02.002

24. Chang, H., Chen, K., Kaltenbach, J. A., Zhang, J., & Godfrey, D. A. (2002). Effects of acoustic trauma on dorsal cochlear nucleus neuron activity in slices. *Hear Res, 164*(1-2), 59-68.

25. Cransac, H., Cottet-Emard, J. M., Hellstrom, S., & Peyrin, L. (1998). Specific sound-induced noradrenergic and serotonergic activation in central auditory structures. *Hear Res, 118*(1-2), 151-156.

26. Schaette, R., & Kempter, R. (2008). Development of hyperactivity after hearing loss in a computational model of the dorsal cochlear nucleus depends on neuron response type. *Hear Res, 240*(1-2), 57-72. doi:10.1016/j.heares.2008.02.006

27. Kaltenbach, J. A., & Afman, C. E. (2000). Hyperactivity in the dorsal cochlear nucleus after intense sound exposure and its resemblance to tone-evoked activity: a physiological model for tinnitus. *Hear Res, 140*(1-2), 165-172.

28. Kim, J., Morest, D. K., & Bohne, B. A. (1997). Degeneration of axons in the brainstem of the chinchilla after auditory overstimulation. *Hear Res, 103*(1-2), 169-191.

29. Benson, C. G., Gross, J. S., Suneja, S. K., & Potashner, S. J. (1997). Synaptophysin immunoreactivity in the cochlear nucleus after unilateral cochlear or ossicular removal. *Synapse, 25*(3), 243-257. doi:10.1002/(sici)1098-2396(199703)25:3<243::aid-syn3>3.0.co;2-b

30. Pujol, R., & Puel, J. L. (1999). Excitotoxicity, synaptic repair, and functional recovery in the mammalian cochlea: a review of recent findings. *Ann N Y Acad Sci, 884*, 249-254.

31. Cazals, Y. (2000). Auditory sensori-neural alterations induced by salicylate. *Prog Neurobiol, 62*(6), 583-631.

32. Stypulkowski, P. H. (1990). Mechanisms of salicylate ototoxicity. *Hear Res, 46*(1-2), 113-145.

33. Greeson, J. N., & Raphael, R. M. (2009). Amphipath-induced nanoscale changes in outer hair cell plasma membrane curvature. *Biophys J, 96*(2), 510-520. doi:10.1016/j.bpj.2008.09.016

34. Meltser, I., Tahera, Y., & Canlon, B. (2009). Glucocorticoid receptor and mitogen-activated protein kinase activity after restraint stress and acoustic trauma. *J Neurotrauma, 26*(10), 1835-1845. doi:10.1089/neu.2008.0874

35. Shulman, A. (1997). Neuroprotective Drug Therapy: A Medical and Pharmacological Treatment for Tinnitus Control. *Int Tinnitus J, 3*(2), 77-93.

36. Ruel, J., Chabbert, C., Nouvian, R., Bendris, R., Eybalin, M., Leger, C. L., . . . Puel, J. L. (2008). Salicylate enables cochlear arachidonic-acid-sensitive NMDA receptor responses. *J Neurosci, 28*(29), 7313-7323. doi:10.1523/jneurosci.5335-07.2008

37. Yates, G. K. (1991). Auditory-nerve spontaneous rates vary predictably with threshold. *Hear Res, 57*(1), 57-62.

38. Evans, E. F., & Borerwe, T. A. (1982). Ototoxic effects of salicylates on the responses of single cochlear nerve fibres and on cochlear potentials. Br J Audiol, 16(2), 101-108.

39. Jastreboff, P. J. (1990). Phantom auditory perception (tinnitus): mechanisms of generation and perception. *Neurosci Res, 8*(4), 221-254.

40. Tan, J., Ruttiger, L., Panford-Walsh, R., Singer, W., Schulze, H., Kilian, S.B., Hadjab, S., Zimmermann, U., Kopschall, I., Rohbock, K., Knipper, M., 2007. Tinnitus behavior and hearing function correlate with the reciprocal expression patterns of BDNF and Arg3.1/arc in auditory neurons following acoustic trauma. Neuroscience 145, 715–726.

41. Sahley, T. L., & Nodar, R. H. (2001). A biochemical model of peripheral tinnitus. *Hear Res, 152*(1-2), 43-54.

42. Laughlin, T. M., Vanderah, T. W., Lashbrook, J., Nichols, M. L., Ossipov, M., Porreca, F., & Wilcox, G. L. (1997). Spinally administered dynorphin A produces long-lasting allodynia: involvement of NMDA but not opioid receptors. *Pain, 72*(1-2), 253-260.

43. Jongkamonwiwat, N., Phansuwan-Pujito, P., Casalotti, S. O., Forge, A., Dodson, H., & Govitrapong, P. (2006). The existence of opioid receptors in the cochlea of guinea pigs. *Eur J Neurosci, 23*(10), 2701-2711. doi:10.1111/j.1460-9568.2006.04810.x

44. Ishibashi, T., Takumida, M., Akagi, N., Hirakawa, K., & Anniko, M. (2009). Changes in transient receptor potential vanilloid (TRPV) 1, 2, 3 and 4 expression in mouse inner ear following gentamicin challenge. *Acta Otolaryngol, 129*(2), 116-126. doi:10.1080/00016480802032835

45. Bramham, C. R., & Messaoudi, E. (2005). BDNF function in adult synaptic plasticity: the synaptic consolidation hypothesis. *Prog Neurobiol, 76*(2), 99-125. doi:10.1016/j.pneurobio.2005.06.003

46. Chen, W. G., West, A. E., Tao, X., Corfas, G., Szentirmay, M. N., Sawadogo, M., . . . Greenberg, M. E. (2003). Upstream stimulatory factors are mediators of Ca2+-responsive transcription in neurons. *J Neurosci, 23*(7), 2572-2581.

47. Panford-Walsh, R., Singer, W., Ruttiger, L., Hadjab, S., Tan, J., Geisler, H. S., . . . Knipper, M. (2008). Midazolam reverses salicylate-induced changes in brain-derived neurotrophic factor and arg3.1 expression: implications for tinnitus perception and auditory plasticity. *Mol Pharmacol, 74*(3), 595-604. doi:10.1124/mol.108.046375

48. Puel, J. L., & Guitton, M. J. (2007). Salicylate-induced tinnitus: molecular mechanisms and modulation by anxiety. *Prog Brain Res, 166*, 141-146. doi:10.1016/s0079-6123(07)66012-9

49. Kaltenbach, J. A., & Godfrey, D. A. (2008). Dorsal cochlear nucleus hyperactivity and tinnitus: are they related? *Am J Audiol, 17*(2), S148-161. doi:10.1044/1059-0889(2008/08-0004)

50. Kaltenbach, J. A., & Zhang, J. (2007). Intense sound-induced plasticity in the dorsal cochlear nucleus of rats: evidence for cholinergic receptor upregulation. *Hear Res, 226*(1-2), 232-243. doi:10.1016/j.heares.2006.07.001

51. Zeng, C., Nannapaneni, N., Zhou, J., Hughes, L. F., & Shore, S. (2009). Cochlear damage changes the distribution of vesicular glutamate transporters associated with auditory and nonauditory inputs to the cochlear nucleus. *J Neurosci, 29*(13), 4210-4217. doi:10.1523/jneurosci.0208-09.2009

52. Sun, W., Lu, J., Stolzberg, D., Gray, L., Deng, A., Lobarinas, E., & Salvi, R. J. (2009). Salicylate increases the gain of the central auditory system. *Neuroscience, 159*(1), 325-334. doi:10.1016/j.neuroscience.2008.12.024

53. Brozoski, T. J., Ciobanu, L., & Bauer, C. A. (2007). Central neural activity in rats with tinnitus evaluated with manganese-enhanced magnetic resonance imaging (MEMRI). *Hear Res, 228*(1-2), 168-179. doi:10.1016/j.heares.2007.02.003

54. Al-Mana, D., Ceranic, B., Djahanbakhch, O., & Luxon, L. M. (2008). Hormones and the auditory system: a review of physiology and pathophysiology. *Neuroscience, 153*(4), 881-900. doi:10.1016/j.neuroscience.2008.02.077

55. Zhang, J. S., Kaltenbach, J. A., Wang, J., & Kim, S. A. (2003). Fos-like immunoreactivity in auditory and nonauditory brain structures of hamsters previously exposed to intense sound. *Exp Brain Res, 153*(4), 655-660. doi:10.1007/s00221-003-1612-4

56. Schwarzer, C. (2009). 30 years of dynorphins--new insights on their functions in neuropsychiatric diseases. *Pharmacol Ther, 123*(3), 353-370. doi:10.1016/j.pharmthera.2009.05.006

57. Guitton, M. J., Caston, J., Ruel, J., Johnson, R. M., Pujol, R., & Puel, J. L. (2003). Salicylate induces tinnitus through activation of cochlear NMDA receptors. *J Neurosci, 23*(9), 3944-3952.

58. Tagawa, Y., Kanold, P. O., Majdan, M., & Shatz, C. J. (2005). Multiple periods of functional ocular dominance plasticity in mouse visual cortex. *Nat Neurosci, 8*(3), 380-388. doi:10.1038/nn1410

Mechanism of Tinnitus Generation II: Maladpative Plastic Changes in the CNS

서울의대 오승하 · 한재준

서론

이명은 외부의 소리자극 없이 소리를 주관적으로 느끼는 증상이며, 말소리나 음악소리가 아닌 "삐이~" 혹은 "윙윙"거리는 등의 비정형화된 소리로 들린다. 과거에는 이명이 말초의 와우 부위에서 발생한다고 생각하였고, 와우를 타깃으로 하는 다양한 치료들을 시도하였지만 일관되고 신뢰성 있는 치료 효과를 보이지 못하였다.[1] 이후 2000년대 들어 다양한 뇌 이미징 연구 기법과 동물실험 모델이 개발되면서,[2] 이명이 말초기관이 아닌 뇌신경계 이상에 의한 질환임이 밝혀지고 있고,[3,4] 연관된 신경부위 *neural correlate* 들이 보고되었다. 이명의 중추신경계의 병태생리에 관한 연구성과는 이후 cognitive behavior therapy *CBT* 나 transcranial magnetic stimulation *TMS*, transcranial direct-current stimulation *tDCS* 등의 이명치료법 개발로 이어졌다. 본 장에서는 이명의 병태생리에 관하여 중추신경계의 변화와 이를 설명하는 이론에 대하여 기술을 하고자 한다.

본론

I. 이명의 원인

이명이 발생하게 되는 최초의 원인은 청각신경계통의 변화이며, 대개 돌발성 난청이나 소음성 난청, 노화성 난청, 이독성 난청 등 다양한 원인에 의해 발생하는 와우 내의 병변으로 시작된다. 이외 혈관성 신경압박증후군 *microvascular compression syndrome* 이나 청신경초종 *vestibular schwannoma* 에 의해 청신경 기능이 손상되었을 경우에도 이명이 발생할 수 있다. 하지만 난청을 가진 모든 사람들이 이명을 느끼는 것은 아니듯이 난청과 이명의 관계가 필연적인 인과관계를 보이는 것은 아니다. 또한 정상 청력을 가진 환자도 이명을 호소할 수 있다. 그러나 이명을 호소하는 대부분의 사람들은 청력검사상 난청 소견을 가지거나, 청력검사상 나타나지 않을 정도의 청각구심로 차단 *auditory deafferentation*,[5] cochlear dead region,[6] 외유모세포 손상을 가진다고 보고되었다.[7] 또한 286명의 일측 혹은 양측 이명 환자의 청력도를 확인한 연구에서 최대 청력저하 주파수와 이명의 주파수가 일치하는 결과가 보고되었고, 이는 청력저하와 이명의 밀접한 상관관계를 뒷받침한다고 볼 수 있다.[8]

최근 많은 연구에서 이명이 생기는 발단은 청력저하나 와우, 혹은 청신경의 손상이더라도, 이것이 발생하고 유지되는 기전은 말초의 와우 혹은 청신경이 아닌 중추신경계에 있다고 보고되고 있다. 단적인 예로, 이명이 있는 환자에서 와우신경을 절단하여 말초와의 연결성을 끊더라도 이명은 지속되거나 악화된다고 보고되었다.[9] 따라서 말초감각박탈 *sensory deprivation* 로 인한 감각신호 입력의 변화가 발생하면, 이에 대응하여 중추신경계의 신경 가소성에 의한 변화가 유발되고 이로 인해 이명이 발생한다.

II. 이명의 병태생리

이명은 크게 2가지의 신경학적 이상반응에 의해 발생한다고 개념화할 수 있다. 첫 번째는 청력도에 나타나는, 혹은 나타나지 않는 청력저하 혹은 와우손상으로 인한 bottom-up deafferentation이다. 두 번째는 불필요한 신호를 제어하는 top-down noise-cancelling mechanism에 문제가 생기면서 이명이 발생한다는 가설이다. 이명의 발생과정을 설명하는 다양한 이론을 소개하고 이와 관련된 연구결과를 소개하고자 한다.

1. The Bayesian brain

토머스 베이즈(Thomas Bayes, 1701~1761)는 영국의 목사로 말년에 확률론에 관심을 갖고 이에 대한 연구를 하였고, 사후 그의 친구인 리처드 프라이스(1723~1791)는 〈확률론의 한 문제에 대한 에세이〉에서 베이즈 정리 *Bayes' theorem* 를 소개하였다. 이후 피에르시몽 라플라스는 이를 수식으로 정리하였고, 베이즈 확률론의 시초가 되었다. 베이즈 정리는 사전의 확률과 사후의 확률 간의 관계를 나타내는 정리이며, 현재 인지과학 및 인공지능 분야에서 활발히 활용되고 있는 개념이다. 인간은 경험을 통해 새로운 정보를 받아들이고 이를 통해 자신이 가지고 있던 기존의 체계를 업데이트시켜 해석하고, 판단하고 의사 결정을 한다. 그리고 이러한 과정은 새로운 정보가 유입될 때마다 업데이트를 반복하며, 이러한 관점에서 Bayesian brain이라는 모델이 제시되었다.

Bayesian brain은 뇌의 사고와 처리과정을 probability machine으로 개념화하며, 이는 끊임없이 외부 세계에 대하여 예측을 하고 실제 감각정보에 기초하여 새롭게 업데이트한다고 설명한다.[10] 외부 감각정보를 인지하는 과정을 설명함에 있어, 생존확률을 높이기 위하여 예측하지 못한 상황을 확인하고 이로부터 학습을 함으로써 현재와 미래에 취해야 할 행동에 대한 결정을 내린다.[11] 우리의 뇌는 외부 환경에서 반복되는 패턴을 분석하고 이를 기반으로 외부 세계에 대한 지각적 표상*perceptual representation*을 만든다. 이를 기반으로 확률적 추론을 통해 새로운 외부 자극, 불확실성, 예측하지 못한 정보에 대한 분석을 하고, 지각적 표상을 업데이트 한다.

Bayesian brain은 외부 정보에 대한 예측 오차*prediction error*를 줄이기 위한 적응 방법으로 두 가지 기전을 가지고 있다. 첫 번째는 앞에서 설명하였던 기존의 예측을 수정하고 새로운 지각적 표상을 구축하고 업데이트하는 방법이다. 두 번째는 외부로부터 얻은 정보를 수정하거나 선택적으로 받아들여 오차를 줄이는 방법이다.[12] 이명의 발생과정에서 Bayesian brain 이론이 최근 주요하게 응용되고 있으며, Bayesian brain에 의한 지속적인 지각적 표상 구축 및 업데이트 과정에 문제가 생기거나, 비정상적인 적응을 통한 병적인 청각 정보 수정에 의해 이명이 발생한다고 제기되고 있다.[13]

2. Neural plasticity in tinnitus

난청이 발생하고 청각구심로 차단*auditory deafferentation*이 발생하면, 뇌로 전달되는 청각 신호 정보가 줄어들게 되고, 이로 인해 예측 오차가 발생한다. 뇌에서는 이 오차를 최소화하기 위하여, 외부에서 부족한 정보를 찾거나, 내부적인 정보를 이용하여 부족한 부분을 채우게 된다. 청각신경계에서 발생하는 뇌의 적응기전은 크게 4가지가 보고되고 있다.

1) Decrease in lateral inhibition

청각저하의 정도가 심하지 않은 경우에는 청각피질 내의 topographic map의 변화 없이 손상을 받은 영역에 의한 lateral inhibition이 감소하게 된다고 보고되었다[14](Figure 8-1A). Lateral inhibition은 흥분한 신경이 주변 신경세포의 흥분성 자극을 억제하는 기전으로 주변으로 신경세포의 탈분극 전달을 막는 역할을 한다. 이는 시각, 청각 등 감각신경계에서 주변과의 대조도*contrast*를 높이는 데 중요한 기전으로 알려져 있으며,[15] 청각신경계에서는 청각피질세포가 가지는 주파수 특이적인 sharp tuning curve의 특성을 가지는 데 중요한 역할을 한다고 알려져 있다.[16] 감각 박탈로 인해 lateral inhibition이 감소하면, 휴면 중이거나 GABAergic 신경에 의해 억제되어 기능을 하지 않는 interneuron connection이 탈억제되며 주변 신경세포의 활성이 손상 영역으로 전달되게 된다.[17] 이는 청각피질 내의 topographic map의 변화 없이 손상받은 영역으로 주변 신경세포의 활성이 전달되며, 인접한 신경피질세포의 tuning curve의 widening이 발생한다.[18] 이 과정에서 감각 박탈이 일어난 부위는 주변 세포의 tuning curve와 중복되는 영역에서 부족한 정보를 보충한다.

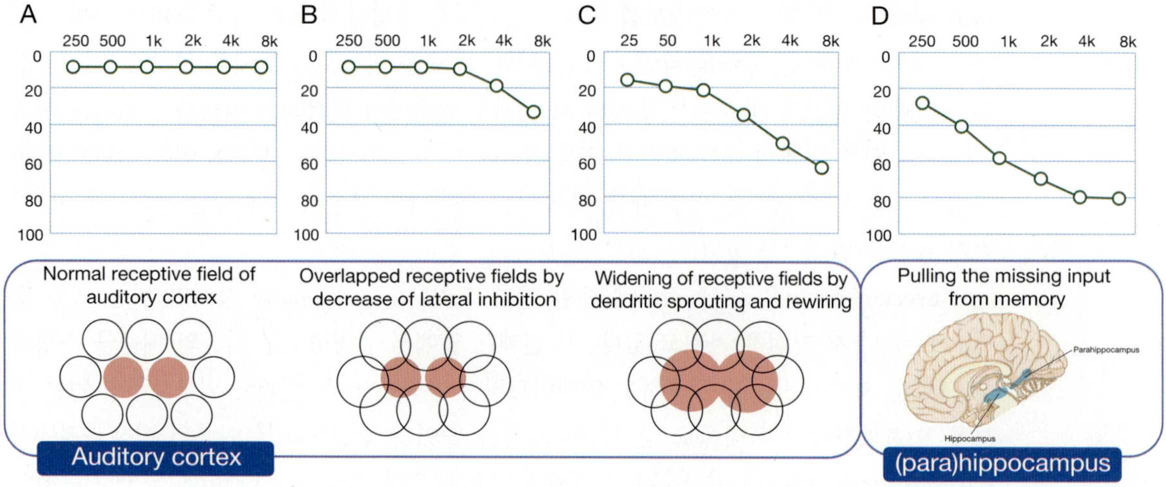

Figure 8-1 청각구심로차단*auditory deafferentation* 후 대뇌 청각 피질에서 발생하는 신경 가소성 변화와 이명의 병태생리. A: 정상 청력 환자의 청각 피질은 주파수 특이적인 receptive field 들로 구성되며 이를 tonotopic map이라고 한다. B: 특정 주파수에 국한된 부분적 청력 감소는 청각피질의 특정 수용 영역*receptive field* 으로 전달되는 청각 정보의 부분적 결손을 유발한다. 이는 해당 영역과 주변 영역간의 lateral inhibition의 감소로 이어지며 영역간의 overlap을 통해 부족한 정보를 채우게 된다. C: 청각구심로차단 정도가 좀더 확장되고 심해지면, 영역간의 새로운 연결이 dendritic sprouting과 rewiring을 통해 구축되고 receptive field의 확장과 tonotopical map plasticity가 유발된다. D: 청력 감소가 매우 심하여 외부로부터 들어오는 청각자극이 절대적으로 부족하게 되면, (para)hippocampus에 저장된 소리 자극 정보를 차용하게 되며 이러한 과정에서 이명이 발생한다. (adopted from De Ridder, 2014)

2) Dendritic sprouting and rewiring

청력저하와 같은 구심로 차단 후에는 휴면 중이거나 억제되어 있는 interneuron connection의 탈억제뿐만 아니라, dendritic sprouting과 axonal rewiring에 의해 새로운 연결이 형성되기도 한다[19, 20](Figure 8-1B). 감각박탈 후에 나타나는 Dendrite의 가소성 변화는 2~3일 내에 빠르게 나타나는 것으로 알려져 있으며,[21] 수 주 후에는 neuron 내의 cytoskeleton의 remodeling과 함께 새로운 신경세포 간의 rewiring이 유발된다.[22]

3) Widening of receptive fields

앞에서 설명한 휴면 신경세포의 탈억제나 새로운 dendritic sprouting에 의한 edge region의 확장은 감각수용영역*sensory receptive field* 의 확장으로 이어진다(Figure 8-1B). 즉 기존에 전달되지 않았던 영역(손상영역)으로 주변의 활성신호가 전달되고, 수용영역의 확장이나 피질의 map plasticity가 나타난다. 난청에 의한 청각피질 map plasticity는 이명의 정도가 심할수록 광범위하게 나타난다고 보고되었고,[23] 이명이 호전될 경우에는 정상과 비슷하게 회복된다고 보고되었다.[24]

4) Pulling the missing input from memory

위와 같은 신경계 가소성의 반응으로 감각 박탈에 의해 발생한 불확실성 혹은 예측 오차가 해결되지 않을 경우에는 대뇌 내에 저장되어 있는 memory 정보를 이용하기도 한다(Figure 8-1C). 청각피질은 후 측해마*posterior parahippocampus*와 연결되어 있다고 보고되고 있고,[25] 이는 의미 있는 청각정보와 그렇지 않은 정보를 선별하고 parahippocampus로부터 해당 memory 영역으로 전달하는 역할을 한다고 알려져 있다. 이명의 발생 과정에서 parahippocampus는 연관된 영역으로 보고되고 있고, 특히 이명으로 인한 distress 정도와 지속성과 밀접한 연관성이 있다고 알려진다.[26,27]

3. The change of neural activity in auditory cortex

이명 환자에서 관찰되는 신경계의 가소성 현상은 대뇌 활성의 변화로 나타나게 되고, EEG,[28] MEG,[29,30] intracranial recording[31] 등을 이용한 다양한 연구에서 감각 박탈에 의한 thalamocortical dysrhythmia와 theta-gamma coupled activity가 이명 환자에서 나타난다고 보고되었다. 난청과 같은 질환에 의한 청각구심로 차단이 발생하면 thalamocortical pathway를 통해 전달되는 정보가 감소하고 신경세포의 활성도가 감소하게 되어,[32] 휴면상태에서 지배적인 alpha rhythm (8~12 Hz)이 theta rhythm (4~7 Hz)으

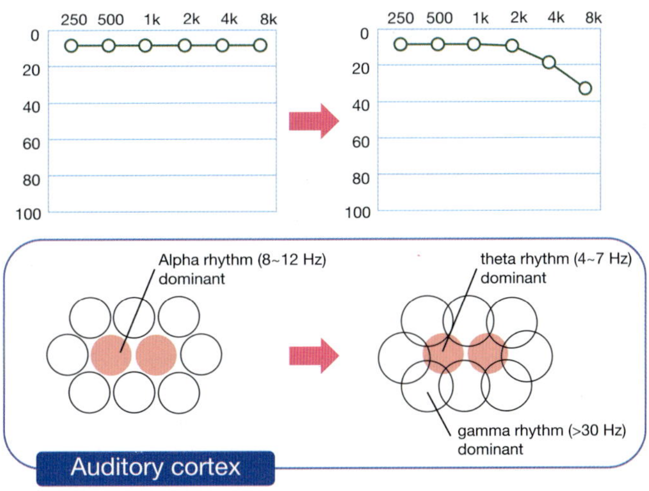

Figure 8-2 청각구심로 차단*auditory deafferentation* 후 대뇌 청각피질에서 발생하는 신경 활성의 변화와 theta-gamma coupling. 정상 청력의 청각피질은 휴지기*resting state*에 alpha rhythm (8~12 Hz)이 주를 이루는 신경 활성을 보이지만, 청각구심로 차단이 발생하면 활성이 감소하여 theta rhythm (4~7 Hz)으로 전환된다. 반면에 주변 영역에서는 활성이 증가하여 gamma-band activity (>30 Hz)가 증가하며, 이러한 이명 발생 과정에서 나타나는 청각피질 활성의 변화를 theta-gamma coupling이라 한다. (adopted from De Ridder, 2014)

로 변하게 된다(Figure 8-2).[33] 이러한 현상을 thalamocortical dysrhythmia라고 한다. 이 과정에서 청각구심로 차단이 발생한 대뇌피질 영역의 주변에서 신경 가소성에 의한 변화가 유발된다. 이와는 반대로, 주변 영역은 GABAergic 신경에 의한 lateral inhibition의 감소로 인한 탈억제와 새로운 신경연접 형성 등으로 비정상적인 과활성 상태가 유도되며, 이는 gamma (>30 Hz) band activity의 증가로 나타난다(Figure 8-2).[29, 33] 이 과정에서 이명이 발생하며, 대뇌피질의 신호양상은 청각피질의 theta-gamma coupling으로 나타난다고 보고되었다.[30, 31] 이명의 크기 loudness 감소는 청각피질 내의 gamma-band activity의 감소와 연관된다고 보고된 바가 있고,[34, 35] 이명의 크기가 악화되는 경우 gamma-band activity가 증가한다.[36] 이러한 theta-gamma wave activity의 coupling 현상은 이명 환자에서 MEG를 이용한 연구에서도 보고되었다.[30]

4. Neural correlates of tinnitus

특정한 경험이나 상황에서 필연적으로 나타나는, 혹은 연관되는 다양한 영역의 대뇌활성 양상을 'neural correlate'라고 한다. 이명이라는 병적 상태에 관련되어 나타나는 neural correlate들은 청각신경계에 국한되지 않고, 다양한 영역의 활성 변화와 동반된다고 알려져 있다(Figure 8-3).[26, 37, 38] 이명과 연관된 비청각신경계는 salience network, perception network, distress network, memory area로 크게 구분할 수 있다.

Salience network는 anterior insula와 dorsal anterior cingulate cortex *dACC*에서 다양한 대뇌영역으로 연결되는 network로 감각, 감정, 그리고 인지적 정보를 통합하여 인식하는 과정에서 중요한 역할을 한다고 알려져 있다.[39] 중추신경계는 외부로부터 들어오는 다양한 감각자극 중에 특정 자극을 선택적으로 처리하는 특성을 가지고 있고, 이 과정에서 salience network가 중요한 역할을 한다. 이러한 기능적 특성은 salience network의 두 가지 메커니즘으로 설명된다. 첫 번째는 빠르고 자동적으로 외부로부터 들어오는 자극 중 일부만 선택적으로 필터링하고 증폭하는 bottom-up mechanism이다.[40, 41] 두 번째는 경쟁적으로 상황에 맞는 자극을 선택하고 이에 주의 집중하는 과정에 관여하며 이를 목표지향적인 행동을 유발하는 데 필요한 대뇌 영역으로 연결하며, 광범위한 core brain system이 이 과정에서 관여한다고 알려져 있다.[42] Anterior insula와 dACC는 salience network를 구성하며 외부에서 들어온 신호 중에 통증과 같은 의미가 있고 주목해야 할 자극을 선택하여 인지하도록 하는 역할을 한다고 알려져 있고, 이를 통해 통증 인식을 증가시킨다.[43] 통증 및 체성감각계와 마찬가지로 청각신호 자극도 salience network과 연결되며 청각신호의 인지과정에서 anterior insula와 dACC가 관여한다고 보고되었다. dACC와 anterior insula의 과활성은 피험자가 청각신호를 인지하는 수행력과 관련이 된다고 보고되었다.[44] 즉 청각신호를 증폭하여 더 잘 인지하도록 하는 과정에서 dACC와 anterior insula가 관여하며, 이는 청각구심로 차단으로 청각신호 정보가 감소한 상황에서 부족한 정보를 증폭하

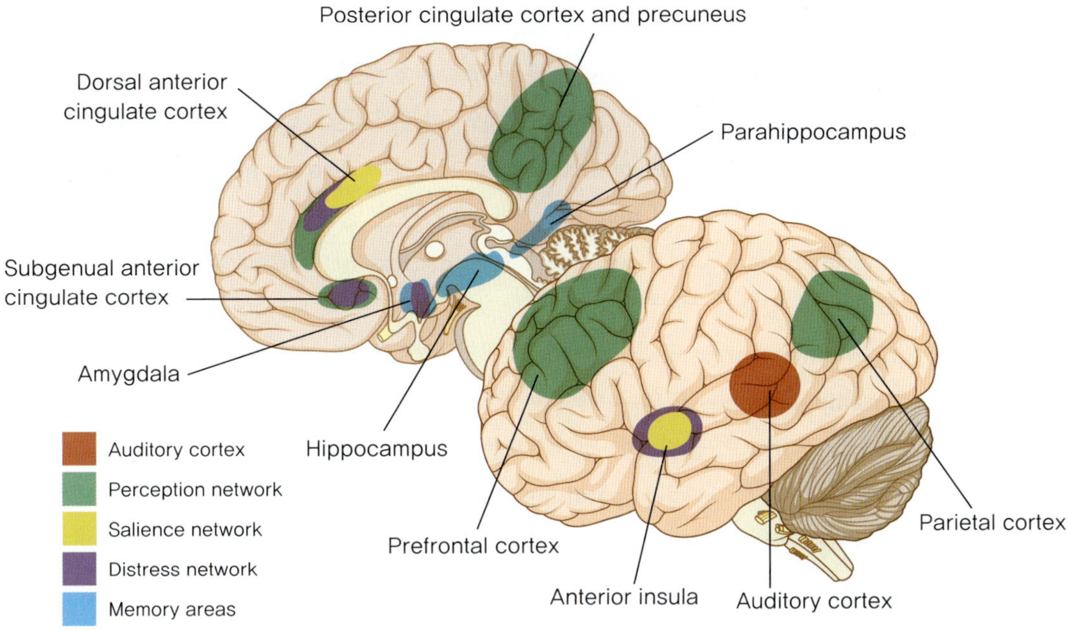

Figure 8-3 이명 발생과 관련된 대뇌 영역들. 대뇌의 top-down modulation 기능이 감소하면서 실제 존재하지 않는 청각자극을 인지하게 되며(phantom perception), 이 과정에서 subgenual and dorsal anterior cingulate cortices, posterior cingulate cortex, precuneus, parietal cortex, prefrontal cortex 등 perception network 관련 영역이 이명과 연관되어 활성이 변한다고 알려져 있다(green). Dorsal anterior cingulated cortex와 anterior insula 영역은 salience network와 연관된 영역으로 청각구심로 차단 후 부족한 정보를 채우는 과정에서 활성이 높아지며 이 과정에서 이명이 발생한다(yellow). 이명으로 인한 고통이나 괴로움 *distress* 은 anterior cingulate cortices, anterior insula, amygdala 등의 distress network와 연관되어 나타난다(purple). 이명 발생과정에서 memory 영역에 저장된 청각정보가 이용될 수 있으며, amygdala, parahippocampus, hippocampus 영역의 활성 변화가 이명과 연관되어 나타난다(blue). (adopted from De Ridder, 2011)

거나 주변 영역으로부터 채우는 과정에서 dACC와 anterior insula가 활성화된다.[45] 이러한 기전에 의해 이명이 발생하는 과정에서 salience network의 활성화가 연관되어 나타난다고 보고되고 있다.[31, 33]

Perception network에 속하는 prefrontal cortex는 청각정보를 처리하고 저장하는 데 중요한 역할을 한다고 알려져 있으며, 청각정보처리 과정에서 top-down inhibitory modulation에 관여한다고 보고되었다.[46] 이명 환자에서 prefrontal cortex의 회질 부피가 줄어들어 있고,[47] 그 기능이 저하되어 있으며, 이는 이명의 정도와도 연관성이 있다고 보고되고 있다.[48, 49] 따라서 이명의 발생과정에서 prefrontal cortex의 기능저하에 따른 top-down modulation의 이상이 중요한 역할을 한다고 보고되고 있다.

많은 이명환자들은 이명으로 인해 고통이나 괴로움 *distress* 을 느끼게 되고 임상적으로 이명을 치료하는 데에 중요한 지표로 활용된다. 또한 이명 환자에서 우울이나 불안과 같은 정서적 장애와 흔하게 동반된다고 알려져 있다.[50] 중추신경계는 통증이나 somatoform disorder 등에서 활성화된다고 알려져 있는 비특이적인 distress network이 있다고 알려져 있고,[26] dorsal thalamus를 통한 통증신호는 ACC, anterior insula, amygdala로 전달되어 처리된다.[51~53] 통증 신호체계와 마찬가지로 청각신호도 dorsal thalamus로부터 amygdala, ACC, anterior insula까지 이어지는 distress network에 연결된다. 이명으로 인한 distress와 연관된 neural correlate에 관한 연구에 따르면, distress의 정도가 dACC, anterior insula, 그리고 amygdala 등의 distress network의 과활성과 연관성을 가진다고 보고된 바 있다.[27,54,55]

Memory area 또한 이명의 발생과 유지에 중요한 역할을 한다고 보고되고 있다. Parahippocampus 영역은 기억을 재분류하고 hippocampus로부터 다양한 대뇌영역으로 신호를 전달하고, 불필요한 청각정보는 제외하는 감각신호 문지기*gatekeeper* 역할을 한다고 알려져 있다.[56,57] 따라서 parahippocampus는 hippocampus에 저장되어 있는 청각정보를 제어하는 역할을 하며, 이 영역의 기능이 억제될 경우 저장된 청각정보가 비정상적으로 청각피질 영역에 전달될 수 있다. 광범위한 청각구심로 차단으로 인하여 외부로부터 들어오는 청각신호 정보가 현저히 감소하였을 때, memory 영역에 저장된 청각신호를 이용하여 채우는 과정에서 이명이 발생하며, 이 과정에서 parahippocampus의 기능이 감소된다고 보고되었다.[26,27]

결론

최근 뇌신경 연구기법의 발달로 이명의 병태생리와 동반되는 중추신경계의 병적인 적응양상에 관한 많은 연구가 활발히 진행되고 있다. Maladpative plasticity에 의한 이명 발생 이론에 따르면, 이명은 난청으로 인한 청각구심로 차단에 대한 대뇌의 신경 가소성 및 적응과정에서 발생하며, 청각신경계의 변화와 함께 distress network, salience network, memory area 등 다양한 영역의 이상과 연관되어 나타나는 것으로 설명되고 있다. 이는 향후 neuromodulation 등 다양한 이명 치료법 개발에 중요한 학문적 기반이 될 것으로 기대한다.

참고문헌

1. Dobie RA. A review of randomized clinical trials in tinnitus. The Laryngoscope 1999; 109:1202-1211.
2. Jastreboff PJ, Brennan JF, Coleman JK, Sasaki CT. Phantom auditory sensation in rats: an animal model for tinnitus. Behavioral neuroscience 1988; 102:811.
3. Langguth B, Kreuzer PM, Kleinjung T, De Ridder D. Tinnitus: causes and clinical management. The Lancet Neurology 2013; 12:920-930.
4. Roberts LE, Eggermont JJ, Caspary DM, Shore SE, Melcher JR, Kaltenbach JA. Ringing

ears: the neuroscience of tinnitus. Journal of Neuroscience 2010; 30:14972-14979.

5. Van de Heyning PH, Wuyts F, Boudewyns A. Surgical treatment of Meniere's disease. Current opinion in neurology 2005; 18:23-28.
6. Weisz N, Hartmann T, Dohrmann K, Schlee W, Norena A. High-frequency tinnitus without hearing loss does not mean absence of deafferentation. Hearing research 2006; 222:108-114.
7. Job A, Raynal M, Kossowski M. Susceptibility to tinnitus revealed at 2 kHz range by bilateral lower DPOAEs in normal hearing subjects with noise exposure. Audiology and Neurotology 2007; 12:137-144.
8. Schecklmann M, Vielsmeier V, Steffens T, Landgrebe M, Langguth B, Kleinjung T. Relationship between audiometric slope and tinnitus pitch in tinnitus patients: insights into the mechanisms of tinnitus generation. PloS one 2012; 7:e34878.
9. Jackson P. A comparison of the effects of eighth nerve section with lidocaine on tinnitus. The Journal of Laryngology & Otology 1985; 99:663-666.
10. Friston K. The free-energy principle: a unified brain theory? Nature Reviews Neuroscience 2010; 11:127.
11. Quartz SR, Sejnowski TJ. Liars, lovers, and heroes: What the new brain science reveals about how we become who we are. Harper Collins, 2003.
12. Friston K, Kilner J, Harrison L. A free energy principle for the brain. Journal of Physiology-Paris 2006; 100:70-87.
13. De Ridder D, Vanneste S, Freeman W. The Bayesian brain: phantom percepts resolve sensory uncertainty. Neuroscience and biobehavioral reviews 2014; 44:4-15.
14. Rajan R. Receptor organ damage causes loss of cortical surround inhibition without topographic map plasticity. Nature neuroscience 1998; 1:138.
15. Yantis S. Sensation and perception. Palgrave Macmillan, 2013.
16. Suga N. Sharpening of frequency tuning by inhibition in the central auditory system: tribute to Yasuji Katsuki. Neuroscience research 1995; 21:287-299.
17. Eggermont JJ, Roberts LE. The neuroscience of tinnitus. Trends in neurosciences 2004; 27:676-682.
18. Zheng XY, Henderson D, McFadden SL, Ding DL, Salvi RJ. Auditory nerve fiber responses following chronic cochlear de- efferentation. Journal of Comparative Neurology 1999; 406:72-86.
19. De Ridder D, Van de Heyning P. The Darwinian plasticity hypothesis for tinnitus and pain. Progress in brain research 2007; 166:55-60.
20. Møller AR. Symptoms and signs caused by neural plasticity. Neurological research 2001; 23:565-572.
21. Petrus E, Rodriguez G, Patterson R, Connor B, Kanold PO, Lee HK. Vision loss shifts the balance of feedforward and intracortical circuits in opposite directions in mouse primary auditory and visual cortices. The Journal of neuroscience : the official journal of the Society for Neuroscience 2015; 35:8790-8801.
22. Park M-H, Jang JH, Song J-J, Lee HS, Oh SH. Neurofilament heavy chain expression and neuroplasticity in rat auditory cortex after unilateral and bilateral deafness. Hearing research 2016; 339:155-160.
23. Mühlnickel W, Elbert T, Taub E, Flor H. Reorganization of auditory cortex in tinnitus. Proceedings of the National Academy of Sciences 1998; 95:10340-10343.

24. Engineer ND, Riley JR, Seale JDet al. Reversing pathological neural activity using targeted plasticity. Nature 2011; 470:101.

25. Munoz-Lopez M, MohedanoMoriano A, Insausti R. Anatomical pathways for auditory memory in primates. Frontiers in neuroanatomy 2010; 4:129.

26. De Ridder D, Elgoyhen AB, Romo R, Langguth B. Phantom percepts: tinnitus and pain as persisting aversive memory networks. Proceedings of the National Academy of Sciences 2011; 108:8075-8080.

27. Vanneste S, Plazier M, Van Der Loo E, Van de Heyning P, Congedo M, De Ridder D. The neural correlates of tinnitus-related distress. Neuroimage 2010; 52:470-480.

28. Kim SH, Jang JH, Lee S-Yet al. Neural substrates predicting short-term improvement of tinnitus loudness and distress after modified tinnitus retraining therapy. Scientific reports 2016; 6:29140.

29. Llinás R, Urbano FJ, Leznik E, Ramírez RR, van Marle HJ. Rhythmic and dysrhythmic thalamocortical dynamics: GABA systems and the edge effect. Trends in neurosciences 2005; 28:325-333.

30. Weisz N, Müller S, Schlee W, Dohrmann K, Hartmann T, Elbert T. The neural code of auditory phantom perception. Journal of Neuroscience 2007; 27:1479-1484.

31. De Ridder D, van der Loo E, Vanneste Set al. Theta-gamma dysrhythmia and auditory phantom perception: case report. Journal of neurosurgery 2011; 114:912-921.

32. Borst A, Theunissen FE. Information theory and neural coding. Nature neuroscience 1999; 2:947.

33. Llinás RR, Ribary U, Jeanmonod D, Kronberg E, Mitra PP. Thalamocortical dysrhythmia: a neurological and neuropsychiatric syndrome characterized by magnetoencephalography. Proceedings of the National Academy of Sciences 1999; 96:15222-15227.

34. Adamchic I, Toth T, Hauptmann C, Tass PA. Reversing pathologically increased EEG power by acoustic coordinated reset neuromodulation. Human brain mapping 2014; 35:2099-2118.

35. Vanneste S, De Ridder D. Bifrontal transcranial direct current stimulation modulates tinnitus intensity and tinnitus–distress–related brain activity. European Journal of Neuroscience 2011; 34:605-614.

36. Vanneste S, van Dongen M, De Vree Bet al. Does enriched acoustic environment in humans abolish chronic tinnitus clinically and electrophysiologically? A double blind placebo controlled study. Hearing research 2013; 296:141-148.

37. Lanting C, De Kleine E, Van Dijk P. Neural activity underlying tinnitus generation: results from PET and fMRI. Hearing research 2009; 255:1-13.

38. Schlee W, Hartmann T, Langguth B, Weisz N. Abnormal resting-state cortical coupling in chronic tinnitus. BMC neuroscience 2009; 10:11.

39. Menon V. Salience network 2015.

40. Knudsen EI. Fundamental components of attention Annual Review of Neuroscience, 2007:57-78.

41. Peters RJ, Iyer A, Itti L, Koch C. Components of bottom-up gaze allocation in natural images. Vision research 2005; 45:2397-2416.

42. Fecteau JH, Munoz DP. Salience, relevance, and firing: a priority map for target selection. Trends in Cognitive Sciences 2006; 10:382-390.

43. Wiech K, Lin C-s, Brodersen KH, Bingel U, Ploner M, Tracey I. Anterior insula integrates

information about salience into perceptual decisions about pain. Journal of Neuroscience 2010; 30:16324-16331.

44. Sadaghiani S, Hesselmann G, Kleinschmidt A. Distributed and antagonistic contributions of ongoing activity fluctuations to auditory stimulus detection. Journal of Neuroscience 2009; 29:13410-13417.

45. Shahin AJ, Bishop CW, Miller LM. Neural mechanisms for illusory filling-in of degraded speech. NeuroImage 2009; 44:1133-1143.

46. Knight RT, Scabini D, Woods DL. Prefrontal cortex gating of auditory transmission in humans. Brain research 1989; 504:338-342.

47. Leaver AM, Seydell-Greenwald A, Turesky TK, Morgan S, Kim HJ, Rauschecker JP. Cortico-limbic morphology separates tinnitus from tinnitus distress. Frontiers in systems neuroscience 2012; 6:21.

48. Faber M, Vanneste S, Fregni F, De Ridder D. Top down prefrontal affective modulation of tinnitus with multiple sessions of tDCS of dorsolateral prefrontal cortex. Brain stimulation 2012; 5:492-498.

49. Seydell-Greenwald A, Leaver AM, Turesky TK, Morgan S, Kim HJ, Rauschecker JP. Functional MRI evidence for a role of ventral prefrontal cortex in tinnitus. Brain Res 2012; 1485:22-39.

50. Sullivan MD, Katon W, Dobie R, Sakai C, Russo J, Harrop-Griffiths J. Disabling tinnitus: association with affective disorder. General hospital psychiatry 1988; 10:285-291.

51. Kulkarni B, Bentley DE, Elliott Ret al. Attention to pain localization and unpleasantness discriminates the functions of the medial and lateral pain systems. European Journal of Neuroscience 2005; 21:3133-3142.

52. Price DD. Psychological and neural mechanisms of the affective dimension of pain. Science 2000; 288:1769-1772.

53. Rainville P, Duncan GH, Price DD, Carrier B, Bushnell MC. Pain affect encoded in human anterior cingulate but not somatosensory cortex. Science 1997; 277:968-971.

54. Song JJ, De Ridder D, Van de Heyning P, Vanneste S. Mapping tinnitus-related brain activation: an activation-likelihood estimation metaanalysis of PET studies. J Nucl Med 2012; 53:1550-1557.

55. Song JJ, De Ridder D, Schlee W, Van de Heyning P, Vanneste S. "Distressed aging": the differences in brain activity between early- and late-onset tinnitus. Neurobiol Aging 2013; 34:1853-1863.

56. Boutros N, Mears R, Pflieger M, Moxon K, Ludowig E, Rosburg T. Sensory gating in the human hippocampal and rhinal regions: regional differences. Hippocampus 2008; 18:310-316.

57. Tulving E, Markowitsch HJ. Memory beyond the hippocampus. Current opinion in neurobiology 1997; 7:209-216.

CHAPTER 09

Mechanism of Tinnitus Generation III: Somatosensory System and Tinnitus

강원의대 남의철

서론

하버드 의대에서 20년 동안 이명 치료에 전념해온 Robert Aaron Levine 교수는 그 자신이 이명 환자이기도 했다. 어느날 자신의 턱을 앞으로 내밀 때마다 이명의 소리가 커지는 것을 느꼈고 그 이후 그의 클리닉에서 찾아오는 이명환자들에게 "어떤 자세나 동작을 취하면 이명 소리가 변합니까?"라는 질문을 던지기 시작했다. 많은 환자가 특정 방향으로 머리를 기울이거나, 턱을 벌리거나 닫을 때 또는 목의 어느 지점을 압박할 때 이명이 커지거나 작아진다고 응답했다. 이러한 발견은 두경부 근육의 수축이라는 체성 감각*somatosensory* 정보가 이명이라는 청각계 활동에 영향을 주며, 체성 감각-청각의 통합*somatosensory-auditory integration*이 중추신경계에 원래 존재하는 일반적인 현상이라는 점을 임상에서 확인하는 계기가 되었다. 그 후 이명 환자들을 이러한 관점에서 분류하기 시작하여 청각장애와 전혀 관계없이 두경부 근육의 장애로부터 발생하는 이명군이 존재하는 것을 발견함으로써 "체성 이명*somatosensory or somatic tinnitus*"의 개념을 제시하게 되었다.[1,2]

이 장을 통해 1. 체성 감각과 청각의 통합, 2. 배측 달팽이 핵 탈억제 기전, 3. 이명의 체성 조절과 체성 이명, 4. 체성 감각 기반의 이명 치료법들을 소개하고자 한다.

본론

I. 체성 감각과 청각의 통합 Somatosensory-Auditory Integration

뇌간의 배측 달팽이 핵*dorsal cochlear nucleus, DCN*은 체성 감각 정보가 청각계에 처음 도달하는 부위로서 배측 달팽이 핵의 과립세포 *granule cells* 에는 삼차신경 핵 *trigeminal nuclei* 과 배측삭 핵 *dorsal column nuclei* 로부터 오는 체성 감각신경들이 분포하고, 달팽이 핵의 주세포인 방추형 세포 *fusiform cells* 는 청각 정보와 과립세포로부터 전달된 체성 감각 정보를 통합한다(Figure 9-1).[3~5]

경부 척수 신경절 *cervical dorsal root ganglia* 에 전기 자극을 가하면 배측 달팽이 핵의 단위 세포는 억제-흥분-억제의 단계적 반응을 보이며, 삼차신경 절 *trigeminal ganglion* 을 자극하면 달팽이 핵의 일부에서는 흥분 반응을, 다른 부위에는 억제 반응을 유발한다. 즉, 체성 감각계의 자극을 통해 달팽이 핵 신경의 흥분성 *firing rate* 과 동조화 *synchrony* 를 조절할 수 있다.[6,7] 삼차신경계과 청각신경계의 상호작용은 턱관절 장애 *temporomandibular joint disorder* 환자에서 정상인보다 이명의 빈도가 높고, 턱관절 장애의 치료 후 이명이 함께 호전되는 현상에서도 잘 나타난다.[8~10] 고양이의 귓바퀴를 당기거나 진동시키는 심부 자극 *proprioceptive stimulus* 을 가하면 이 체성 자극으로 인해 배측 달팽이 핵의 자발적 신경 활동과 음 자극 유발 반응이 모두 억제된다(Figure 9-2).[5~6] 또한 귓바퀴에 분포하는 경부 신경(C_2)에 전기자극을 가하면 배측 달팽이 핵의 반응이 유발된다.[11] 기능성 자기공명영상 연

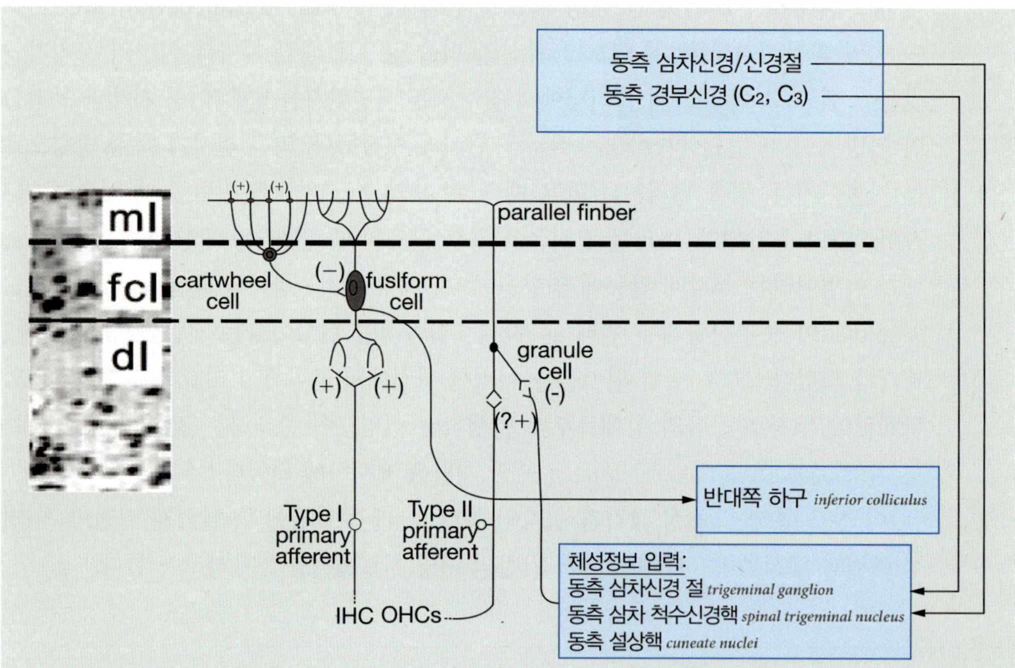

Figure 9-1 배측 달팽이 핵 내부의 체성감각-청각 연결 회로,[6] 배측 달팽이 핵의 주 청각세포인 방추형 세포 *fusiform cells* 는 내유모세포 *inner hair cells* 로부터 오는 청각 정보와 과립세포 *granule cells* 로부터 오는 체성 감각 정보를 함께 수용한다. 즉, 삼차신경 절 *trigeminal ganglion* 과 삼차 척수 신경핵 *spinal trigeminal nucleus* , 배측삭 핵 *dorsal column nuclei* (gracile & cuneate nuclei), 그리고 후근신경절 *dorsal root ganglion* 들로부터 오는 신경 섬유가 달팽이 핵의 과립세포와 접합하여 체성 감각 정보를 청각계로 전달한다.

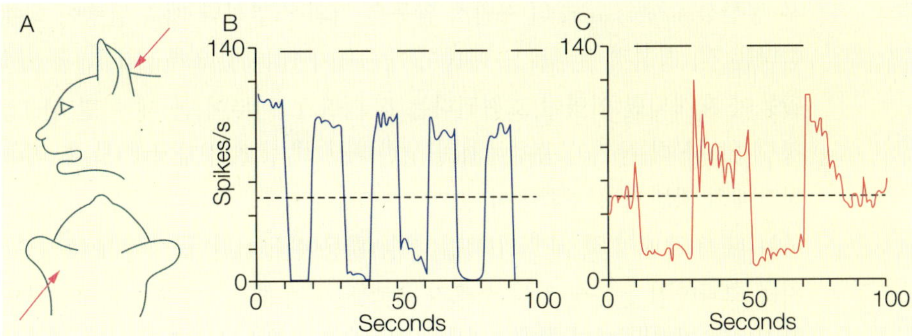

Figure 9-2 이개 근육 당김에 대한 배측 달팽이 핵 IV형 신경의 반응.[11] 화살표 방향으로 귓바퀴를 강하게 당길 때(A), 고유 주파수가 약 24 kHz인 type IV-반응형의 배측 달팽이 핵 신경세포의 반응 히스토그램을 기록하였다. 실험 B에서는 역치상 20 dB의 광대역 잡음을 지속해서 들려주고 있고, 실험 C는 조용한 환경에서 자발적 활동만을 기록하는 상태로 B와 C에서 각각 10초와 20초 동안 반복적인 근육 자극을 가하였다(그래프 상단의 bar에 해당). 귓바퀴 근육에 압력이 가해지는 동안 배측 달팽이 핵 신경세포의 활동에 긴장성 억제 tonic inhibition이 나타난다(그래프 중간의 점선은 자발적 활동 수준을 뜻함). 실험 C에서는 귓바퀴 압박이 종료된 직후 발생한 반동적인 상승이 관찰된다.

구에서 턱을 앞으로 내미는 동작은 삼차신경과 체성 감각 피질의 흥분을 유발하며 동시에 청각계[달팽이 핵과 하구 *inferior colliculus*]를 활성화하는 것이 증명된 바 있다. 이 연구에서 턱관절 운동에 의한 청각계의 흥분은 정상인보다 이명 환자들에서 더 강하게 나타나므로 이러한 비정상적인 체성 감각-청각 상호작용이 이명의 발생에 관여한다고 추측된다.[12, 13]

달팽이 핵에는 두 종류의 포상 글루타메이트 전달체 *vesicular glutamate transporters, VGLUTs* 가 분포한다. 그중 VGLUT1형은 달팽이 핵에 들어와 있는 청신경 섬유의 말단에 주로 분포하고 VGLUT2형은 삼차신경 섬유 말단에서만 관찰된다. 동물실험에서 달팽이 유모세포 손상 후 2~6주 사이에 달팽이 핵의 VGLUT1형은 발현이 뚜렷하게 감소하며 VGLUT2형의 발현은 증가한다. 따라서 말초 청각기 손상 후 청신경 활동은 억제되며 체성 감각신경의 활동은 상승 조절 *up-regulation* 되어 과다활동 *hyperactivity* 를 보이게 되는 이명 발생의 가소성 변화가 달팽이 핵에서 나타난다. 또한, 달팽이 핵으로 들어오는 청각신호가 감소하면 억제성 신경전달물질인 glycine과 GABA의 분비가 억제되고 그 수용체의 효율도 감소한다.[14, 15] 달팽이 핵에서 시작된 과다활동은 하구로 전달되고 시상 *thalamus* 의 내측 슬상체 *medial geniculate body* 로 전파된다. 하구의 과다활동은 전적으로 달팽이 핵에서 전파된 것이나 내측 슬상체는 하구를 거치지 않고 직접 달팽이 핵으로부터 전달받는 경로도 동시에 존재한다.[12, 16]

II. 배측 달팽이 핵 탈억제 기전 DCN Dis-Inhibition Hypothesis

이명이란 청각 중추신경계에서 자발적 신경 활동 *spontaneous neural firing* 의 빈도와 동조화가 증가한 결과이다. 청각장애에 동반된 이성 이명 *otic tinnitus* 의 경우, 청각 유모세포 손상

후 청신경 *auditory nerve*의 자발적 활동은 거의 소멸하나 배측 달팽이 핵에서는 오히려 증가한다는 점, 청신경 절제로도 이명이 개선되지 않는 증례가 많고 인공 와우이식으로 청신경 활동이 재개되면 이명이 호전된다는 점 등으로 미루어 볼 때 이명 신호는 달팽이 *cochlea*나 청신경보다 더 상위의 중추에서 발생한다.[17~19] 말초 청각기 손상 후 배측 달팽이 핵에서만 청각계의 자발적 신경활동이 증가하며(Table 9-1), 특히 손상된 고유 주파수 영역에 해당하는 배측 달팽이 핵 부위의 자발 전위 활동이 늘어난다. 이렇게 증가한 자발적 활동이 역치를 초과하면 흥분성 청각 신호가 복측 달팽이 핵 또는 하구에 전달됨으로써 이명의 신경학적 신호가 발생한다.[20, 21]

배측 달팽이 핵은 체성 이명의 원발부위로 알려져 있다. 양측 귀로부터 전달된 청각 정보는 상 올리브 핵 *superior olivary complex* 수준에서 처음 좌우로 교차 전달된다. 따라서 상 올리브 핵보다 상위의 청각 중추들은 양쪽 귀로부터 들어오는 정보를 모두 받고 있으며 한 쪽 귀로부터 입력된 정보만 보존되는 청각 중추는 유일하게 달팽이 핵들이다. 체성 감각과 청각의 상호작용은 같은 쪽 귀의 달팽이 핵에서 일어나므로 이명의 체성 조절도 근육을 수축시킨 쪽 귀에서 일어나며, 체성 이명도 체성 감각계의 장애가 발생한 쪽 귀에서 주로 들리게 된다.

배측 달팽이 핵 탈억제 기전과 관련된 체성 감각은 턱관절, 귓바퀴, 외이도, 중이 및 경부에 분포하는 삼차신경, 안면신경, 미주신경, 설인두신경 및 경부신경($C_{2,3}$) 등과 관련이 있다. 이 신경들은 모두 하부 연수의 체성감각 핵 *medullary somatosensory nuclei*에 분지하며 이 체성 감각 핵과 배측 달팽이 핵은 해부 · 생리학적으로 연결되어 있다(Figure 9-3).[22~24] 일상적인 상황에서 체성 감각 신호는 배측 달팽이 핵의 과립세포와 바퀴형 세포 *cartwheel cell* 등을 통해 주 청각세포인 방추형 세포를 전반적으로 억제하는 역할을 한다.[30] 배측 달팽이 핵 탈억제 기전은 배측 달팽이 핵에 정상적으로 존재하는 체성 감각계의 청각 조절 기전에 이상이 발생하여 청각 활동에 대한 체성 억제성 조절이 소실되는 것 *dis-inhibition*을 체성 이명의 발생기전으로 설명하고 있다. 또한, 이성 이명의 경우도 말초 청각기관으로부터 청각 정보의 입력이 감소함으로써 배측 달팽이 핵이 탈억제되어 자발적 흥분이 증가한 결과 발생하며 역시 배측 달팽이 핵을 이명의 원발부위로 설명한다(Figure 9-3).[4]

Table 9-1 Spontaneous activities in the auditory nerve fibers and the dorsal cochlear nucleus[20, 21]

	Hair Cells In Cochlea-HEALTHY	Hair Cells In Cochlea–MISSING
Auditory Nerve Fibers	Spontaneous Activity-PRESENT	Spontaneous Activity-ABSENT
Dorsal Cochlear Nucleus	Spontaneous Activity-NORMAL	Spontaneous Activity-ELEVATED*

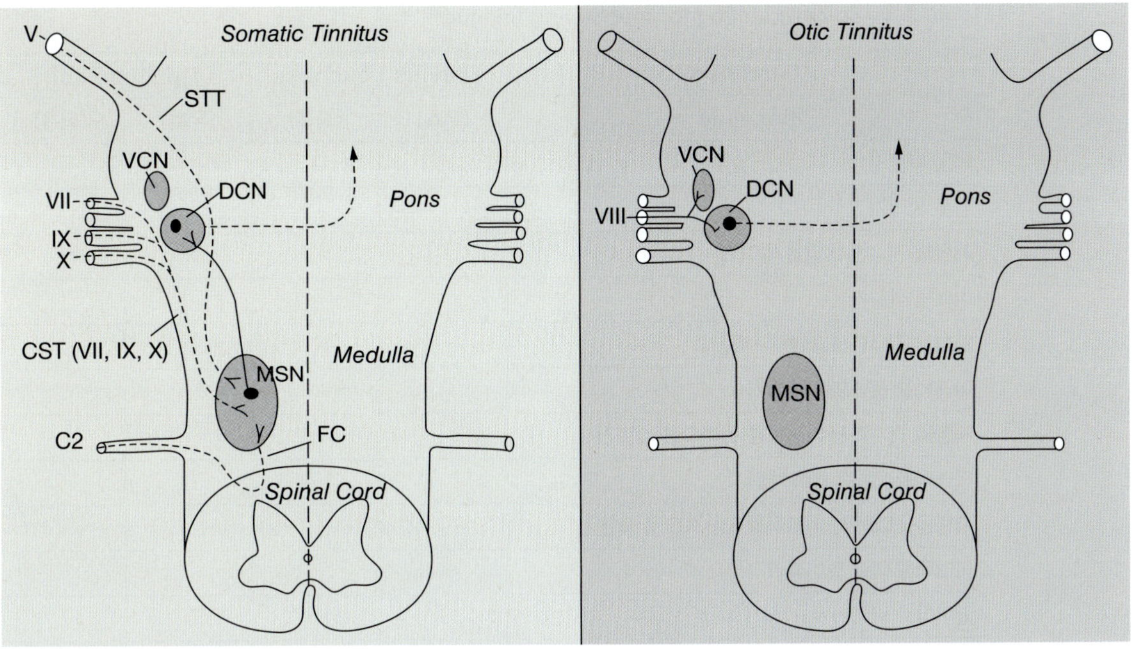

Figure 9-3 체성이명과 이성이명에 있어서 배측 달팽이 핵의 탈억제 기전의 신경회로[4] 이성 이명과 체성 이명 모두 배측 달팽이 핵(DCN)의 탈억제로 인해 증가된 출력 신호(위로 휘어진 화살표)에서 비롯된다. 체성 이명의 경우(좌측 그림), 얼굴과 턱관절에 분포하는 삼차신경(V)과 척수 삼차신경로(spinal trigeminal tract, STT); 외이와 중이의 감각을 담당하는 VII, IX, X 뇌신경; 경부의 C2 척수신경과 설상속(fasciculus cuneatus, FC)으로부터 오는 체성 감각 정보들(점선들)은 하부 연수의 체성 감각 핵(medullary somatosensory nuclei, MSN)에 일단 수렴되고, 이곳으로부터 동측의 배측 달팽이 핵으로 전달된다(실선). 연수의 체성 감각 핵은 배측 달팽이 핵의 신경 활동에 영향을 주고, 배측 달팽이 핵이 탈억제 dis-inhibition되면 체성 경로에서 기원한 이명이 발생한다. 이성 이명의 경우(우측 그림), 청신경의 자발적 활동이 소실되어 배측 달팽이 핵으로 들어오는 청각신호가 사라지면 배측 달팽이 핵의 탈억제가 발생한다. CST: common spinal tract, VCN: ventral cochlear nucleus

III. 이명의 체성 조절Somatic Modulation과 체성 이명Somatosensory or Somatic tinnitus

이명 환자들이 두경부 근육을 수축시켜 이명을 스스로 조절할 수 있다는 것을 발견하고 이를 의사에게 알려주는 경우가 있다. 예를 들어 턱에 압력을 가하는 동안에는 이명이 사라지고 좌측 관자놀이 부근을 압박하면 이명이 커지는 현상을 보고한 환자가 있다. 근육 수축으로 유발되는 이러한 이명의 일시적 변화를 "이명의 체성조절*somatic modulation of tinnitus*"이라고 하며, 이명의 체성조절 여부를 조사하기 위해 경부 근육과 턱관절 근육(저작근)의 수축을 포함한 "체성조절검사*somatic-testing*" 항목들이 제시되어 우리말로 소개된 바 있다(Table 9-2).[18, 19, 25] 이명의 발생과 관련된 체성 감각계 질환(턱관절 및 경부 근육 질환)을 발견하여 치료하면 이명이 호전되므로 체성조절검사를 이명의 일반적인 검사 중 하나로 반드시 시행해야 한다는 주장이 최근 늘어나고 있다.

두경부 근육 수축에 의한 이명의 체성조절은 체성 감각과 청각의 상호작용이라는 중추신경계의 기본적인 속성을 반영하므로 이명 환자뿐만 아니라 정상인의 절반에서도 이명

Table 9-2 Somatic testing for modulating tinnitus[25]

Condition	Tinnitus Loudness		Tinnitus Pitch	
Baseline	(우측)	(좌측)	(우측)	(좌측)
턱을 다물기				
입을 벌리기				
저항을 견디면서 입을 벌리기				
아래턱 내밀기				
저항을 견디면서 아래턱 내밀기				
아래턱을 왼쪽으로 내밀기				
저항을 견디면서 아래턱을 왼쪽으로 내밀기				
아래턱을 오른쪽으로 내밀기				
저항을 견디면서 아래턱을 오른쪽으로 내밀기				
아래턱을 뒤로 밀어넣기				
앞이마로 버티기				
뒷머리로 버티기				
정수리로 버티기				
왼쪽 측두부로 버티기				
오른쪽 측두부로 버티기				
머리를 돌리고 왼쪽 측두부로 버티기				
머리를 돌리고 오른쪽 측두부로 버티기				
왼쪽 흉쇄유돌근				
오른쪽 흉쇄유돌근				
오른쪽 흉쇄유돌근의 유양돌기 부착부 압박				
왼쪽 흉쇄유돌근의 유양돌기 부착부 압박				
오른쪽 두판상근 후두하 부착부 압박				
왼쪽 두판상근 후두하 부착부 압박				
오른쪽 이개의 뒤쪽 접착부 압박				
왼쪽쪽 이개의 뒤쪽 접착부 압박				
오른쪽 이개 잡아당기기				
왼쪽 이개 잡아당기기				

Loudness는 0~10으로 기록한다. Pitch는 baseline을 기록하지 않고 변화만 ↑, ↓, – 로 기록한다.

을 유발하는 양상을 관찰할 수 있다. 이명 환자에서 체성조절의 빈도는 33.3~85%로 다양하게 보고되고 있다. 여성일수록, 일측성 이명일수록, (최대 등척성 수축 *maximal isometric contraction*을 유발하는 검사이므로) 검사자가 강한 힘을 가할수록, 검사 항목의 종류가 많을수록 더 높은 빈도로 조사되고 있으며, 또 나이가 젊을수록, 청력이 좋을수록, 이명의 크기가 변동하는 경우와 턱관절 질환 등 체성 감각계의 장애가 동반된 경우 더 높은 빈도로 관찰되므로 체성조절에 관여하는 다양한 요소가 존재함을 알 수 있다.[26~29]

체성조절은 턱관절 운동, 경부 근육의 수축, 안구 운동, 사지 운동의 순서로 높은 빈도를 보인다. 턱관절 운동(주로 입을 벌리거나 세게 다무는 동작)을 할 때 33~80%의 빈도로 이명이 조절되며 대부분(94%) 이명을 더 커지게 하고 소리도 고음으로 바뀌게 한다. 이에 비교해 경부 근육(주로 뒷목의 후경부 근육과 흉쇄유돌근)의 수축은 43~68%의 빈도로 이명을 변화시키며 크기가 증가 혹은 감소하는 빈도는 비슷하나 크기의 변화량으로 보면 오히려 감소하는 방향이 더 우세하다. 하루 중 이명은 잠들 무렵과 아침에 기상한 직후(자정과 오전 8시경)에 가장 커진다고 알려져 있으며 스트레스 관련 호르몬 분비 외에 체성 인자로서 경부 근육의 긴장 및 피로도의 일 중 변화가 그 원인으로 제시되고 있다.[29, 30]

안구 운동에 의한 이명 *gaze-induced tinnitus*은 대개(77~90%) vestibular schwannoma의 수술 후 발생한다. 수술 전 이미 존재하던 이명이 수술 후에는 안구를 움직일 때마다 커지는 현상으로 나타나며 대부분(95%) 수술로 청각이 완전 소실된 경우에 발생한다.[31]

체성 이명 *somatosensory or somatic tinnitus*은 정의가 아직 확립되지 않은 상태이며 간혹 체성조절검사 양성인 소견만을 유일한 기준으로 삼아 체성 이명의 진단에 이용하는 오류를 발견할 수 있다. 그러나, 이명의 체성조절이 정상인과 이성 이명 및 체성 이명 환자 누구에게나 공통으로 관찰되는 중추청각계의 일반적인 현상을 의미하나, 체성 이명은 청각과 무관하게 체성 장애로 유발되는 특수한 형태의 이명을 뜻한다. 다양하게 제시된 체성 이명의 진단 기준 중에서 가장 확실한 요소는 "경부 혹은 턱관절 장애의 발생과 이명의 발생이 시간상으로 거의 일치하고 이 시기 청각에는 변화가 없으며 두경부 이상 부위와 같은 쪽 귀의 이명을 호소한다."는 점이다. 이를 보완하는 기준들로는 "크기의 변동성 *fluctuating*이 있는 일측성 이명으로 청력은 정상 혹은 좌우 대칭의 난청을 보이며, 이명 쪽 턱관절 또는 경부 질환의 병력이나 이상 소견이 관찰되고, 체성조절검사에서 양성을 보이는 경우"가 포함된다. 이명의 변동성이란 연관된 근육의 긴장도와 피로도에 따라 이명의 변화를 보이는 것으로 간헐적으로 이명이 들리는 경우를 가장 뚜렷한 변동성 이명이라고 할 수 있다.[32]

IV. 체성 이명의 증례들

1. 증례 1 (안면–측두근)

- 체성 장애: 만성적인 좌측 측두부의 두통 치료를 위해 맞은 약 10여 개의 가는 금침들이 좌측 측두부 피하에 그대로 남아 있음
- 이명: 좌측 관자놀이를 누르거나 강한 바람을 쐬면 좌측 이명이 들림
- 양측 고음역의 난청이 비슷한 정도로 있으나 좌측 청력이 오히려 약 5~10 dB 좋음

2. 증례 2 (경부–흉쇄유돌근)

- 체성 장애: 낙상 후 발생한 좌측 유양돌기 아래의 통증
- 이명: 좌측의 일측성 이명으로 좌측 흉쇄유돌근의 유양돌기 부착부를 압박하면 압통과 함께 이명이 커지고, 목을 회전할 때에도 이명이 커짐
- 이명 발생 전후 청력 검사에는 변화가 없음

3. 증례 3 (경부–하후두근과 흉쇄유돌근)

- 체성 장애: 좌측 경부의 만성 통증과 경직
- 이명: 좌측 경부에 대한 지압 치료 도중 통증과 함께 좌측 이명이 발생하여 지속됨. 좌측 유양돌기 후하방을 압박하면 이명의 크기가 증가
- 양쪽 모두 정상 청력

4. 증례 4 (치아)

- 체성 장애: 좌측 어금니의 신경치료 후 치관*crown*을 씌움
- 이명: 좌측 상악 어금니*molar tooth*에 치관을 덮은 후 지속적인 좌측 이명이 발생하고 치관 제거 후에는 이명이 소실되는 현상이 반복됨
- 이명 발생 전후 청력 검사는 양쪽 모두 정상

V. 체성 감각 기반의 이명 치료

이명의 발생과 악화에 연관된 체성 장애는 대개 귓바퀴에 근접한 부위의 두경부 근골격계 질환, 견갑*shoulder girdle* 질환, 이갈이*bruxism*를 포함한 치과 질환, 잘못된 몸의 자세 등이 있으며. 이 중 턱관절 장애*temporomandibular disorders*가 가장 높은 빈도를 보인다. 턱관절 환자에서 이명의 빈도는 약 30%로 턱관절 질환이 없는 경우보다 빈도가 3.2~8배 높다. 대개 턱관절 이상을 보이는 쪽 귀의 일측성 이명을 호소하며 턱관절 운동으로 이명의 조절이 가능하다. 턱관절 장애와 이명은 거의 같은 시기에 발생하며 턱관절 장애가 심해질 때 이

명도 함께 악화한다고 알려져 있다.[33~35]

체성 감각계를 통한 치료법들은 체성 이명에 선택적으로 적용하는 것이 효과적이며 실제로 치료 대상의 선택에 따라 효과에 큰 차이를 보인다. 그러나 체성 이명에 대한 명확한 정의가 제시되지 않은 상태이고 무작위 대조군 임상시험을 통해 효과가 입증된 경우가 아직 극히 드문 편이다. 체성 이명의 원인이 되는 체성 장애의 부위와 종류가 아주 다양하므로 그에 따라 치료방법도 세분화해야 하며 관절과 근육의 장애를 정확하게 진단하고 교정하는 것은 해당 영역의 숙련된 전문가들과의 협업이 필요하다. 요약하면 대상 환자의 선택 기준과 치료법의 세분화가 이루어지지 못하였고 신뢰할 만한 무작위 대조군 연구 결과가 아직 제공되지 않은 상태이므로 체성 감각 기반의 치료법이 널리 사용되지 못하고 있다.

체성 감각-청각의 상호작용에 기반을 둔 치료법들로는 턱관절의 치료, 경부 근육과 근막통증 유발점*myofascial trigger points*의 치료, 귓바퀴와 두개의 전기자극*transcutaneous electrical nerve stimulation*, 침술 등이 있고,[36~42] 최근에는 청각피질의 tonotopic organization을 정상화하는 신경조절*neuromodultion*치료로서 미주신경 혹은 경부 신경의 전기자극과 소리 자극을 결합한 체성 감각-청각의 복합 자극 치료 방식이 시도되고 있다.[43,44]

1. 턱관절의 치료

턱관절 치료로 이명이 완치 혹은 개선된 빈도는 12.5~96%(평균 약 70%)로 다양하게 보고되고 있으며 신뢰할 수 있는 대조군 연구가 아직 부족하다. 성공적인 턱관절 치료를 위해 치과의사 혹은 구강외과의, 교합전문의, 물리치료사들과 협력하여 턱관절과 주변 근육 상태를 종합적으로 평가하고 치료하는 팀을 구성하는 것이 우선 필요하다. 턱관절에 대한 구강 하악 치료는 대개 교합 고정용 부목*intraocclusal stabilization splint* 착용과 저작근에 대한 온열, 마사지, 견인, 스트레칭, 운동 등의 물리치료로 구성된다. 그중에서 가장 자주 사용되는 필수적 치료법은 고정 부목의 사용으로 3~6개월 동안 야간에 주로 착용한다. 젊을수록, 변동성 이명일수록 치료 효과가 크고 이명의 정도가 심할수록, 만성 이명일수록 턱관절 치료의 효과는 작다. 그러나 턱관절 장애의 원인과 양상이 다양하며 치료법도 각 증례마다 달라질 수 있어 턱관절 치료 자체가 쉽지 않다는 점에 유의해야 한다.[9,10,45~47]

2. 경부 근육의 치료

일반적으로 경추에 대한 직접적인 도수*manipulation*치료와 지압*chiropractic*은 효과를 기대하기보다 오히려 경추에 손상을 줄 수 있어 권장되지 않는 방법이다. 아직 신뢰할만한 대조군 연구가 드물지만 경부의 물리치료가 도움이 된다. 그 중 흉쇄유돌근, 후두하*suboccipital*근육과 통증 유발점들에 대한 마사지와 스트레칭 등의 근 이완 치료와 자세교정 및 운동요법이 가장 많이 사용되며 그 외에, 침술과 경피 전기자극*TENS*치료도 사용된다.[47,48]

이명 환자는 대조군의 두 배가 넘는 확률(72%)로 한 개 이상의 통증 유발점을 갖고 있으며 통증 유발점이 완화를 보인 경우 이명이 함께 감소한 예들이 보고되고 있다. 통증 유발점의 치료로는 스트레칭, 전기자극, 주사요법 등이 알려져 있다. 통증 유발점의 리도카인-주사요법을 이명 환자 178명에 시행하여 치료 종료 6개월 후까지 연령, 성별 및 청력 상태가 같은 대조군과 비교한 연구 결과, 이명 쪽 경부 근육의 긴장도가 반대쪽보다 높은 경향을 확인하였고, 주사요법의 효과는 여성일수록, 청력 상태가 양호할수록 우수한 것으로 알려져 있다.[41,42,49]

최근 Michiels 등은 경부 통증의 발생과 같은 시점에 발생한 이명을 "경추성 체성 이명*cervicogenic somatic tinnitus, CST*"으로 분류한 결과 전체 이명의 약 36~43%의 높은 빈도를 보이는 것으로 보고한 바 있다. 또한, 경추성 체성 이명 환자들은 수동적 경부 회전 검사*manual rotation test* 및 경부의 회전과 근육 수축으로 통증을 유발하는 검사*adapted Spurling test*의 양성률이 다른 이명 환자들보다 두 배 이상 높아 두 검사의 결과를 경추성 체성 이명 진단의 지표로 사용할 수 있다고 하였다. 이 환자들을 대상으로 도수 가동술*manual mobilization*과 심부 경부 굴근*deep neck flexor muscles*의 운동(Figure 9-4)으로 구성된 물리치료를 6주간 시행해 치료 직후 약 53%에서 이명과 경부 통증이 개선되었고 치료 종료 후에도 24%에서는 효과가 6주 이상 지속한다고 보고한 바 있다.[37,50,51]

결론

배측 달팽이 핵에 존재하는 체성 감각계의 청각조절 기전에 이상이 발생하여 청각 활동에 대한 체성 억제성 조절이 소실되는 것을 "배측 달팽이 핵의 탈억제 기전"이라 하며 체성 이명의 발생기전으로 생각된다. 이성 이명의 경우도 말초 청각기관으로부터 청각 정보의 입력이 감소함으로써 배측 달팽이 핵이 탈억제되어 자발적 흥분이 증가한 결과 발생한다. 체성 감각과 청각의 상호작용은 일반적인 청각 생리 현상이며 경부 근육과 저작근의 수축으로 정상인과 이명 환자 모두에서 이명이 유발 혹은 조절된다.

청각장애와 관련된 이성 이명과는 별도로 두경부 체성 감각계의 이상으로 유발되는 체성 이명이 존재한다. 체성 이명은 경부 혹은 턱관절의 장애와 이명이 거의 같은 시기에 발생하고 이 무렵 청각에는 변화가 없다. 대개 체성 장애 부위와 같은 쪽 귀에 들리는 변동성, 일측성 이명이 흔하며 정상 청력 혹은 좌우 같은 정도의 난청을 보이고, 이명 쪽 턱관절 혹은 경부의 병력이 있거나 이상 소견이 관찰되며 체성조절검사에서 양성을 보인다.

체성 감각과 청각의 상호작용에 기반을 둔 치료법들 중에서 턱관절 치료와 경부에 대한 물리치료가 가장 중요하며 체성 이명에 적용될 때 우수한 치료 효과가 기대되므로 대상 환자의 선별이 중요하다.

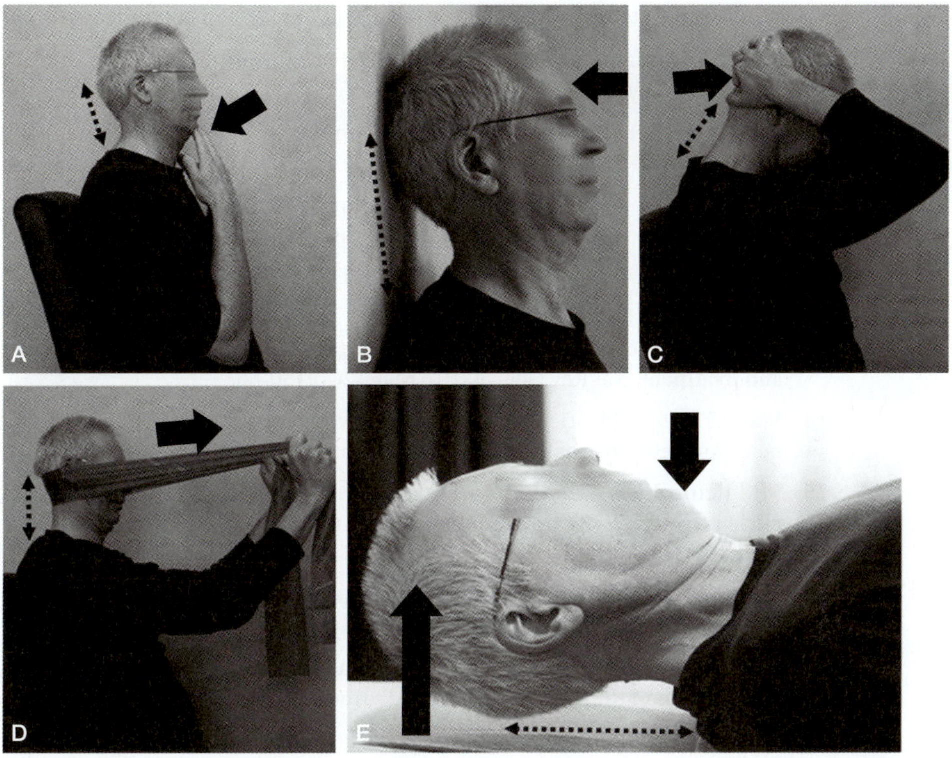

Figure 9-4 경추성 체성 이명 환자를 위한 목 운동법[37] (Exercise photos from Sarah Michiels' protocol of neck physical therapy, quoted here under her permission) 머리를 앞으로 당겨 뒷목의 하후두(suboccipital) 근육의 스트레칭과 이완을 유도하는 것이 주된 목적이며, 각 운동을 10회 반복한다.

참고문헌

1. Levine RA. Somatic tinnitus in tinnitus: Theory and management. BC Decker. 2004;108-24.
2. Levine RA, Abel M, Cheng H. CNS somatosensory-auditory interactions elicit or modulate tinnitus. Exp Brain Res 2003;153:643–48.
3. Wright DD, Ryugo DK. Mossy fiber projections from the cuneate nucleus to the cochlear nucleus in the rat. J Comp Neurol 1996;365:159-72.
4. Levine RA. Somatic (craniocervical) tinnitus and the dorsal cochlear nucleus hypothesis. Am J Otolaryngol 1999;20:351-62.
5. Wu C, Stefanescu RA, Martel DT, Shore SE. Tinnitus: Maladaptive auditory-somatosensory plasticity. Hear Res 2016;334:20-9.
6. Shore S, Zhou J, Koehler S. Neural mechanisms underlying somatic tinnitus. Prog Brain Res 2007;166:107-23.
7. Shore SE. Multisensory integration in the dorsal cochlear nucleus: unit responses to acoustic and trigeminal ganglion stimulation. Eur. J. Neurosci 2005;21(12):3334-48.
8. Bernhardt O, Gesch D, Schwahn C, Bitter K, Mundt T, Mack F, et al. Signs of temporomandibular Disorders in tinnitus patients and in a population-based group of volunteers:

results of the Study of Health in Pomerania. J Oral Rehabil 2004;31(4):311-19.

9. Wright EF, Bifano SL. The relationship between tinnitus and temporomandibular disorder (TMD) therapy. Int Tinnitus J 1997;3:55–61.
10. Wright EF, Bifano SL. Tinnitus improvement through TMD therapy. J Am Dent Assoc 1997;128:1424–32.
11. Kanold PO, Young ED. Proprioceptive information from the pinna provides somatosensory input to cat dorsal cochlear nucleus. J Neurosci 2001;21(19):7848-58.
12. Lanting CP, de Kleine E, Eppinga RN, van Dijk P. Neural correlates of human somatosensory integration in tinnitus. Hear Res 2010;267(1-2):78-88.
13. Shore SE, Roberts LE, Langguth B. Maladaptive plasticity in tinnitus--triggers, mechanisms and treatment. Nat Rev Neurol 2016 Mar;12(3):150-60.
14. Wang H, et al. Plasticity at glycinergic synapses in dorsal cochlear nucleus of rats with behavioral evidence of tinnitus. Neuroscience 2009;164(2):747–59.
15. Middleton JW, et al. Mice with behavioral evidence of tinnitus exhibit dorsal cochlear nucleus hyperactivity because of decreased GABAergic inhibition. Proc Natl Acad Sci U S A 2011;108(18):7601–6.
16. Schofield BR, Motts SD, Mellott JG, Foster NL. Projections from the dorsal and ventral cochlear nuclei to the medial geniculate body. Front Neuroanat 2014;8:10.
17. Levine, RA, Kiang, NYS. A conversation about tinnitus. In: Vernon J, Møller AR, editors. Mechanisms of tinnitus. Boston, US: Allyn and Bacon; 199;149–162.
18. Wazen JJ, Foyt D, Sisti M. Selective cochlear neurectomy for debilitating tinnitus. Ann Otol Rhinol Laryngol 1997;106:568-70.
19. Souliere CR Jr, Kileny PR, Zwolan TA, Kemink JL. Tinnitus suppression following cochlear implantation. A multifactorial investigation. Arch Otolaryngol Head Neck Surg 1992;118(12):1291-7.
20. Kaltenbach JA, McCaslin DL. Increases in spontaneous activity in the dorsal cochlear nucleus following exposure to high intensity sound: a possible neural correlate of tinnitus. Aud Neurosci 1996;3:57–78.
21. Kaltenbach JA. The dorsal cochlear nucleus as a contributor to tinnitus: mechanisms underlying the induction of hyperactivity. Prog Brain Res 2007;166:89-106.
22. Young ED, Nelken I, Conley RA. Somatosensory effects on neurons in dorsal cochlear nucleus. J Neurophysiol 1995;73(2):743-65.
23. Itoh K, Kamiya H, Mitani A. Direct projections from the dorsal column nuclei and the spinal trigeminal nuclei to the cochlear nuclei in the cat. Brain Res 1987;400:145-50.
24. Saade NE, Frangieh AS, Atweh SF. Dorsal column input to cochlear neurons in decerebrate-decerebellate cats. Brain Res 1989;486:399-402.
25. Chang J, Kim TS, Nam EC, Moon IS, Park MK, Park S et al. Current Trends in the Assessment of Patients with Tinnitus and the Proposal of Tinnitus Assessment in Korea. Korean J Otorhinolaryngol-Head Neck Surg 2014;57(10):671-86.
26. Won JY, Yoo S, Lee SK, Choi HK, Yakunina N, Le Q, et al. Prevalence and factors associated with neck and jaw muscle modulation of tinnitus. Audiol Neurootol 2013;18(4):261-73.
27. Ward J, Vella C, Hoare DJ, Hall DA. Subtyping Somatic Tinnitus: A Cross-Sectional UK Cohort Study of Demographic, Clinical and Audiological Characteristics. PLoS One 2015; 21;10(5):e0126254.
28. Vielsmeier V, Kleinjung T, Strutz J, Bürgers R, Kreuzer PM, Langguth B, et al. Tinnitus with

temporomandibular joint disorders: a specific entity of tinnitus patients? Otolaryngol Head Neck Surg 2011; 145:748–52.

29. Ralli M, Greco A, Turchetta R, Altissimi G, de Vincentiis M, Cianfrone G. Somatosensory tinnitus: Current evidence and future perspectives. J Int Med Res 2017;45(3):933-47.

30. Probst T, Pryss RC, Langguth B, Rauschecker JP, Schobel J, Reichert M, et al. Does Tinnitus Depend on Time-of-Day? An Ecological Momentary Assessment Study with the "TrackYourTinnitus" Application. J. Front Aging Neurosci 2017:2(9):253 doi: 10.3389/fnagi.2017.00253.

31. Simmons R, Dambra C, Lobarinas E, Stocking C, Salvi R. Head, neck, and eye movements that modulate tinnitus. Semin Hear 2008;29: 361–70.

32. Levine RA, Nam EC, Oron Y, Melcher JR. Evidence for a tinnitus subgroup responsive to somatosensory based treatment modalities. Prog Brain Res 2007;166:195-207.

33. Manfredini D, Olivo M, Ferronato G, et al. Prevalence of tinnitus in patients with different temporomandibular disorders symptoms. Int Tinnitus J 2015; 19: 47–51.

34. Lee CF, Lin MC, Lin HT, Lin CL, Wang TC, Kao CH, et al. Increased risk of tinnitus in patients with temporomandibular disorder: a retrospective population-based cohort study. Eur Arch Otorhinolaryngol 2016; 273: 203–8.

35. Buergers R, Kleinjung T, Behr M, Vielsmeier V. Is there a link between tinnitus and temporomandibular disorders? J Prosthet Dent 2014;111: 222–27.

36. Langguth B, Goodey R, Azevedo A, Bjorne A, Cacace A, Crocetti A, et al. Consensus for tinnitus patient assessment and treatment outcome measurement: Tinnitus Research Initiative meeting, Regensburg, July 2006. Prog Brain Res 2007;166:525-36.

37. Michiels S, Van de Heyning P, Truijen S, Hallemans A, De Hertogh W. Does multi-modal cervical physical therapy improve tinnitus in patients with cervicogenic somatic tinnitus? Man Ther 2016;26:125-131.

38. Axelsson A, Andersson S, Gu LD. Acupuncture in the management of tinnitus: a placebo-controlled study. Audiology 1994;33:351–60.

39. Dobie RA, Hoberg KE, Rees TS. Electrical tinnitus suppression: a double-blind crossover study. Otolaryngol Head Neck Surg 1986;95:319–23.

40. Alcantara J, Plaugher G, Klemp DD, Salem C. Chiropractic care of a patient with temporomandi bular disorder and atlas subluxation. J Manipulative Physiol Ther 2002;25:63–70.

41. Eriksson M, Gustafsson S, Axelsson A. Tinnitus and trigger points: a randomized cross-over study. In: Reich GE, Vernon JA, editors. Proceedings of the Fifth International Tinnitus Seminar. Portland, US: 1995;81–3.

42. Estola-Partanen M. Muscular tension and tinnitus: an experimental trial of trigger point injections on tinnitus (dissertation). University of Tampere, Tampere. 2000.

43. Tyler R, Cacace A, Stocking C, Tarver B, Engineer N, Martin J, et al. Vagus Nerve Stimulation Paired with Tones for the Treatment of Tinnitus: A Prospective Randomized Double-blind Controlled Pilot Study in Humans. Sci Rep 2017;7(1):11960. doi: 10.1038/s41598-017-12178.

44. Marks KL, Martel DT, Wu C, Basura GJ, Roberts LE, Schvartz-Leyzac KC, et al. Auditory-somatosensory bimodal stimulation desynchronizes brain circuitry to reduce tinnitus in guinea pigs and humans. Sci Transl Med 2018;3:10(422). pii: eaal3175. doi: 10.1126/scitranslmed.aal3175.

45. Haider HF, Hoare DJ, Costa RFP, Potgieter I, Kikidis D, Lapira A, et al. Pathophysiology, Diagnosis and Treatment of Somatosensory Tinnitus: A Scoping Review. Front Neurosci 2017;28(11):207. doi: 10.3389/fnins.2017.00207.

46. Bjoürne A. Assessment of temporomandibular and cervical spine disorders in tinnitus patients. Prog Brain Res 2007;166:215–19.

47. Michiels S, Naessens S, Van de Heyning P, Braem M, Visscher CM, Gilles A, et al. The Effect of Physical Therapy Treatment in Patients with Subjective Tinnitus: A Systematic Review. Front Neurosci 2016;29(10):545 DOI: 10.3389/fnins.2016.00545.

48. Herraiz C, Toledano A, Diges I. Trans-electrical nerve stimulation (TENS) for somatic tinnitus. Prog. Brain Res 2007;166:389–94.

49. Travell J, Simons DG. Myofascial Pain and Dysfunction: The Trigger Point Manual, the Upper Extremities. Williams & Wilkins, Baltimore, US: 1983.

50. Michiels S, Van de Heyning P, Truijen S, De Hertogh W. Diagnostic Value of Clinical Cervical Spine Tests in Patients With Cervicogenic Somatic Tinnitus. Phys Ther 2015;95(11):1529-35.

51. Michiels S, De Hertogh W, Truijen S, Van de Heyning P. Cervical spine dysfunctions in patients with chronic subjective tinnitus. Otol Neurotol 2015;36(4):741-45.

CHAPTER 10

Functional Neuroimaging of Tinnitus

서울의대 **송재진**

서론

주관적 이명*subjective tinnitus*은 객관적인 물리적 음원이 없는 상태에서 음을 지각하는 청각적 환상 감각*phantom auditory perception* 현상이다.[1] 이러한 이명의 기원에 대하여, 과거에는 와우에서 발생하는 신경 활성의 변화를 원인으로 추정하였으나, 1980년대에 이르러 미국의 연구진이 난치성 이명 환자에서 와우신경 절제술*cochlear neurectomy*을 시행한 후 증상의 호전이 없거나 오히려 악화됨을 관찰하여,[2] 이명의 기원이 말초의 와우보다는 보다 중추신경계일 것으로 추측되기 시작하였다. 대규모 환자군의 순음청력검사 결과를 후향적으로 분석한 최근 연구에서 이명의 음조*pitch matching*와 실제 청력이 가장 감소한 주파수 간에 유의한 연관성을 보임을 확인한 것에서 알 수 있듯,[3] 이명의 발생에 있어 말초 청각 손실이 중요한 원인을 제공하는 인자로는 여겨지고 있으나, 최근의 연구자들은 대부분 이명의 기원에 관해 중추청각계 및 기타 대뇌 영역의 활성도 변화를 원인으로 제시하고 있다. 특히, 최근 다수의 이명 연구자들에 의해 대뇌의 청각피질뿐 아니라 인지 네트워크*perception network*, 내인성 각성 네트워크*intrinsic alertness network* 혹은 현저성 네트워크*salience network*, 고통 네트워크*distress network* 및 기억에 관련되는 대뇌 영역 등 대뇌 피질의 다양한 영역들이 이명의 생성 및 이명과 연관된 정서장애에 중요한 역할을 담당함을 확인하여, 이명의 원인 제공은 말초의 청각 및 청각기관의 손실일지 몰라도, 그 근본적인 발생 부위는 중추라는 것이 정설로 받아들여지고 있다.[4~6]

따라서, 이명의 병태생리 연구에 있어 기존의 말초 청각기관을 연구하는 방법론뿐 아니라 중추청각신경계의 변화를 확인할 수 있는 기법의 활용이 필수불가결하며,[7] 이를 위해 뇌신경과학연구에 사용되는 다양한 방법론이 사용되고 있다. 일반적으로 뇌신경과학을 연구하는 데 있어 가장 좋은 방법으로 알려져 있는 유발 병변 연구(중추신경계 특정 부위에 실험적으로 유발된 병변에 의한 기능 장애를 토대로 그 부위의 기능을 역추적하는 연구)에 기반한 연구방법론은 동물모델에서 활발히 적용되어 왔으나, 실제 환자에서 적용이 불가능하다는 점에서, 실제 환자에서 이명의 병태생리를 연구하는 데 있어 기능적 신경 영상 기법을 적용하여 생리학적 이상 소견의 해부학적 국소화를 간접적으로 시도하는 연구 기법의 중요성이 점차 커지고 있다. 이러한 기능적 신경 영상 연구 기법으로는 크게 국소 뇌 혈류의 변화를 측정하는 양전자 단층촬영 *positron emission tomography, PET*, 혈류 산소 포화도 의존성 신호 *blood oxygen level-dependent signal* 를 측정하는 기능적 자기공명영상 *functional magnetic resonance imaging, fMRI*, 신경 자극에 의한 전위의 변화를 두피 혹은 대뇌피질 표면에 위치시킨 전극을 통해 측정하는 정량적 뇌파도 *quantitative electroencephalography, qEEG* 및 동기화된 뉴런의 전위 *synchronized neuronal current* 에 의해 유발되는 자기장을 측정하는 뇌자도 *magnetoencephalography, MEG* 등 네 가지 기법이 가장 많이 사용되고 있다. 기능적 신경 영상 연구에서는 사용된 영상 기법의 시간 해상도 *temporal resolution* 및 공간 해상도 *spatial resolution* 에 따라 관찰된 대뇌 활성도의 의미를 적절히 해석하는 것이 중요하며, 각 방법론이 지니는 시간/공간 해상도의 장단점을 고려하여 연구 계획을 수립하는 것이 중요하다. 즉, PET이나 fMRI는 공간 해상도가 우수하여 대뇌의 '어느 영역에서' 신경활성도의 변화가 발생하는지를 파악하는 데 우수한 방법론이지만, '어느 시점에' 변화가 일어나는지를 파악하는 데 있어서는 MEG나 qEEG에 비해 열등하다. 반면, MEG 및 qEEG의 경우 우수한 시간 해상도를 지니므로 실제 대뇌의 신경 활성도의 변화가 '어느 시점에' 발생하는지를 파악하는데 상대적으로 유리하나, fMRI나 PET에 비해 공간 해상도가 낮아 대뇌의 '어느 영역에서' 병적인 변화가 일어나는지를 파악하는 데 있어서는 불리하다. 본 장에서는, 이와 같은 대표적 기능적 신경 영상 기법 및 각각의 장단점을 알아보고, 실제 각 연구방법론을 사용하여 시행한 대표적 이명의 병태생리 연구 결과를 소개하며, 향후 이명의 병태생리의 연구에 있어 기능적 신경 영상 연구가 나아가야 할 방향을 제시하고자 한다.[7]

본론

I. 기능적 자기공명영상 Functional Magnetic Resonance Imaging, fMRI

fMRI는 혈색소 중 산화 혈색소 *oxygenated hemoglobin* 와 탈산화 혈색소 *deoxygenated hemoglobin* 의 비율인 혈류 산소 포화도 의존성 신호 *blood oxygen level-dependent signal* 를 측정하는 방법으로서, 이러한 BOLD 신호는 특정 신경 활동 후 약 6~10초 경과한 시점에 최고점에 이르며 전체 BOLD 신호의 약 3~5% 정도의 변화가 관찰된다.

fMRI는 대표적 기능적 신경 영상 연구 기법 중 가장 우수한 공간 해상도(3 mm^3 이하)를 지니기 때문에 대뇌 활성도 변화 부위의 국소화에 가장 유리하며, PET에 비해 방사선

피폭이 없기 때문에 반복적인 측정이 훨씬 용이하다는 장점이 있다. 반면, BOLD 신호의 변화는 특정 신경 활동 발생 후 약 6~10초 후 최고점에 이르기 때문에, MEG나 qEEG와 같이 신경 활동에 의해 유도되는 전자기적 변화를 직접 측정하는 기법에 비하여 시간 해상도가 떨어지며, 최대 130 dB에 달하는 기기 자체의 소음이 이명을 차폐 masking할 수 있어 MRI 환경에서 사용할 수 있는 헤드폰 등의 방음 장치를 사용하거나, 소음과 자극음 사이에 시간차를 두어 소음에 의해 유발되는 BOLD 신호를 최대한 제거하고 자극음에 의한 신호만을 선택적으로 측정하는 sparse sampling technique 등의 특수한 측정 기법을 사용해야 하는 등의 단점이 있다.

2000년대 초기 미국 연구진이 fMRI 연구를 통해 중뇌 *midbrain* 의 하구 *inferior colliculus* 의 비정상적인 활성도 증가를 보고한 연구 결과[8]가 초창기 이명의 fMRI 연구 결과로서 가장 잘 알려져 있으며, 이후에도 하구의 비정상적인 활성에 관한 연구가 지속되었다.[9] 또한, 최근 미국의 다른 연구진은 이명 환자군에서 청각 피질-변연계 상호 작용 *auditory-limbic interaction* 을 확인하였고, 복내측 전전두엽 *ventromedial prefrontal cortex* 의 구조적 변화가 가장 현저했음을 입증하였다.[10] 또 다른 미국의 연구진은 최근 주목받고 있는 기법인 휴지 상태 *resting-state* fMRI를 이용하여 이명 환자군에서 변연계와 다른 대뇌피질 간의 연결성 *connectivity* 증가, 주의 집중 처리 영역 *attention processing region* 과 청각 정보 처리 영역 간의 연결성 증가에 관한 연구 등을 종합적으로 보고하기도 하였다.[11] 한편, 국내 연구진은 최근 연구 결과에서, 최근 이명의 치료 기법으로 실험적으로 도입되고 있는 미주신경 자극술 *vagus nerve stimulation* 을 귓바퀴의 cymba concha에 시행하여, 미주신경 경로가 효과적으로 자극됨을 fMRI로 증명하는 연구 결과 등을 보고하였으며,[12] 지속적으로 활발한 연구 결과를 도출하고 있다.

II. 양전자 단층촬영 Positron Emission Tomography, PET

특정 대뇌 부위의 활성도가 증가하면 그 부위의 혈류량이 증가하여 필요한 에너지원과 산소를 공급한다. PET은 이러한 뉴런의 활성화에 관련된 대사물질에 방사성 동위원소를 결합시킨 추적자 *tracer* 를 사용하여 대뇌 피질의 활성화를 국소화시키는 기술이며, 목적에 따라 다양한 추적자가 사용되고 있으나 신경과학 연구에는 주로 ^{18}F-FDG와 $H_2{}^{15}O$의 두 가지 추적자가 사용되고 있다. ^{18}F-FDG의 경우 반감기가 약 2시간으로 길기 때문에 주로 휴지기의 대뇌 활성도 측정에 사용되는 반면, $H_2{}^{15}O$의 경우 반감기가 약 2분으로 짧고 혈류에 의해 신속하게 대뇌에 도달하기 때문에 특정 과제 수행 중의 활성도 관찰 연구 *activation study* 에 적당한 동위원소이므로, 과제를 수행하는 동안 혈류의 변화량을 통해 대뇌 활성도의 증가, 혹은 감소된 부위를 간접적으로 확인할 수 있다(Figure 10-1).

PET은 MEG나 qEEG에 비해 공간 해상도가 우월하여 대뇌 활성의 변화를 좀 더 정확하게 국소화할 수 있으며, fMRI에 비해 소음이 훨씬 작기 때문에 특히 외부 음원이 없이 발현되는 환상 청각인 이명 환자의 기능적 신경 영상 연구에 우월하다.[14] 또한, 인공와우 수술을 받은 환자나 대뇌피질 내 전극 삽입을 시행한 환자의 경우 fMRI나 MEG는 자성을 띠기 때문에 검사 자체가 불가능하거나 매우 제한적이고, qEEG의 경우에도 이식기기나 전극에 의해 심각한 신호의 왜곡이 일어나기 때문에 측정 후 이러한 신호의 왜곡을 보정하는 과정이 필요하고 검사의 정확도에 한계가 있는 데 비해, PET의 경우 전자기장의 영향을 받지 않기 때문에 이러한 환자들에서도 신호의 왜곡 없이 분석이 가능하다는 장점이 있어 이비인후과 영역에서는 전농이나 일측성 농 *unilateral deafness* 에 동반된 이명의 인공와우 수술 후 호전 여부 등을 연구하는 데 있어 가장 적합한 방법론이다.[15~17] 반면 신경 활성도의 변화에 의해 이차적으로 유발되는 국소 뇌 혈류 변화를 통해 간접적으로 측정하기 때문에 MEG나 qEEG에 비하여 시간 해상도가 떨어지며, 상기 네 가지 대표적 영상 기법 중 유일하게 방사선 피폭을 받는 영상 기법이기 때문에 반복 측정이 제한적이고 특히 소아 환자의 연구에 있어서 어려움이 있다.

PET을 이용한 연구로는 1990년대 후반 이명 환자에서 좌측 청각피질의 활성도 증가를 주장한 연구가 최초로 보고되었으며,[18] 이후 이명 환자에서 청각피질과 변연계의 연결성이

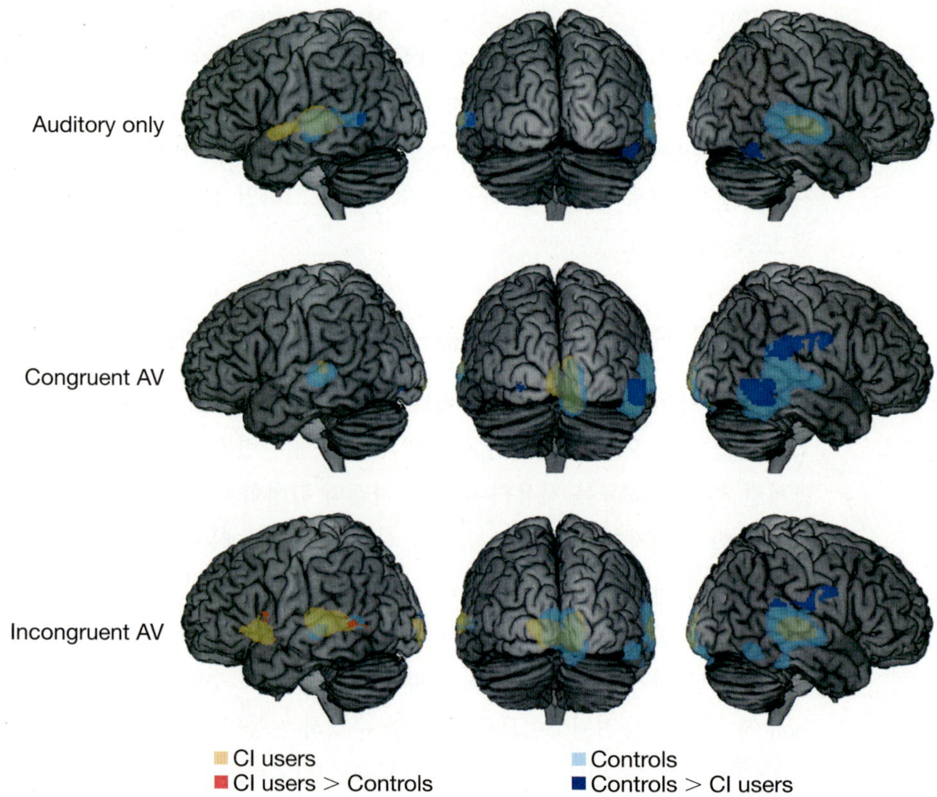

Figure 10-1 인공와우 이용자와 정상인에서 청각 자극 및 시청각 자극에 따른 대뇌 국소 혈류량의 변화를 PET으로 비교분석한 연구의 예[13] (저자 동의 취득)

증가한다는 초창기 이명의 기능적 신경 영상 연구 중 핵심이 되는 연구 결과가 보고되었다.[19] 최근에는 ^{18}F-FDG PET로 이명 환자에서 휴지기 대뇌 활성도를 분석하여, 이명의 이환 기간 및 이명으로 인한 고통의 정도와 상관관계를 가지는 대뇌피질의 영역을 분석한 연구가 주목을 받았으며,[20] 기존의 PET 연구를 망라한 메타분석 연구에서 MEG나 qEEG등 다른 방법론을 사용한 연구 결과와 대부분 일치하는 대뇌피질 영역들의 유의한 활성도 증가를 확인함으로써, 이명 환자에서 기능적 신경 영상 연구가 어떠한 기법을 사용하더라도 유사하게 재현 가능한 결과를 도출하는 것을 확인, 유의미한 방법론임을 확인하는 연구가 발표되었다.[4]

III. 정량적 뇌파도 Quantitative Electroencephalography, qEEG

QEEG는 두피 혹은 대뇌피질 표면 위에 위치시킨 여러 전극에서 측정한 뇌파를 컴퓨터 모델링을 통해 수학적으로 분석하여, 푸리에 분석 *Fourier analysis* 이나 wavelet 분석법 등의 기법을 통해 통계적으로 분석한 후 그 결과를 컴퓨터에 있는 대뇌 모델에 중첩시켜 대뇌 활성도의 국소화를 시도하는 기법이다. 이러한 qEEG의 분석을 위해 사용되는 대표적인 소프트웨어로는 standardized low-resolution brain electromagnetic tomography *sLORETA*, (http://www.unizh.ch/keyinst/NewLORETA/LORETA01.htm)나 BESA (http://www.besa.de/) 등이 있다.

QEEG는 PET이나 fMRI에 비해 공간 해상도 측면에서 열등하나, MEG와 함께 시간 해상도가 매우 우수하고, 소음이 전혀 발생되지 않으므로 이명 환자의 연구에 적합하며, 고가이며 큰 부피를 차지하는 MEG에 비해 거의 대부분의 병원 및 연구실에서 쉽게 시행할 수 있는 검사법이고, MEG나 fMRI와는 달리 와우이식 및 대뇌 전극 이식을 시행한 환자에서도 신호 왜곡을 잘 해결하면 측정이 가능하다는 장점이 있다. 또한, 검사 비용도 상대적으로 저렴하고 방사선 조사 등의 문제가 없어 특히 반복 측정에 유리하다.

이러한 qEEG를 이용한 이명 연구의 대표적 예로는 이명 환자에서 주관적 괴로움에 연관되는 대뇌 활성도에 관한 연구,[21] 발병 연령에 따라 주관적 괴로움에 연관되는 대뇌 활성도의 차이를 규명한 연구,[22] 이명과 동반된 청각과민증에서 휴지 상태 *resting state* 의 특징적 대뇌 활성도에 관한 연구,[23] 일측성 전농 환자에서 와우이식 후 이명 호전 정도를 예측할 수 있는 수술 전 뇌파도 소견에 관한 연구,[24] 일측성 전농 환자에서 와우이식 후 대뇌 활성도의 변화 연구[17](Figure 10-2) 등이 있다. 더불어, 최근 연구에서는 qEEG를 이용하여 이명의 유무를 객관적으로 진단할 수 있음을 증명, 향후 이명의 객관적 진단 및 치료의 가능성을 제시한 바 있다.[25]

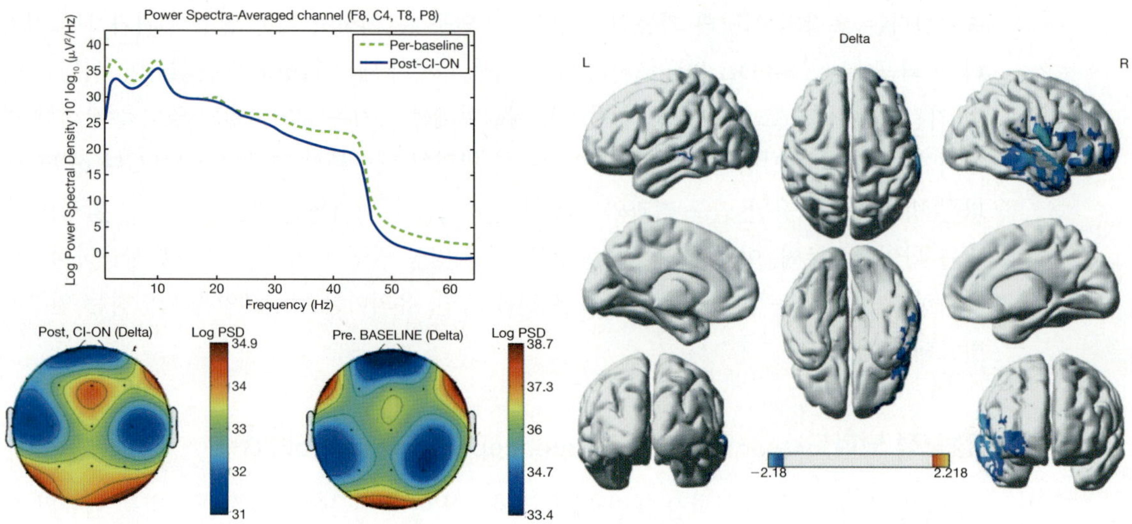

Figure 10-2 일측성 난청 및 이명 환자에서 인공와우 이식 전에 비해 이식 후 대뇌 활성도가 감소된 영역[17](저자 동의 취득)

IV. 뇌자도 Magnetoencephalography, MEG

MEG는 magnetometer라는 기기를 통해 대뇌피질에서 발생하는 전류에 의해 유도되는 자기장을 측정하는 영상 기법이다.[26] 즉, 뉴런의 시냅스 전달 과정에서 수상돌기 *dendrite* 에 흐르는 전류가 자기장을 유발하고, 이를 초전도 양자 간섭 장치 *superconducting quantum interference devices, SQUID* 를 통해 측정하는 것이다. MEG에서는 특정한 과제를 수행하는 동안 주어진 사건에 대한 사건 관련 자기장 *event-related fields* 을 평균 가산하여 측정하며, 각 채널에서 측정된 MEG의 데이터를 피험자의 구조적 자기공명영상 *structural MRI* 에 중첩시키는 자기적 소스 영상화 *magnetic source imaging* 를 시행하여 대뇌 각 영역의 활성도 변화를 파악하게 된다(Figure 10-3). MEG는 두개 내 전극에서 측정하는 qEEG와 거의 같은 수준으로 1 ms보다 낮은 극히 우수한 시간 해상도를 지니며, 자기장은 전기장에 비해 두개골이나 두피를 통과할 때 덜 왜곡되기 때문에, qEEG에 비해 우수한 공간 해상도를 지닌다. 그러나 PET이나 fMRI에 비해 공간 해상도가 떨어지고, 기기가 매우 고가라서 국내의 경우 몇 개의 센터만 보유하고 있어 임상의 및 연구자들이 일반적으로 사용할 수 있는 영상 기법이 아니라는 단점이 있다.

이명에서 MEG를 사용한 대표적 초기 연구로는 이명 환자의 측두엽 영역에서 alpha파의 감소 및 delta파의 증가를 관찰하고, 이명 환자의 괴로움 증상이 우측 측두엽과 좌측 전두엽 영역에서의 alpha파의 감소 및 delta파의 증가와 상관관계가 있음을 보고한 연구가 있다.[27] 또한, 같은 연구진은 휴지기 MEG를 측정하여 정상인에 비해 이명 환자에서 gamma파가 증가되어 있음을 밝혔고, 특히 55 Hz 근처의 활성도가 이명을 인지하는 방향성과 상관관계가 있음을 보고하기도 하였다.[28] 또한, 같은 연구진의 후속 연구에서는 이

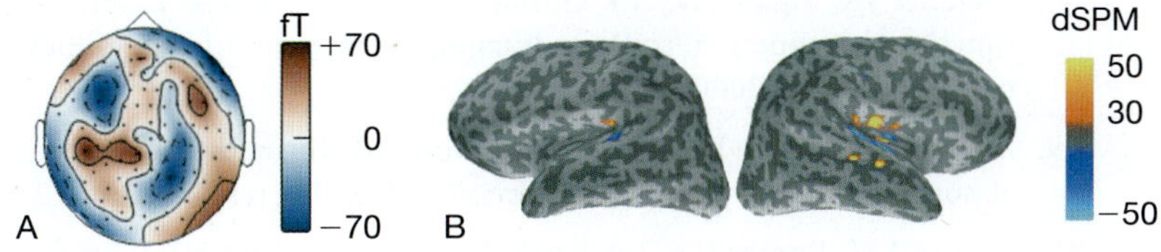

Figure 10-3 MEG를 이용한 청각 유발 전위의 측정(courtesy of Nadia Muller, Ph.D)

명 환자에서 대뇌피질의 다양한 영역으로 구성된 원거리 피질 네트워크*long-range cortical network*를 규명하였고, 이 네트워크와 측두엽 영역의 연결 정도와 이명의 정서적 증상 사이에 강한 상관관계가 있음을 보고하기도 하였다.[29]

결론

이명의 병태생리에 대한 이해도가 높아짐에 따라, 기능적 신경 영상 연구에 의한 중추청각계 및 청각 외 대뇌피질의 활성도 연구의 중요도가 점차 높아지고 있다. 상기한 fMRI, PET, qEEG 및 MEG 등의 방법론은 각각의 장단점을 가지고 있어, 서로 상보적인 역할을 지닌다. 연구의 목적 및 원하는 비교분석 내용에 따라 알맞은 기능적 신경 영상 방법론의 선택이 중요하며, 최근 급증하는 기능적 신경 영상 연구 결과들은 향후 이명의 병태생리 규명, 알맞은 치료방법의 선택 및 치료 결과의 평가 등 이명에의 정밀의학*precision medicine*적 접근을 가능하게 해줄 것으로 기대되는 바이다.

참고문헌

1. Jastreboff PJ. Phantom auditory perception (tinnitus): mechanisms of generation and perception. Neuroscience research 1990; 8:221-254.
2. House JW, Brackmann DE. Tinnitus: surgical treatment. Ciba Found Symp 1981; 85:204-216.
3. Schecklmann M, Vielsmeier V, Steffens T, Landgrebe M, Langguth B, Kleinjung T. Relationship between Audiometric slope and tinnitus pitch in tinnitus patients: insights into the mechanisms of tinnitus generation. PloS one 2012; 7:e34878.
4. Jung HJ, Koo JW, Kim CS, Kim JS, Song JJ. Anxiolytics reduce residual dizziness after successful canalith repositioning maneuvers in benign paroxysmal positional vertigo. Acta Otolaryngol 2012; 132:277-284.
5. Langguth B, Kreuzer PM, Kleinjung T, De Ridder D. Tinnitus: causes and clinical management. Lancet neurology 2013; 12:920-930.
6. De Ridder D, Elgoyhen AB, Romo R, Langguth B. Phantom percepts: tinnitus and pain as persisting aversive memory networks. Proceedings of the National Academy of Sciences of the United States of America 2011; 108:8075-8080.
7. Song JJ. Functional Neuroimaging of Tinnitus: State-of-the-Art. Korean J Otorhinolaryngol-Head Neck Surg 2015; 58:1-6.

8. Melcher JR, Sigalovsky IS, Guinan JJ, Jr., Levine RA. Lateralized tinnitus studied with functional magnetic resonance imaging: abnormal inferior colliculus activation. Journal of neurophysiology 2000; 83:1058-1072.

9. Melcher JR, Levine RA, Bergevin C, Norris B. The auditory midbrain of people with tinnitus: abnormal sound-evoked activity revisited. Hearing research 2009; 257:63-74.

10. Leaver AM, Renier L, Chevillet MA, Morgan S, Kim HJ, Rauschecker JP. Dysregulation of limbic and auditory networks in tinnitus. Neuron 2011; 69:33-43.

11. Husain FT, Schmidt SA. Using resting state functional connectivity to unravel networks of tinnitus. Hearing research 2014; 307:153-162.

12. Yakunina N, Kim SS, Nam EC. Optimization of Transcutaneous Vagus Nerve Stimulation Using Functional MRI. Neuromodulation 2017; 20:290-300.

13. Song JJ, Lee HJ, Kang H, Lee DS, Chang SO, Oh SH. Effects of congruent and incongruent visual cues on speech perception and brain activity in cochlear implant users. Brain Struct Funct 2015; 220:1109-1125.

14. Johnsrude IS, Giraud AL, Frackowiak RS. Functional imaging of the auditory system: the use of positron emission tomography. Audiology & neuro-otology 2002; 7:251-276.

15. Song JJ, Mertens G, Deleye Set al. Neural Substrates of Conversion Deafness in a Cochlear Implant Patient: A Molecular Imaging Study Using H215O-PET. Otology & neurotology : official publication of the American Otological Society, American Neurotology Society [and] European Academy of Otology and Neurotology 2014.

16. Song JJ, Lee HJ, Kang H, Lee DS, Chang SO, Oh SH. Effects of congruent and incongruent visual cues on speech perception and brain activity in cochlear implant users. Brain structure & function 2014.

17. Song JJ, Kim K, Sunwoo Wet al. A Quantitative Electroencephalography Study on Cochlear Implant-Induced Cortical Changes in Single-Sided Deafness with Tinnitus. Front Hum Neurosci 2017; 11:210.

18. Arnold W, Bartenstein P, Oestreicher E, Romer W, Schwaiger M. Focal metabolic activation in the predominant left auditory cortex in patients suffering from tinnitus: a PET study with [18F] deoxyglucose. ORL; journal for oto-rhino-laryngology and its related specialties 1996; 58:195-199.

19. Lockwood AH, Salvi RJ, Coad ML, Towsley ML, Wack DS, Murphy BW. The functional neuroanatomy of tinnitus: evidence for limbic system links and neural plasticity. Neurology 1998; 50:114-120.

20. Schecklmann M, Landgrebe M, Poeppl TBet al. Neural correlates of tinnitus duration and distress: a positron emission tomography study. Human brain mapping 2013; 34:233-240.

21. Vanneste S, Plazier M, der Loo E, de Heyning PV, Congedo M, De Ridder D. The neural correlates of tinnitus-related distress. NeuroImage 2010; 52:470-480.

22. Song JJ, Vanneste S, Schlee W, Van de Heyning P, De Ridder D. Onset-related differences in neural substrates of tinnitus-related distress: the anterior cingulate cortex in late-onset tinnitus, and the frontal cortex in early-onset tinnitus. Brain structure & function 2013.

23. Song JJ, De Ridder D, Weisz N, Schlee W, Van de Heyning P, Vanneste S. Hyperacusis-associated pathological resting-state brain oscillations in the tinnitus brain: a hyperresponsiveness network with paradoxically inactive auditory cortex. Brain Struct Funct 2014; 219:1113-1128.

24. Song JJ, Punte AK, De Ridder D, Vanneste S, Van de Heyning P. Neural substrates predicting improvement of tinnitus after cochlear implantation in patients with single-sided deafness.

Hear Res 2013; 299:1-9.

25. Vanneste S, Song JJ, Ridder D. Thalamocortical dysrhythmia detected by machine learning. Nature Communications 2018; in press.

26. Pizzella V, Romani GL, Erne SN, Rossini PM. MEG: new techniques. Brain topography 1993; 5:351-354.

27. Weisz N, Moratti S, Meinzer M, Dohrmann K, Elbert T. Tinnitus perception and distress is related to abnormal spontaneous brain activity as measured by magnetoencephalography. PLoS medicine 2005; 2:e153.

28. Weisz N, Muller S, Schlee W, Dohrmann K, Hartmann T, Elbert T. The neural code of auditory phantom perception. The Journal of neuroscience : the official journal of the Society for Neuroscience 2007; 27:1479-1484.

29. Schlee W, Mueller N, Hartmann T, Keil J, Lorenz I, Weisz N. Mapping cortical hubs in tinnitus. BMC biology 2009; 7:80.

CHAPTER 11

EEG and Other Objective Signs of Tinnitus in Humans

서울대학교병원 이비인후과 서명환

서론

난청이 있는 경우 순음청력검사를 통해 난청의 종류, 정도, 유형 등의 많은 정보를 얻을 수 있다. 그러나 환자의 나이가 너무 어린 경우, 환자의 의식상태가 명료하지 않은 경우, 환자의 주관적 반응을 믿을 수 없는 경우, 진단서 작성 등 난청의 객관적인 증거가 필요한 경우는 주관적 청력검사가 적합하지 않기 때문에 유발반응청력검사*evoked response audiometry*와 같은 객관적인 청력검사가 필요하다. 대표적인 객관적인 검사로 뇌간유발반응*auditory brainstem response*을 이용할 수 있다. 뇌간유발반응은 소리에 의해 유발된 뇌파의 한 종류로서 환자가 뇌파의 발생 유무, 반응 크기, 반응 역치 등을 조절할 수 없는 불수의적이고 객관적인 생체신호이다. 이명의 경우 주관적 검사인 이명음조검사*tinnitus pitch matching*, 이명강도검사*tinnitus loudness matching*, 최소차폐수준*minimal masking level* 등의 검사를 통해 유용한 정보를 얻을 수 있다.[1] 그러나 난청과 마찬가지로 일부 환자에서는 추가적으로 객관적인 검사가 필요한 경우가 있다. 안타깝게도 아직까지는 이명을 객관적으로 측정하고 증명할 수 있는 검사 도구가 없다. 이에 많은 연구자들이 이명을 객관적으로 증명하기 위한 방법에 대해 연구를 진행하였고, 그 한 방법이 뇌파를 이용한 방법이다. 그러나 아직까지 뇌파를 이용한 이명검사가 난청에서 뇌간유발반응만큼 안정화되고 보편적으로 인정되지는 못하고 있다. 본 글에서는 객관적인 이명검사를 위한 뇌파 검사 방법들을 소개하고 특히 그중에서도 펄스전 간격 억제효과를 이용한 뇌파 검사의 발전 과정과 향후 전망에 대해 설명하고자 한다.

본론

I. 뇌파 연구의 종류와 특성

뇌에서 신경세포들이 작동하는 경우 미세한 전류가 발생하는데, 한 개의 신경세포에서 발생하는 전류의 양은 매우 작아서 두피 밖에서 측정하는 것이 불가능하다. 단일세포전위측정 *single cell recording*을 통해 전기적 신호를 측정하는 방법이 있기는 하나, 이는 수술을 통해 전극을 뇌신경세포에 접근시켜야 하기 때문에 살아 있는 사람을 대상으로 측정하는 경우가 드물다. 한편 대뇌피질 *cortex*의 신경세포들은 일정한 방향성을 가지고 배열되어 있기 때문에, 수많은 뇌신경세포들이 한꺼번에 작동하는 경우 각각의 미세한 전류가 합쳐져 조금 더 큰 전기적 신호가 발생한다. 단순하고 강한 자극을 고안하여 뇌에 전달하는 경우 뇌신경세포들은 한 시점에 통일되고 일관된 활동을 하게 되어 비로소 두피 밖 전극을 통해 측정 가능한 크기의 전위가 발생한다. 더 나아가 단순하고 강한 자극을 수십 번 또는 수백 번 반복하여 매번 측정된 신호를 평균 *averaging*하면 연구자가 제작한 자극과 관련이 없는 다양한 뇌신경세포의 활동 전위는 서로 상쇄되어 "0"이 되고, 연구자가 제작한 자극에 대한 반응만 크고 깨끗하게 측정할 수 있다. 이상과 같은 원리를 이용하여 뇌파를 연구하는 방법 또는 그 반응을 유발전위 *evoked response potential, ERP*라고 한다. 뇌에서 발생한 전류를 기록하기 위해 뇌파 검사는 전위를 측정하고, 뇌자도 *magnetoencephalography, MEG*는 전류를 감싸며 발생하는 자기장을 측정한다. 즉 뇌파 검사와 뇌자도는 측정하는 대상이 다소 다르기는 하나 측정하는 신호의 기원은 동일하게 뇌신경세포 활동전위라는 점에서 매우 유사한 측정 방법이다. ERP 연구는 결과의 해석이 직관적이라는 장점이 있지만, 연구 목적에 맞는 자극을 고안하고 자극과 반응을 실시간으로 동기화하며 자극을 정확하게 재생할 수 있도록 구현하는 과정이 쉽지 않고 축적된 경험을 필요로 한다.

한편, ERP와 달리 정밀하게 고안된 자극 없이 대뇌피질에서 자발적으로 이루어지는 뇌신경세포의 활동을 자발활동 *spontaneous activity* 또는 휴지기 전위 *resting state potential*라 한다. 이를 측정하고 분석하는 방법을 휴지기 뇌파 연구라고 한다. 연구자에 따라서는 이를 정량적 뇌파도 *quantitative electroencephalography*라고 명시하기도 한다.[2] 휴지기 전위는 자극에 대한 동기화된 뇌신경세포들의 반응이 아니기 때문에 그 크기도 작고 지속적으로 출렁이는 경향을 보이며 전위의 변화량 각각이 어떤 임상적 의미를 가지고 있는지 해석하기가 어렵다.[2] 그러나 여러 뇌 영역에서 발생하는 뇌파의 움직임을 종합적으로 분석하면 서로 다른 뇌 영역 간 연결성 또는 뇌가 주로 작동하는 주파수 영역을 규명할 수 있다. 휴지기 뇌파 연구는 많은 경우 시간주파수분석 *time frequency analysis* 방법을 이용하여 연구가 이루어진다. 시간주파수분석은 주파수축을 기준으로 대뇌피질의 반응을 분석하는 방법이다. 대뇌의 한 영역에서 뇌파의 동요 주파수가 대뇌의 또 다른 영역에서의 뇌파 동요 주파수와 일치한다면, 이 두 대뇌 영역이 서로 연결된 정보를 처리한다고 가정할 수 있다. 이상과 같이 시간주파수분석 방법은 서로 다른 대뇌 영역 간 상호 연관성을 분석하기 때문에 연결성 분석*connectivity analysis*과 함께 시행되는 경우가 많다. 또 다른 분석 방법으로 뇌파 동요의 크기와 성분을 분석하는 방법이 있다. 뇌파 동요 주파수는 경험적으로 delta (1~4 Hz), theta (4~8 Hz), alpha (8~12 Hz), beta (13~30 Hz), gamma (30~70 Hz) 등의 영역*band*으로 나누어 분석할 수 있다. 각 주파수 영역을 정확히 몇 Hz까지로 정하는지에 대해서는 정립된 기준이 없으며 연구자마다 자신의 데이터를 가장 잘 설명할 수 있는 기준을 이용한다. 각 주파수 영역은 뇌의 특정한 기능을 대변한다고 생각하며 예를 들어 delta 파, theta 파는 매우 느린 뇌파(서파, *slow wave*)로서 깊은 수면 상태에서 발생하며 특히 꿈을 꾸지 않는 상태에서 나타난다. 불규칙한 서파는 학습장애나 의식유지와 관련 있다고 알려져 있다.[3] Alpha 파는 주로 신경세포들의 과분극*hyperpolarization* 상태를 반영한다고 생각되고 대뇌피질의 억제*inhibition* 기능과 관련이 있는 것으로 해석된다.[4,5] Alpha 파가 작아지는 경우 대뇌의 정상적인 억제 작용이 풀리기 때문에 불수의적이고 과도한 뇌활동이 발생한다고 추정한다. 예를 들어 억제성 운동조절 능력이 상실되면 근육긴장이상증*dystonia*이 발생하는데, 이 환자들의 경우 감각운동피질*sensorimotor cortex*에서 alpha 동요의 정도가 유의하게 작아지는 것으로 생각된다.[6] 또 beta 파는 의식적, 논리적 사고활동 시 주로 발생하므로 각성*arousal* 수준과 연관된다. 주의력결핍 과다행동*attention deficit hyperactivity disorder* 아동의 경우 beta 파의 감소가 관찰된다.[7,8] Gamma 파는 상대적으로 매우 빠른 뇌파이며 영역이 넓어서 low gamma와 high gamma로 구분해서 해석하는 경우가 많다. 다양한 지각활동과 연관 있는 gamma는 특히 sensory drive 시 증가된다.[9] 원숭이 연구에서 시각자극에 대한 주의 집중이 증가했을 때 신경세포에서의 gamma 동요가 증가하는 것으로 보고되었다.[10] 휴지기 뇌파 연구는 정교한 자극을 고안하고 구현하는 수고가 필요하지 않다. 뇌파 측정용 표면 전극을 머리에 부착하고 바로 측정만 하면 되기 때문에 측정이 매우 쉽다. 그러나 측정된 신호가 명료한 자극에 대한 반응이 아니므로, 측정된 뇌파에 대한 해석이 난해하고 경우에 따라서는 많은 시간과 노력을 기울여 분석한 결과가 진실과 부합하지 않을 위험성을 다소 내포하고 있다. 예를 들어 뇌 속 수많은 세포 중 약 수 천 개의 뇌신경세포가 이명이 발생하는 데 있어서 원인으로 작동하고 있을 것으로 추정된다. 그러나 휴지기 뇌파에서 측정된 신호는 이명 관련 뇌신경세포들의 신호만을 배타적으로 추출한 것이 아니며, 약 수억 개의 뇌신경세포가 다양한 감각, 인지, 운동에 관련된 활동을 수행하는 과정에서 유발된 뇌파를 모두 한꺼번에 측정한 신호이다.[2] 따라서 해석에 있어 각별한 주의가 필요하고 여러 가지 수학적 가정과 인위적 신호 처리가 필요하다.

표 11-1은 이상에서 설명한 ERP 연구와 휴지기 연구의 특성을 정리한 것으로 모든 뇌파 연구가 정확하게 표 11-1과 같이 맞아 떨어지지는 않는다. 그러나 이명 환자를 대상으로 한 연구 결과를 논문으로 읽고 이해할 때 아래 틀에 맞추어 접근하면 뇌파 연구에 대해 아직 경험이 많지 않은 독자들에게 도움이 될 것으로 생각한다.

Table 11-1 뇌파 분석 방법에 따른 개괄적 장단점과 차이점

	유발전위 분석 방법	휴지기 뇌파 분석 방법
자극	정교하게 고안하고 제작된 자극을 제시	특정된 자극이 없는 경우가 많음
반응	연구자가 제시한 자극에 대한 반응 시간축에서 동기화된 대뇌신경세포들의 집단 활동전위	다양한 뇌 영역에서, 다양한 정보를 처리하는, 다양한 대뇌신경세포들의 복잡다단한 활동전위
분석	일반적으로 시간축에서 분석	일반적으로 주파수축에서 분석
인과관계의 근거	시간적 선후 관계	동일 주파수 또는 위상으로 동요하는 뇌파
분석지표 예시	반응의 잠복기(latency) 반응의 크기(amplitude)	연결성(connectivity) 시간주파수분석(time frequency analysis)
결과 표시 예시	시간축에서 각 시점별 뇌파의 크기를 표현한 파형도	대뇌영역별 연결성의 강도를 표현, 스팩트로그램(spectrogram)
결과 해석 예시	반응 시간이 단축/지연 반응 크기가 커짐/작아짐	두 영역간 연결성이 있음/없음 특정 주파수 성분이 강화/약화
이명연구 예시	뇌파를 이용한 gap prepulse inhibition 연구	이명 환자 휴지기 뇌파에서 gamma 파가 강하고 alpha 파가 약한 현상 연구
장점	결과 해석이 직관적	실험 수행이 손쉬움
단점	연구 디자인에 많은 노력 필요 연구 목적에 맞는 자극 고안 과정이 복잡함 자극을 계획대로 정확하게 재생/전달하는데 경험이 필요	결과 해석이 난해 해석 오류의 위험성 내재

일반적으로는 ERP 연구는 시간축에서 분석을 시행하고 시간적 선후관계를 인과관계의 근거로 생각한다. 반면 휴지기 연구는 주파수축에서 분석을 시행하고 대뇌영역 간 연결성 연구를 시행하는 경우가 많으며 동일 주파수 또는 동일 위상으로 동요하는 뇌파의 활동을 인과관계의 근거로 추정한다. 뇌파 연구를 계획하는 임상의사들이 가장 흔히 오해하는 점은 뇌파 측정이 CT 촬영이나 뇌간유발반응검사와 같이 정형화된 방법으로 측정을 시행하고 결과도 정형화된 형태로 출력될 것이라고 생각하는 점이다. 그러나 이상에서 기술한 바와 같이 뇌파 측정은 하나의 형태로 고정된 것이 아니고, 연구의 목적에 맞는 정교한 연구 디자인과 자극 생성이 필수적이다. 휴지기 뇌파 분석을 시행하는 경우 자료를 어떻게 분석하고 해석할 것인지에 대한 계획이 필요하다. 또한 측정 결과가 CT와 같이 직관적으로 이해할 수 있는 단일화된 영상이 아니라, 경우에 따라서는 올바른 임상적 의미를 도출하기 위해 수개월 이상 분석이 필요한 복잡한 형태로 나타난다. 뇌파 연구를 계획하는 가장 좋은 출발점은 가설에 맞는 분석방법을 고안하는 것이다. 즉 연구의 가설을 우선 확인하고, 가설이 맞는지 검증하기 위하여 ERP 연구를 시행할 것인지 휴지기 뇌파 연구를 시행할 것인지 선택할 수 있다. ERP 연구를 계획하였다면 가설에 부합하는 자극을 고안하는 것이 가장 좋은 출발점이 될 것으로 생각된다.

II. 이명 환자에서 뇌파의 특징

여러 연구자들이 휴지기 뇌파 분석 방법으로 이명 환자의 주파수별 뇌파 특성을 규명하고자 하였다. 주로 벨기에 연구자들과 독일 연구자들이 기여하여 많은 연구 결과를 발표하였다. 이들이 발표한 "oscillatory model of tinnitus" 가설에 따르면(Figure 11-1), 이명 환자들은 정상인과 비교하여 gamma 뇌파가 상대적으로 강하고,[11] alpha 뇌파는 상대적으로 약하다.[12] Gamma 파는 뇌신경세포의 강한 동기화를 의미하며 이명을 의식수준에서 인지하는 것과 연관이 있을 것으로 해석된다.[13] Alpha 뇌파는 청각피질에서 억제성 사이신경세포 *interneurons* 의 동기화 정도를 반영한다.[13] 따라서 이명 환자에서 alpha 뇌파가 약해지게 되면 청각 관련 피질의 억제가 풀리게 되고 *release of inhibition* 그 결과로 gamma 동요의 동기화 *synchrony* 와 과흥분성 *hyperactivity* 이 비정상적으로 강해지는 것으로 추정된다. 실제 존재하지 않는 소리를 인지하는 대뇌신경세포들이 동기화되고 과흥분 상태로 변화하게 되면 이명을 인지하게 되고 이후 이명이 커지고 악화된다. Gamma 파 강화와 alpha 파 약화라는 이명 환자의 뇌파 특성은 여러 연구자들에 의해 보고된 바 있고 비교적 재현 가능한 특징으로 생각된다.[13,14] 그러나 이상의 휴지기 뇌파 특성은 이명 환자 그룹과 정상인 그룹 사이 피험자 집단을 비교할 때 두 군 사이 차이가 유의한 반면, 이명 환자에서 각 개인 별로 이러한 특성이 명확하게 드러나지 않는 문제가 있다.[2] 이에 이명 환자의 휴지기 뇌파 특징들은 아직까지 연구에 주로 사용되며 환자를 진료하는 데 있어서는 중요한 정보를 제공하지 못 한다. 향후 모든 이명 환자 개개인에서 확인 가능한 뇌파 특징이 보다 분명하게 규명된다면, 이러한 뇌파 특성이 이명 존재의 객관적인 증거로 사용될 수도 있을 것으로 기

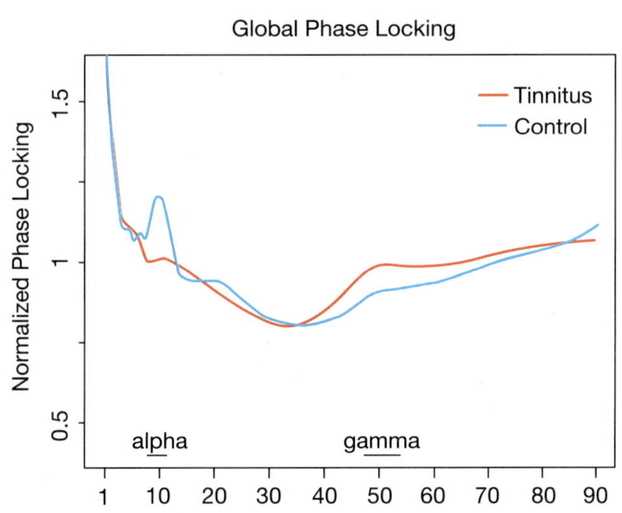

Figure 11-1 이명 환자와 정상 대조군 사이 휴지기 뇌파의 주파수 성분에 따른 동요의 차이. 이명 환자는 gamma 동요의 양이 정상인보다 크고, alpha 동요의 양이 정상인보다 작은 특징을 보임

대된다.

이명 존재의 또 다른 객관적 지표로서 이명 환자에서 활동성이 증가하는 뇌 영역을 규명하고자 하는 연구들이 활발하게 진행되었다. 과거에는 대뇌 영역 중 청각피질, 그중에서도 일차 청각피질의 과흥분성이 이명의 원인으로 추정되었다.[15] 그러나 최근에는 단순히 1개 대뇌 영역의 과흥분성으로 이명이 발생하는 것이 아니고 인지*perception*, 강조*salience*, 괴로움*distress*, 기억*memory*을 담당하는 대뇌 영역이 상호작용하며 이명 발생과 악화에 중요한 역할을 한다고 생각된다(Figure 11-2). 예를 들어 돌발성난청이 발생하여 갑자기 일측 귀가 안 들린다고 가정하면, 가장 먼저 일차 청각피질이 손실된 청각 정보를 보상*adaptation*하기 위해 대뇌 가소성*plasticity*을 나타내게 된다. 일반적으로는 일차 청각피질의 비정상적인 과흥분성과 동기화가 이명 환자의 대뇌 가소성의 가장 큰 특징으로 주목된다.[16] 더불어 인지뇌신경망*awareness or perceptual network*이 작동하면 실제로 존재하지 않는 소리 정보가 뇌에서 비로소 인지*aware*되는 것으로 추정된다. 인지뇌신경망은 전전두엽피질, 두정엽, anterior cingulate cortex, posterior cingulate cortex가 관여한다고 알려져 있다. 또 강조뇌신경망*salience network*이 작동하면 인지된 이명이 뇌신경 정보처리 입장에서 무시할 수 없는 중요한 신호로 강조되어 처리된다. 강조뇌신경망은 anterior cingulate cortex와 anterior insula에서 중요한 역할을 하는 것으로 추정된다. 인지되고 강조된 이명은 환자의 괴로움*distress*과 연결되며 이는 anterior cingulate cortex, posterior cingulate

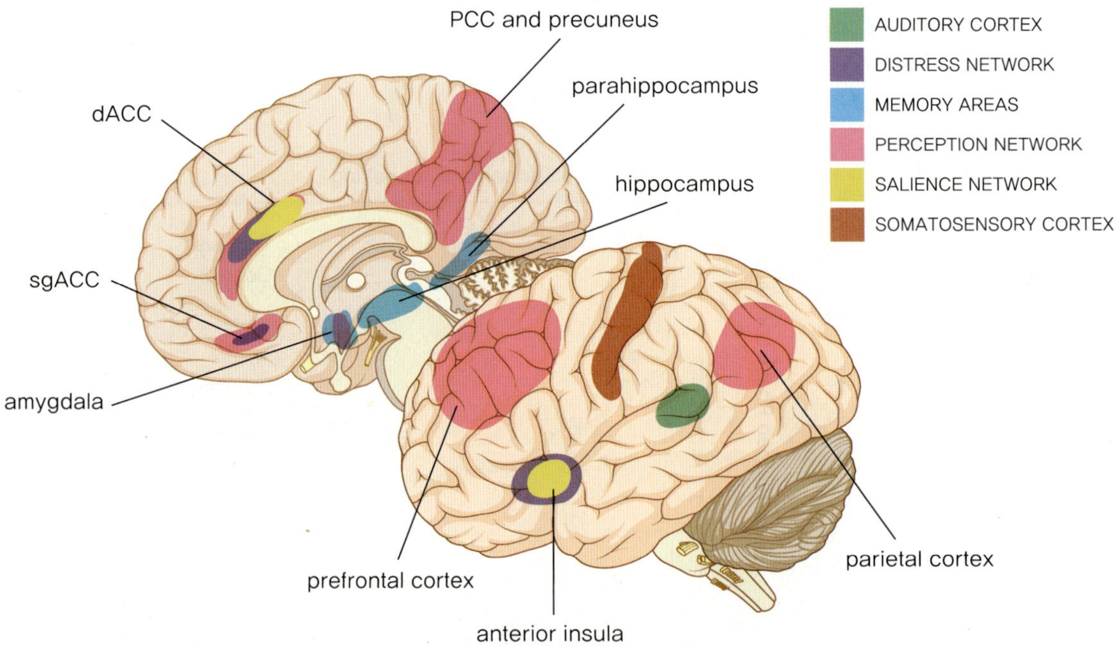

Figure 11-2 이명과 관계된 뇌의 활성 부위들. 이명에 대한 최근 가설은 단순히 1개 대뇌 영역의 과흥분성 때문에 이명이 발생하는 것이 아니고, 인지*perception*, 강조*salience*, 괴로움*distress*, 기억*memory*을 담당하는 대뇌 영역이 상호 작용하며 이명 발생과 악화에 중요한 역할을 수행한다고 여겨짐

cortex, anterior insula, amygdala로 대변되는 괴로움 뇌신경망*distress network*이 주된 역할을 수행한다. 이명이 24시간 쉬지 않고 지속되는 것은 기억뇌신경망*memory network* 때문으로 추정된다. 기억뇌신경망은 대뇌 영역 중 parahippocampal area, amygdala, hippocampus가 중요한 역할을 하게 된다.[17, 18] 이상과 같은 이명 환자의 대뇌 특성은 비단 뇌파 연구에서만 결과가 도출된 것은 아니며, 기능성 MRI, 기능성 양성자단층촬영 연구 등 다양한 뇌영상화 연구기법이 동원되어 종합적으로 도달한 결론이다.

III. 펄스전 간격에 의한 억제와 동물 연구

이명을 객관적으로 측정하고자 하는 새로운 연구 방법론 중 하나가 펄스전 간격을 이용한 접근법이다. 많은 연구자들이 최소한 동물 실험에서는 펄스전 간격을 이용하면 객관적으로 이명을 측정할 수 있다고 생각한다. 이에 펄스전 간격을 이용하여 동물에서 이명이 발생하였음을 증명하는 다양한 실험이 보고되었다. 그러나 사람의 경우는 아직까지 펄스전 간격을 이용하여 이명을 측정하는 정확한 방법이 정립되지 않았으며 본 저자를 포함한 몇몇 연구자들이 해당 개념을 사람에서 정립하고 안정적인 검사로 발전시키기 위하여 지속적으로 노력을 기울이고 있다.

펄스전 간격을 이해하기 위해서는 우선 앞펄스 억제*prepulse inhibition* 효과에 대한 이해가 필요가 있다(Figure 11-3). 오래전부터 뇌에서 소리자극을 처리하는 기전을 이해하기 위해 앞펄스 억제자극이 활발하게 사용되었다. 큰 펄스(뒤펄스)의 소리가 주어지는 경우 동물이 깜짝 놀라는 반응을 보이게 되는데 움직임 감지 센서(*accelerometer* 또는 *piezoelectric sensor*)를 이용하면 그 놀람반사 반응의 크기를 정량적으로 측정할 수 있다. 그런데 큰 펄

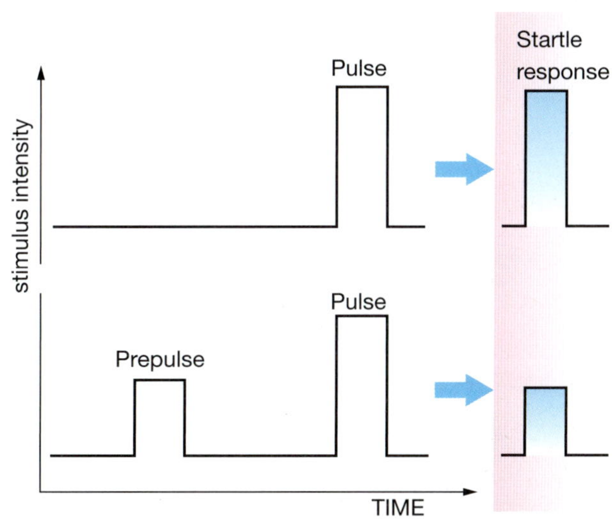

Figure 11-3 앞펄스 억제 효과. 큰 펄스(뒤펄스) 소리 직전에 작은 펄스(앞펄스) 소리를 함께 주면 놀람반사의 크기가 하나의 펄스만(뒤펄스만) 제시하는 것에 비해 유의하게 작아지는 현상이 앞펄스 억제효과임

스(뒤펄스) 소리 직전에 작은 펄스(앞펄스) 소리를 함께 주면 놀람반사의 크기가 하나의 펄스만(뒤펄스만) 제시하는 것에 비해 유의하게 작아지는 현상이 앞펄스 억제효과이다. 이는 앞펄스에 의해 뇌신경경로가 소리자극에 대해 미리 준비/대비하는 뇌신경계의 기전이 작동하기 때문으로 추정된다. 즉 동일한 크기의 큰 펄스(뒤펄스)가 전달되는 경우에도 작은 펄스(앞펄스)가 미리 제시되면 놀람반사의 크기와 뇌신경경로가 다르게 작동한다. 앞펄스 억제 현상은 뇌신경경로의 억제능력을 평가하고 소리 정보 처리의 시간적 해상도*temporal resolution*를 측정하는 도구로 사용될 수 있다.

앞펄스 억제효과는 그동안 잘 알려진 현상이었지만, 이명 연구에 본 효과가 본격적으로 사용되기 시작한 것은 Turner et al.이 2006년 앞펄스를 펄스전 간격으로 변경하면서 부터

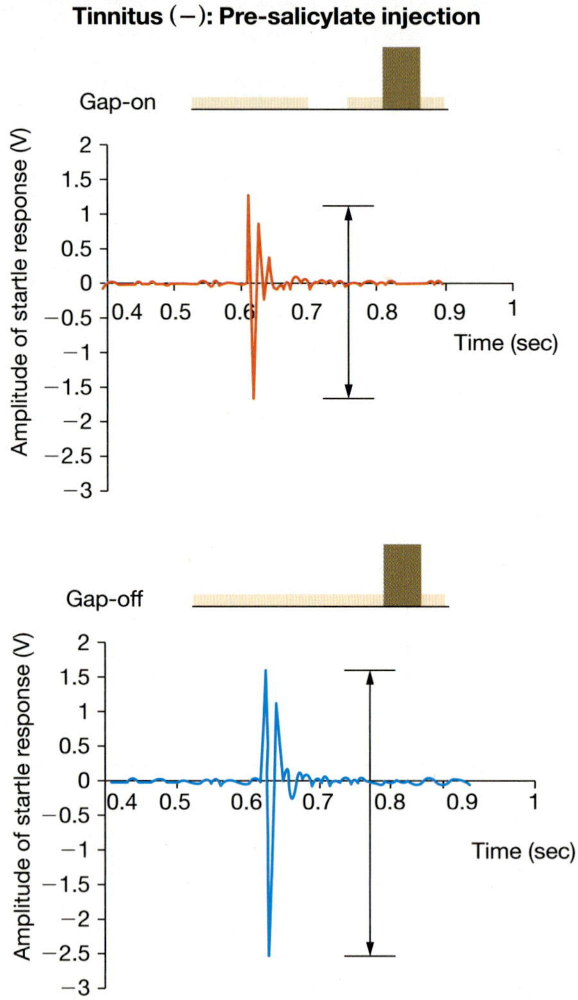

$$\text{GPIAS} = (\text{SR}_{\text{gap-off}} - \text{SR}_{\text{gap-on}})/\text{SR}_{\text{gap-off}} \times 100$$
$$= (4.1 - 2.8)/4.1 \times 100$$
$$= 31.0\%$$

Figure 11-4 (계속)

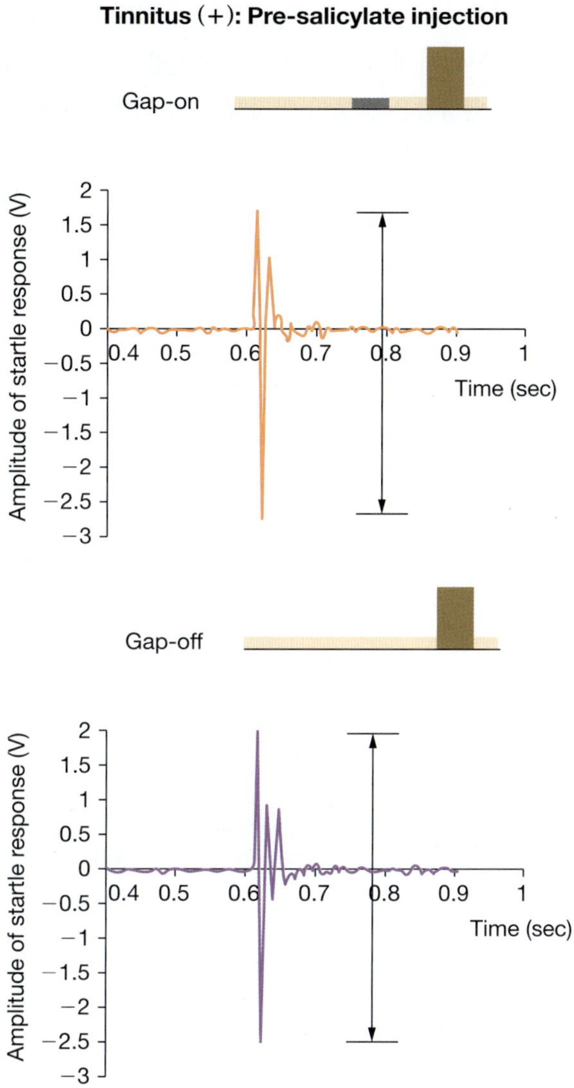

$$\begin{aligned} \text{GPIAS} &= (SR_{gap\text{-}off} - SR_{gap\text{-}on})/SR_{gap\text{-}off} \times 100 \\ &= (4.7 - 4.4)/4.7 \times 100 \\ &= 6.8\% \end{aligned}$$

Figure 11-4 펄스전 간격 자극에 대한 동물의 놀람반사 측정 결과. Tinnitus(−) 실험 조건은 약물을 이용한 이명 유발 전 반응임. 무음간격이 없으면 놀람반사가 크게 측정됨(파랑색). 그러나 무음간격이 삽입되면 반응이 유의하게 작아짐(빨간색). Tinnitus(+) 실험 조건은 약물을 주입하여 이명을 유발한 이후 반응임. 무음간격이 없으면 약물주입 전과 동일하게 놀람반사가 크게 측정됨(보라색). 그러나 무음간격이 삽입되면 반응이 작아지지 않고 무음간격이 없을 때와 마찬가지로 놀람반사가 여전히 크게 측정됨(주황색)

이다.[19, 20] 기존 앞펄스 억제효과는 뒤펄스 앞에 작은 소리(앞펄스)가 존재하지만, 펄스전 간격은 배경음이 길게 재생되는 중간에 앞펄스와 동일한 위치에 펄스 소리 대신 무음의 간격이 존재하는 자극이다(Figure 11-4). 앞펄스가 추가되면 뒤펄스로 유발된 놀람반사의 크기가 감소하듯이, 펄스전 무음 간격을 추가하면 뒤펄스로 유발된 놀람반사의 크기가 동일한 원리로 작아지게 된다. 즉 무음 간격이 뇌로 전달되면 청각 뇌신경경로가 뒤이어 제시되는 소리자극에 대해 준비/대비하는 기전을 작동시켜, 뒤펄스로 유발된 놀람반사의 크기가 감소한다. 배경음은 동물이 인지하는 이명과 최대한 유사한 소리로 제작한다. 이명이 있는 동물은 배경음과 이명이 유사하기 때문에 짧은 무음 간격이 지나가는 경우 이명이 이 간격을 채우는 효과를 나타낸다. 즉 이명이 존재하는 동물 입장에서는 짧은 무음 간격이 있는 자극을 제시하더라도 마치 무음 간격이 없다고 느끼기 때문에 펄스전 간격이 있는 자극에 대한 반응과 펄스전 간격이 없는 자극에 대한 반응이 유사해진다. Turner et al.은 이러한 차이점을 이용하여 정상 쥐와 이명 쥐를 객관적으로 구분할 수 있다고 주장하였다.

기존 동물 이명 연구의 경우 조작적 조건화*operant conditioning*를 통하여 동물에게 이명이 존재하는 것을 증명하였다. 대표적인 예로 Jastreboff's conditioned lick suppression 동물모델과[21] Bauer and Brozoski's conditioned lever pressing 동물모델이[22] 고전적인 이명 연구 방법이다(Table 11-2). Bauer의 방법은 배경음이 재생될 때 레버를 누르면 먹이나 물이 나오는 환경에서 동물을 사육한다. 그러나 만약 배경음이 없을 때 레버를 누르면 먹이나 물이 나오지 않고 대신 전기 충격을 주는 훈련을 시킨다. 충분히 훈련된 동물은, 외부

Table 11-2 조작적 조건화를 이용한 기존 이명 동물 실험 방법과 펄스전 간격을 이용한 이명 동물 실험 방법 비교

Animal tinnitus study methods	Conventional animal model Behavioral conditioning (Pavlov's dog)	Prepulse gap animal model: GPIAS
Example	Jastreboff's conditioned lick suppression 1988 Bauer and Brozoski's conditioned lever pressing 1999	Gap pre-pulse inhibition of acoustic startle (GPIAS) 2006
Response	Cognitive function based response Depend on cognitive function and/or mood	Brainstem based reflex Less influenced by cognitive function or mood
Required time	Long term conditioning	Immediate detection
Complexity of hypothesis	Complicated paradigm	Simple straightforward paradigm
Confounding factor	Many confounding factors Full awareness and attention is essential	Less confounding factors Hearing loss may be an issue
Drawbacks	Ethical problem Food or water deprivation, electrical foot shock Expensive training system	Reliability of the paradigm

스피커 배경음이 있는 환경에서 먹이나 물을 먹기 위해 주기적으로 레버를 누르는 행동을 보인다. 그러나 배경음 재생을 정지하면 전기 충격 체벌을 피하기 위해 동물은 더 이상 레버를 누르지 않는다. 조작적 조건화 훈련이 완료되었을 때, 약물이나 큰 소음을 통해 동물에게 이명을 유발한다. 이 경우 외부 스피커를 통해 배경음을 재생하지 않았음에도 동물들은 이명이 마치 스피커 배경음과 비슷하다고 느끼므로 안심하고 먹이나 물을 얻기 위해 레버를 누르는 행동을 반복한다. 이러한 전통적인 연구 방법은 동물이 충분히 훈련되어야 하기 때문에 시간이 오래 걸리고 비용이 비싸며 일부 동물은 끝까지 훈련을 이해하지 못하는 경우도 발생한다. 또 동물의 지능 수준이나 정서상태 등 다양한 요소가 실험 결과에 영향을 줄 수 있다. 더불어 일부러 동물의 물이나 음식을 제한하고 동물에게 반복적인 전기 충격을 제시해야 하기 때문에 윤리적인 문제가 제기될 수 있다. 반면 펄스전 간격에 대한 놀람반응은 훈련이 필요하지 않고 즉각적으로 이명 존재 여부를 규명할 수 있다는 점에서 매우 매력적인 방법이다. 2006년 Turner et al. 등이 펄스전 간격의 개념을 소개한 이후로 이 방법을 이용한 이명 연구가 꾸준히 보고되고 있으며, 특히 2011년에는 Nature 잡지에 이 연구방법을 이용한 논문이 보고되기도 하였다.[23] 국내에서도 단국대학교 연구자들에 의해 한국형 동물 이명 검사 장치가 개발되어 국내 여러 기관과 공동연구를 수행하고 있다.[24] 한국형 동물 이명 측정 장치의 측정 결과를 보면 정상 쥐의 경우 펄스전 간격 놀람반사 Gap Prepulse Inhibition of Acoustic Startle [GPIAS = $(SR_{gap\text{-}off} - SR_{gap\text{-}on}) / SR_{gap\text{-}off} \times 100$] 값이 31.0%이었다. 상기 공식에서 SR은 startle reflex의 amplitude를 의미하고 gap-off는 무음 간격이 없는 조건, gap-on은 무음 간격이 추가된 조건을 의미한다. 즉 무음 간격이 추가되면 놀람반사의 크기가 31.0% 감소하여 동물이 무음 간격을 잘 인지하고 놀람반사가 감소함을 알 수 있다. 반면 salicylate 약물 주입을 통해 이명이 유발된 쥐는 GPIAS 값이 6.8%로서 무음 간격이 추가되어도 놀람반사가 억제된 정도가 매우 작음을 알 수 있다.[25] 즉 이명이 존재하는 경우 무음 간격이 이명에 의해 채워지기 때문에, 이명 동물은 무음 간격이 추가된 조건도 마치 무음 간격이 없는 것처럼 느껴지게 되어 놀람반사가 줄어들지 않는다. 한국형 동물 이명 검사 장치는 여러 기관에서 이명 연구를 위해 사용하고 있으며 그 결과가 수 편의 논문을 통해 보고된 바 있다.[26, 27]

그러나 최근에는 동물에서 펄스전 간격 억제효과가 실제 이명을 객관적으로 증명하는 실험 방법이 맞는지에 대해 의문점을 제기한 결과들이 보고되었다. 가장 대표적인 약점은 난청에 의해 GPIAS 값이 영향을 받을 수 있다는 점이다.[28] 난청이 존재하는 경우 배경음 자체를 듣지 못하기 때문에 무음 간격의 존재 여부도 듣지 못할 가능성이 있다. 펄스전 간격 억제효과를 처음 이명에 적용했던 Turner et al.도 이 문제를 인지하고 있었기 때문에 모든 실험에서 앞펄스 억제 실험을 병행하였다(noise burst prepulse inhibition of the acoustic startle, NBPIAS). 즉 배경음과 동일한 크기의 작은 앞펄스를 제시해서 뒤펄스에 의해 놀람반사가 억제되는 현상이 관찰된 경우에만 동물이 앞펄스를 듣는 것으로 해석하였고, 이 경우만 GPIAS 값을 신뢰할 수 있다고 보고하였다.[19] 그러나 최근 보고에 따르면 NBPIAS 효과가 잘 나타나는 경우에도 난청에 의해 GPIAS 개념이 작동하지 않을 수 있음을 지적한 보고들이 있다. 난청은 무음 간격뿐만 아니라 뒤펄스를 듣는 능력에도 영향을 줄 수 있다. 이러한 문제를 극복하기 위해 뒤펄스를 소리자극 대신 압축공기자극으로 전달하는 대안이 제시되기도 하였다.[29] 현 시점에서 이명을 연구하는 연구자들은 여전히 GPIAS가 동물 이명 연구에 유효하다고 믿고 이를 계속 활용하는 연구자들과, GPIAS는 현재로서 의문점이 너무 많아 신뢰할 수 없고 동물 이명 연구를 위해서 전통적인 operant conditioning 모델을 이용해야 한다고 주장하는 연구자들로 양분된 상태다.[28] 본 저자의 개인적인 생각으로는 이명 동물에서 난청이 없거나 아주 경미한 경우 GPIAS 가 여전히 유효할 것으로 생각한다. 또 다양한 이명 유발 방법 중 선행 연구들을 통해 operant conditioning 실험 방법과 GPIAS 실험 방법의 병행을 통해 이미 2중으로 검증된 이명 유발 방법은 GPIAS 검사가 여전히 유효할 것으로 생각된다. 그러나 유의한 정도의 난청이 동반된 이명 동물 모델에서는 압축공기 등 대안으로 제시된 GPIAS 측정 방법이 필요할 가능성이 높다. 또한 아직까지 보고된 바가 없는 새로운 방법으로 이명을 유발한 경우라면 GPIAS만을 통해 이명 존재 여부를 증명하는 것은 바람직하지 않을 수 있다. 즉 GPIAS는 동물에서 이명의 존재를 증명할 수 있는 매우 편리하고 매력적인 연구 방법이만, 이명이 발생한 모든 동물에서 GPIAS 개념이 작동하지는 않을 수도 있음에 주의가 필요하다.

IV. 이명 환자에서 펄스전 간격 억제효과

만약 동물에서 펄스전 간격 억제효과를 이용하여 이명을 객관적으로 증명할 수 있다면 동일한 원리를 이용하여 사람에서도 객관적인 이명 검사를 제작할 수 있을 것으로 추정해볼 수 있다. 이러한 추론을 바탕으로 몇몇 연구자들이 이명 환자에서 심리음향학적 연구, 놀람반사 연구, ERP 연구를 수행하였다. 그러나 아직까지 연구들은 일관된 결과를 보이지 않고 있으며 보고에 따라서는 매우 고무적인 결과를 보이거나 실망스러운 결과를 보이기도 한다.

이명 환자에서 무음 간격에 대한 심리음향학적 실험을 시행한 연구들은 크게 두 군으로 분류 가능하다. 첫째는 펄스전 간격 동물 실험과 같이 무음 간격과 큰 펄스음이 모두 존재하는 자극을 이용한 실험이다.[30] 둘째는 큰 펄스음 없이 무음 간격만 존재하는 자극을 이용한 실험이다.[31, 32] 뒤에 큰 펄스음이 없는 경우 정상적인 사람은 5 msec의 작은 간격까지도 인지할 수 있다. 그러나 뒤에 큰 펄스음이 존재하는 경우 이 펄스음으로 인하여 바로 앞에 존재는 무음 간격을 인지하기가 매우 어려워진다. 이에 펄스음과 무음간격을 모두 제시한 연구들은 펄스전 무음 간격의 길이가 200~300 msec로 매우 길다. 보고에 따르면 보다 쉬운 조건 즉 무음간격의 길이가 긴 조건(300 msec)에서는 이명이 없는 정상인이나 이명이 있는 환자나 모두 무음 간격을 인지하는 능력이 서로 비슷하였다. 그러나 조금 더 어려운 조건 즉 펄스전 무음간격의 길이가 짧은 조건(200 msec)에서는 정상인에 비하여 이명이 있는 환자들은 무음 간격을 잘 인지하지 못하였다.[30] 즉 심리음향학적인 실험의 검사 난이도가 적절하게 조정된 경우 이명 환자와 정상 피험자 간 무음간격을 인지하는 능력에 차이를 규명할 수 있었다. 이는 아마도 이명 환자에서 무음 간격이 이명으로 채워지기 때문에 이명 환자들은 무음 간격이 존재하는 것을 인지하지가 더 어렵기 때문으로 추정된다. 그러나 큰 펄스음 없이 무음 간격만 존재하는 두 번째 군의 연구들은 이러한 차이가 확인되지 않는다고 보고하였다.[31, 32] 예를 들어 Boyen의 보고에 따르면 정상인과 이명 환자 사이 무음간격을 인지하는 능력에 차이가 나타나지 않았다. 또한 Campolo의 보고에서도 차이를 규명하기가 어려웠다. 이들 연구자는 심리음향학적 실험에서 이명 환자와 정상 피험자 간 차이가 없는 점에 근거하여 동물에서 사용되는 펄스전 간격 억제 효과가 사람에서 작동하지 않을 것이라고 추론하였다. 그러나 뒤펄스 없이 무음 간격만 있는 경우 이명 환자들이 이 간격을 잘 인지하였다고 하더라도, 뒤펄스가 함께 제시된 상황에서 간격을 잘 인지하지 못할 가능성이 있다. 또한 환자의 주관적 반응을 기반으로 하는 심리음향학적인 실험과 객관적 뇌파를 기반으로 하는 ERP는 서로 다른 결과를 보일 수 있다.[32] 지금까지 보고된 무음 간격 심리음향학 보고를 정리하면 아마도 뒤펄스가 없는 조건에서는 이명 환자들도 정상인 만큼 무음 간격을 잘 인지하는 것으로 추정된다. 다만 무음 간격 뒤에 뒤펄스가 존재하는 자극이라면 이명 환자가 무음간격을 인지하는 능력이 정상인에 비해 부족한 것으로 추정된다. 그러나 본 주제에 대해서는 향후 추가적인 연구가 더 필요한 상황이다.

펄스전 간격을 이용하여 이명의 객관적인 증거를 실제로 측정하고 기록한 연구도 크게 두 군으로 구분할 수 있다. 첫 번째는 눈깜박임 근전도를 이용하여 놀람반사의 진폭을 측정한 연구이다.[33, 34] 주로 캐나다 몬트리올 연구자들이 이상의 방법을 연구 개발하였다. 연구자들은 눈에 접착식 근전도 전극을 부착하고 펄스전 간격 자극을 제시하였다. 그 결과 가설과 같이 정상인에서는 무음 간격이 추가되면 뒤펄스에 의해 유발되는 눈깜박임 근전도 진폭이 유의하게 작아졌다. 즉 무음 간격의 효과로 눈깜박임 근전도 진폭이 억제되었다. 반면 이명 환자에서는 고주파수 배경음(환자의 이명과 유사한)을 사용하는 경우, 무음 간격이 있는 자극에서 눈깜박임 근전도 진폭이 억제되지 않았다. 즉 가설과 같이, 이명 환자들은 무음 간격이 있는 자극과 무음 간격이 없는 자극에 대한 반응이 거의 유사했다. 이상의 결과는 이명의 존재를 사람에서 객관적으로 증명하였다는 점에서 고무적이다.

그러나, 환자의 이명과 전혀 다른 저주파수 배경음을 이용한 추가 연구 결과는 펄스전 간격의 가설에 중요한 의문을 제기했다. 가설이 맞다면 저주파수 배경음을 사용한 추가 연구에서는 이명과 배경음이 너무 달라 이명이 무음 간격을 효과적으로 채우지 못할 것이다. 즉 이명 환자에게 저주파 배경음 무음 간격이 있는 자극을 제시하면 간격이 충분히 잘 인지되어 마치 정상인처럼 눈깜박임 근전도 진폭이 효과적으로 억제되어야 한다. 그러나 실제 결과는 이와 달리 저주파수 배경음을 이용한 경우에도 무음 간격에 의해 눈깜박임 근전도 진폭이 억제되지 않았다. 즉 배경음과 이명의 주파수가 유사한 경우와 다른 경우 모두 이명 환자들은 정상인과 달리 펄스전 간격에 의한 억제가 잘 나타나지 않았다. 이에 저자들은 이명 환자에서 펄스전 간격에 대한 반응이 정상인과 다른 이유는 아마도 이명이 무음 간격을 채워 넣는 것이 아닐 것이라고 추정하였다. 저자들은 새로운 가설로 이명 환자는 소리 자극을 처리하는 중추신경계의 처리 능력이 나빠서 펄스전 간격을 정확히 인지하지 못하는 것일 것이라고 해석하였다. 이에 고주파 배경음과 저주파 배경음에 따른 차이가 없는 것이라고 해석하였다. 그러나 위 연구는 몇 가지 한계점이 있다. 첫째, 고주파수 배경음을 사용하는 경우, 이명 주파수와 배경음 주파수를 정확하게 일치시키는 것이 가장 이상적이다. 그러나 연구자들은 고주파수 배경음과 이명 주파수를 정확히 일치시키지 않고 단순히 저주파수와 고주파수로 양분하여 실험을 진행하였다. 정상인의 경우 미세한 주파수 차이까지 인지할 수 있기 때문에, 이명 주파수와 배경음 주파수에 유의한 차이가 있다면 위 실험은 실제 펄스전 간격 억제효과를 규명하기 어려울 수 있다. 둘째, 사람에서 눈깜박임 반사는 개인 간 차이가 크고 여러 차례 검사를 반복하는 과정에서 습관화를 통해 반응의 크기가 작아질 우려가 있다. 즉 진료 현장에서 실제 사용 가능한 검사를 제작하기 위해서는 눈깜박임보다 명확한 생체 신호를 측정할 필요가 있다.

펄스전 간격을 이용해 이명을 측정하고자 하는 두 번째 시도로 뇌파 ERP를 측정한 연구들이 있다.[35~38] 이는 본 저자를 포함한 연구자들이 주로 진행하고 있다. 눈깜박임 반응을 측정한 이전 연구들과 가장 다른 점은, 대뇌 일차 청피질에서 기원하는 N1P2 뇌파를 측정하였다는 점이다. 펄스전 간격 자극을 제시하고 실시간 반응을 기록하기 위해서 본 연구자들이 직접 제작한 유발반응검사 장비를 이용하였다(Figure 11-5, 11-6).[38] 활성전극은

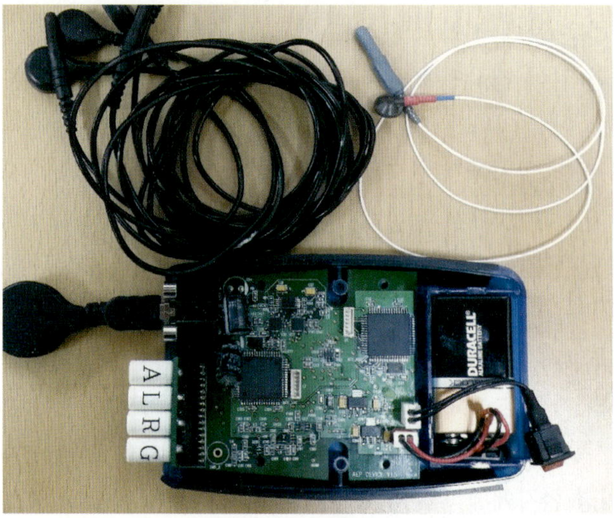

Figure 11-5 펄스전 간격 자극을 이용하여 뇌파를 측정하기 위한 장비의 하드웨어. 자극을 자유롭게 생성하고 뇌파를 더 깨끗하게 측정하기 위해 본 저자가 포함된 연구자들이 제작한 장비

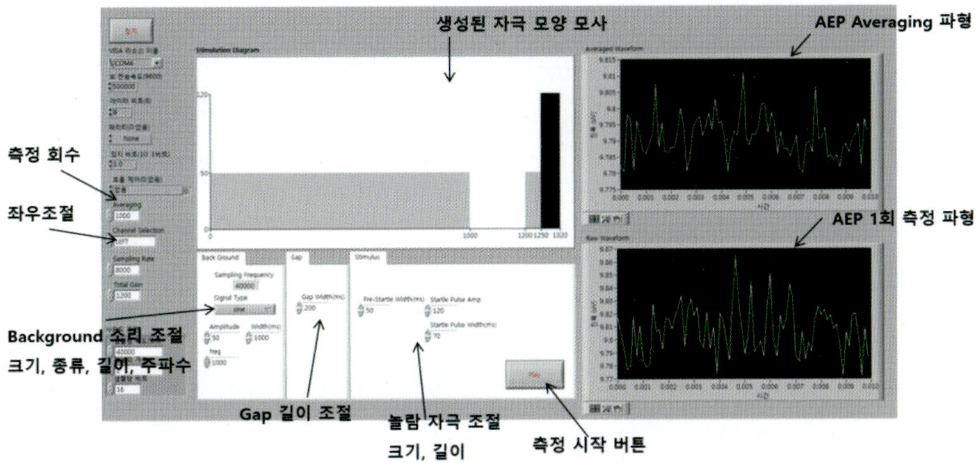

Figure 11-6 펄스전 간격 자극을 이용하여 뇌파를 측정하기 위한 시스템의 사용자 인터페이스. 배경음과 펄스음의 크기와 위치를 자유롭게 이동할 수 있으며, 1회 측정된 뇌파와 평균된 뇌파를 한 화면에서 확인 가능함 (AEP, auditory evoked potential)

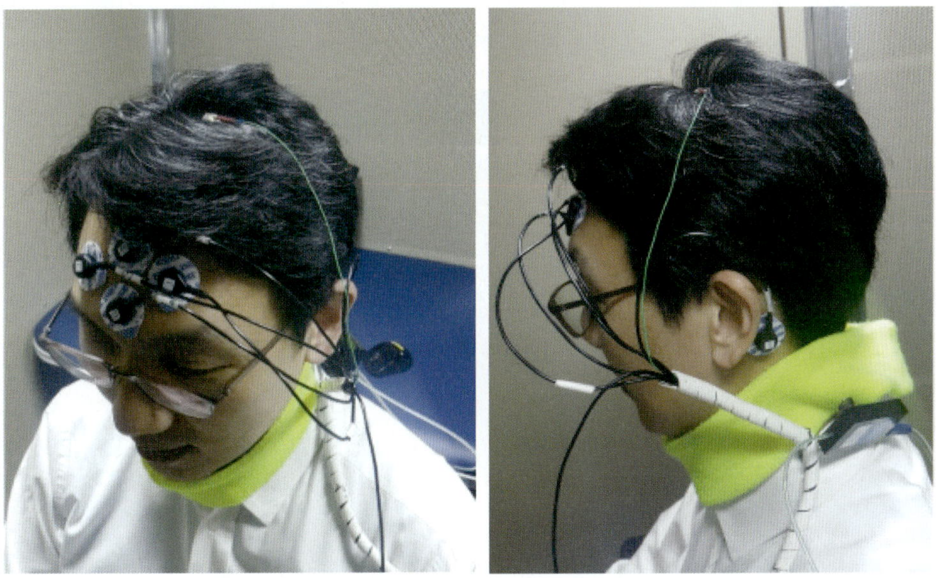

Figure 11-7 펄스전 간격 자극을 이용한 뇌파 측정 모습. 정수리 자극이 활성전극이며, 좌측 귀 뒤 유양동 전극이 기준전극, 이마 전극이 공통전극임. 이마 4개 전극 중 1개(중앙 하단)는 공통전극이고 나머지 3개는 휴지기 뇌파를 통해 피험자의 의식 수준을 평가하기 위한 전극임

정수리(Cz)에, 기준전극은 유양동에 설치하였으며, 공통전극은 이마에 부착하였다(Figure 11-7). 정상인을 대상으로 펄스전 간격 억제효과가 N1P2에도 작동하는지 확인한 결과 이전 동물 실험과 마찬가지로 무음 간격이 추가된 경우 N1P2 진폭이 유의하게 감소함을 확인할 수 있었다.[36, 37] G/N ratio (gap/no-gap)를 결과 지표로 분석하였을 때, 정상인은 약 0.7까지 G/N ratio가 감소하였다(Figure 11-8). 즉 무음 간격이 추가되면 뇌파 반응의 크기

가 약 70%로 작아짐을 의미하며 이는 중추청각신경 경로에서 무음 간격을 인지하여 펄스 전 간격에 의한 억제가 효과적으로 작동함을 의미한다. 또한 무음 간격의 길이가 20 msec

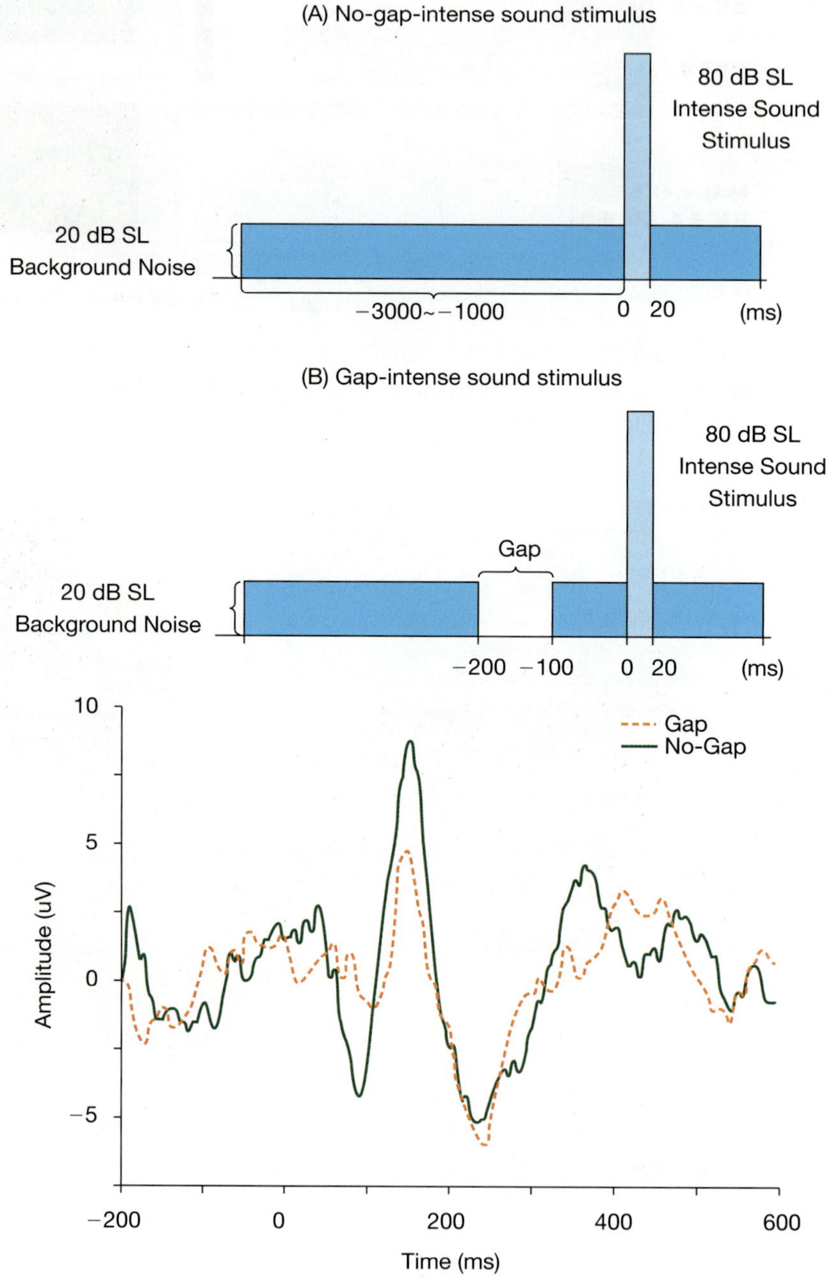

Figure 11-8 사람에서 N1P2를 유발하기 위한 펄스전 간격 자극과 반응의 예시. 배경음 중간에 무음간격이 존재하며, 간격의 길이는 100 msec이고 간격의 위치는 펄스 시작점을 기준으로 100 msec 전에 있음. 반응은 약 100~200 msec 사이에서 N1P2 반응이 측정되었으며, 실선은 무음간격이 없는 자극에 대한 반응, 점선은 무음간격이 존재하는 경우 반응임. 무음간격이 삽입되면 억제 효과가 작동하여 N1P2 반응이 유의하게 작아짐을 확인할 수 있음

에서 200 msec로 길어질수록 G/N ratio가 점점 작아지는 양반응 상관관계를 확인할 수 있었다. 이는 무음 간격이 길어질수록 간격이 보다 확실하게 인지되기 때문으로 추정된다. 무음 간격의 위치를 앞뒤로 이동하는 실험 결과에 따르면 펄스전 무음 간격의 종료 시점과 뒤펄스 시작 시점 사이 시간차*interstimulus interval, ISI*가 100 msec인 경우 억제 기전을 가장 효과적으로 유도할 수 있었다(G/N ratio가 가장 작아짐). 펄스전 간격 자극을 반복하여 매번 측정된 결과를 누적하여 평균값을 취할 때, 자극을 많이 반복하면 많이 반복할수록 보다 깨끗한 결과를 얻을 수 있다. 그러나 그 대가로 검사의 시간이 점점 길어지는 문제가 있다. 연구 결과 약 100번의 반응을 평균하면 G/N ratio 결과 값이 안정화됨을 확인할 수 있었다. 이상과 같이 제작한 펄스전 간격 뇌파 실험을 이명 환자에게도 적용하였다.[35] 이명 변수 이외 모든 조건을 통제하기 위해 정상 대조군과 이명 환자들은 나이, 성별, 난청의 수준까지 피험자별 일대일로 대응시켰다. 피험자의 평균 연령은 이명군이 59.2세였고 대조군도 59.2세였다. 성비는 이명군의 여성 비율이 37.5%, 대조군의 여성 비율이 38.9%였다. 청력역치는 이명 환자군에서 600 Hz, 1 kHz, 8 kHz에서 각각 13.1 dB HL, 17.4 dB HL, 39.1 dB HL이었다. 대조군의 청력역치는 동일 주파수에서 각각 16.1 dB HL, 17.2 dB HL, 34.4 dB HL이었다. 연구 결과 이전 실험과 동일하게 정상 대조군은 G/N ratio가 약 0.7로 무음 간격에 의해 N1P2 뇌파가 유의하게 억제되는 현상이 잘 재현되었다. 한편 이명 환자군은 가설과 같이 G/N ratio가 약 1.0으로 무음 간격이 추가되어도 N1P2 뇌파 진폭이 작아지지 않았다. 이는 아마도 이명과 배경음이 매우 유사하기 때문에 이명 환자에서는 짧게 지나가는 무음 간격이 이명으로 채워지기 때문으로 추정되었다. 즉, 펄스전 간격 억제효과와 청각피질 기원의 N1P2 뇌파 측정을 통해 이명을 증명하는 객관적인 검사의 구현이 가능함을 증명하였다. 추가적으로 무음 간격의 길이를 조정하면 검사의 조건을 보다 쉽게(100 msec) 또는 어렵게(20 msec) 구현하는 것이 가능하였다. 검사의 난이도가 너무 쉬운 경우, 이명 환자에서도 억제 효과가 너무 강력하게 작동하여 G/N ratio가 정상인처럼 작아지는 결과가 나타났다. 즉 검사의 난이도가 너무 쉬운 경우 이명 환자와 정상인 대조군 사이 변별력이 사라짐을 알 수 있었다. 따라서 실제 임상 현장에서 본 검사를 유용하게 사용하기 위해서는 세밀한 검사 난이도 조정이 필요할 것으로 생각된다. 지금까지 본 연구자들이 규명한 바로는 난이도 조정의 기준이 되는 가장 중요한 변수는 피험자의 나이이다. 20대 환자부터 60대 환자까지 각 연령대별로 10명씩 총 50명의 정상 피험자를 대상으로 정상 대조군에서 G/N ratio의 정상값을 분석하는 연구가 현재 진행 중에 있으며, 그 결과 젊은 피험자와 고령 피험자 사이 차이가 존재하였다. 이는 아마도 나이가 많아질수록 중추청각신경계의 노화로 인하여 소리 정보 처리의 시간 해상도가 나빠지기 때문으로 추정하고 있다. 한편 지금까지 연구자들이 규명한 바에 따르면 환자의 난청 수준은 G/N ratio에 그다지 큰 영향을 주지 않았다. 이는 자극을 생성할 때 각 피험자별로 난청 수준을 고려하여 자극음의 크기를 정교하게 맞추어 피험자가 인지하는 소리의 크기를 맞춰 주었기 때문일 것이다.

결론

우리가 진료하는 환자에서 이명이 존재하는지 여부를 객관적으로 증명할 수 있는 검사가 존재한다면 매우 유용할 것이다. 특히 소음성 난청, 교통사고 등 법적 책임과 보상이 연관된 상황에서는 객관적인 검사가 꼭 필요하다. 그러나 안타깝게도 아직까지 누구나 인정하는 객관적인 이명 검사가 존재하지 않는다. 마치 유발반응청력검사를 통해 난청을 객관적으로 증명하는 검사가 개발되었듯이, 청각유발 뇌파반응을 통해 이명 검사를 개발하는 것이 현재로서 가장 현실적인 연구 방향으로 생각된다. 이명 환자의 휴지기 뇌파 연구 결과, gamma 동요가 증가하고 alpha 동요가 감소하는 현상이 비교적 여러 연구자들에 의해 재현되었다. 그러나 휴지기 뇌파는 정교하게 통제된 뇌파반응이 아니고, 무작위 시점에 뇌가 여러 가지 정보를 한꺼번에 처리하는 활동을 측정한 복잡한 뇌 반응이다. 우리가 이해할 수 없는 여러 뇌 활동 정보가 포함되어 있으며, 결과에 영향을 줄 수 있는 변수도 다양하다. 보다 직접적이고 직관적으로 이해할 수 있는 뇌파 연구 방법으로 ERP 연구가 대안이 될 수 있다. 그중에서도 펄스전 간격을 자극으로 이용한 다양한 연구가 진행 중이다. 이명 환자는 펄스전 간격이 이명으로 채워지기 때문에 정상인과 달리 뇌파의 억제효과가 나타나지 않는 것으로 생각된다. 그러나 이명 환자에서 실제 펄스전 간격이 이명으로 채워지는 여부는 아직까지 불명확하다. 또 아직까지 펄스전 간격을 이용한 객관적 이명 검사가 진료 현장에서 유용한 검사로 작동할 것인지 알 수 없다. 그러나 펄스전 간격과 뇌파 ERP를 이용한 연구가 발전하여 가까운 미래에 객관적인 이명 검사를 사용할 수 있다면 진료에 큰 도움이 될 것으로 기대된다.

This work was supported by the National Research Foundation of Korea grant funded by the Korea government (MSIP No. NRF-2015R1A2A2A04003938).

참고문헌

1. 대한청각학회. 청각검사지침. 서울: 학지사, 2017.
2. Viirre ES. Quantitative electroencephalography for tinnitus--a means for data collection, analysis, and translation. Int Tinnitus J 2009; 15:149-153.
3. Gasser T, Rousson V, Schreiter Gasser U. EEG power and coherence in children with educational problems. J Clin Neurophysiol 2003; 20:273-282.
4. Miller R. Theory of the normal waking EEG: from single neurones to waveforms in the alpha, beta and gamma frequency ranges. Int J Psychophysiol 2007; 64:18-23.
5. Klimesch W, Sauseng P, Hanslmayr S. EEG alpha oscillations: the inhibition-timing hypothesis. Brain research reviews 2007; 53:63-88.
6. Hummel F, Andres F, Altenmuller E, Dichgans J, Gerloff C. Inhibitory control of acquired motor programmes in the human brain. Brain : a journal of neurology 2002; 125:404-420.
7. Callaway E, Halliday R, Naylor H. Hyperactive children's event-related potentials fail to

support underarousal and maturational-lag theories. Arch Gen Psychiatry 1983; 40:1243-1248.

8. Clarke AR, Barry RJ, McCarthy R, Selikowitz M. EEG analysis of children with attention-deficit/hyperactivity disorder and comorbid reading disabilities. J Learn Disabil 2002; 35:276-285.

9. Jia X, Kohn A. Gamma rhythms in the brain. PLoS Biol 2011; 9:e1001045.

10. Fries P, Reynolds JH, Rorie AE, Desimone R. Modulation of oscillatory neuronal synchronization by selective visual attention. Science 2001; 291:1560-1563.

11. Ashton H, Reid K, Marsh R, Johnson I, Alter K, Griffiths T. High frequency localised "hot spots" in temporal lobes of patients with intractable tinnitus: a quantitative electroencephalographic (QEEG) study. Neurosci Lett 2007; 426:23-28.

12. Vanneste S, Plazier M, der Loo E, de Heyning PV, Congedo M, De Ridder D. The neural correlates of tinnitus-related distress. Neuroimage 2010; 52:470-480.

13. Weisz N, Dohrmann K, Elbert T. The relevance of spontaneous activity for the coding of the tinnitus sensation. Progress in brain research 2007; 166:61-70.

14. Schlee W, Hartmann T, Langguth B, Weisz N. Abnormal resting-state cortical coupling in chronic tinnitus. BMC neuroscience 2009; 10:11.

15. Kleinjung T, Eichhammer P, Langguth Bet al. Long-term effects of repetitive transcranial magnetic stimulation (rTMS) in patients with chronic tinnitus. Otolaryngol Head Neck Surg 2005; 132:566-569.

16. Eggermont JJ. Central tinnitus. Auris Nasus Larynx 2003; 30 Suppl:S7-12.

17. De Ridder D, Elgoyhen AB, Romo R, Langguth B. Phantom percepts: tinnitus and pain as persisting aversive memory networks. Proc Natl Acad Sci U S A 2011; 108:8075-8080.

18. Langguth B, Kreuzer PM, Kleinjung T, De Ridder D. Tinnitus: causes and clinical management. Lancet Neurol 2013; 12:920-930.

19. Turner JG, Brozoski TJ, Bauer CAet al. Gap detection deficits in rats with tinnitus: a potential novel screening tool. Behav Neurosci 2006; 120:188-195.

20. Yang G, Lobarinas E, Zhang Let al. Salicylate induced tinnitus: behavioral measures and neural activity in auditory cortex of awake rats. Hear Res 2007; 226:244-253.

21. Jastreboff PJ, Brennan JF, Coleman JK, Sasaki CT. Phantom auditory sensation in rats: an animal model for tinnitus. Behav Neurosci 1988; 102:811-822.

22. Bauer CA, Brozoski TJ, Rojas R, Boley J, Wyder M. Behavioral model of chronic tinnitus in rats. Otolaryngol Head Neck Surg 1999; 121:457-462.

23. Engineer ND, Riley JR, Seale JDet al. Reversing pathological neural activity using targeted plasticity. Nature 2011; 470:101-104.

24. Park IY, Lee S, Suh MW. The Implementation of Startle Response Measurelnent System for Animal Tinntus Experiment. Dankook Med J 2010:47-55.

25. Na WS. Does Habituation affect Gap Prepulse Inhibition of Acoustic Startle (GPIAS) for Measuring Tinnitus Objectively in Rat? Department of Otorhinolaryngology. Cheonan: Dankook University, 2012.

26. Park YM, Na WS, Park IYet al. Trans-canal laser irradiation reduces tinnitus perception of salicylate treated rat. Neurosci Lett 2013; 544:131-135.

27. Jung DJ, Han M, Jin SUet al. Functional mapping of the auditory tract in rodent tinnitus model using manganese-enhanced magnetic resonance imaging. Neuroimage 2014; 100:642-649.

28. Galazyuk A, Hebert S. Gap-Prepulse Inhibition of the Acoustic Startle Reflex (GPIAS) for Tinnitus Assessment: Current Status and Future Directions. Front Neurol 2015; 6:88.

29. Lobarinas E, Hayes SH, Allman BL. The gap-startle paradigm for tinnitus screening in animal models: limitations and optimization. Hear Res 2013; 295:150-160.

30. Suh MW, Lee H, J., , Kim JS, Park IY, Jung JY, Oh SH. Psychoacoustic Characteristics of Prepulse Gap in Tinnitus Patients: A Preliminary Study to Develop an Objective Test Detecting Tinnitus. Korean J Otorhinolaryngol-Head Neck Surg 2011; 54:48-54.

31. Campolo J, Lobarinas E, Salvi R. Does tinnitus "fill in" the silent gaps? Noise Health 2013; 15:398-405.

32. Boyen K, Baskent D, van Dijk P. The Gap Detection Test: Can It Be Used to Diagnose Tinnitus? Ear Hear 2015; 36:e138-145.

33. Fournier P, Hebert S. The gap-startle paradigm to assess auditory temporal processing: Bridging animal and human research. Psychophysiology 2016; 53:759-766.

34. Fournier P, Hebert S. Gap detection deficits in humans with tinnitus as assessed with the acoustic startle paradigm: does tinnitus fill in the gap? Hear Res 2013; 295:16-23.

35. Ku Y, Ahn JW, Kwon Cet al. The gap-prepulse inhibition deficit of the cortical N1-P2 complex in patients with tinnitus: The effect of gap duration. Hear Res 2017; 348:120-128.

36. Ku Y, Ahn JW, Kwon Cet al. Gap prepulse inhibition of the auditory late response in healthy subjects. Psychophysiology 2015; 52:1511-1519.

37. Suh MW, Kim KW, Park IY, Oh SH. Parameter optimization for applying the prepulse gap paradigm to humans. Korean J Audiol 2013; 17:118-123.

38. Ku Y, Ahn JW, Kwon Cet al. A programmable acoustic stimuli and auditory evoked potential measurement system for objective tinnitus diagnosis research. Conf Proc IEEE Eng Med Biol Soc 2014; 2014:2749-2752.

PART III

Tinnitus and Related Disorders

CHAPTER 12

Tinnitus and Cochlear Disorders

전남의대 이성수 · 조형호

서론

이명은 청감각기관 *auditory sensory organ* 인 달팽이관 *cochlea* 을 침범하여 감각신경성난청 *Sensorineural Hearing Loss* 을 일으키는 질환과 연관성이 높다. 감각신경성난청을 일으키는 원인으로는 강하고 지속적인 소리자극에 의한 음향외상 *acoustic trauma* 혹은 소음성난청 *Noise induced hearing loss*, 연령 증가 및 노화에 의해 발생하는 노인성난청, 이독성 약물에 의한 약물유발성난청, 내림프압 증가에 의한 메니에르병, 달팽이관을 생성하는 유전자 이상에 의해 발생하는 유전성난청, 달팽이관으로 가는 혈류의 문제, 압력손상 *barotrauma* 등이 있다. 달팽이관 질환은 발생하는 난청의 유형에 따라 편측성난청, 고주파수대 또는 저주파수대 난청으로도 분류할 수 있는데, 이들 모두에서 이명은 다양하게 나타난다. 또한, 여러 원인에 의하여 발생하는 돌발성 난청에서도 이명은 흔히 발생한다. 본 장에서는 감각신경성난청의 가장 흔한 원인 중 소음성난청, 노인성난청, 이독성난청, 돌발성난청에 동반되는 이명에 대해 기술하고 메니에르병은 13장에서 따로 다루기로 한다.

본론

I. 소음성난청, 음향외상과 이명

이명을 유발하는 난청의 가장 흔한 원인 2가지는 소음성난청과 노인성난청이다. 최근 소음성난청에 대한 인식이 확대되면서 직업적 소음에 의한 난청은 감소되었지만 오락, 콘서트, 장시간의 휴대용 음향기기와 군대에서 발생되는 소음에 의해 오히려 젊은 연령에서의 난청은 꾸준히 증가되고 있다.[1,2] 소음성난청에 만성 이명이 동반되는 경우는 50~70%로 보고되었다.[3] 특히 강한 음자극*impulse noise*에 노출되는 것이 오랜 기간 동안 소음에 지속적으로 노출되는 것보다 이명을 더 유발한다.

그동안 이명 발생기전 연구에서 실험동물에 소음자극을 주고 일과성 역치 상승 *Temporary Threshold Shift, TTS* 혹은 영구적 역치 상승*Permanent Threshold Shift, PTS*을 유발하는 방법이 많이 이용되었다. 달리 말하면 소음성난청이 이명을 유발시키는 기전에 대한 연구는 비교적 활발히 진행되고 있다. 먼저 말초청각기관인 달팽이관에서 일어나는 변화를 보면 소음에 의해 유모세포와 연결된 청신경다발*auditory nerve fibers*의 전도가 감소된다. 이는 청력이 일시적으로 감소되었다가 다시 회복되는 TTS에서도 지속됨이 확인되었다.[4] 내유모세포와 청신경다발 사이의 시냅스는 소음자극에 쉽게 손상되는 것에 기인한다. 이 경우 청성뇌간유발반응검사*Auditory Brainstem Response, ABR*에서 보면, 청신경다발 반응을 나타내는 I파는 감소되지만 청성뇌간*auditory midbrain*을 반영하는 V파는 정상 혹은 증가됨이 확인되어 중심청각경로가 보상적으로 반응하는 것을 알 수 있다.

이명 발생과 관련된 중심청각경로*central auditory pathway*에서 가장 먼저 변화를 보이는 부위는 달팽이핵*cochlear nucleus*이다. 소음은 달팽이핵, 특히 달팽이등쪽핵*Dorsal cochlear nucleus*의 방추세포*fusiform cell*의 자발적 발화율*Spontaneous Firing Rates, SPR*을 증가시킨다. 또한 주어진 소음자극 주파수에 가장 예민한 부위의 신경에서 자발적 발화율이 증가됨도 확인되었다.[5] 그 다음 반응하는 중심청각경로는 아래둔덕*inferior colliculus*이다. 이명에서 아래둔덕의 자발적 발화율도 증가한다. 이를 확인하였던 연구는 소음성난청을 유발하기전 달팽이등쪽핵을 제거하면 아래둔덕의 자발적 발화율도 증가하지 않는다는 결과였는데,[6] 달팽이등쪽핵이 아래둔덕의 자발적 발화율 증가에 직접적인 영향을 주는 것을 알 수 있다. 한편으로는 달팽이등쪽핵을 모두 제거하더라도 이명은 지속되어 달팽이관과 청각신경다발의 기능 감소가 이명을 유발시키는 것과는 별개로 달팽이핵 이후 중심청각경로에서 이명을 유지*maintaining*하는 기전이 있음도 보고되었다.[7] 또한 이명에서 내측슬상체*medical geniculate body; MGB*의 신경들의 자발적 발화율이 증가됨이 확인되어 이명을 유지하는 과반응성 기전에는 청각시상*auditory thalamus*도 관여된다는 것이 밝혀져 있다.[8]

이명 발생기전에서 자발적 발화율의 증가 외에도 신경세포 간 동시성*synchrony* 및 돌발파의 분출*burst firing* 증가도 들 수 있다. 신경세포 간 동시성의 증가는 청각대상*auditory object*의 인식군*perceptual grouping*을 만들고[9] 이는 청각자극이 없는 상황에서도 환청(幻聽, *phantom sound*)을 인식하게 되어 이명을 야기한다.[10] 결과적으로 이명에서 아래둔덕, 내측슬상체 등에서 bursting synchronous firing이 발생하고 이는 이명의 심한 정도와 비례하며 이와 같은 변화는 결국 청각피질*auditory cortex*로 된다.[8, 11, 12, 13]

이명에서 자발적 발화율과 동시성이 증가되는 것에는 뇌간에서 시작되는 신경 가소성 *neural plasticity*이 연관되어 있다. 달팽이핵으로 들어오는 청각신경의 입력신호가 조금만 감소되어도 달팽이핵 내의 억제성 신경절달물질인 glycine과 γ-aminobutyric aicd (GABA)의 분비가 줄어들고 이들의 수용체에 변화가 생기며[14, 15] 동시에 흥분성 신경절단물질의 증가가 일어난다.[16] 본래 정상 달팽이핵이나 청각피질에서는 spike-timing-dependent plasticity *STDP*[17]와 stimulus-timing-dependent plasticity *StDP*[18] 기전을 통해 정보를 처리하는데 이는 Hebbian plasticity라 불리는 long-term plasticity를 유지에 중요하다.[19] 이에 상반된 연구 결과도 있었는데, 이명 동물모델에서 보면 anti-Hebbian plasticity를 나타낸다는 것이고, 이들 기전들이 정상에 비해 변동하는 것도 보고되었다. 이에 대한 더 많은 연구가 필요하리라 판단되며 현재까지의 기전을 종합한 모식도가 Figure 12-1로 표현된다. (Shore SE et al. Nat. Rev. Neurol 2016 발췌)[20~22]

II. 노인성난청과 이명

노인에서 난청은 경도 난청을 기준으로 대만은 65세 이상에서 96.5%, 미국의 경우 70세 이상에서 난청이 없는 경우가 없을 정도로 유병률이 높다. 우리나라는 인구 고령화와 더불어 난청은 지속적으로 증가하고 있는데 2012년 국민건강영양조사 자료에 의하면 40 dB 중등도 난청이 65~70세에서 12.5%, 80세 이상에서 46%로 나타난다. 한 조사에 의하면 60세 이상에서는 순음 청각역치가 매년 1 dB씩 상승한다고 보고되었다.[23] 흥미로운 점은 연령증가와 난청 및 난청에 동반된 증상들은 적절한 청각자극을 주게 되면 진행이 멈추게 된다는 것이다.[24]

노인성난청에 동반된 이명은 보고에 따라 8~72%로 다양하게 나타나며[25~27] 같은 보고 안에서도 설문에 따라 19.3% 혹은 11.8%로 다르게 보고될 수 있다.[28] 이는 이명이 객관적으로 측정하는 방법이 없고 환자 스스로 느끼고 표현하는 정도에 따라 측정되기 때문이다.

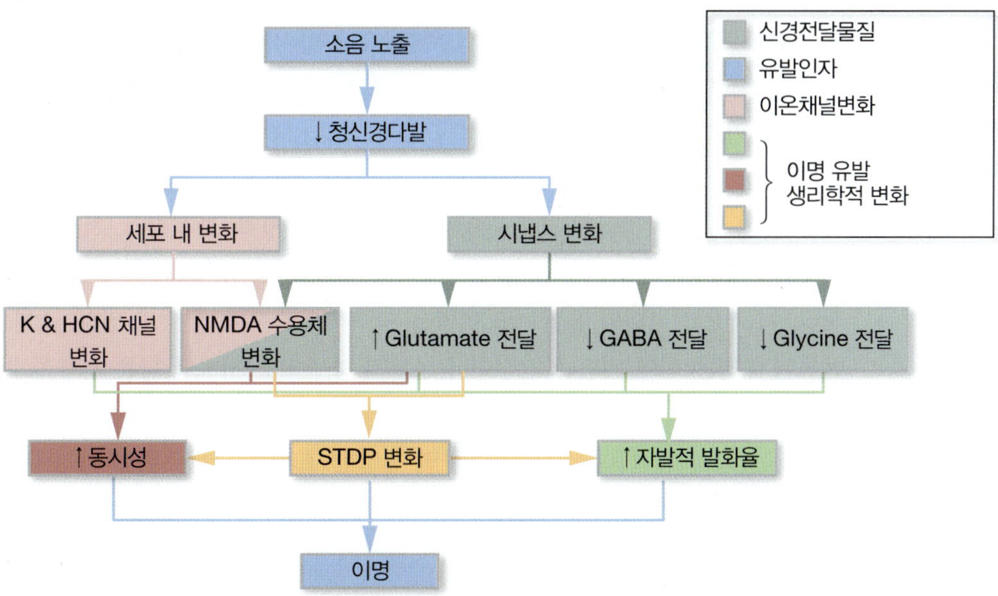

Figure 12-1 소음에 의한 청각 관련 세포 손상이 이명을 유발시키는 기전

물론 나이가 증가함에 따라 이명이 증가한다는 것에는 이견이 없다.[29] 이뇨제와 같은 약물에 의해 유발되는 이명도 연령이 증가함에 따라 더 잘 발생된다.[30] 특이적인 보고를 들자면 이명이 70세에서 31%, 79세에서 44%로 증가하지만 일부 환자에서는 오히려 감소되어 이명이 자발적으로 호전될 수도 있다.[31]

이명은 노인성난청에서 청력역치의 크기에 비례할 뿐 아니라 청력도의 형태에도 영향을 받게 되는데, 고주파수대 난청이 있는 경우, 편평형보다는 가파른 경사형에서 이명이 흔히 동반된다.[28]

노인성난청에서 이명이 발생되는 원인은 여러 가지로 설명된다. 일단 난청으로 인해 귀를 통해 신경계로 들어오는 청감각 입력 신호가 감소됨에 따라 신경 가소성이 활성화되어 발생한다. 이에 더하여 노화 관련 인자들도 영향을 주게 된다. 나이가 증가하면 GABA활성도가 감소되는데[32] 이로 인하여 신경계에 억제신호가 부족하여 과활성화가 나타나고 결국 이명이 발생한다.

III. 이독성난청과 이명

이독성*ototoxicity*이란 platinum과 같은 항암제, aminoglycoside와 같은 항생제, 방사선치료 등에 의해 청각 혹은 전정기능에 손상이 오는 것을 말하고 이명, 난청, 어지러움 등의 증상으로 나타난다. 이독성의 장기적인 결과는 영구적인 청력 저하, 고도 이상의 청력 저하 등을 야기하기도 하며 언어사회적인 단절, 삶의 질을 떨어뜨리기도 한다. 어린 나이에서 발생되면 언어발달에 문제, 인지기능 장애를 일으키기도 한다. 약물 및 보고에 따라 이독성은 4~90%로 다양하게 나타나며 위험인자로 약물의 종류, 환자의 나이, 축적된 약물 용량, 투여 방법 등을 들 수 있다.[33~39] 특히 나이 인자의 경우 매우 어린 연령의 환자에서 손상이 더 크다고 알려져 있다.[34, 35, 38] 또한 위험인자들을 가지는 환자 개개인별로도 다양하게 나타나 유전적인 영향도 있음이 보고되었다.[40~42] 이독성으로 난청 혹은 이명을 유발하는 약물은 150가지 이상이 보고되었으며 말초청각기관 및 청각중추 모두 영향을 미칠 수 있다(Table 12-1, Moller AR et al (2011). Textbook of Tinnitus. Springer 발췌).[43]

약물에 의한 이명의 기전은 다양한데, 약물들이 청각, 체성감각, 전정기능 및 다른 감각 신경회로에 자극 감퇴나 비정상적인 자극을 유발할 수 있기 때문이다. 이러한 변화는 일시적일 수도 있고 한번의 유발로도 이명은 영구적으로 지속될 수도 있다. 또한 약물 투여 후 발생된 이명은 이에 대한 불안감이나 분노가 동반되면 치료에 나쁜 영향을 미친다. 따라서 의료진 스스로도 난청과 이명이 발생될 가능성을 염두에 두고 환자에게 미리 설명하며 안심시키는 노력이 필요하겠다. 가능하면 동일한 효과를 나타내면서 이독성이 없는 약물을 사용해야 하며 꼭 필요하다면 가능한 최소 농도로 투여되어야 한다. 특히 이전에 이미 난청을 가지고 있거나 신장기능이 저하된 환자에서는 더욱 주의가 필요하다. 약물 투여 전후 청력검사 및 모니터링을 해야 하고 8 kHz와 같은 고주파수를 포함하도록 한다. 만약 이명,

Table 12-1 이독성 및 이명 유발 약물

	이독성	이명
시냅스 및 신경 연접 작용 약물		
β2-특이적 아드레날린 수용체 작용제		
Procaterol		+
비특이적 β 아드레날린 수용체 길항제		
Timolol		+
세로토닌 수용체 작용제		
Almotripan		+
Eletripan		+
Eronovine		+
Methyl ergonovine		+
중추신경계 작용 약물		
항경련제		
Valproic acid	+	
Flecainide		+
항우울제 - Tricyclic		
Desipramine		+
Amitriptyline		+
항우울제 - SSRI		
Fluoxetine		+
Citalopram		+
항염증제		
비스테로이드성 항염증제(NSAID)		
Acetyl salicylic acid	+	+
Meclofenamic acid		+
Diclofenac		+
Ketoprofene		+
Indomethacin		+
Diflunisal		+
Acemetacine		+
Oxaprozin		
스테로이드		
Methylprednisolone		+

(계속)

Table 12-1 이독성 및 이명 유발 약물(계속)

	이독성	이명
항히스타민제		
Chlorphenamine		+
Hydroxyzine		+
Prometazine		+
신장 및 심혈관 작용 약물		
Loop 이뇨제		
Furosemide	+	+
Ethacrinic acid	+	+
Torasemide	+	+
Bumetanide	+	+
Carbonic anhydrase 억제제		
Diclofenamide		+
항부정맥제		
Flecainide		+
Dihydrochinidine	+	
ACE 억제제		
Enalapril		+
Imidapril		+
Benazepril		+
Moexipril		+
칼슘채널 차단제		
Nicardipine		+
Angiotensin II 수용체 길항제		
Irbesartan		+
위장관 기능 작용 약물		
Sulphasalazine		+
항기생충제		
Chloroquine	+	
Hydroxychloroquine	+	+
Mefloquine		+
Quinine		+
Sulfadoxine – pyrimethamine		+

(계속)

Table 12-1 이독성 및 이명 유발 약물(계속)

	이독성	이명
항미생물제		
Aminoglycisides	+	+
Macrolides		
Eritromycin	+	
Azithromycin		+
Clarithromycin		+
Quinolones		
Lomefloxacin	+	+
Moxifloxactin	+	+
Rufloxacin		+
Cinoxacin		+
Cephalosporins		
Ceftibuten		+
Cefepime		+
Lincosamides		
Lincomycin		+
Tetracyclines		
Minocycline		+
Sulfonamides		
Cotrimoxazole		+
Sulfadiazine		+
Glycopeptides		
Teicoplanin	+	+
Vancomycin	+	+
항바이러스제(Antivirals)		
Ganciclovir	+	
Lopinavir		+
Ritonavir		+
항진균제(Antifungal)		
Amphotericin B	+	
Griseofulvine	+	

(계속)

Table 12-1 이독성 및 이명 유발 약물(계속)

	이독성	이명
항암제		
백금화합물(Platinum compounds)		
Cisplatin	+	+
Carboplatin	+	+
Oxaliplatine	+	
면역조절제(Immunomodulators)		
Muromonab CD3	+	+
호르몬 및 호르몬 길항제		
Bisphosphonates		
Risedronate		+

난청, 어지러움 등과 같은 증상이 나타나면 즉시 청력 평가가 이루어져야 하며 필요시 약물 중단 혹은 교체를 고려해야 한다.

IV. 돌발성난청과 이명

특발성 돌발성난청은 종양이나 뇌졸중과 같은 다른 해부학적 원인 없이 갑자기 발생하는 원인 미상의 난청으로 80% 정도에서 이명을 동반한다.[44] 이명도 일반적으로 갑자기 발생되며 난청의 회복에 따라 변화되어 감각신경성난청에 동반된 이명을 연구하는 데 좋은 단서가 될 수 있다. 돌발성난청에 동반된 급성 이명의 음높이*pitch*는 난청의 청력도에 영향을 받는다.[45] 즉, 이명의 음높이는 난청이 있는 주파수대나 청력도의 꺾인 부위*audiogram edge*와 일치하는 경우가 많다.[46~48] 이에 반하여 이명의 심한 정도와 난청의 정도에는 논란이 있는 것으로 보인다. 어떤 보고에 의하면 청력의 회복과 연관되어 이명도 호전되는 것으로 조사되었다.[49~51] 이는 급성 이명은 만성 이명과 기전에 차이가 있는 것을 시사한다. 대부분 급성 이명은 달팽이관 손상 및 난청에 동반되는데 뇌간의 청각 경로의 억제신호 감소 및 신경 과활성에 주로 기인하며 따라서 달팽이관 손상이 회복된다면 이명도 사라지는 것으로 해석할 수 있다.[51] 또 다른 보고에 의하면 이명은 돌발성난청의 심한 정도나 회복 여부와 직접적으로 비례하지 않아 이명은 돌발성난청의 예후인자가 아니라고 조사되었다.[49,52] 이는 돌발성난청에 동반된 이명도 말초에서 뇌간에 이르는 신경과활성뿐만 아니라 중심신경계의 이상이 복합적으로 작용함을 시사한다.[53]

결론

감각신경성난청의 대표적 원인 질환으로 소음성난청, 노인성난청, 이독성약물, 돌발성난청, 메니에르병을 들 수 있는데 달팽이관을 침범하는 이들 질환은 이명을 흔히 동반한다. 감각신경성난청이 이명을 유발하는 기전은 아직도 명확하지 않지만 소음성난청 모델을 통해 꾸준히 연구되고 있다. 난청, 즉 청신경에서 뇌간으로 입력 신호의 결핍은 이를 보상하기 위한 달팽이핵의 자연적 발화율이 증가를 야기할 뿐만 아니라 이후에 청각시상과 청각피질에 이르는 중심청각경로의 전체적인 발화율 상승으로 이명이 발생한다. 감각신경성난청에 동반된 이명은 아직까지 완전히 인정된 치료 방법이 없다. 그렇기 때문에 예방이 중요하며 특히 소음성난청 혹은 이독성 약물에 대한 이해와 관심이 필요하다.

참고문헌

1. Niskar AS, Kieszak SM, Holmes AE, Esteban E, Rubin C, Brody DJ: Estimated prevalence of noise-induced hearing threshold shifts among children 6 to 19 years of age: the Third National Health and Nutrition Examination Survey, 1988-1994, United States. *Pediatrics* 2001, 108(1):40-43.
2. Barney R, Bohnker BK: Hearing thresholds for U.S. Marines: comparison of aviation, combat arms, and other personnel. *Aviat Space Environ Med* 2006, 77(1):53-56.
3. Axelsson A, Sandh A: Tinnitus in noise-induced hearing loss. *Br J Audiol* 1985, 19(4):271-276.
4. Furman AC, Kujawa SG, Liberman MC: Noise-induced cochlear neuropathy is selective for fibers with low spontaneous rates. *J Neurophysiol* 2013, 110(3):577-586.
5. Kaltenbach JA, Zacharek MA, Zhang J, Frederick S: Activity in the dorsal cochlear nucleus of hamsters previously tested for tinnitus following intense tone exposure. *Neurosci Lett* 2004, 355(1-2):121-125.
6. Brozoski TJ, Wisner KW, Sybert LT, Bauer CA: Bilateral dorsal cochlear nucleus lesions prevent acoustic-trauma induced tinnitus in an animal model. *J Assoc Res Otolaryngol* 2012, 13(1):55-66.
7. Brozoski TJ, Bauer CA: The effect of dorsal cochlear nucleus ablation on tinnitus in rats. *Hear Res* 2005, 206(1-2):227-236.
8. Kalappa BI, Brozoski TJ, Turner JG, Caspary DM: Single unit hyperactivity and bursting in the auditory thalamus of awake rats directly correlates with behavioural evidence of tinnitus. *J Physiol* 2014, 592(22):5065-5078.
9. Ilin V, Malyshev A, Wolf F, Volgushev M: Fast computations in cortical ensembles require rapid initiation of action potentials. *J Neurosci* 2013, 33(6):2281-2292.
10. Kaltenbach JA: Tinnitus: Models and mechanisms. *Hear Res* 2011, 276(1-2):52-60.
11. Bauer CA, Turner JG, Caspary DM, Myers KS, Brozoski TJ: Tinnitus and inferior colliculus activity in chinchillas related to three distinct patterns of cochlear trauma. *J Neurosci Res* 2008, 86(11):2564-2578.
12. Robertson D, Irvine DR: Plasticity of frequency organization in auditory cortex of guinea

pigs with partial unilateral deafness. *J Comp Neurol* 1989, 282(3):456-471.

13. Norena AJ, Tomita M, Eggermont JJ: Neural changes in cat auditory cortex after a transient pure-tone trauma. *J Neurophysiol* 2003, 90(4):2387-2401.
14. Middleton JW, Kiritani T, Pedersen C, Turner JG, Shepherd GM, Tzounopoulos T: Mice with behavioral evidence of tinnitus exhibit dorsal cochlear nucleus hyperactivity because of decreased GABAergic inhibition. *Proc Natl Acad Sci U S A* 2011, 108(18):7601-7606.
15. Xiong H, Chen L, Yang H, Li X, Qiu Z, Huang X, Zheng Y: [Hidden hearing loss in tinnitus patients with normal audiograms: implications for the origin of tinnitus]. *Lin Chung Er Bi Yan Hou Tou Jing Wai Ke Za Zhi* 2013, 27(7):362-365.
16. Zeng C, Yang Z, Shreve L, Bledsoe S, Shore S: Somatosensory projections to cochlear nucleus are upregulated after unilateral deafness. *J Neurosci* 2012, 32(45):15791-15801.
17. Tzounopoulos T, Kim Y, Oertel D, Trussell LO: Cell-specific, spike timing-dependent plasticities in the dorsal cochlear nucleus. *Nat Neurosci* 2004, 7(7):719-725.
18. Koehler SD, Shore SE: Stimulus-timing dependent multisensory plasticity in the guinea pig dorsal cochlear nucleus. *PLoS One* 2013, 8(3):e59828.
19. Roberts PD, Leen TK: Anti-hebbian spike-timing-dependent plasticity and adaptive sensory processing. *Front Comput Neurosci* 2010, 4:156.
20. Wu C, Martel DT, Shore SE: Increased Synchrony and Bursting of Dorsal Cochlear Nucleus Fusiform Cells Correlate with Tinnitus. *J Neurosci* 2016, 36(6):2068-2073.
21. Tass PA, Popovych OV: Unlearning tinnitus-related cerebral synchrony with acoustic coordinated reset stimulation: theoretical concept and modelling. *Biol Cybern* 2012, 106(1):27-36.
22. Talathi SS, Hwang DU, Ditto WL: Spike timing dependent plasticity promotes synchrony of inhibitory networks in the presence of heterogeneity. *J Comput Neurosci* 2008, 25(2):262-281.
23. Lee FS, Matthews LJ, Dubno JR, Mills JH: Longitudinal study of pure-tone thresholds in older persons. *Ear Hear* 2005, 26(1):1-11.
24. Willott JF, Hnath Chisolm T, Lister JJ: Modulation of presbycusis: current status and future directions. *Audiol Neurootol* 2001, 6(5):231-249.
25. do Carmo LC, Medicis da Silveira JA, Marone SA, D'Ottaviano FG, Zagati LL, Dias von Sohsten Lins EM: Audiological study of an elderly Brazilian population. *Braz J Otorhinolaryngol* 2008, 74(3):342-349.
26. Nondahl DM, Cruickshanks KJ, Wiley TL, Klein R, Klein BE, Tweed TS: Prevalence and 5-year incidence of tinnitus among older adults: the epidemiology of hearing loss study. *J Am Acad Audiol* 2002, 13(6):323-331.
27. Rosenhall U, Karlsson AK: Tinnitus in old age. *Scand Audiol* 1991, 20(3):165-171.
28. Demeester K, van Wieringen A, Hendrickx JJ, Topsakal V, Fransen E, Van Laer L, De Ridder D, Van Camp G, Van de Heyning P: Prevalence of tinnitus and audiometric shape. *B-ENT* 2007, 3 Suppl 7:37-49.
29. Ahmad N, Seidman M: Tinnitus in the older adult: epidemiology, pathophysiology and treatment options. *Drugs Aging* 2004, 21(5):297-305.
30. Borghi C, Brandolini C, Prandin MG, Dormi A, Modugno GC, Pirodda A: Prevalence of tinnitus in patients withhypertension and the impact of different anti hypertensive drugs on the incidence of tinnitus: A prospective, single-blind, observational study. *Curr Ther Res Clin Exp* 2005, 66(5):420-432.

31. Khaw KT: Epidemiological aspects of ageing. *Philos Trans R Soc Lond B Biol Sci* 1997, 352(1363):1829-1835.

32. Caspary DM, Milbrandt JC, Helfert RH: Central auditory aging: GABA changes in the inferior colliculus. *Exp Gerontol* 1995, 30(3-4):349-360.

33. Gupta AA, Capra M, Papaioannou V, Hall G, Maze R, Dix D, Weitzman S: Low incidence of ototoxicity with continuous infusion of cisplatin in the treatment of pediatric germ cell tumors. *J Pediatr Hematol Oncol* 2006, 28(2):91-94.

34. Landier W, Knight K, Wong FL, Lee J, Thomas O, Kim H, Kreissman SG, Schmidt ML, Chen L, London WB *et al*: Ototoxicity in children with high-risk neuroblastoma: prevalence, risk factors, and concordance of grading scales--a report from the Children's Oncology Group. *J Clin Oncol* 2014, 32(6):527-534.

35. Knight KR, Kraemer DF, Neuwelt EA: Ototoxicity in children receiving platinum chemotherapy: underestimating a commonly occurring toxicity that may influence academic and social development. *J Clin Oncol* 2005, 23(34):8588-8596.

36. Lewis MJ, DuBois SG, Fligor B, Li X, Goorin A, Grier HE: Ototoxicity in children treated for osteosarcoma. *Pediatr Blood Cancer* 2009, 52(3):387-391.

37. Nitz A, Kontopantelis E, Bielack S, Koscielniak E, Klingebiel T, Langer T, Paulides M: Prospective evaluation of cisplatin- and carboplatin-mediated ototoxicity in paediatric and adult soft tissue and osteosarcoma patients. *Oncol Lett* 2013, 5(1):311-315.

38. Schell MJ, McHaney VA, Green AA, Kun LE, Hayes FA, Horowitz M, Meyer WH: Hearing loss in children and young adults receiving cisplatin with or without prior cranial irradiation. *J Clin Oncol* 1989, 7(6):754-760.

39. Dean JB, Hayashi SS, Albert CM, King AA, Karzon R, Hayashi RJ: Hearing loss in pediatric oncology patients receiving carboplatin-containing regimens. *J Pediatr Hematol* Oncol 2008, 30(2):130-134.

40. Brock PR, Knight KR, Freyer DR, Campbell KC, Steyger PS, Blakley BW, Rassekh SR, Chang KW, Fligor BJ, Rajput K *et al*: Platinum-induced ototoxicity in children: a consensus review on mechanisms, predisposition, and protection, including a new International Society of Pediatric Oncology Boston ototoxicity scale. *J Clin Oncol* 2012, 30(19):2408-2417.

41. Travis LB, Fossa SD, Sesso HD, Frisina RD, Herrmann DN, Beard CJ, Feldman DR, Pagliaro LC, Miller RC, Vaughn DJ *et al*: Chemotherapy-induced peripheral neurotoxicity and ototoxicity: new paradigms for translational genomics. *J Natl Cancer Inst* 2014, 106(5).

42. Bhatia S: Role of genetic susceptibility in development of treatment-related adverse outcomes in cancer survivors. *Cancer Epidemiol Biomarkers Prev* 2011, 20(10):2048-2067.

43. Yorgason JG, Fayad JN, Kalinec F: Understanding drug ototoxicity: molecular insights for prevention and clinical management. *Expert Opin Drug Saf* 2006, 5(3):383-399.

44. Nosrati-Zarenoe R, Arlinger S, Hultcrantz E: Idiopathic sudden sensorineural hearing loss: results drawn from the Swedish national database. *Acta Otolaryngol* 2007, 127(11):1168-1175.

45. Ochi K, Ohashi T, Kenmochi M: Hearing impairment and tinnitus pitch in patients with unilateral tinnitus: comparison of sudden hearing loss and chronic tinnitus. *Laryngoscope* 2003, 113(3):427-431.

46. Schaette R: Tinnitus in men, mice (as well as other rodents), and machines. *Hear Res* 2014, 311:63-71.

47. Norena A, Micheyl C, Chery-Croze S, Collet L: Psychoacoustic characterization of

the tinnitus spectrum: implications for the underlying mechanisms of tinnitus. *Audiol Neurootol* 2002, 7(6):358-369.

48. Schecklmann M, Vielsmeier V, Steffens T, Landgrebe M, Langguth B, Kleinjung T: Relationship between Audiometric slope and tinnitus pitch in tinnitus patients: insights into the mechanisms of tinnitus generation. *PLoS One* 2012, 7(4):e34878.

49. Chiossoine-Kerdel JA, Baguley DM, Stoddart RL, Moffat DA: An investigation of the audiologic handicap associated with unilateral sudden sensorineural hearing loss. *Am J Otol* 2000, 21(5):645-651.

50. Ishida IM, Sugiura M, Teranishi M, Katayama N, Nakashima T: Otoacoustic emissions, ear fullness and tinnitus in the recovery course of sudden deafness. *Auris Nasus Larynx* 2008, 35(1):41-46.

51. Rah YC, Park KT, Yi YJ, Seok J, Kang SI, Kim YH: Successful treatment of sudden sensorineural hearing loss assures improvement of accompanying tinnitus. *Laryngoscope* 2015, 125(6):1433-1437.

52. Nogueira-Neto FB, Gallardo FP, Suzuki FA, Penido Nde O: Prognostic and Evolutive Factors of Tinnitus Triggered by Sudden Sensorineural Hearing Loss. *Otol Neurotol* 2016, 37(6):627-633.

53. Jastreboff PJ, Hazell JW: A neurophysiological approach to tinnitus: clinical implications. *Br J Audiol* 1993, 27(1):7-17.

CHAPTER 13

Tinnitus and Vestibular Disorders

경희의대 변재용

서론

이명증*tinnitus*(耳鳴症) 또는 이명 혹은 귀울림(문화어: 귀울이)은 상응하는 외부의 소리가 없는데 사람의 귀에서 소리를 인식하는 것이다. 흔히 청각계의 손상으로 발생한다. 일부 약제의 부작용, 노화와 같은 자연적인 청력 장애, 유전적(선천적)인 청력 장애의 부작용으로도 발생할 수 있다. 어쨌거나, 가장 흔한 원인은 소음으로 인한 청각 장애이다. 하지만 소음성이 아닌 경우도 많다. 그리고 이명이 있다고 해도 청력에는 이상이 없는 경우도 상당수이다. 특히 10대 미성년자 및 20~30대들에게 오는 이명은 청력저하가 없는 경우가 아주 흔한데, 이어폰 등 큰소리를 듣던 사람들은 이를 원인으로 판명하지만 이런 경우가 아니라면 원인 자체를 알 수 없는 경우가 많다. 그외에도 두경부 손상, 중이와 이관에 영향을 줄 수 있는 부비동염증의 감염, 어지럼증이 이명과 공존*coexisting* 요인이 될 수 있다.

전정계의 이상이 동반되는 이명

이명과 관계된 내이 전정계의 질환은 메니에르병*Ménière's disease*, 이차성내임파수종*secondary endolymphatic hydrops*, 외임파누공*perilymph fistula*, 상반고리관피열 증후군*Superior Semicircular Canal Dehiscence Syndrome*이 있으며 청신경의 손상에 의한 경우도 어지럼증과 동시에 난청과 이명을 발생시킨다. 이 경우에는 청신경초종*vestibulae schwannoma*과 제8뇌신경의 혈관성 신경압박증후군*Neurovascular Compression Syndrome of the Eighth Cranial Nerve*이 있다. 본문에서 상기 질환들에 대해 기술하고자 한다.

본론

I. 메니에르 증후군

메니에르 증후군은 반복되는 어지럼과 그와 동반되는 변동성의 청력소실, 이명 이충만감을 특징으로 하는 증상군을 의미하는데 이러한 증후군이 다른 질환에 의한 유발요인이 없을 때 메니에르병으로 진단한다. 인구 10만 명당 10~1,000명까지 발생하는 것으로 알려져 있으며 일반적으로 20~60대에 이르는 성인인구에서 호발한다.[1] 소아 인구에서는 드물어 메니에르병으로 진단된 환자의 1% 미만으로 보고된다.[2] 65세 이상의 노인은 전체 환자 중에서 15.3% 정도이다. 또한 여성에서의 발병률이 남성에 비해 2배 정도 높다고 알려져 있다.[1]

1. 메니에르병의 진단기준

현재까지 1995년 AAO-HNS의 메니에르병의 진단기준이 주로 사용되고 있고 이에 따르면 조직학적으로 확진된 certain(확실한) 메니에르병, 중추신경학적 징후를 동반하지 않는 20분 이상 지속되는 2회 이상의 재발성 어지럼, 이충만감, 환측 이명감, 환측의 변동성 청력 손실이 청력검사에서 입증된 경우를 definite(뚜렷한) 메니에르병, definite와 동일하나 어지럼이 1회만 있는 경우는 probable(개연성 있는) 메니에르병, 객관적인 청력소실의 증거 없이 반복된 어지럼만 있다거나 주관적인 이과적인 증상이 있는 경우를 possible(가능성 있는)의 네 가지 단계로 나누어 임상적으로 진단하고 있다.[3] 이러한 AAO-HNS의 진단기준은 그동안 메니에르병의 진단기준으로 많은 역할을 해왔으나 전정편두통과의 중복 또는 감별진단의 모호성이 있어 이를 보완하기 위해 2015년 The Bárány Society, the European Academy of Otology and Neurotology에서 새로운 진단기준을 제시하였는데 그 내용은 다음과 같다(Table 13-1).[4]

2. 검사

메니에르병의 진단은 임상적인 증상에 근거하며 조직학적 부검을 제외한 다른 확진 방법은 없다. 그러나 청력검사와 전기와우도*electrocochleography*, 전정유발근전위*vestibular evoked myogenic potential*, 탈수 검사, cochlear hydrops analysis masking procedure *CHAMP* 등이 진단에 보조적으로 이용되고 있다.

1) 청력검사

병의 진행 정도와 청력 손실 정도가 반드시 일치하는 것은 아니나 임상에서 순음청력검사는 병의 진행에 대한 정보를 제공한다. 질병 초기의 경우 저음역의 난청으로 시작되나 경

Table 13-1 Diagnostic criteria for Meniere's disease

명확한 메니에르병(definite Ménière's disease)
1. 자발성 회전성 어지럼이 2회 이상(1,2) 발생하고, 발생시간이 20분~12시간까지 지속(3)
2. 한쪽 귀에서 청력검사로 확인된 저주파에서 중주파수 대역의 감각신경성난청(4,5) 이러한 감각신경성난청이 어지럼 발작 전, 발작 시 또는 발작 후에 이환된 귀에서 최소 1회 이상 보이는 경우(6,7)
3. 이환된 귀의 변동성이 있는 청각 증상들(청력, 이명 또는 이충만감)(8)
4. 다른 전정질환의 진단으로 설명이 되지 않음
가능성 높은 메니에르병(probable Ménière's disease)
1. 20분~24시간 지속되는 자발성 어지럼 또는 현훈이 2회 이상
2. 이환된 귀의 변동성이 있는 청각 증상들(청력, 이명 또는 이충만감)(1)
3. 다른 전정질환의 진단으로 설명이 되지 않음(2)

과가 진행하게 되면 난청은 전 음역대로 확대되고 청력의 변동은 작아지게 된다. 장기간 질환이 경과하면 청력역치는 높아져 유동성은 사라지고 최종 청력은 50 dB 정도에서 안정화되나 1~2%에서는 70 dB 이상의 청력손실까지 발생할 수 있다.[5]

2) 전기와우도 검사

소리자극에 따른 유발전위를 측정하여 와우의 기능을 검사하는 방법으로 와우음전기 전위*cochlear microphonic potential, CMP*, 가중전위*summating potential, SP*, 복합활동전위*compound actionpotential, CAP*의 세가지 전위가 측정된다. 메니에르병의 경우 내림프 수종으로 인해 기저막이 고실계 쪽으로 전위되어 가중전위*SP*가 증가되어 SP/AP 비가 증가하게 된다. SP/AP가 0.35 이상이면 내림프수종을 시사한다고 알려져 있으나 민감도와 특이도가 다양해 검사실 마다 고유의 기준을 갖는 것이 좋다. 특히 고막외적 유도법은 23~54%의 높은 위음성을 보여 임상적 한계가 있다.[6]

3) 변조이음향방사와 전정유발근전위

변조이음향방사*distortion product otoacoustic emission*와 전정유발근전위*vestibular evoked myogenic potential, VEMP* 등의 검사가 메니에르 질환의 진단에서 유용성이 높다는 보고가 많아지고 있다. 50 dB 이상 청력소실을 보이는 환자에서도 18%에서 변조이음향방사가 나타나며, 변조이음향방사 검사를 글리세롤 검사와 함께 시행할 경우 순음청력검사를 이용한 경우보다 메니에르병의 진단 민감도가 높다고 한다.[7] 전정유발근전위도 메니에르병의 진단에 이용되고 있다. 메니에르병 환자의 54%에서 전정유발근전위가 나타나지 않거나, 전정유발근전위의 역치와 주파수별 진폭이 변한다.[8]

4) 탈수검사

삼투성 이뇨제를 사용하여 환자의 청력이 호전되는지 여부를 확인하는 검사로 피검자는 2시간 이상의 공복 상태에서 95% 글리세롤 1.2~1.5 g/kg을 같은 양의 물이나 주스에 혼합하여 섭취하고, 90~180분 후 순음청력검사를 시행하여 0.25 k와 2 kHZ 사이의 두 개 이상의 주파수에서 10 dB 이상 호전이 있거나 어음변별력이 10% 이상 호전이 있을 경우 양성으로 판단한다.[9] 글리세롤 검사 시 전정유발근전위와 변조이음향방사를 병용하는 경우가 순음 및 어음청력검사만을 이용하는 경우에 비해 초기 메니에르병의 진단 민감도가 높다.[7]

3. 메니에르병의 치료

메니에르병 치료의 일차목적은 발작적인 어지럼의 발생을 줄이는 것이다. 동반되는 청력 소실이나 이명은 어지럼의 발생이 줄어들면 이차적으로 호전되는 경향이 있지만 장기간에 걸쳐 저하되는 청력을 막을 효과적인 치료는 아직까지 없다. 대체적으로 내과적 치료를 우선적으로 시행하고, 내과적 치료에 반응하지 않는 경우에는 이독성 약물이나 스테로이드의 고실내 주입술이나 수술을 시행한다.

1) 식이요법

저염식은 메니에르병 환자에게 강력히 추천하는 식이요법이다. 그러나 저염식이 내림프수종에 영향을 미친다는 과학적인 증거는 아직 불충분하다. 단지 저염식을 함으로써 과다한 염분 축적에 의한 수분 적체를 예방하고, 내림프 시스템의 재분포를 일으켜 치료효과를 보이는 것으로 생각되고 있다. 흔히 환자에게는 하루 1,5 gm 이하의 염분을 섭취하도록 권한다. 이외에도 카페인과 담배, 술, 초콜릿 등의 섭취를 줄이는 것이 도움이 된다.

2) 내과적 치료

메니에르병의 내과적 치료는 내림프의 양을 줄이거나 내이로의 혈액순환을 늘리고 면역반응을 억제하는 데 중점을 둔다. 그러나 대부분의 치료는 아직 증거가 부족하다.

(1) 급성 어지럼 발작의 치료

메니에르병 환자의 급성 어지럼을 치료하기 위하여 전정 억제제 *vestibular suppressant* 와 오심 및 구토 억제제를 시용한다. 주로 항히스타민제인 dimenhydrinate, meclizine, diphenhydramine 등을 시용하며 , 사용 시에는 항콜린성 효과로 인해 녹내장이나 전립선 문제가 나타나지 않는지 주의해야 한다. Diazepam은 가장 많이 사용되고 있는 전정억제제이다. 특히 안정작용이 있어 불안이 동반된 초기 급성기의 어지럼에 효과가 좋다. 부작용으로는 주간의 진정작용이 흔하고 보행실조, 약에 대한 의존성, 기억력 감소 등이 있다. 정맥주사 후에는 호흡억제, 심정지 등이 드물게 발생할 수 있으므로 만성 폐쇄성 호흡기질환이나 수면무호흡증이 있는 환자, 고령이나 만성 질환으로 전신 상태가 나쁜 경우 등에는 신중히 사용해야 한다.

(2) 이뇨제

이뇨제 *diuretics* 는 현재 메니에르병 환자에게 가장 보편적으로 사용하는 약제이다. 메니에르병의 증상이 내이 내의 Na 축적과 관계가 있고, 이뇨제가 증상을 완화하는 데 도움이 된다고 생각된다. 이뇨제로는 hydrochlorothiazide와 K+의 손실을 줄일 수 있는 amiloride 계열의 이뇨제를 많이 사용한다. Thiazide계열 이뇨제는 혈중 K+ 저하를 초래하게 되므로 칼륨 섭취량올 높이기 위하여 바나나와 오렌지주스를 많이 먹도록 권고해야 한다. Thiazide계열의 이뇨제 대신에 acetazolamide를 사용하기도 한다 아직까지 이뇨제의 치료효과에 대한 증거는 불충분하나 이뇨제를 포함한 내과적 치료로 환자의 60~80%에서 증상이 호전된다고 알려져 있다.[9]

(3) 항히스타민제

Betahistine은 항히스타민제로 메니에르병의 어지럼 발작에 효과가 있다고 보고되고 있다. 또한 부작용이 거의 없고, 전정보상작용을 지연시키지 않는다는 장점이 있다. Betahistine은 H, H3 수용기의 길항작용 혈류량을 증가시키며 이런 작용이 현훈, 오심, 구토를 완화하는 것으로 생각된다. 그러나 이명과 청력에는 효과가 없다고 하였다. 그럼에도 불구하고 부작용이 없는 안전한 약제이고 장기간 투여 시 이명의 감소도 기대할 수 있다는 연구도 있어 메니에르병의 이명 감소에도 사용해볼 수 있겠다.[10]

3) 고실내 Gentamicin 주입술

Gentamicin의 이독성 *ototoxic* 효과를 이용하여 전정유모세포를 부분적 또는 완전히 파괴하거나 *chemical ablation*, 내림프의 생성에 관여하는 와우 혈관조와 전정기관 암세포를 손상시켜 내림프의 생성을 억제하는 효과 *chemical alteration* 가 치료기전으로 제시되고 있다. 하지만 아직 gentamicin 주입 후 약물의 작용기전과 약물역동학이 불분명하기 때문에 치료자에 따라 투여방법이나 투여용량이 다르다. 어지럼증은 환자의 50~100%에서 조절되고, 청력소실의 빈도는 0~75%로 다양하게 나타난다. 최근에는 적정시점방식 *titration technique* 이나 단일 주입법 등 난청의 발생을 최소화하고 어지럼의 재발빈도를 줄이기 위한 다양한 방법이 제시되고 있다.[11] 고실내 gentamicin 주입술은 시행이 간편하고, 환자들의 순응도도 좋아서 내과적 치료 실패 후 점차 많이 사용되고 있다.[12]

4. 수술요법

1) 내림프낭 수술

내림프낭 수술*endolymphatic sac surgery*은 내림프낭의 절개를 통해서 내림프의 배출을 유도하고, 내림프낭의 흡수 기능을 증강시키는 것이다. 방법은 내림프낭 주변의 압력을 떨어뜨리고, 내림프낭 절개 후에 실라스틱 판*silastic sheet*을 넣어 낭의 공간을 늘려준다. 치료 효과는 어지럼조절이 60~90%, 청력이 10~30%, 이명에서는 40~60%의 개선이 보고되고 있다. 하지만 일부에서는 내림프낭 감압술 효과가 단지 위약 효과라는 보고도 있다.[13]

2) 전정신경절제술

전정신경절제술*vestibular neurectomy*은 일측성 메니에르병에서 내과적 치료에 반응하지 않는 경우 시행할 수 있으며, 사회적응 청력*serviceable hearing*(순음청력역치 < 50 dB, 어음분별력 > 50%)을 가지고 있는 경우에 수술 대상이 된다.[13]

II. 외림프 누공

외림프와 내림프의 두 림프액이 혼합되거나 막성미로를 둘러싸고 있는 외림프강과 중이강 내의 비정상적인 통로를 통해 외림프액이 중이강 내로 유출될 때 외림프 누공*Perilymph fistula*이라 한다. 외림프 누공이 발생하면 내이 증상인 난청과 이충만감, 이명, 어지럼증이 발생하고[14] 영구적인 청력 손실, 심한 현훈, 뇌막염 등의 위험성이 발생할 수 있다. 성별이나 좌우 차이는 없고, 대부분 일측성이지만 선천성 기형의 경우와 특발성으로 발생한 소아에서는 양측으로 발생하는 경우가 많다.[14]

1. 발생기전

원인은 매우 다양하여 선천성 또는 등골절제술 후에 발생하는 것으로 알려졌으나 최근에는 외상성, 특발성 등의 원인이 다양한 것으로 알려졌다. 이 중 특발성 외림프 누공의 기전이나 원인에 관하여는 아직 논란이 많지만 긴장이나 충격 후 두개내압의 상승이 외우도수관이나 내이도를 통해 내이로 전달되거나, Valsalva법의 시도나 기압의 급격한 변화 때문에 이관을 통한 압력에 의한 것으로 생각되고 있다.[15] 외림프 누공과 연관된 구조로는 전창소열*fissula ante fenestrum*, 등골 족판 및 난원창 윤상인대, 정원창막과 윤상인대, 안면신경 열공*facial hiatus*, Hyrtl 열공 등이다.

2. 임상증상

원인불명의 돌발성난청 환자 중 현훈을 동반한 경우나, 등골수술을 비롯한 중이수술, 압력 외상, 두부 외상, 진력 등의 병력이 있으면서 돌발성이거나 급속히 진행되는 난청과 두위 변환 시 현훈이 있는 경우 의심할 수 있다. 청각 증상은 주로 돌발성인 고도의 감각신경성난청으로 나타나며, 난청은 지속성이거나 변동성이고, 심한 이명, 이충만감 등이 동반되기도 한다. 이명은 40% 정도에서 발현되며 난청의 정도가 심할수록 더욱 심하게 나타난다. 전정 증상은 환자가 경도의 불안정을 호소하는 경우가 많으나 오심과 구토를 동반한 심한 발작성 현훈과 체위성 현훈에 이르기까지 다양하고, 전정 증상이 없는 경우도 있다. 신체운동 시 더욱 악화되는 두위현훈이 주로 나타나며, 특히 환측 귀를 아래로 하거나 뇌압을 상승시키는 활동을 할 때 악화되기도 한다.[16]

3. 진단과 검사소견

1) 청력검사

순음청력검사에서는 대부분 감각신경성난청을 보이며, 초기는 저음역에서 나타나 점차 고음역으로 이동하는 경향이 있고, 청력역치가 변동하는 경우가 많다. 드물게 중이내 외림프액 저류로 전음성난청 소견을 보이는 경우도 있다. 감각신경성난청이 돌발적으로 나타나거나 급속히 진행되고, 서서히 진행하던 감각신경성난청이 급격히 진행하거나 변동성이 있으면서 차차 진행되는 양상을 보이면 외림프 누공을 의심해야 하고 어음청력검사에서는 순음청력역치로 예측되는 정도에 비해 어음역치가 높고 어음명료도가 낮은 경향이 있다. 누공이 의심되는 환측 귀를 위로 향한 채 와위*decubitus* 자세를 30분 정도 취하게 한 후 순음청력검사를 시행하는 체위청력검사*postural audiometry* 시 초기 순음청력검사에 비해 2개 이상의 주파수에서 10 dB 이상의 청력 증진이 있는 경우 진단적 가치가 크다고 알려져 있다.[17] 전기와우도검사*electrocochleography*에서 비정상적인 SP/AP율은 50~80% 정도로 나타난다.[18]

2) 전정기능검사

누공검사*fistula test*는 외이도에 압력을 가하거나 감하여 안진, 현훈 또는 불안정감 등을 유발하는 검사로, 이주압박*tragal compression*이나 기압이경*pneumatic otoscope*, Politzer bag 등의 기구를 사용하는 단순누공검사와 고실계*tympanometer*를 이용한 고실압력계 누공검사가 있다. 객관적인 기록을 위하여 흔히 전기안진검사를 함께 실시한다. 누공검사의 양성률은 매우 다양하며 위음성이나 위양성이 있을 수 있어 단일 진단 검사로는 부족하다. 두위 및 두위변환 안진검사 시 환측 귀를 아래로 향하게 했을 때 안진이 심해지면 의미가 있다. 관찰되는 두위안진은 잠복기가 없거나 짧고, 양성발작성두위현훈*benign paroxysmal positional vertigo*과 달리 약한 안진이 보이고 지속시간이 길며, 안진의 피로 현상이 늦거나 없다. 또 앉는 자세 시 안진의 방향이 변하지 않는다.

4. 치료와 예후

치료 목적은 파열된 막을 재건하여 청각 및 전정 증상을 호전시키고, 뇌막염을 예방하는 것이다. 수술적 치료의 시기는 누공이 의심될 때에는 즉시 수술을 통해 확인해야 한다는 주장과 자연히 치유되는 경향이 있으므로 10~14일 기다리면서 손상의 정도와 종류를 예측한 후 수술에 임해도 늦지 않다는 주장 등 아직 논란이 있다.[19] 일반적으로 초기 5~7일간 머리를 30도 상승시킨 상태에서 절대 안정시키면서 1주 정도 안정제, 현기증 억제제, 변비약 등을 투여하고, 안정을 취하게 한다. 이후 증상이 호전되면 2주 더 안정하며 과격한 운동은 2개월간 금하는 것이 좋다. 비수술적 치료로 약 30~40%에서는 전정 증상이 호전된다.[20] 보존적 치료로 전정 증상이 2주 이상 지속되거나 청력 손실이 심해지는 경우, 돌발적 청력 소실 후 회복되지 않는 경우에는 수술적 치료를 고려한다.[16] 수술 시 접근방법으로는 일반적으로 고실개방술을 이용하나, 드물게 선천성 기형이나 측두골 골절 시는 고실-유양동접근법 또는 두개 내 접근법을 사용해야 할 수 있다. 시험적 고실개방술에 의한 수술방법은 흡인기로 중이 내에 고인 저류액을 주의하여 흡인한 후 맑은 저류액이 다시 고이는지를 관찰한다. 이때 Trendelenberg 체위, Valsalva법, 경정맥압박, 이소골을 조작하여 누공의 유무와 위치를 확인하는 데 도움을 받을 수 있다. 누공은 대개 난원창, 정원창, Hyrtl 열공, 고실개, 후두개와의 결손부위 등의 순서로 잘 생기며 누공 폐쇄에 이용되는 재료로는, 연골막, 근막, 근육, 정맥편, 지방조직 등이 사용되고 이중 연골막과 근막이 결과가 양호하다. 수술 결과는 수술 시기, 누공의 확인 여부, 누공폐쇄 재료 등에 영향을 받으며 청력의 회복은 16~62% 정도로 예측이 어렵지만, 전정 증상은 75% 정도에서 호전된다.[21]

III. 제8뇌신경의 혈관성 신경압박증후군
Neurovascular Compression Syndrome of the Eighth Cranial Nerve

1. 진단 기준

제8뇌신경은 청각신경과 전정신경이 복합되어 있으므로 신경의 압박부위에 따라 이명 등의 청각증상과 전정증상이 다양하게 나타날 수 있다. 이명과 어지럼 중 어느 증상에 중점을 두느냐에 따라 각기 다른 질환명과 진단기준이 제시되어 왔다. 1994년 Brandt는[22] 1) 단기간(수 초~수 분) 지속되는 회전성 현훈, 2) 특정 두위에서 자주 유발, 3) 청각과민이나 이명(지속적일 수도 있고 어지럼과 동반될 수도 있음), 4) 청각 또는 전정검사상 이상 소견, 5) carbamazepine에의 반응이 있는 경우로 제안하였고 2007년 De Ridder 등[23]은 이명에 중점을 두어 cochleovestibular compression syndrome *CVCS*이라 명명하고 이의 진단기준을 제시하였다(Table 13-2), 2008년 Hufner 등[24]은 어지럼에 초점을 두어 전정발작 *vestibular paroxysmia*으로 질환을 명명하고, 두위변화와 관련 없는 현훈, 과호흡으로 유발되는 안진과 추적 온도안진검사에서 전정기능의 악화 등을 진단기준에 추가하였다.

2. 임상 증상 및 진단

대부분 일측성이고 주로 40~50대에 호발하고, 여자에서 더 많이 발생한다고 알려져 있다. 어지럼은 수 초에서 수 분간 지속되며 자주 반복되고 자발적으로 발생하기도 하지만 두위나 체위의 변화에 따라 유발되는 특징이 있다.[24] 이명은 28%에서 호소하며 이명의 주파수에서 청력감소가 나타나고 해당 주파수 청력이 감소할수록 이명은 악화된다. 청신경이 주로 압박되는 경우 특징적인 스타카토 양상의 이명을 보일 수 있는데 Levine은 이를 타자기 이명 *typewriter tinnitus*이라 지칭하고 carbamazepine으로 치료가 가능하였고 보고하였다.[25] 어지럼을 호소하는 제8뇌신경의 혈관성 신경압박증후군 환자의 33~62%에서 반규관 마비 소견을 보이고 이환 기간이 증가할수록 일측성 전정마비가 진행되는 것으로 알려져 있다. 소뇌교각부의 제8뇌신경 병변은 자기공명영상 constructive interference in steady state *CISS*기법을 통해 잘 나타난다. 다른 검사 소견, 약물반응을 종합하여 진단해야 한다.

3. 치료

Hufner 등[24]은 carbamazepine (mean dose 568 mg/d), oxcarbamazepine (mean dose 870 mg/d)을 투여하여 약 80%의 치료 효과를 보았고 Levine[25]은 타자기 이명을 호소하는 6명의 환자를 대상으로 carbamazepine 200~600 mg/d를 투여하여 모든 환자에서 효과를 보았다. 항경련제 투여를 통해 혈관의 신경압박을 없앨 수는 없지만 신경핵의 과활성 상태

Table 13-2 Diagnostic criteria of cochleovestibular compression syndrome by De Ridder, et al

Criteria
1. 수 초간 지속되는 간헐적 돌발성이명
a. 이명 주파수에서의 청력 감소 동반 또는 동반하지 않음
2. 동측의 인접한 뇌신경 증상 (다음 중 하나 이상)
a. 원인 불명의 또는 명확한 반측안면경련
b. 이통 또는 귀의 압박감
c. 시선 이동성으로 유발되는 짧게 지속되는 어지럼
3. 혈관성 압박에 대한 MRI 양성 소견
4. 뇌간청성유발반응(ABR) 검사상 Moller's criteria 양성 소견 (양성: 다음 중 하나 이상)
• Interpeak latency I–III ≥ 2.3 ms
• Contralateral interpeak latency III–V ≥ 2.2 ms
• Interpeak latency I–III difference ≥ 0.2 ms
• Interpeak latency III–V difference ≥ 0.2 ms
• Interpeak latency I–III difference ≥ 0.16 ms (if low or absent peak II)
• Interpeak latency III–V difference ≥ 0.16 ms (if low or absent peak II)
• Peak II amplitude < 33%

를 안정화시켜 증상을 완화시키는 것으로 생각된다. Carbamazepine투여 후 60%에서 부작용이 발생하여 주의가 필요하며 흔한 부작용으로는 어지럼, 구역, 구토, 운동실조증이 있으며 드물게 발진, 백혈구 감소증, 저나트륨혈증, 재생불량성 빈혈, 혈소판 감소증이 발생할 수 있어 Carbamazepine 투여 전 일반혈액검사*complete blood cell count*, 간기능 검사, 신기능 검사, 전해질 검사를 시행하며 투여 첫 2개월 동안은 2주마다 일반혈액검사, 간기능 검사를 시행하고 검사결과가 정상이면 3개월마다 시행할 것을 권고하고 있다. 약물 요법에 실패한 경우 외과적 치료방법으로 미세혈관감압술을 시행할 수 있다.[26] 수술성공률은 어지럼에 대해서는 75% 이상, 이명에 대해서는 40~94%로 다양하게 보고되었다.[26] 하지만 4년 이상 지속된 이명에 대해서는 중추의 가소성에 따라 수술의 효과가 적다.

IV. 상반고리관피열증후군

상반고리관피열로 인해 내이에 정원창과 난원창 이외의 제3의 창이 만들어져 내이림프액의 흐름이 변하게 되면 Tullio 현상, Hennebert 징후, 이충만감, 자가강청, 난청 이명과 같은 여러 전정와우증상이 나타나게 된다.[27] 상반고리관피열증후군*Superior Semicircular Canal Dehiscence Syndrome*에서 청력 저하 소견은 주로 저주파 영역에서 기도–골도 차이로 나타난다. 이러한 기도 골도의 차는 골진동을 통해 전달된 소리는 제3의 창으로 인해 두 개의 창이 있을 때에 비해 골미로 내부의 림프액의 과움직임을 초래하게 되어 골도청력역치는 낮아지게 되는 반면, 등골의 진동으로 난원창에 주어진 에너지는 상반고리관피열로 인해 제3의 창으로 누수가 일어나게 되어 기저막을 충분히 진동시키지 못하기 때문에 기도청력역치는 증가하게 되어 나타나는 것으로 보인다.[28] 하지만 언제나 이러한 청력 소견을 보이는 것은 아니어서 혼합성 또는 고도의 감각신경성난청으로 나타날 수도 있다.[29] 감별진단으로는 외림프 누공, 두부 외상 후 미로진탕으로 감각신경성난청이 발생하는 경우 등이 있다. 검사로는 경부 전정유발근전위 검사가 도움이 되는데, 반고리관피열증후군 환자에서는 같은 소리 자극을 주더라도 상반고리관에 형성된 제3의 창으로 인해 난원창을 통한 진동이 전정부 림프액의 움직임을 증가시키기 때문에, 병변이 이환된 쪽의 역치는 낮아지게 된다.[27] 치료는 수술을 통해 피열부를 폐쇄하는 것인데 증상을 가지고 있는 상반고리관피열증후군 환자에서 모두 수술적 치료가 필요한 것은 아니다. 대부분의 환자들은 증상을 유발하는 자극을 알고 있고 이를 회피함으로써, 혹은 자신의 증상이 어떤 기전으로 나타나는지를 이해하는 것 등의 보존적 방법만으로 증상을 조절할 수 있기 때문이다. 따라서 증상이 심하지 않은 상빈고리관피열증후군 환자에서는 보존적인 방법으로 치료 방향을 정하는 경우가 더 많다. Limb 등은 상반고리관피열증후군 환자 100명 중 29명에 대해 수술을 시행하고 그 경험에 대해 보고하였는데, 대부분 전정증상이나 청각과민의 정도가 심하여 일상생활에 지장을 받는 경우에서 수술적 치료를 시도하였다.[30]

V. 청신경초종 Vestibular Schwannoma

1. 임상증상

청신경초종은 전체 뇌종양의 6~10% 정도를 차지하고, 조직병리학적으로 양성 종양이며, 8번 뇌신경에서 기원한다. 인구 10만 명당 1명꼴로 발생하며 주로 30~40대에 증상이 나타나며 여자에서 호발한다. 초기증상은 편측성으로 진행되는 감각신경성난청과 이명이며, 순음청력역치에 비하여 어음 판별치가 감소하는 것이 특징이다. 흔한 증상은 빈도순으로 감각신경성난청, 이명, 평형장애, 안면 감각장애 등이다. 증상은 서서히 진행하나 20% 정도에서 돌발성난청으로 나타난다. 종양을 가진 환자의 5%는 청력이 정상이며 또한 돌발성 난청의 1%에서 청신경초종이 발견된다.[31] 평형장애는 중추 보상에 따라 종종 경미한 증상으로 표현되며 회전성 현기증은 흔하지 않다. 안면 감각장애는 제5뇌신경이 압박을 받아 나타나는데, 대개 종양이 큰 경우에 생기며, 안면신경 감각분지의 압박으로 인해 외이도 후벽의 감각이 저하되는 Hitselberger 징후는 비교적 작은 종양에서도 나타난다. 종양이 성장하여 제4뇌측실과 뇌간을 누르게 되면 장경로징후 *long tract sign*, 보행장애, 두통, 구역 등이 나타나게 된다.

2. 진단

1) 순음청력검사

기본적으로 순음청력검사와 어음청력검사가 있다. 비대칭적인 감각신경성난청과 순음 상실에 비하여 어음명료도가 현저히 떨어지는 것이 특징이다. 환자의 약 65%는 고주파 음역에서 난청의 정도가 심하나 나머지는 수평형의 청각역치 곡선을 보인다.

2) 청성뇌간반응

ABR 검사의 진단의 민감도는 85~90%인 데 반하여, 최근 gadolinium 증강 MRI로 작은 크기의 내이도 내 종양을 발견할 수 있어 ABR 검사는 역할이 점차 약화되고 있다.[32] 양이간 V파 잠복기의 차이가 비정상이고 I파 외에 다른 파형이 소실되기도 한다. 75 dB 이상의 청력소실이 있으면 위양성이 나타날 수 있기 때문에 청력역치가 70 dB 이하일 때만 선별검사로서 활용될 수 있다.

3) 전정기능검사

온도안진검사 *caloric test* 가 청신경초종의 기원이 상전정신경 혹은 하전정신경인지를 짐작하는 데 도움을 준다고 알려져 있으며,[33] 최근에는 전정유발근전위 *vestibular evohed myogemc potential* 가 온도안진검사와 함께 종양의 유래를 짐작하는 데 도움이 된다고 알려져 있다.

4) 영상진단법

CT나 gadolinium 증강 MRI가 중요한 영상 진단법이다. 혈관조영 CT는 1.5 cm 미만의 종 양은 탐지하기 어려우며, gadolinium 증강 MRl가 청신경 종이나 다른 소뇌교각 종양의 진단에 가장 적절한 영상기법으로 민감성과 특이성이 모두 높아 3 mm 이상의 종양을 진단할 수 있다. 청신경초종은 Tl에서 뇌와 비교하여 등강도*isointense* 또는 저강도*hypointense*로, T2에서는 고강도*hyperintense*로 나타난다.

3. 치료

청신경초종의 치료는 크게 세 가지로 나눌 수 있다. 첫째는 주기적으로 방사선촬영을 하면서 경과를 관찰하는 것이며, 둘째는 수술치료, 셋째는 정위방사선수술*stereotactic radiosurgery*이다. 치료를 결정할 때 고려할 사항은 환자의 나이, 증상, 건강상태, 직업, 청력상태와 안면신경의 침범 유무, 종양의 크기와 위치, 반대쪽 귀의 청력상태와 양측성 유무 등이다 청력이 양호한 경우 MRI 추적관찰로 종양이 성장하지 않으며 증상의 진전이 없을 때, 전신상태가 불량하여 수술 위험도가 높은 환자, 한쪽 청력만 있는 귀에 종양이 생겨 수술 후 전농 *deafness*의 가능성이 높을 때는 추적관찰을 우선 고려할 수 있다. 수술적 치료는 중두개와*middle cranial fossa* 접근법, 경미로*translabyrinthine* 접근법, 후두하*suboccipital* 접근법과 이 방법들의 병합수술법 등을 환자의 상태에 따라 시용할 수 있다. 청력이 좋은 환자에서 내이도 내에 국한된 작은 종양을 제거할 때는 중두개와로 접근하며, 청력이 좋으면서 종양이 큰 경우나 종양이 좀 더 내측에 있고 내이도의 기저부 안쪽으로 침습하지 않으면서 내이도를 확장하지 않았을 때는 후두하 접근법을 이용한다. 청력 보존을 시도할 만한 기준은 대체로 순음청력검사에서 30 dB의 청력과 70%의 어음판별치 또는 50 dB의 청력과 50%의 어음판별치까지의 잔여청력을 기준으로 한다. 대체로 종양이 2 cm 이상이면서 소뇌교각으로 확장되어 수술 시 청력보존이 어렵거나 청력이 나쁜 환자들은 경미로 접근법의 대상이 되며 경우에 따라서는 병합수술법이 필요할 때도 있다. 최근에 점차 많이 시도되는 감마나이프를 이용한 '정위 방사선수술'은 수술치료와 달리 종양의 성장을 억제하는 것이 목적이다. 낮은 농도의 방사선치료로 청각 및 안면신경의 손상을 줄일 수는 있으나 종양이 다시 성장할 수 있으며 장기추적 시 난청 등의 후유증이 예상보다 많다는 보고가 있어 신중한 판단이 필요하다.[34]

참고문헌

1. Ballester M, Liard P, Vibert D, Hausler R. Meniere's disease in the elderly. Otol Neurotol 2002;23:73-8.
2. Hausler R, Toupet M, Guidetti G, Basseres F, Montandon P. Meniere's disease in children. Am J Otolaryngol 1987;8: 187-93.
3. Committee on Hearing and Equilibrium guidelines for the diagnosis and evaluation of therapy in Meniere's disease. American Academy of Otolaryngology-Head and Neck Foundation, Inc. Otolaryngol Head Neck Surg 1995;113:181-5.
4. Lopez-Escamez JA, Careyb J, Chung WH, Goebeld JA, Magnusson M, etal, Diagnostic Criteria for Ménière's Disease. Res Vestib Sci 2015;14(3):67-74.
5. Stahle J, Friberg U, Svedberg A. Long-term progression of Meniere's disease. Am J Otol 1989;10:170-3.
6. Lee JS, Park ES, Hong SK, Lee JH, Lee HJ, Kim HJ. Diagnostic value of cochlear hydrops analysis masking procedure in Meniere's disease in comparison with electrocochleography. Res Vestib Sci. 2011;10:19-25.
7. Thirlwall AS, Kundu S. Diuretics for Meniere's disease or syndrome. Cochrane Database Syst Rev 2006;(3):CD003599.
8. Pullens B, Giard JL, Verschuur HP, van Benthem PP. Surgery for Meniere's disease. Cochrane Database Syst Rev 2010;(1): CD005395.
9. Hong SK, Kwon SY Evaluation and Treatment of Meniere's Disease Research in Vestibular Science 2012;11 Suppl 2:S4-S8.
10. James AL, Burton MJ. Betahistine for Meniere's disease or syndrome. Cochrane Database Syst Rev 2001;(1):CD001873.
11. Chia SH, Gamst AC, Anderson JP, et al. lntratympan1c gentamicin thearpy for Meniere's disease: a meta-analysis. Otol Neurotol 2004;25:544-552.
12. Silverstein H, Lewis WB, Jackson LE, et al. Changing trends in the surgical treatment of Meniere's disease: results of a 10-year survey. Ear Nose Throat J 2003;82:185-187, 191-194.
13. Silverstein H, Jackson LE. Vestibular nerve section. Otolaryngol Clin No1th Atn 2002;35:655-673.
14. Goto F, Ogawa K, Kunihiro T, Kurashima K, Kobayashi H, Kanzaki J. Perilymph fistula 45 case analysis. Auris Nasus Larynx 2001;28:29-33.
15. Goodhill V. Sudden deafness and round window rupture. La1yngoscope 1971;81: 1462-1472.
16. Ferguson BJ, Wikins RH, Hudson W, et al. Spontaneous CSF otorrhea from tegmen and posterior fossa defect. Laryngoscope 1986;96:635-644.
17. Flood LM, Fraser JG, Hazell JW, et al. Perilymph fistula. Four year experience with a new audiometi · ic test. J Laryngol Otol 1985;99:671-676.
18. Black FO, Lilly DJ, Nashner LM, et al. Quantitative diagnostic test for perilymph fistulas. Otolaryngol Head Neck Surg 1987;96:125-134.
19. Kumar A, Maudelonde C, Maffe M. Unilateral sensorineural hearing loss: Analysis of 200 consecutive cases. Laryngoscope 1986;96:14-18.
20. Kohut RI, Hinojosa R, Ryu JH. Update on idipathic penlymphatic fistulas. Otolaryngol

Clinic North Am 1996;29 343-351.

21. Halvey AH, Sade J. The perilymphatic fistula. Am J Otol1983;5:109-112.

22. Brandt T, Dieterich M. VIIIth nerve vascular compression syndrome: vestibular paroxysmia. Baillieres Clin Neurol 1994;3(3):565-75.

23. De Ridder D, Heijneman K, Haarman B, van der Loo E. Tinnitus in vascular conflict of the eighth cranial nerve: a surgical pathophysiological approach to ABR changes. Prog Brain Res 2007;166:401-11.]

24. Hüfner K, Barresi D, Glaser M, Linn J, Adrion C, Mansmann U, et al. Vestibular paroxysmia: diagnostic features and medical treatment. Neurology 2008;71(13):1006-14.

25. Levine RA. Typewriter tinnitus: a carbamazepine-responsive syndrome related to auditory nerve vascular compression. ORL J Otorhinolaryngol Relat Spec 2006;68(1):43-6.

26. Møller MB, Møller AR, Jannetta PJ, Sekhar L. Diagnosis and surgical treatment of disabling positional vertigo. J Neurosurg 1986;64(1):21-8.

27. Minor LB. Clinical manifestations of superior semicircular canal dehiscence. Laryngoscope 2005;115:1717-27.

28. Mikulec AA, McKenna MJ, Ramsey MJ, Rosowski JJ, Herrmann BS, Rauch SD, et al. Superior semicircular canaldehiscence presenting as conductive hearing loss without vertigo. Otol Neurotol 2004;25:121-9.

29. Chi FL, Ren DD, Dai CF. Variety of audiologic manifestations in patients with superior semicircular canal dehiscence. OtolNeurotol 2010;31:2-10.

30. Limb CJ, Carey JP, Srireddy S, Minor LB. Auditory function in patients with surgically treated superior semicircular canal dehiscence. Otol Neurotol 2006;27:969-80.

31. Beatty CW, Ebersold MJ, Harner SG. Residual and recurrent acoustic neuromas, Laryngoscope 1987;97:168-71.

32. Wilson DF, Hodgson RS, Gustafson MF, et al. The sensitivity of auditory brainstem response abnomalities in acoustic neuroma. J Laryngol Otol 1989;103:835-838.

33. Linthicum FH. Electronystagmography findings in patients with acoustic tumors. Semin Hear 1983;4;47-53.

34. Kaylie DM, Horgan MJ, Delashaw JB, et al. A meta-analysis comparing outcomes of microsurgery and gamma knife radiosurgery, Laryngoscope 2000;110:1850-1856.

CHAPTER 14

Tinnitus and Auditory Nerve Disorders

한림의대 이효정

서론

본 장에서는 제8뇌신경의 질환인 청신경초종, 청각신경병증, 제8뇌신경의 미세혈관신경압박증후군에서 나타나는 이명에 관하여 현대 의학에서 알려진 사실들을 정리하였다.

본론

I. 청신경질환에서 이명의 발생기전

제8뇌신경의 일부인 청신경의 질환에 의한 이명의 발생기전은 주로 청신경종양에 동반된 이명의 기전을 설명하는 과정에서 세워진 가설들이지만 다른 청신경 질환에 수반된 이명을 설명하는 데도 적용이 가능하다.

1. 접촉전도 Ephaptic Coupling

신경수초의 절연기능이 손상되면서 인접한 축삭 사이에 신경활성도가 전달되는 *cross-talk* 현상으로 신경에 가해진 어떤 종류의 물리적 손상으로도 발생할 수 있다. 각각의 신경수초에서 일어나는 자연 발화나 정상적인 활성도가 비정상적 연접을 통해 주변 수초에 전달되면서 과도한 활성신호가 발생하고 이를 청신경계에서 소리로 인식하여 이명이 발생한다는 기전이다. 청신경종양이나 미세혈관압박에 의해 청신경의 수초에 물리적 압력이 주어져 손상이 일어나면서 이명이 발생하는 기전을 설명한다. 이 이론은 청성뇌간반응에 이상이 보이는 경우에서 이명의 기전으로 설명되기도 한다.

2. 와우 기능장애 Cochlear Dysfunction

청신경종양 환자에서 와우성 감각신경성 난청과 이음향방사의 소실을 보이는 경우가 많은데, 청신경 질환에 이차적으로 수반된 와우의 기능이상에 의해 이명이 발생한다는 기전이다. 와우 기능장애가 발생하는 기전은 청신경종양에 의해 내미로동맥의 혈행장애가 발생하여 허혈성 손상이 일어난다는 가설과 외림프액의 단백농도가 상승되면서 생화학적 독성 손상이 일어난다는 가설이 있다.

3. 원심 신경계 기능장애 Efferent System Dysfunction

청신경계의 원심성 섬유의 일부가 하전정신경에 존재하며, 청신경종양이 하전정신경으로부터 발생하거나 하전정신경에 압박을 가하는 경우 원심성 신경계의 기능장애로 이명이 발생한다는 기전이다. 원심성 청신경의 억제기능이 저하되면서 구심성 신경신호가 강화되면서 이명으로 인식된다는 것이다. 실제 청신경종양 환자에서 대측 귀에 소음을 제시하였을 때 대조군과 달리 이음향방사 반응이 억제되지 않아 원심성 신경의 기능장애를 보임이 보고된 바 있다. 이 가설은 청신경종양에서 상전정신경의 기능을 검사하는 칼로리검사로서 간접적으로 연구되기도 하는데, 칼로리검사에서 정상반응을 보이는 경우 하전정신경에서 기원한 종양일 가능성이 높고 그러한 경우 이명의 빈도가 높을 수 있다는 가설이다.[1] 그러나 실제 전정신경절제 여부와 이명의 변화를 연구한 메타분석에서는 일관되지 않은 결과를 보여 이 가설만으로 청신경종양에 동반된 이명을 설명하기는 어려울 것으로 보인다.[2]

4. 피질 재구성 Cortical Reorganization

말초청각기능의 변화에 따라서 중추청각신경계에는 가소성 변화가 일어난다. 난청주파수에 따라 중추청각신경계에서는 특정 주파수가 과발현 *over-representation* 되기도 하고 경계주파수영역에서 자연 발화가 증가되기도 하며 이런 중추청각신경계의 이상반응이 이명으로 인식된다는 가설이다.

청신경질환에서는 와우 혹은 청신경 자체의 문제로 감각신경성난청이 흔히 동반되며, 따라서 이차적으로 청신경계의 가소성변화가 일어나면서 일반적인 감각신경성난청과 동일하게 중추청각신경계의 가소성 변화에 의한 이명이 발생할 수 있다.[3] 청신경종양의 경우 치료에 따라 말초청각기능이 악화될 수 있으며 이에 따라 이명 또한 함께 변화한다. 즉 보다 말초의 기능장애에 의한 앞의 세 가지의 기전과 함께 피질의 기능적 재구성이 함께 작용하여 이명이 발생하고 변화할 수 있는 것이다.

II. 청신경종양과 이명

1. 청신경종양에서 이명의 특징

이명은 청신경종양에서 비대칭성 난청과 함께 가장 흔한 증상 중 하나이며 10명 중 1명에서는 이명이 주된 증상이다.[1,4] 미국 청신경종양 환자연합회의 설문조사에 따르면 약 70%의 환자가 이명을 호소하였으며 이는 일측 청력손실에 이어 2번째로 흔한 증상으로 꼽힌다.[5] 미국 청신경종양 연합회에서 표준화된 설문지인 Tinnitus Functional Index를 이용하여 조사하였을 때, 전체 응답자의 40%에서는 이명이 유발하는 문제가 적거나 없다고 대답하였으나 60%의 응답자는 중등도 이상의 문제가 있다고 답변하였고, 특히 27%에서는 매우 큰 문제 *very big problem* 라고 보고하여서 청신경종양 환자의 치료에 있어 이명 증상을 간과하지 말아야 함을 보여주고 있다.[6] 같은 연구에서 종양의 크기나 치료방법, 치료 후 경과기간, 연령, 성별 등 임상적 요인들은 이명의 정도에 유의한 영향을 미치지 못하는 것으로 조사되었다. 이 결과는 말초청각기관의 장애가 이명의 발생과 악화에 영향을 미치나 만성 이명은 만성 통증과 같은 중추신경계의 문제인 것으로 추정되는 이유이다.[6]

종양의 크기는 이명의 빈도에 영향이 없거나, 종양의 크기가 클수록 이명의 빈도나 정도가 심해지는 것으로 보고된다.[7] 그러나 영국에서 941례의 청신경종 환자를 대상으로 조사한 연구에서, 이명의 유병률은 종양의 장경이 2.5~4.4 cm일 때 약 70%로 가장 적었으며, 그보다 작거나 큰 크기의 경우 약 80%의 환자가 이명을 호소하였는데, 그 기전은 아직 명확하지 않고 다른 결과를 보이는 연구도 다수 있다.[1,8]

2. 청신경종양에서 이명의 평가

청신경종양에 동반된 이명의 평가는 일반적인 grading system과 질문서를 활용할 수 있다. 참고로 2015년 제7회 국제 청신경종 학술대회에서는 아래 표와 같은 이명의 정도분류를 제안하였으며(Table 14-1), 이는 기존에 쓰이던 grading system들을 응용한 것이다.[9,10]

Table 14-1 Tinnitus grading system for acoustic neuromas

Grade	Descriptions
I	No tinnitus
II	Intermittent or mild tinnitus, can only be heard when the ambient noise is low
III	Persistent or moderate tinnitus, can be heard everyday
IV	Persistent and severe tinnitus, interfere with work and sleep

3. 청신경종양의 치료와 이명

청신경종양의 치료는 종양의 성장에 따른 중추합병증을 예방하고 말초감각기능을 최대한 보존하는 데 있다. 청신경종양의 치료법을 선택할 때 이명은 중요한 고려사항이 되지 못하여 왔는데 이는 어떤 치료법도 이명을 직접적으로 호전시킬 수는 없기 때문이다.[9]

청신경종양에 대한 치료 후 이명에 대한 예후는 다양하게 보고되는데, 주로 설문조사로 시행된 연구결과들을 보면 전체 환자들 중 약 30~50% 정도는 이명에 변화가 없고, 25~43%는 악화, 16~42%는 호전되었다고 보고된다{Fahy:fh, {Quaranta:2007kx}}.[7, 11~13, 8, 13] 즉 환자의 치료 전 임상적 상태와 치료방법에 따라 치료가 이명에 미치는 영향이 다양하게 나타난다.

청각보존 여부에 따라 수술법을 비교하면 청각보존수술을 한 경우 청각을 희생하는 수술을 한 경우에 비해 수술 후 이명의 빈도가 늘어나고 수술 전 이명이 없던 군에서도 이명이 발생하는 확률이 높았다.[14] 후두개와 접근법이나 경미로접근법으로 수술한 경우를 대상으로 한 연구들에서는 수술 시 나이가 젊고 종양의 크기가 작으며 청력이 양호하였던 경우에 이명이 악화될 확률이 높다고 보고되었다.[8, 13] 50세 이상이면서 수술 전 청력이 non-serviceab hearing이었던 경우 이명이 사라지거나 호전될 가능성이 높았으며 수술 시 잔여종양이 남은 경우 높은 이명장애지수를 보였다.[8] 한 연구에서는 수술 전 non-serviceable hearing이면서 와우신경을 절단한 경우가 보존한 경우보다 이명에 대한 예후가 양호하다고 보고되었는데, 와우신경의 절단이 이명에 유의한 효과를 보이지 않는다는 보고도 있다.[8, 13] 치료하지 않고 관찰요법을 시행하는 환자군의 경우 수술적 혹은 방사선치료를 받은 환자군보다 시간이 지나면서 이명이 악화되는 확률이 높다고 보고된다.[7]

청신경종양 환자들의 삶의 질을 분석하면 이명이 삶의 질을 악화시키는 중요한 요인으로 작용하며, 청신경종양 절제술을 시행한 후 이명이 사라진 환자군에서는 청신경종양의 치료에 대한 전체적인 만족도가 매우 높다(89%에서 매우 만족함).[8, 15~17] 따라서 청신경종양 환자의 삶의 질과 치료 만족도 측면을 고려할 때 이명 증상의 치료에 좀 더 많은 관심을 가져야 할 것이다.

III. 제8뇌신경의 미세혈관압박증후군과 이명

1. 증상

제8뇌신경의 미세혈관압박증후군은 제8뇌신경이 주위의 혈관성구조에 압박되면서 이명, 난청, 어지럼 등 다양한 증상이 조합되어 나타나는데, 그중 이명이 주된 증상일 때 타자기 이명 *typewriter tinnitus* 라는 진단명으로 불리기도 하며, 어지럼 증상에 주안점을 두면 vestibular paroxysmia라 불린다. 그외 장애적 체위성 현훈 *disabling positional vertigo*, 전정청각발작 *audiovestibular paroxysmia*, 와우전정신경 교차압박증후군 *cochleovestibular cross-*

compression 등으로 불리기도 한다.[18]

이명은 수 초~수 분의 짧은 시간 동안 간헐적으로 스타카토 양상으로 나타나는 것이 전형적으로 타자기 소리, 모스 부호 소리 등으로 기술되기도 하나 그 외에도 다양한 소리가 보고된다.[19] 발작적, 반복적으로 발생하는 것이 특징이며 대부분 일측성으로 발작적 어지럼, 이충만감이나 안면 연축이 동시에 발생하기도 한다. 안정 시에 발생하기도 하지만 특정한 체위에서 발생하기도 하는데, 고개를 숙이거나 들 때, 혹은 한쪽으로 돌릴 때 등으로 이석증과는 다른 체위 유발양상을 보인다.[20] 이명이 있는 귀에서 난청이나 이충만감을 호소하기도 하고, 47%의 환자에서 순음청력검사상 이상이 보인다는 보고도 있으나 난청의 정도는 대개 심하지 않다.[21]

2. 병리기전

제8뇌신경에 지속적인 압박이 가해질 때 신경의 탈수초화가 진행되면서 신경전달 속도를 감소시키고, 접촉전도*ephaptic transmission*로 신경의 과활성상태가 유발되며, 비동기화*desynchronized*된 신호전달은 청각회로의 뇌가소성을 일으켜 중추청각기관의 흥분성을 증가시킨다.[22] 제8뇌신경의 혈관압박에 의한 증상은 이전에는 root entry/exit zone의 압박에 의한 것으로 알려졌으나 최근 연구에서는 중추신경 분절의 압박에 의한 것으로 해석하였는데, 이는 삼차신경, 안면신경, 설인신경 등 다른 뇌신경에서 미세혈관압박증후군의 발현빈도가 각 신경의 중추신경 분절의 길이와 비례한다는 점으로 뒷받침하고 있다.[23] 신경압박을 일으키는 혈관은 전하소뇌동맥이 가장 흔하고 그 다음으로 후하소뇌동맥이 많았다고 보고되었으며, 드물게 정맥, 추골동맥, 세동맥 등이 보고되기도 하였다.[24,25]

3. 검사

1) 청각검사/전정기능검사

일측성 청력감소는 약 16~18%의 환자에서 보고되는데, 이명의 주파수에서 청력감소가 나타나고 청력이 감소할수록 이명이 악화된다.[20,21] 온도안진검사에서는 33~62%에서 반규관 마비소견을 보이고, 이환기간이 증가할수록 일측성 전정마비가 진행된다는 보고도 있어 조기에 미세혈관감압술을 시행하여야 한다는 주장의 근거가 된다.[20] 발작 중이나 발작 사이에 마비성 혹은 자극성으로 다양한 형태의 안진이 관찰되기도 한다.[18] 국내에서도 비보상성 일측성 전정기능 저하를 보인 증례가 보고된 바 있다.[26,27]

2) 청성뇌간반응

미세혈관 압박이 제8뇌신경의 중추분절인 근위부에서 발생하므로 청성뇌간반응의 특징은 환측에서 II파의 진폭이 감소 혹은 소실, 환측 I-III파간잠복기 지연과 정상측의 III-V파간

Table 14-2 Møller's criteria of ABR for microvascular compression on the 8th cranial nerve

- Interpeak latency I–III ≥ 2.3 ms
- Contralateral interpeak latency III–V ≥ 2.2 ms
- Interpeak latency I–III difference ≥ 0.2 ms
- Interpeak latency III–V difference ≥ 0.2 ms
- Interpeak latency I–III difference ≥ 0.16 ms if low or absent peak II
- Interpeak latency III–V difference ≥ 0.16 ms if low or absent peak II
- Peak II amplitude < 33%

잠복기 지연이 관찰된다.[28] 이러한 변화는 이환기간에 따라 달라지는 것으로 알려져 있는데, 약 2년이 경과하면 와우신경 신호전달장애로 II파의 진폭이 감소하고, 4년이 지나면 탈수초화가 진행하여 신경신호의 전달속도가 느려지면서 환측의 I-III파간잠복기가 지연되며, 이에 대한 보상기전으로 반대쪽의 III-V파간잠복기가 연장된다(Table 14-2).[22]

그러나 이 검사는 민감도와 특이도가 높지 않아 이 질환의 진단에는 보조적으로만 사용되며, 소뇌교각의 종양 등 혈관 이외에 신경압박을 유발하는 다른 원인을 감별하기 위한 도구로 사용하여야 한다.[29, 30]

3) 자기공명영상

내이도 자기공명영상의 고해상도 CISS 영상에서 혈관과 8번 신경의 접촉을 관찰할 수 있으나 영상에서 관찰되는 접촉으로는 혈관이 신경에 가하는 압박의 정도를 알 수 없기 때문에 영상소견은 진단에서 보조적인 역할을 차지한다. 그러나 영상검사에서 관찰되는 신경혈관압박은 정상인에서도 관찰할 수 있는 소견이므로 영상소견만으로 진단할 수는 없다.[31, 32] 최근 7T기기를 이용한 연구 등에서도 영상검사보다는 특이적인 증상과 약물반응을 진단법으로 제시하여서, 영상검사는 청성뇌간반응과 같이 소뇌교각종양 등 다른 신경압박을 일으킬 수 있는 질환을 감별하는 역할이 있다고 하겠다.

4. 진단기준

이 질환의 진단은 전형적인 증상과 항경련제에 대한 약물반응으로 이루어지며, 청성뇌간반응이나 자기공명영상 등 검사소견은 보조적 역할을 수행한다.[21] 진단기준으로서 타자기 이명에 주안점을 둔 진단명인 와우전정신경 교차압박증후군 *cochleovestibular compression syndrome* 의 진단기준이 발표된 바 있으며[22](Table 14-3), 발작적 어지럼에 주안점을 둔 전정발작 *vestibular paroxysmia* 의 진단기준은 2008년에 발표된 후 최근 바라니협회에 의해 갱신되었다(Table 14-4).[20, 33]

Table 14-3 Diagnostic criteria of cochleovestibular compression syndrome (CVCS) by De Ridder, et al.[22]

Criteria
1. Intermittent paroxysmal spells of tinnitus lasting only seconds
2. Associated ipsilateral symptoms from adjacent cranial nerves
a. Cryptogenic or overt hemifacial spasm
b. Bouts of otalgia or feeling pressure in the ear
c. Vertiginous spells: short lasting, optokinetically induced
3. Positive MRI for vascular compression
4. Positive brainstem auditory evoked potential using Møller's criteria (Table 14-2)
Groups
• Possible CVCS: initially intermittent unilateral tinnitus spells without associated symptoms.
• Probable CVCS: possible CVCS with associated symptoms (otalgia, vertigo or hemifacial spasm) or MRI demonstrating vascular compression of cochleovestibular nerve (using high resolution heavily T2 weighted CISS images) or abnormal ABR.
• Definite CVCS: probable CVCS with associated symptoms and/or abnormal ABR and/or abnormal MRI.
• Certain CVCS: definite CVCS which is surgically proven.

Table 14-4 Diagnostic criteria for vestibular paroxysmia (Bárány society)[33]

Vestibular paroxysmia (each point needs to be fulfilled)
A) At least ten attacks of spontaneous spinning or non−spinning vertigo
B) Duration less than 1 minute
C) Stereotyped phenomenology in a particular patient
D) Response to a treatment with carbamazepine/oxcarbazepine
E) Not better accounted for by another diagnosis
Probable vestibular paroxysmia (each point needs to be fulfilled)
A) At least five attacks of spinning or non-spinning vertigo
B) Duration less than 5 minutes
C) Spontaneous occurrence or provoked by certain head-movements
D) Stereotyped phenomenology in a particular patient
E) Not better accounted for by another diagnosis

위의 두 진단기준은 각각 이명 혹은 어지럼을 기준으로 작성되어 한 가지 증상만 호소하는 경우 다른 진단기준에 해당하지 못한다는 단점이 있다. 즉 발작적 이명을 호소하나 어지럼이 동반되지 않는 경우 전정발작에 해당하지 못하며, 반대의 경우도 마찬가지인데, 두 가지 진단이 공히 제8뇌신경에 대한 혈관성 압박에 의한 것이며, 압박의 위치가 와우신경 쪽인지 전정신경 쪽인지에 따라 다양한 증상으로 발현된다는 점을 볼 때, 두 증상을 모두 포괄하는 진단기준이 필요하다고 생각된다.

5. 치료

1) 내과적 치료

저용량 항경련제에 잘 반응하며, carbamazepine, oxcarbazepine, gabapentin 등의 효과에 대한 보고가 있다. Carbamazepine은 여러 가지 부작용이 알려져 있는데, 흔한 부작용으로 어지럼, 졸림, 구역, 구토, 운동실조증이 있으며 드물게 발진, 백혈구 감소증(10~20%), 저나트륨혈증(8~20%, 특히 40세 이후), 재생불량성 빈혈(0.8%), 혈소판 감소증이 발생할 수 있다.[18] 따라서 투여 전 일반혈액검사, 간 및 신장기능검사, 전해질 검사를 시행하며 투여 첫 2개월 동안은 2주마다 검사를 시행하고 검사결과가 정상이면 3개월마다 시행할 것을 권고하고 있다.[34] 추적관찰기간 중 혈액검사의 이상소견이 관찰되면 약물 용량을 낮추거나 중단해야 한다. Oxcarbazepine은 carbamazepine과 분자 구조는 유사하지만 약물 작용과 대사가 다른 항경련제로서 효능은 높지만 부작용과 약물 상호작용이 낮은 약물로 알려져 있다.[35] Gabapentin은 비교적 부작용이 적은 항경련제로서 반측성 안면연축 *hemifacial spasm* 의 치료로도 사용하는데, 이 질환에서 치료에 성공적이었다는 보고가 있다.[36,37]

2) 외과적 치료

약물요법에 실패하였거나 약물부작용으로 약물치료를 지속하기 어려운 경우, 혹은 청각전정신경의 진행성 기능장애를 막기 위해 수술적 치료로 미세혈관감압술을 시행할 수 있다. 이 수술법은 반측성 안면연축 환자에 대해 처음 개발된 이후, 제8뇌신경에도 적용되었는데, 수술성공률은 어지럼에 대해서는 75% 이상, 이명에 대해서는 40~94%로 다양하게 보고되었다.[24,25,38] 4년 이상 지속된 이명에 대해서는 치료효과가 적다고 보고되었는데, 이는 오래 지속된 신경압박으로 중추청신경계의 가소성 변화가 고착되었기 때문으로 설명되고 있다.[39,40]

IV. 청각신경병증과 이명

청각변별능 저하를 주된 임상적 특징으로 하는 청각신경병증에서 이명은 주목받는 증상이 아니었으며, 현재까지도 관련된 연구는 매우 드물다. 여태까지 이명과 관련된 논문은 인도의 한 연구기관에서만 발표되어, 앞으로 많은 후속연구가 이루어져야 할 것이다.[41,42] 발표된 연구에 따르면 이명은 80% 이상에서 양측성으로 발현되며, 주로 1 kHz 이하의 저음역에서 주파수매칭이 되고 10~15 dB SL의 크기로 이명크기매칭이 되었다. 이명의 강도는 평균 중등도의 기능장애지수로 보고되었다. 청각신경병증에서 이명의 유병률 등은 직접 보고된 바가 없으나, 한 연구에서 전체 109례의 청각신경병증 예 중 이명을 호소한 50례를 대상으로 하였다고 기술하여 약 46%의 빈도로 추정해볼 수 있겠으나 이 또한 후속연구의 대상이라 하겠다.[42]

결론

청신경 질환에 따른 이명은 청신경 병변의 특징에 따른 독특한 임상양상을 보이면서도 와우기능장애에 의한 이명과 같이 중추신경계의 가소성 변화가 함께 작용한다. 미세혈관압박증후군에 의한 타자기 이명의 경우 발작적인 특성으로 인해 환자에게 공포반응을 일으키기도 하며, 청신경종양에 동반된 이명은 치료에 대한 최종적 만족감을 결정하는 중요한 요인이다. 원인 질환에 대한 치료와 함께 동반될 수 있는 만성적인 이명에 대해서는 일반적인 이명 치료의 기본적인 원칙을 지켜 해결해나갈 수 있도록 지속적인 노력을 멈추지 말아야 할 것이다.

참고문헌

1. Baguley D, Humphriss R, Axon P, Moffat D. The Clinical Characteristics of Tinnitus in Patients with Vestibular Schwannoma. Skull Base. 2006;16(2):049-58.
2. Baguley DM, Axon P, Winter IM, Moffat DA. The effect of vestibular nerve section upon tinnitus. Clin Otolaryngol Allied Sci. 2002;27(4):219-26.
3. Elgoyhen AB, Langguth B, De Ridder D, Vanneste S. Tinnitus: perspectives from human neuroimaging. Nat Rev Neurosci. 2015;16(10):632-42.
4. Moffat DA, Baguley DM, Beynon GJ, Da Cruz M. Clinical acumen and vestibular schwannoma. Am J Otol. 1998;19(1):82-7.
5. Acoustic Neuroma Association. 2014 Patient Survey Report. 2015 Sep 2;:1-58. Available from: https://www.anausa.org/resources/research/ana-survey-registry
6. Overdevest JB, Pross SE, Cheung SW. Tinnitus following treatment for sporadic Acoustic neuroma. Laryngoscope. 2016;126(7):1639-43.
7. Van Gompel JJ, Patel J, Danner C, Zhang AN, Samy Youssef AA, van Loveren HR, et al. Acoustic neuroma observation associated with an increase in symptomatic tinnitus: results of the 2007-2008 Acoustic Neuroma Association survey. J Neurosurg 2013;119(4):864-8.
8. Bell JR, Anderson-Kim SJ, Low C, Leonetti JP. The Persistence of Tinnitus after Acoustic Neuroma Surgery. Otolaryngol Head Neck Surg. 2016;155(2):317-23.
9. Wu H, Zhang L, Han D, Mao Y, Yang J, Wang Z, et al. Summary and consensus in 7th International Conference on acoustic neuroma: An update for the management of sporadic acoustic neuromas. World Journal of Otorhinolaryngology - Head and Neck Surgery. 2016;2(4):234-9.
10. McCombe A, Baguley D, Coles R, McKenna L, McKinney C, Windle-Taylor P, et al. Guidelines for the grading of tinnitus severity: the results of a working group commissioned by the British Association of Otolaryngologists, Head and Neck Surgeons, Clinical otolaryngology and allied sciences 2001;1999(26):388-93.
11. Kameda K, Shono T, Hashiguchi K, Yoshida F, Sasaki T. Effect of tumor removal on tinnitus in patients with vestibular schwannoma. Journal of neurosurgery. 2010;112(1):152-7.
12. Parving A, Tos M, Thomsen J, Møller H, Buchwald C. Some aspects of life quality after surgery for acoustic neuroma. Arch Otolaryngol Head Neck Surg. 1992;118(10):1061-4.

13. Kohno M, Shinogami M, Yoneyama H, Nagata O, Sora S, Sato H. Prognosis of Tinnitus After Acoustic Neuroma Surgery—Surgical Management of Postoperative Tinnitus. World Neurosurg. 2014;81(2):357-67.

14. Kanzaki J, Satoh A, Kunihiro T. Does hearing preservation surgery for acoustic neuromas affect tinnitus? Skull Base Surg. 1999;9(3):169-76.

15. Papatsoutsos E, Spielmann PM. Self-Evaluated Quality of Life and Functional Outcomes After Microsurgery, Stereotactic Radiation or Observation-Only for Vestibular Schwannoma of the Adult Patient: A Systematic Review. Otol Neurotol. 2018;39(2):232-41.

16. Timmer FCA, van Haren AEP, Mulder JJS, Hanssens PEJ, van Overbeeke JJ, Cremers CWRJ, et al. Quality of life after gamma knife radiosurgery treatment in patients with a vestibular schwannoma: the patient's perspective. Eur Arch Otorhinolaryngol. 2009;267(6):867-73.

17. Carlson ML, Tveiten ØV, Driscoll CL, Goplen FK, Neff BA, Pollock BE, et al. What drives quality of life in patients with sporadic vestibular schwannoma? Laryngoscope. 2015;125(7):1697-702.

18. Kim D-H, Kim H-J, Hong SK, Lee H-J. Neurovascular Compression Syndrome of the Eighth Cranial Nerve: Clinical Features and Medical Treatment. Korean J Otorhinolaryngol-Head Neck Surg. 2014;57(8):518-25.

19. Levine RA. Typewriter tinnitus: a carbamazepine-responsive syndrome related to auditory nerve vascular compression. ORL 2006;68(1):43-6.

20. Hüfner K, Barresi D, Glaser M, Linn J, Adrion C, Mansmann U, et al. Vestibular paroxysmia: diagnostic features and medical treatment. Neurology. 2008;71(13):1006-14.

21. Sunwoo W, Jeon YJ, Bae YJ, Jang JH, Koo JW, Song J-J. Typewriter tinnitus revisited: The typical symptoms and the initial response to carbamazepine are the most reliable diagnostic clues. Sci Rep. Nature Publishing Group; 2017;7(1):10615.

22. De Ridder D, Heijneman K, Haarman B, van der Loo E. Tinnitus in vascular conflict of the eighth cranial nerve: a surgical pathophysiological approach to ABR changes. Prog Brain Res. Elsevier; 2007;166:401-11.

23. De Ridder D, Moller A, Verlooy J, Cornelissen M, De Ridder L. Is the root entry/exit zone important in microvascular compression syndromes? Neurosurgery. 2002;51(2):427-33-discussion433-4.

24. Okamura T, Kurokawa Y, Ikeda N, Abiko S, Ideguchi M, Watanabe K, et al. Microvascular decompression for cochlear symptoms. Journal of neurosurgery. 2000;93(3):421-6.

25. Guevara N, Devèze A, Buza V, Laffont B, Magnan J. Microvascular decompression of cochlear nerve for tinnitus incapacity: pre-surgical data, surgical analyses and long-term follow-up of 15 patients. Eur Arch Otorhinolaryngol. 2007;265(4):397-401.

26. Byung-Jae Y, Hwang S-H, Yoo D-J, Seo J-H. A Case of Vestibular Paroxysmia Offended by Vertebral Artery. Korean J Otorhinolaryngol-Head Neck Surg. 2012;55(6):386.

27. Lee JK, Chu HS, Ko MH, Chung WH. A case of neurovascular cross-compression of the eighth cranial nerve representing longstanding uncompensated vestibular hypofunction. Research in Vestibular Science 2009;8(2):137-41.

28. Møller MB. Results of microvascular decompression of the eighth nerve as treatment for disabling positional vertigo. Ann Otol Rhinol Laryngol. 1990;99(9 Pt 1):724-9.

29. Lee S-U, Jeong S-H, Kim H-J, Kim JS. Cerebellopontine angle meningioma mimicking vestibular paroxysmia. J Neurol 2016;263(1):168-70.

30. Espir M, Illingworth R, Ceranic B, Luxon L. Paroxysmal tinnitus due to a meningioma in the cerebellopontine angle. J Neurol Neurosurg Psychiatr 1997;62(4):401-3.

31. Rommer PS, Wiest G, Kronnerwetter C, Zach H, Loader B, Elwischger K, et al. 7-Tesla MRI demonstrates absence of structural lesions in patients with vestibular paroxysmia. Front Neuroanat. 2015;9:798-6.

32. Bae YJ, Jeon YJ, Choi BS, Koo J-W, Song J-J. The Role of MRI in Diagnosing Neurovascular Compression of the Cochlear Nerve Resulting in Typewriter Tinnitus. American Journal of Neuroradiology 2017;38(6):1212-7.

33. Strupp M, Lopez-Escamez JA, Kim JS, Straumann D, Jen JC, Carey J, et al. Vestibular paroxysmia: Diagnostic criteria. Journal of Vestibular Research. 2017;26(5-6):409-15.

34. Fuller MA, Dostrow V, Gupta S, Gazda TD. Practical considerations for carbamazepine use in bipolar disorder. Expert Opin Drug Saf. 2006;5(4):501-9.

35. Schmidt D, Elger CE. What is the evidence that oxcarbazepine and carbamazepine are distinctly different antiepileptic drugs? Epilepsy Behav. 2004;5(5):627-35.

36. Daniele O, Caravaglios G, Marchini C, Mucchiut L, Capus P, Natalè E. Gabapentin in the treatment of hemifacial spasm. Acta Neurol Scand. 2001;104(2):110-2.

37. Russell D, Baloh RW. Gabapentin responsive audiovestibular paroxysmia. J Neurol Sci. 2009;281(1-2):99-100.

38. Møller MB, Møller AR, Jannetta PJ, Sekhar L. Diagnosis and surgical treatment of disabling positional vertigo. Journal of neurosurgery. 1986;64(1):21-8.

39. De Ridder D, Vanneste S, Adriaenssens I, Lee APK, Plazier M, Menovsky T, et al. Microvascular decompression for tinnitus: significant improvement for tinnitus intensity without improvement for distress. A 4-year limit. Neurosurgery. 2010;66(4):656-60.

40. Møller MB, Møller AR, Jannetta PJ, Jho HD, Sekhar LN. Microvascular decompression of the eighth nerve in patients with disabling positional vertigo: selection criteria and operative results in 207 patients. Acta neurochirurgica. 1993;125(1-4):75-82.

41. Prabhu P. Is tinnitus a major concern in individuals with auditory neuropathy spectrum disorder? - Questionnaire based study. World Journal of Otorhinolaryngology - Head and Neck Surgery. 2017 Aug.

42. Prabhu PP, Chandan HS. Psychoacoustic Characteristics of Tinnitus in Individuals with Auditory Neuropathy Spectrum Disorder. Audiology Research. 2014;4(1):108.

CHAPTER 15

Psychiatric Disorders Related to Tinnitus

경희의대 조아랑

서론

이명은 외부 청각자극이 없는 데도 귀나 머리에서 울리는 소리로, 달팽이관 내 기계적, 진동적 활동 없이 오로지 신경계 내의 활동으로 발생하는 소리를 지각하는 청각적 환상 현상이다.[1] 원인은 잘 모른다고 말할 수 있다. 이명 환자들은 이명 그 자체보다 이명을 고통스럽게 느끼는 지각으로 인해 괴로워한다.

이명은 전 세계 성인 인구의 8~15%에서 발생하는 것으로 추정되며 평생 중 어느 때나 발생 가능하나 대부분의 환자들은 40~80대 사이이며 60세 이후로는 발병률이 33%까지 증가한다.[2] 역학적으로는 인구의 약 3분의 1에서 평생에 한 번 이상의 이명을 경험한다고 하며, 약 1~5%에서는 이명으로 인해 심각한 정신 사회적 문제가 발생한다고 알려져 있다.[3~6] 이명은 청력 저하와 함께 발생하기 쉬우나 정상 청력인 경우에도 경험한다.[7] 많은 사람이 이명이 있는 상태로 살아가지만 일부는 이명으로 인해 심각한 기능의 저하를 겪는다. 이명과 함께 짜증, 괴로움이 발생하면서 언어 표현의 명료함 감소, 수면 장애, 집중 곤란, 정신신체적, 정서적, 대인관계의 문제 등을 유발할 수 있기 때문이다.[8,9] 이명의 강도가 심할수록 고통의 범위가 커지는 상관관계를 주장한 연구도 있다.[10]

이명은 다양한 심리적 증상 및 정신 장애와 관련된다. 집단 규모가 작은 임상 연구에서는 이명과 정신 건강 간 관련성이 있음을 보고하는 결과가 많으며[11~15] 이명 환자가 정신 장애에 이환될 평생 유병률이 약 45~58%까지 높게 보고된 연구 결과도 있어 이명과 정신 질환 간 강한 연관성이 있음을 시사한다.[16~19]

Simpson 등은 이명 환자의 46%에서 정신질환이 있음을 관찰하였다.[20] 여러 연구에서 이명의 심각도와 기분 장애, 집중력 저하, 짜증, 통제력 상실 등의 심리적, 정신적 문제 간

강한 관련성을 보여준다.[21, 22] 고대에는 "히포크라테스"와 그 이후의 "갈렌"도 이명과 우울 증상(멜랑콜리 *melancholy*)이 자주 동반된다고 기술하였다. 그들은 검은 담즙이 뇌에 영향을 끼쳤기 때문이라고 생각했다.[23]

이명과 정신 장애의 관련성은 매우 복잡하다. 두 질환에서 스트레스에의 취약함이 공통된 요인이라는 추정도 있으며 정신 장애가 이명에 따른 스트레스 반응으로 발생하는 것이 아니라 이명 발생 전에 선행할 수도 있다. 두 질환 모두 일반 인구에서 흔하여 이명의 경우 15~20%의 발병률을 보이고 정신 장애는 27%의 발병률을 보인다. 이명 환자들에서 정신 장애가 병발하는 정도는 14~80%까지 다양한 빈도를 보이는데 이는 연구마다 샘플 선택 방법 및 진단 방식이 달라 나타난 결과일 수 있다. 최근의 두 연구에서는 이명에서 병발하는 정신 장애가 각각 48%, 43%에 이르는 것으로 보고되었다.[24~26]

많은 연구가 이명과 병발하는 우울 장애에 초점을 두고 이루어졌다. 만성 이명 환자의 48~60%에서 주요 우울 장애를 진단할 수 있다는 보고도 있다. 그러나 우울증 이외 이명과 다른 정신 장애와의 관련성도 충분히 보고되고 있다.

Zoger 등의 연구에서는 이명 환자의 45%가 불안 장애를 겪고 있음을 확인하였다. 그 외 강박 장애, 기분 장애, 전환 장애, 수면 장애, 정신증, 인지기능 장애, 물질사용 장애, 언어 장애, 성 장애, 인격 장애, 식이 장애까지도 이명과의 관련성을 보인다는 연구들이 적지 않다. 더욱이, 이명 환자의 자살률은 일반 인구에서보다 10배나 높다는 보고도 있어 주의를 필요로 한다.[27]

이명이 주는 불편 정도와 특정한 정신 장애 및 삶의 질, 인격 특성 간 관련성도 여러 연구에서 제시하였다. 그중 불안과 우울은 현존하는 이명과 연관성이 높은 주요 증상이다. 이명 환자군에서 정신병적 증상의 유병률은 특별히 높지 않다는 연구 결과도 있으나,[28, 29] 여러 임상 연구에 따르면, 이명 환자들 가운데 현재 우울증 진단을 받은 이들의 유병률이 33~74%에 이르고 불안 장애의 유병률은 29~49%에 이른다.[20, 21, 30~32] 이명을 치료받고자 하는 성인의 대다수와 아동의 1/3에서는 불안 장애나 우울 장애를 동반한다. 따라서 이러한 우울과 불안을 일찍 확인하여 치료하는 것이 매우 중요하다.

만성 이명뿐 아니라 아급성기일 때도 우울과 불안의 발견과 치료가 이명의 중요한 예후 인자라는 보고가 있다.[33] Unterrainer 등은 이명의 심각도와 이명에 따른 불편 정도를 지각하는 가장 좋은 예측 인자로 우울과 이명의 강도를 꼽았다.[34] Langguth 등도 이명의 심각도를 예측하는 요인으로 우울과 불안이 중요하다고 하였다.[35] 한 노인 코호트 연구에서, 이명과 저하된 삶의 질 간의 상관관계가 확인되었으나[36] 노인을 대상으로 한 또 다른 연구에서는 이명과 우울 간 상관관계가 없는 것으로 나타나기도 하였다.[28] 이명과 청력 저하가 있는 집단에서는 이명에 의해 우울해지는 반응자가 거의 절반에 가깝게 보고된 조사도 있다.[21]

영국에서 112명의 이명 환자들을 대상으로 한 연구에서 이명과 성격 특성 간 상관관계를 보았는데, 이명이 불안 특질 및 높은 우울 성향과 관련성이 있음을 보고하였다. 나이가 들수록 우울 성향은 감소하는 것으로 나타났으며 남성이 여성보다는 불안과 우울 점수가 낮아서 덜 한 것으로 나타났다.[35]

이처럼 이명은 정신 건강과 안녕감에 부정적 영향을 끼칠 수 있다. 많은 임상 연구는 이비인후과를 방문한 이명 환자들을 대상으로 하여 이명과 정신 건강 간 강한 연관성을 제시해 왔다. 그러나 이명이 있어도 진료를 보지 않는 많은 사람이 있기 때문에 이러한 연구 결과를 이명이 있는 모든 이들을 대상으로 일반화하기는 어렵다.

한 대규모 연구는 일반 인구 표본에서 이명과 정신 건강 간 상관관계를 보고자 하였다. 51,574명의 일반인 연구에서 청력 소실 연구에 포함된 성인을 대상으로 연령 및 성별에 따라 나누어 다변수의 분산분석을 이용하여 이명 증상의 강도와 우울, 불안, 자존감, 주관적인 안녕감 사이의 상관관계를 분석하였고 결혼 상태, 교육 정도, 청력, 어지러움, 시력, 신체적 장애를 설명 변수로 하였다. 이명이 있는 참가자의 하위 표본에서는 발병 시기, 이명 삽화의 예측성, 소음 민감도의 영향을 평가하였다. 그 결과, 이명이 있는 참가자들이 이명이 없는 이들과 비교해 유의미하게 더 높은 우울, 불안을 보이고 더 낮은 자존감, 안녕감을 나타냈다. 발병 시기의 영향은 별로 없는 것으로 나타났고 일부 집단에서는 이명 삽화의 예측성과 소음 민감도의 영향이 이명과 유의미한 상관관계가 있는 것으로 나타났다. 이비인후과를 방문한, 환자군이 아닌 일반 인구를 대상으로 한 이 연구는 이명과 정신 건강 간 약한 정도의 상관관계가 있는 것으로 보았다.[37]

본론에서 이명과 우울 및 불안을 포함한 다양한 정신 장애와의 관련성을 구체적으로 살펴봄으로써 이명 환자에 대한 깊이 있고 다양한 진단 및 치료적 접근을 하는 데 도움이 되고자 한다.

본론

이명 지각의 심한 정도는 청각적 측정 기준들보다 심리적, 일반적 건강 요인들과 더 밀접한 관련성을 보인다. 특히, 만성 이명은 대뇌피질의 현상이며 중추청각계의 과활성으로 유발된다는 가설을 근거로 한다. 주관적인 이명의 발생 위험 요인들로는 연령, 심혈관 질환, 뇌혈관 질환, 소음에의 노출, 여러 다른 약물들 등이 거론되고 있고 여러 종류의 주관적인 이명은 서로 다른 '점화*ignition*' 기전들을 갖는다. 예를 들어, 와우 모세포*cochlear hair cell*의 기능 이상이 있을 때 소음에 노출될 경우 이명이 생길 수 있다. 또는, NMDA 수용체 작용제*receptor agonist*인 살리실산염*salicylate*의 경우 와우*cochlea*에 대하여 영향을 주기도 하면서 그에 더하여 중추신경계에 대한 직접적인 작용을 포함한 몇 가지 기전을 통해 이명을 유발할 수 있다.

배쪽 줄무늬체*ventral striatum* 내 변연 구조*limbic structure*와 전전두엽*prefrontal cortex*은

체내 "소음 취소 시스템 *noise canceling system*"을 형성한다. 이 시스템은 정상적으로는 이명 신호와 같은 불쾌한 소리를 막는 데 도움을 준다. 이 경로에 문제가 생기면 만성 이명이 발생한다. 만성 이명 환자들은 대뇌피질변연 경로 *corticolimbic pathways* 내 기능적 연결성이 증가함을 보인다.[38]

이명 환자에서 신경아교세포 유래 향신경 인자 *glial cell-derived neurotrophic factor, GDNF* 와 뇌 유래 향신경 인자 *brain-derived neurotrophic factor, BDNF* 의 변이 유전자에 관한 Sand 등의 최근 연구에서 적응 기술과 이명 관련 스트레스의 정도 간 흥미로운 연관성 을 제시하였다.[39] 그중 BDNF Val66Met유전자는 스트레스에의 민감성과 스트레스에 대한 적응에서 좀 더 광범위한 조사의 대상이 되었고 여성 환자의 이명 심각도에서 살펴볼 때 이 유전자가 청각 정보 처리 과정에서 부가적인 역할을 한다고 여러 경험적 근거들이 지지하고 있다.

스트레스 생활 사건들과 일상에서의 어려움은 이명 발생 이전에 선행하여 이명의 병태생리에 기여할 수도 있거나, 역으로, 조정되지 않는 이명 때문에 발생할 수도 있다. 정신 장애와 이명도 이처럼 상호 영향을 준다. 이명의 심각도와 개인의 삶의 질에 끼치는 영향은 공존하는 정신 병리가 더 악화한 표현형으로 나타나게 할 수 있지만 동반된 정신 장애가 이명 관련 스트레스를 악화시켜 조정 가능한 이명을 조정 불가능한 이명으로 이행시키는 데 기여할 수도 있다.[40]

현재 진행 중인 대규모 연구들은 이명과 정신의학적 문제의 병태생리를 설명하기 위해 부적응적 신경 가소성 *maladaptive neural plasticity* 의 개념에 중점을 두고 있다.[27] 신경 가소성은 이명뿐만 아니라 정신 장애에서도 손상이나 질병에 의해 유발된 결과에 대한 보상 및 변화된 말초 자극 입력에 대하여 중추신경계의 모든 영역에서 발생하는 적응을 일컫는다. 다시 말하면, "감각적 경험 영역에서 일어나는 비기능적인 탈맥락화"로 정의할 수 있는 많은 병적 상황을 유발하는 현상을 확인하는 연구들이다. 이러한 가소성의 재조직화는 분자적, 세포적, 조직학적 수준에서 신경 뉴런, 또는 신경아교세포, 혈관의 변화를 유발한다. 분자적 수준에서 신경 가소성은 두 가지 기전으로 추적해볼 수 있다. 하나는 단백질의 인산화, 다른 하나는 유전자 발현의 조절이다. 뉴런과 세포막 성질 간 시냅스를 통한 소통 등의 변화를 통해 대뇌의 재조직화가 일어날 것이다.

이명과 청각 회로의 기능과 구조의 변화 간 관련성은 많은 연구에서 나타난다. 그러나 중추신경계 내 이명과 관련된 활성의 변화는 청각 회로에만 국한되진 않는다. 청각 네트워크는 청각중추 대뇌피질로 향하고 그 내부에 위치하며 외부로까지 정보를 전달하는 세 가지 흐름으로 나눌 수 있다.

일차 청각중추 대뇌피질은 양쪽 안쪽 슬상핵 *medial geniculate nuclei* 으로부터 청각 방사 *auditory radiation* 의 투사를 받는다. 이를 '대뇌피질로 향하는 회로'라고 한다.

다음으로 청각중추 내 회로를 통해 이 정보가 청각중추 내를 흐르며 U자 모양 섬유를 통해 근접한 영역으로 연결된다. 각각의 청각 영역들의 이러한 지역적 연결은 독특하고 복잡하며 여러 특성을 갖는다. 첫째로 단일한 영역은 특징적으로 여러 다른 영역들과 상호보완적으로 연결된다. 둘째, 근접한 영역들은 근접하지 않은 영역들보다 더 치밀하게 서로 연결되는 경향이 있다. 셋째로 가장 치밀한 연결은 단일 영역 내의 뉴런을 연결하며, 넷째로는 연결되는 층과 층 아래의 패턴이 체계적이며 다양하다.

마지막으로, 전달된 정보는 청각중추인 대뇌피질 외부로 흘러 청각 관련 영역으로 향한다. 특히, 청각중추 정보는 네 가지 원칙적인 방향을 가지고 이동하는데, 입쪽*rostral*, 꼬리쪽*caudal*, 안쪽*medial*, 그리고 바깥쪽*lateral*으로 흐른다. 입쪽을 향한 정보는 측두엽의 극과 배쪽*ventral*, 꼬리쪽, 그리고 안쪽 전전두엽 부위*prefrontal areas*, 입쪽 대상*cingulate*, 해마곁 부위*parahippocampal areas*, 편도*amygdala*로 흐르지만 꼬리쪽으로는 꼬리쪽 허리띠*caudal belt*와 허리띠 주변*parabelt*부위에서 측두두정엽 이음부*temporoparietal junction* 및 후방 두정엽과 후두엽*post. parietal and occipital*부위, 꼬리쪽과 등쪽*dorsal*전전두엽 부위, 등쪽 대상, 해마곁 부위로 흘러서 청각중추 대뇌피질의 입쪽과 꼬리쪽 영역들이 광범위하게 엉켜있는 청각 관련 목표물들로 뻗는다. 뇌 내 여러 곳에 있는 목표물 중 많은 부분은 줄무늬체외 시각체계*extrastriate visual system*의 배쪽과 등쪽 네트워크와 관련된다. 나머지 두 방향인 안쪽과 바깥쪽은 허리띠와 허리띠 주변 부위에서 위쪽 측두엽 고랑*superior temporal sulcus*을 향해 바깥쪽으로 흐르고 안쪽으로는 바깥쪽 고랑*lateral sulcus* 내 뇌섬엽*insula*과 섬엽후방 부위*retroinsular areas*로 흐른다. 이 영역들은 여러 정신 질환에서도 변화가 언급되는 부위로, 이러한 근거들로 이명과 정신 증상, 정신 질환과의 관련성을 신경생물학적으로 유추해 볼 수 있다.

최근에는 등바깥쪽 전전두엽*dorsolateral prefrontal cortex, DLPFC*의 기능 문제가 이명과 이명에 의한 스트레스 반응과 관련된다는 보고가 꾸준히 제시되고 있다. DLPFC는 일차 청각중추인 대뇌피질로 들어가는 자극의 초기 억제 조절을 담당하는 곳으로 알려져 있고 청각적 주의력과 관련되며 청각 자극의 처리 과정이 위에서 아래로 이루어지는데 조정 역할을 한다. 전기생리적 연구 결과들은 위에서 아래로의 억제 과정의 기능 이상으로 이명이 발생할 것으로 추측한다. 즉, DLPFC의 기능 저하로 인해 청각중추 대뇌피질의 과활동성이 나타나면서 신경 생리적 변화가 이명을 지각하게 하고 이명 스트레스를 느끼게 만들 것이라는 가설이 존재해왔다.

최근의 뇌파연구도 이명으로 고통받는 환자에서 DLPFC가 관여함을 확인하였다.[27] DLPFC는 우울 장애의 발생 기전에서 빼놓을 수 없는 중요한 영역으로, 이명과 그에 따른 정신적 스트레스 반응 및 정신 질환의 병발을 이해하는 데 도움이 될 것이다. 2013년에 발표된 연구에서는 벨기에의 한 대학의 청음센터에서 정신건강의학과로 자문의뢰가 되는 이명 환자들을 대상으로 공존하는 정신 장애를 분석하였다. 그 결과, 80명의 이명 환자에서 28%가 주요 우울 장애로 진단받았고, 27.5%에서 신체형 장애, 23.7%에서 수면 장애,

22.5%가 불안 장애, 16%가 알코올 의존으로 진단되었다.[41]

다음에서는 이명 환자에서 흔하게 나타나는 병발 정신 장애 및 증상을 각각 살펴보고자 한다.

I. 우울과 불안

우울과 불안이 동시에 발생한 경우 둘 중 하나만 있는 경우보다 더 큰 심리적 고통이 발생하고 삶의 질이 손상된다.[42] 몇몇 연구에 따르면, 이명 환자에서 불안의 유병률은 10.2%에서 35%, 우울은 9.8~39.5%까지 나타나며[43, 44] 우울과 불안이 동시에 존재하는 경우는 12.2~39.2%에 해당하는 것으로 보고한다.[44, 45] Andrea 등은 이명 환자가 경험하는 우울과 불안 수준을 측정하는 도구들과 이명을 측정하는 평가 도구 간 연관성을 평가하여 이비인후과 전문의를 위한 지침을 제공하고자 하였다.[46] 이 연구에서는 108명의 이명 환자들이 이명 장애 지수*Tinnitus Handicap Inventory, THI*, 상태 불안 척도*State Trait Anxiety Inventory, STAI*, 벡 우울 척도*Beck Depression Inventory, BDI*, 시각 통증 척도*Visual Analog Scale VAS*를 포함한 일련의 도구들로 평가를 받았다. THI는 일상생활에 이명이 끼치는 영향을 측정하며 25개의 질문으로 이루어지고 0~100점 사이의 점수로 나타낸다. 38점을 기준으로 가벼운 이명과 중등도 이상의 이명으로 나눌 수 있다. VAS는 1~10점까지로 점수를 매기고 이명의 강도, 이명으로 인한 불편함의 정도, 이명이 삶에 끼치는 영향, 이명으로 인한 문제의 범주를 평가한다. STAI는 20개의 문항으로 구성되어 20~80점까지 점수를 매기는 불안 측정 도구이며 일차적, 습관적으로 존재하는 불안을 다루게 된다. BDI는 21개의 문항으로 구성된 우울 증상을 측정하는 데 사용하며 전 세계적으로 가장 널리 쓰이는 도구이다. 이 모든 도구 작성은 이비인후과 첫 방문 시 이루어졌다. 연구 결과로는, 24%에서 심한 이명을 나타냈고, 35%는 불안 장애, 13%는 우울 장애가 있는 것으로 나타났다. 불안 척도인 STAI와 THI 점수 간 유의미한 상관관계가 나타났고 BDI와 THI 간에도 유의미한 상관관계를 보였다. VAS와 STAI, VAS와 BDI 간에도 유의미한 상관관계가 나타났다. 이를 고려해볼 때, THI 점수가 38점 이상인 이명 환자의 경우, 의사들이 심리 평가도구를 사용하여 우울과 불안에 대해 일차적 검진을 시도하고 이상 소견을 보일 경우 정신과로 진료의뢰를 하는 것이 필요하다. 결론적으로, THI는 우울과 불안이 높은 환자들을 예측하는 데 유용하다고 할 수 있다.

정상 청력을 보이는 이명 환자에서 이명에 따르는 불편 정도는 불안, 우울과 상관관계를 보인다는 연구 결과가 있다.[47] 구체적으로 살펴보면, 500~800 Hz 이내 25 dB까지의 청력 역치를 갖는 20세 이상 45세 미만의 이명 환자 68명에서 THI 점수로 이명에 의한 불편 정도를 측정하였다. 이 THI 결과와 BDI, BAI로 측정된 우울과 불안 정도와의 상관관계 및 이음향방사 검사로 나타나는 외유모세포*outer hair cell*의 기능과의 상관관계를 보고자 하였다. 그 결과, 이명이 없는 정상 대조군과 비교한 경우 정상 청력의 이명 환자 중 67%에서 일과성음 유발이음향방사 검사상 변화가 나타났고 변조이음향방사 검사에서도 65.2%에서 3, 6, 8 kHz에서 변화를 보였다. 이는 정상 청력의 이명 환자들의 외유모세포 기능은 이명이 없는 정상인에 비교해 떨어져 있음을 시사한다. 이명 환자의 44.1%에서 불안을, 33.3%에서 우울을 보여 정상 대조군과 비교 시 유의미하게 높은 발생 빈도를 보였다. 그러나 이명에 따르는 고통은 이음향방사검사 결과나 이명의 기간과는 관련성을 보이지 않았고 우울 및 불안과 양의 상관관계를 나타냈다.

1. 우울

사례

56세 여자는 2년 전부터 어지러움이 발생하여 이비인후과에서 여러 차례 입원치료를 받았으며 약 1년 전부터는 기계소리, 귀뚜라미 소리 등의 이명이 발생하여 치료를 받아도 호전이 잘 안 되면서 2개월 전부터는 괴롭다며 잘 울고 우울해 하며 이명 때문에 잠들기가 어렵다 하고 낮 동안 피로감, 무기력을 보이며 이명 때문에 시끄러운 곳은 가지 못하여 외출도 안 하는 모습을 보였다. 평생 이렇게 살아서 뭐하냐며 밥도 잘 안 먹으려고 하고 주로 집에서 누워있기만 하였다.

일반 인구에서 우울증의 유병률은 약 8% 정도로 알려져 있다.[44] 이명 환자에서 우울 증상의 발병률은 일반 인구에서보다 높다. 우울 증상과 이명은 서로 상호작용하는 기전을 통해 공존하는 것으로 추정되나 확실한 기전이 밝혀지진 않았다. 우울증이 이명에 영향을 끼치고 이명이 우울증을 유발하는 선행요인이기도 하며 우울증 환자에서 이명이 동반되기도 한다.

우울증은 우울 기분과 우울 증상이 최소 2주 이상 지속되고 그로 인해 일상적, 사회적 기능의 손상이 있을 때 진단 가능하다. 우울 증상으로는 우울 기분, 슬픔, 의욕 저하, 흥미 저하, 희망 없음, 무기력 등의 기분 증상과 더불어 불면 또는 과수면, 식사 행동의 변화, 체중의 변화 등의 신체 증상, 죄책감, 후회, 자살 사고, 비관주의, 죽음에의 집착, 주의력, 집중력 저하, 결정 능력 저하 등의 생각 문제가 포함된다. 또한, 무감동, 정신운동지체, 거부증 등도 나타날 수 있으며 심한 경우 망상적 사고나 환청 등이 동반될 수 있다.

Jastreboff와 Sanchez 등은 이명 환자의 20%에서 이명을 삶에 부정적 충격을 준 의미 있는 뉘앙스로 받아들여 우울증으로 이어질 수 있으며 극단적으로는 자살까지 발생할 수 있다고 하였다.[48] Hallam 등도 일부 이명 환자에서 습관화가 잘 안 되는 것에 인격 특질이나 우울 증상이 관련될 수 있다고 하였다.[49]

우울증 및 불안 장애의 심한 정도와 유병률 모두에서 이명과의 관련성을 본 연구는 이명의 심한 정도와 우울증의 심한 정도가 상관관계가 있음을 보고하였다.[16] 그중 한 연구는 80명의 이명 환자를 대상으로 하고 또 다른 연구는 기능 장애를 유발하는 심한 이명을 겪는 144명의 환자를 대상으로 했다. 이명의 심한 정도는 3점을 기준으로 임상적 상태에 따라 구분을 하였고 이명 심각도 질문지 *Tinnitus Severity Questionnaire, TSQ*로 측정하였다. 구조적 면담을 통해 정신 장애 진단 체계인 DSM-III-R에 따라 정신 장애를 확인하였고 불안과 우울 증상의 심한 정도 측정에는 병원 불안 우울 척도 *Hospital Anxiety and Depression Scale, HADS*와 포괄적 정신병리 측정 척도 *Comprehensive Psychopathological Rating Scale, CPRS*를 이용하였다. 두 연구 모두에서 이명의 심한 정도와 우울증의 심한 정도는 서로 상관관계를 이루었으나 불안 장애에서는 상관관계 정도가 낮았으며 심한 이명 환자 144명을 대상으로 한 연구에서만 통계적으로 유의미한 상관관계를 보였다. 결론적으로 이명의 심한 정도는 정신 장애와 상관관계를 이루고 이명 환자의 불안과 우울의 심한 정도와도 관련성이 있다고 하겠다.

임상 현장에서 심한 이명 환자들을 치료할 때 우울증과 불안 장애의 동반 가능성을 염두에 두어야 할 것이다.

Geocze 등이 이명과 우울에 관한 논문들을 체계적으로 검토 분석한 결과, 선택된 20개의 연구 중 18개에서 우울증과 이명 간 강한 양의 상관관계를 보였고 2개의 횡단 연구에서는 유의미한 연관성을 보이지 않았다.[50] 그 두 연구를 먼저 언급하자면, 하나는 샘플의 우울증 발병률이 8.3%로 낮았고 이명과 약한 관련성만을 보였으며 THI 점수도 낮았다. 저자들은 아마도 THI 점수가 높은 군이 우울과 더 관련성이 있을 것으로 추정하였다. 나머지 한 연구는 우울증과 이명과는 관련성이 별로 없게 나타났으나 우울 증상 측정 척도 내 신체 증상 문항과 THI에서 이명을 느끼는 정도 간 통계적으로 유의미한 상관관계를 보고하였다. 이는 이명의 심한 정도와 신체 증상과의 관련성을 시사한다고 볼 수 있다. 그중 3개의 전향적 장기 연구들에서는 이명 환자에서 우울 장애의 병발이 매우 높음을 보고하였다. Holdefer 등은 이명의 심각도가 추적 관찰 기간 동안 우울증을 예측할 수 있는 유의미한 인자라고 보았다. Holgers 등은 심한 이명 환자들에서 우울증 유병률이 높다 하였고 Westin 등의 연구에서는 이명 환자의 추적 관찰 시 우울 증상이 유의미한 결과로 나타난다고 하였다.

환자-대조군 연구들도 우울과 이명 간 강한 양의 상관관계를 보였는데, 그중 한 연구에서는 주요 우울 장애가 있는 51명의 환자와 51명의 건강한 대조군 간 27가지 신체 증상의 심각도와 유병률을 비교하였다. 건강한 대조군은 11.8%에서만, 우울증 환자군은 49%에서 이명을 호소하였다. 또 다른 연구에서는 이명의 심각도와 우울증 간 상관관계가 있음을 보고하였는데 39%의 환자가 우울증이 있었고 33%는 주요 우울 장애를 가지고 있었다. 이 연구에서는 이명이 있는 환자가 겪는 고통과 관련된 가장 중요한 요인으로 우울을 꼽았다.

Sullivan 등은 건강한 대조군에서 우울증의 평생 유병률이 21%인 경우 이명 환자가 평생 주요 우울 장애에 이환될 유병률은 78%로 현저히 높다고 보고하였다.

2015년 발표된 영국의 대규모 샘플 대상 연구는 신경증이 끼치는 영향을 배제하고자

신경증을 통제하여 이명 환자에서 우울 및 불안과의 관계를 조사했다.[51] 그 결과, 신경증을 통제하였어도 심한 이명 환자에서 우울과 불안 증상의 발생 위험성이 이명이 없는 군에 비교해 높았다. 따라서, 이명 환자들에서 우울, 불안을 줄이기 위한 정신 사회적 개입이 일찍 이뤄진다면 이명 치료에도 효과적일 것으로 기대한다. Bhatt 등은 국가 건강 조사 연구의 횡단 분석을 통해 이명 환자에서 우울, 불안, 수면 문제, 근무 일수, 알코올 사용 등을 이명이 없는 대조군과 비교하였다. 그 결과 이명 환자에서 불안과 우울 증상은 각각 상대위험도 4.8, 5.7로 높게 나타났고 야간 수면 시간이 유의미하게 적었으며 일을 못한 평균 일수가 더 많았다. 알코올 사용은 이명 환자군과 이명이 없는 대조군 간 별 차이가 없었다.[52]

Sullivan 등이 시행한 무작위 이중 맹검 위약 대조 임상 연구에서는 주요 우울 장애가 있는 38명과 우울 증상 및 이명 느낌을 호소한 54명을 합쳐 총 92명의 만성 이명 환자들을 TCA계열 항우울제인 노르트립틸린*nortriptyline*으로 치료하였다. 그 결과, 우울 증상과 이명 느낌이 호전되었으나 환자들의 삶의 질에 영향을 끼칠 만큼의 해로운 부작용도 보고되었다. 저자들은 심한 이명과 우울 증상 간 양방향으로 강한 관련성이 있음을 제시하였다.[50] 심한 만성 이명 환자들은 우울 증상에 이환될 가능성이 높고 우울 증상은 이명에 대한 적응력을 더 떨어뜨리게 되어 이명의 심한 정도를 더 높이는 악순환이 있을 수 있다.

2. 불안

사례

24세 여자는 대학원 진학에 실패하고 3년간 사귄 이성과 헤어진 뒤 어지러움, 이명, 이충만감ear fullness, 불면, 불안, 짜증 등을 호소하며 이비인후과 방문하여 치료 중 정신건강의학과로 의뢰되었다. 다양한 심리적 스트레스를 호소하며 이비인후과 치료를 받으면서 다른 이과적 증상은 호전되었는데 이명이 지속된다며 자신의 뇌가 고장 난 것 같다고 매우 불안해하고 초조해하였다. 이명 소리가 들리면 심장이 벌렁거리면서 불안해져서 누워있을 수가 없어 잠도 못 잔다고 했다. 하루에도 몇 번씩 이명이 들리면 불안해지고 안절부절못하겠다 한다.

불안은 기능 저하를 보이는 만성 질환에서 특히 취약한 요소로 제시되어왔다.[43] 일반 인구에서 불안장애의 유병률은 25% 정도이다. 불안 민감성은 불안 각성과 관련된 신체적 감각을 두려워하는 각 개인의 경향을 나타내는 변수로 간주한다.[53] 이러한 개념은 불안 장애 범주에서 형성된 것이며 특히 공황 장애의 근본적인 발병기전으로서의 인지적 취약성이라는 측면에서 관심을 받아왔다. 몇몇 연구들은 공황 장애 환자는 다른 불안 장애 환자와 건강한 대조군과 비교해 불안 민감성이 높게 나타나며 그것이 공황 발작의 발생에 중요한 역할을 한다고 주장한다.[54,55] 불안 민감성은 공포와 관련된 특정한 불안뿐만 아니라 공포의 발생과 유지에도 영향을 끼치는 취약점으로 제시된다.[56] 불안 민감성은 천식, 전정신경계 장애, 만성 통증과 같은 만성적인 건강 상태와 관련될 수 있다는 연구 결과들이 늘어나는 추세이다.[57,58] 드물지만, 불안 민감성이 이명의 고통과도 유의미하게 관련된다는 연

구 결과도 있다.[59]

Andersson과 Vretblad의 연구에서는 불안 민감성이 청각적 측정 방법 이외 이명의 고통에서 중요한 변수로 작용한다고 보았다.[60] 그러나 불안 민감성이 불안 장애, 우울증과도 관련되고 이명의 고통을 겪는 환자들 가운데 불안과 우울의 발생 빈도가 높다고 보고되므로 불안 민감성과 이명의 고통 간 관련성을 객관적으로 확인하기 위해서는 우울과 불안 등의 정신 증상들을 통제할 필요가 있다.

불안 장애의 연구에서, 높아진 불안 민감성보다는 불안과 관련된 증상들이 두려워 비적응적으로 회피하는 것이 오히려 불안 장애의 발생을 이끈다는 주장도 있다.[61] 이 경우 불안 민감성은 이명의 고통에 매개 변수로 작용할 것이고 행동적 회피가 불안 민감성과 이명의 고통 간 상관관계에서 또 다른 잠재적 매개 요인이 된다. 이명과 같은 신체적인 감각을 느끼면서 상승한 두려움으로 인해 그러한 감각과 관련된 상황을 피하게 될 수 있다. 예를 들어 이명을 악화시킬 수 있는 큰 소음을 피하려고 음악 공연에 가지 않는 것이다. 적극적인 회피로 일시적으로 이명에 따른 고통을 줄일 수 있겠으나 회피 행동을 오랫동안 지속한다면 이명 환자의 기능 수준과 삶의 질을 더욱 떨어뜨리고 결국 더 큰 고통을 초래할 수 있다. 공포-회피 형태의 회피 반응은 종종 불안 민감성과 의미 있게 상호작용한다. 그러나 아직 이명의 고통에서 행동적 회피의 역할에 대해 충분한 연구는 이루어지지 않았다.

불안 민감성 척도와 이명의 고통에 관한 최근 연구에서는 우울과 불안 증상이 통계적으로 통제된 뒤에도 불안 민감성이 이명의 고통에서 중요한 예측 변수로 확인되었다.[62] 또한, 행동적 회피가 불안 민감성과 이명에 따른 기능 저하와의 관계에서도 부분적인 매개 역할을 하는 것으로 예상하였고 적응 전략으로서의 회피는 더 심한 이명과 관련된다고 보고하였다.

불안 장애와 이명과의 관계를 다룬 117개의 논문을 분석한 최근의 연구에서는 이명 환자들에서 불안 장애의 평생 유병률이 45%에 달한다고 보고하였다. 이명과 불안 장애 모두에서 시상하부-뇌하수체-부신 축 *hypothalamus-pituitary-adrenal axis, HPA axis* 의 기능이 손상되어 있음을 밝혔으나 어떤 식의 손상인지는 알 수 없었다.

결론적으로 이명과 불안장애가 공존할 가능성이 높으므로 중등도 이상의 이명 환자에서 불안 장애를 확인하고 치료하는 것은 필수적이라 하겠다.[63]

II. 수면 장애

이명은 수면 장애와 관련성이 높으나 이명이 있어도 수면 문제가 없는 환자들도 있다. 이명 환자에서 불면증이 발생하는 기전은 아직 알려지지 않았다.

독일의 한 대학병원 이명 센터 내 173명의 이명 환자들을 불면증의 심리적 증상과 이명에 대한 질문지를 통해 94명의 건강한 대조군과 비교한 연구에서는 이명 환자에서 수면 질의 손상과 불면에 관한 걱정과 불안이 더 높게 나타났다. 또한, 이명 환자에서 정서적, 인지적 스트레스와 신체적 불편감이 불면의 심한 정도와 관련성을 보였다. 연령과 이명 기간은 별 관련성이 없었다. 결론적으로 만성 이명 환자들은 건강한 대조군에 비교해 더 많은 수면 문제를 보이고 수면과 관련된 걱정, 부정적 감정이 더 많았다.[64] 이명과 관련된 스트레스는 불면과 관련성이 있다는 연구 결과는 또 있다.[65] 182명의 만성 이명 환자가 이명 질문지*Tinnitus Questionaire, TQ*와 불면 정도를 측정하는 리젠스버그 불면 척도*Regensburg Insomnia Scale, RIS*을 작성하였고 그 결과 이명 환자에서 불면증의 유병률이 76%인 것으로 나타났고 이명에 따른 스트레스는 수면 장애와 관련되었다.

45~79세에 이르는 연령의 14,027명을 대상으로 한 일본의 한 연구에서는, 이명이 있는 남, 녀에서 이명이 없는 군에 비해 불면증의 발병률이 각각 1.7, 1.8배 높았다 하고 큰소리의 이명이 있는 환자들은 이명이 없는 군에 비해 남자는 2.8배, 여자는 3.3배나 높은 불면증 발생을 보였다.[66]

이명 환자에서 수면 무호흡증 발생 위험성을 조사한 대만의 환자-대조군 연구는 2000년부터 2012년까지 대만의 국가 건강 보험 연구 데이터베이스 내 중년기 이상의 환자 21,798명을 대상으로 하였고 108,990명의 대조군을 동일한 데이터베이스에서 선택하여 비교하였다. 그 결과, 수면 무호흡증 및 수면 장애가 있는 군에서 이명 발생 위험성이 대조군에 비교해 높았다.[67]

III. 기타 정신 질환

1. 계절성 정동 장애

계절성 정동 장애는 기분 장애의 일종으로, 계절에 따라 주기적으로 기분 변화와 함께 다양한 신체적 증상, 일상 및 사회적 기능의 손상이 발생하는 질환이다.

우리나라 연구에서 2012~2014년까지 최소한 3개월 이상 지속된 이명으로 진료를 받은 만성 이명 환자 100명을 대상으로 청력검사*audiogram*, 이명검사*tinnitogram*, 시각 통증 척도*VAS*로 이명을 평가하였고 THI로 불안, 우울, 수면 장애, 계절성 정동 장애에 대한 평가를 시행하였다. 그중 9명이 계절성 정동 장애, 11명이 계절성 정동 장애의 아임상적 상태로 평가되었다. 겨울은 계절성 정동장애 환자들이 가장 힘든 계절로, 이때 평가한 THI 점수가 76점 이상으로 파국적인 수준인 경우가 계절성 정동 장애군은 11.1%, 아임상형 계절성 정동 장애군은 27.3%, 대조군은 6.7%로 나타나, 계절성 정동 장애/아임상형 계절성 정동 장애군과 THI 점수 간 유의미한 상관관계를 보였다. 불안 점수는 계절성 정동 장애군이 대조군에 비교해 유의미하게 높았고 우울 점수는 계절성 정동 장애 및 아임상형 계절성 정동 장애군에서 대조군보다 높게 나타났다. 계절성 정동 장애를 구조적으로 진단하지 못하고 THI 점수만으로 평가한 것은 이 연구의 제한점이다. 그러나 이명 환자에서 계절성 정동 장애가 의심될 경우 정신건강의학과에 의뢰하여 진단 및 치료의 과정이 진행될 필요가 있음을 제시한다.[68]

2. 신체형 장애

신체형 장애는 의학적으로 원인이 확인되지 않는 다양한 신체 증상을 호소하며 신체 질환이 있더라도 그에 합당한 증상보다 지나치게 신체 증상을 호소하고 집착하여 일상적, 사회적 기능의 손상을 일으키는 정신 질환이다. 터키의 한 연구에서 만성 이명 환자에서 신체형 장애 설문인 SDQ-20의 점수가 대조군보다 유의미하게 높았으며 환자군에서 THI 점수와 SDQ-20 점수 간에도 통계적으로 유의미한 차이를 보였다.[69]

IV. 환청과의 구별

환청은 대상이 없는 지각으로 일컫는 환각에 포함되며 청각적 지각 이상을 말한다. 일반 인구의 20~40%까지도 일생에 한 번 이상 일시적인 환각을 경험하는 것으로 알려져 있으나 이것과 병적인 환각 현상 간의 차이를 설명하긴 어렵다. 환각의 원인은 일부 기질적 원인이 알려졌는데, 뇌전증에서 나타나는 환후, 환미 등을 예로 들 수 있는 대뇌피질 자극에 의한 환각, 경치나 실내 상황이 뚜렷하게 보이는 환시를 특징으로 보이는 뇌간 장애에 의한 환각, 의식 혼탁과 함께 발생하는 환시, 환청 등의 섬망성 환각이 있다. 이들과 달리, 조현병에서 나타나는 환각은 그 원인을 명확히 규명할 수가 없다. 조현병 증상으로서의 환각은 언어성 환청이 대부분이며 19세기 후반부터 기술되어왔다. 환청과 함께 망상적 사고, 현실감의 상실, 사고 장애, 무감동 등이 동반되어 일상 및 사회적 기능 손상을 지속적으로 보일 때 조현병으로 진단할 수 있다.

그러나 매우 드물게 조현병 증상을 보이지 않으면서 음악이 들리는 환청으로 이비인후과를 방문하는 환자들이 있다.

사례

67세 남자는 과거력상 음주력은 있으나 알코올중독에 해당되진 않으며 정신 질환의 기왕력은 없다. 자영업자로 일은 문제없이 잘 하고 있고 기억력의 문제도 없다고 한다. 약 4년 전부터 청력 저하가 약간 있으면서 동요가 계속 들린다고 했다. 어려서부터 알았던 동요로 손자한테 불러준 적도 있으나 노래를 하는 것과 상관없이 귀에서 늘 그 노랫소리가 난다고 하였다. 긴장하거나 불안할 때는 더 크게 들린다고 하였고 현실감이 떨어지거나 망상 같은 다른 정신 증상은 보이지 않았다.

2014년 스페인에서 보고된 6건의 증례에서 음악이 들리는 환청을 환청의 한 가지로 보지만 정신 질환이 없는 환자에서 나타나는 것으로 보고를 하였고 주로 노년층에서 많이 나타나며 여성에서 더 흔하고 청력 저하가 있을 때 더 잘 나타난다고 주장하였다. 이 여섯 증례 모두 정신병적 증상과는 관련이 없었으며 약물치료에도 별 효과가 없었다고 하였다. 경과는 그리 나쁘지 않고 증상 수용도 잘 하는 편이었다고 한다. 병태생리는 아직까지 알려져 있지 않다. 저자들은 환청이라고 하여 음악이 들리는 환청을 무조건 정신 질환의 범주에서 다룰 것이 아니라 전반적 정신의학적 평가를 거쳐 다른 이상이 없음을 확인한다면 신경학적, 이비인후과적, 정신의학적 경계 사이에 놓인 병리로 이해해야 할 것으로 제안하였다.[70]

V. 이명과 정신 장애 관련 기타 연구

이명이 있어도 그에 수반된 고통을 호소하지 않는 이들도 있고 이명에 따른 고통이 커서 다양한 삶의 영역에서 기능 저하를 나타내는 이들도 있다. 이러한 차이를 신경해부학적으로 설명하고자 하는 시도도 이루어지고 있다. 이명 환자에서 청각 체계 이외의 신경해부학적 차이점들을 보고하는 여러 연구들은 만성 이명을 청각계 조절의 이상으로 보고 비효율적인 억제 또는 이명과 관련된 부정적인 반응의 형성으로 인해 청각계 조절의 이상이 발생하는 것으로 특징짓는다.[1,71~73]

뇌자기공명영상촬영으로 이명의 신경계 표지자를 밝히고자 한 어떤 연구에서는 청력 저하, 우울, 불안, 소음 민감성 등 이명과 관련된 여러 요소들과 다양한 이명의 특성들과의 관련성을 측정하였다.[74] 그 결과, 만성 이명 환자들은 연령과 청력이 일치된 대조군에 비교해 배안쪽 전전두엽 피질 *ventromedial prefrontal cortex* 의 회색질이 감소되어 있었다. 또한 이명 환자는 등안쪽 전전두엽 피질 *dorsomedial prefrontal cortex* 회 *gyri* 의 만곡 *gyrification* 이 증가되었고 간헐적인 경우보다 지속적으로 이명을 인식하는 환자들에서 더 심하게 증가된 소견을 보였다. 대뇌피질의 감소는 이명의 고통, 불안, 우울 증상, 소음 민감성과는 관련성이 없었고 이명의 고통은 이명환자의 앞쪽 뇌섬엽 *anterior insula* 에서 대뇌피질의 두께와 양의 상관관계를 보였다. 불안과 우울 증상은 이명 환자와 정상 대조군 모두에서 뇌량하부 앞쪽 대상피질 *subcallosal anterior cingulate cortex* 의 두께와 음의 상관관계를 보였다. 이는 우울과 불안 증상이 뇌량하부 앞쪽 대상피질의 부피 감소와 관련된다는 이전 연구의 결과들과 일치하는 소견이다. 또한 이명 환자에서 배안쪽 전전두엽 피질과 등안쪽 전전두엽 피질 *dorsomedical prefrontal cortex* 의 회색질이 감소되었고 이러한 형태학적 차이는 이명의 청각적 특성과는 관련된 것으로 보이지만 이명의 고통이나 이명 이외의 요소들에 의해서는 영향 받지 않음을 확인했다. 소음 민감성은 연상회 *supramarginal gyrus* 와 입쪽 배안쪽 전전두엽 피질 *rostral ventromedial prefrontal cortex* 에서 해부학적으로 관련될 것으로 추정된다. 이 연구 결과는 이명의 고통, 기분 장애, 소음 민감성에 의해 영향 받는 신경계와 이명을 지각하는 그 자체에 관련된 신경계가 서로 다르다고 제안한다. 이명 지각체계와 이명에 따른 고통과 부정적인 정서를 지각하는 신경해부학적 근거가 다르다면 이명 치료 프로그램을 만들 때도 서로 다른 양쪽 체계에 대처하는 것이 중요할 것이다.

Hallberg 등은 지각된 이명의 심한 정도와 적응 양상의 행태 간 관계를 연구했다.[75] 이 연구에 의하면, 심한 이명을 겪는 남자 환자들은 가벼운 이명 환자나 이명이 없는 이들에 비교하여 좀 더 나은 느낌을 얻고자 약물을 복용하는 것과 같은 도피적 적응 방식을 더 자주 선택한다.

이명 환자의 적응 양상 행태에 관한 또 다른 연구는 이명 또는 이명과 관련된 사회적 상황을 피하기 위해 부적응적인 회피의 적응 방식을 쓰는 이들이 그러한 전략을 더욱 적게 사용하는 이명 환자들에 비해 이명의 심한 정도가 더 높고 불안과 우울 수준이 더 높은 것으로 보고하였다.[76] 또한, 이명이 함께 발생하진 않았으나 청력이 떨어진 환자군에서 불안 민감성이 회피/도피의 적응 방식과 유의미하게 관련된다는 연구 결과도 있었다.[77]

결론

이명은 일반 인구의 5~15%에서 경험하며 1~2%가 불안, 수면 장애나 우울증을 유발하는 이명으로 고통 받는다고 알려져 있다. 현재로는 이명 증상을 겪는 이들 중 이명으로 괴로움을 느끼는 이들이 있고 그렇지 않은 사람들이 있는 이유를 완벽하게 알 수는 없다. 이명의 고통의 정도는 청력 손상 정도와 이명의 크기, 동반된 불안, 우울, 성격적 특성, 정신 사회적 상황 등을 포함한 많은 요소들과 관련된다고 알려져 있다.[78]

만성 이명의 유병률은 나이가 들수록 증가하여 60~69세 사이의 노인들에서는 14.3%로 절정을 이루고 이명이 더 이른 나이에 발생한 경우 늦게 발생한 환자들보다 덜 고통 받는다는 보고가 있다.[79] 이명이 늦게 발생한 환자들은 이명에 의한 고통이 더 갑자기 발생하고 더욱 고통스럽다고 기술한다. 아마도 노년기로 갈수록 보상적인 뇌의 가소성이 떨어지기 때문일 수 있겠다.

여러 연구에서 우울과 불안이 이명 환자에서는 흔한 공존 증상임을 나타낸다. 10~12세까지의 아동을 대상으로 한 이명 연구에서는 이명을 인식하는 아동들의 많은 수가 스트레스를 유발하는 환경에 민감한 것으로 보고하였다.[80] 이명과 불안 모두 성인뿐만 아니라 아동의 일상 생활과 건강에도 영향을 끼치므로 이를 고려하여 아동 이명 환자에서도 이명의 관리를 위한 상세한 전략들이 세워져야 할 것이다.

만성적인 이명은 높은 빈도의 불안과 정서 장애를 보일 수 있으며 이러한 정신 장애는 이명의 고통의 심한 정도와 관련성이 있다. 따라서 만성 이명 환자에서는 포괄적이고 통상적인 정신 장애 검진이 필요하다.

이명 치료를 위해 삼환계 항우울제를 복용한 405명의 환자군과 선택적 세로토닌 재흡수 억제제를 복용한 120명의 환자군을 살펴본 한 연구에서는[81] 트라조돈 복용 환자들에서 이명의 강도가 호전되고 치료 후 삶의 질의 향상이 보고된 것 이외에는 통계적으로 이명의 호전에 약물치료 효과가 별로 없는 것으로 나타났다. 이 연구에서는 많은 환자가 도중에 탈락되기도 하였고 이명에 대한 효과와 불안 및 우울 증상에 대한 효과를 구분하지 못했기 때문에 측정이 부적절하게 되어 연구 결과에 영향을 끼쳤을 수 있다. 트라조돈은 임상적으로 불면에 효과적인 약물이지만 다음 날 아침 기립성 저혈압, 어지러움 등의 부작용이 생길 수 있어 주의를 요한다.

세로토닌 재흡수 억제제인 파록세틴을 이명 환자에게 투여하여 이명에 의한 고통이 줄어드는지, 그에 따라 우울과 불안이 호전되는지 보고자 한 연구에서는[82] 56명의 이명 환자를 대상으로 6개월 이상 추적 관찰을 하여 파록세틴 투여 전 첫 방문에서 측정한 THI, VAS, 자가측정 우울 척도*Self-Rating Depression Scale SDS* , STAI 점수와 파록세틴*paroxetine* 치료 시작 이후 6개월이 지나서 측정한 결과를 비교하였다. 파록세틴은 첫 2~4주 동안 10 mg을 투여하다가 이후 20 mg으로 증량하였다. 그 결과, 우울과 불안 모두 나타낸 환자군이 우울과 불안이 없거나 불안만 있는 환자군에 비교해 THI, VAS, SDS와 STAI 점수가 더 감소하는 좋은 결과를 보였다. 즉, 우울과 불안이 있는 환자군은 이명 변수의 변화와 우울과 불안 점수의 변화 사이에 강력한 연관성이 있었다. 이 연구는 파록세틴이 우울과 불안을 동반하면서 이명에 따른 고통을 겪는 환자들의 이명의 심각도를 줄이고 우울과 불안을 줄임으로써 치료적 효과를 갖는 것으로 보고하였다.

또한, 이명 습관화 치료 종결 후 불안과 우울의 변화를 5년간 추적 관찰한 연구에서는[83] 병원 불안 척도*HADS*를 통해 불안과 우울 정도를 치료 전과 치료 후, 5년 뒤로 나누어 평가하였다. 치료 강의의 개인적 평가, 자기 보고한 건강 상태, 소음 민감성의 개인적 경험, 청력 소실의 개인적 경험을 토대로 하여 치료 후 불안은 44.3%, 우울은 30.5%의 변화를 보였다. 5년 뒤 치료 강의의 개인적 평가와 자기 보고한 건강 상태를 기반으로 할 때 불안은 22.2%의 변화를 보였고 여기에 소음 민감도 경험을 포함시켜 평가했을 때 우울은 34.9%의 변화를 보였다. 습관화 치료 후 5년이 지나서도 우울과 불안 수치가 더욱 감소된 것이며 아마도 전문가의 도움이 없는 상태에서 환자 스스로 습관화 치료를 지속하며 향상된 것으로 추정된다.

이명의 고통에 영향을 주는 매개 요인으로 불안 민감성과 행동적 회피를 고려할 수 있다.[61]

병원을 방문한 이명 환자뿐만 아니라 일반 인구에서의 이명 환자를 대상으로 한 연구에서도 불안과 우울은 이명에 따른 고통의 세기와 상관관계를 갖는 것으로 나타났다.[37]

결론적으로, 심한 수준의 만성적인 이명 환자들의 진단적, 치료적 접근에서 불안, 우울, 불면 등을 포함한 여러 정신 장애에 대한 검진 및 정신건강의학과로의 진료의뢰도 체계적으로 이루어져야 할 것이다.

참고문헌

1. Jastreboff PJ. Phantom auditory perception(tinnitus) : mechanisms of generation and perception. Neurosci Res 1990;8:221-54.
2. Jastreboff PJ. Hazell JWP. A neurophysiological approach to tinnitus: clinical implications. Br J Audiol 1993;27:7-17.
3. Meikle M, Walsh T. Characteristics of tinnitus and related observations in over 1800 tinnitus clinic patients. J Laryngol Otol Suppl 1984;9:17-21.
4. Heller AJ. Classification and epidemiology of tinnitus. Otolaryngol Clin N Am 2003;36:239-48.
5. Coles R. Epidemiology of tinnitus: (1) Prevalence. Journal of Laryngology and Otology Supplement 1984; 9:7-15.
6. Pilgramm M, Rychlik R, Lebisch H, Siedentop H, Goebel G, Kirchoff D. Tinnitus in der Bundesrepublik Deutschland. HNO aktuell 1999; 7:261-5.
7. Martines F, Bentivegna D, Martines E, Sciacca V, Martinciglio G. Assessing audiological, pathophysiological and psychological variables in tinnitus patients with or without hearing loss. Eur Arch Otorhinolaryngol 2010; 267(11):1685-93.
8. Erlandsson SI. Psychological profiles of tinnitus patients. In: Tyler RS, editor. Tinnitus handbook. San Diego (Calif): Thomson Learning 2000; pp.25-57.
9. Laurıkaınen E, Johansson R, Akaan-Penttıla E, Haapanıemı J. Treatment of severe tinnitus. Acta Otolaryngol Suppl 2000; 543:77-8.
10. Rizzardo R, Savastano M, Maron MB, Mangialaio M, Salvadori L. Psychological distress in patients with tinnitus. J Otolaryngol 1998; 27(1):21-5.
11. Andersson G, Mc Kenna L. Contributions of clinical psychology in audiology: hearing impairment and tinnitus. Clin Psychol Psychother 1997;4:42-50.
12. Monzani D, Casolari L, Guidetti G, Rigatelli M. Psychological distress and disability in patients with vertigo. J Psychosom Res 2007;50:319-33.
13. Hanes DA, McCollum G. Cognitive-vestibular interactions: a review of patient difficulties and possible mechanisms. J Vestib Res 2006;16:75-91.
14. Oishi N, Shinden S, Kanzaki S, Saito H, Inoue Y, Ogawa K. Influence of depressive symptoms, state anxiety, and pure-tone thresholds on the tinnitus handicap inventory in Japan. Int J Audiol 2011;50(7):491-5.
15. Zirke N, Seydel C, Arsoy D, Klapp BF, Haupt H, Szczepek AJ etc. Analysis of mental disorders in tinnitus patients performed with Composite International Diagnostic Interview. Qual Life Res 2013; 22(8):2095-104.
16. Zöger S, Svedlund J, Holgers KM. Relationship between tinnitus severity and psychiatric disorders. Psychosomatics 2006;47(4):282-8.
17. Reynolds P, Gardner D, Lee R. Tinnitus and psychological morbidity: a cross-sectional study to investigate psychological morbidity in tinnitus patients and its relationship with severity of symptoms and illness perceptions. Clin Otolaryngol Allied Sci. 2004;29(6):628-34.
18. Andersson G, Carlbring P, Kaldo V, Ström L. Screening of psychiatric disorders via the Internet. A pilot study with tinnitus patients. Nord J Psychiatry 2004;58(4):287-91.
19. George RN, Kemp S. A survey of New Zealanders with tinnitus. Br J Audiol 1991;25:331-6.

20. Simpson RB, Nedzelski JM, Barber HO, Thomas MR. Psychiatric diagnoses in patients with psychogenic dizziness or severe tinnitus. J Otolaryngol 1988;17:325-30.

21. Sullivan MD, Katon W, Dobie R, Sakai C, Russo J, Harrop-Griffiths J. Disabling tinnitus. Association with affective disorder. Gen Hosp Psychiatry 1988;10:285-91.

22. Pinto PC, Marcelos CM, Mezzasalma MA, Osterne FJ, De Melo Tavares de Lima MA, Nardi AE. Tinnitus and its association with psychiatric disorders: systemic review. J Laryngol & Otol 2014;128:660-4.

23. Dan B. Titis's tinnitus. Journal of the History of the Neurosciences. 2005;14(3):210-3.

24. Salviati M, Bersani FS, Terlizzi S etc. Tinnitus: clinical experience of the psychosomatic connection. Neuropsychiatr Dis Treat 2014;10:267-75.

25. Salviati M, Macri S, Terlizzi S etc. The tinnitus handicap inventory as a screening test for psychiatric comorbidity in patients with tinnitus. Psychosomatics 2013;54(3):248-56.

26. Zoger S, Svedlund J, Holgers KM. Relationship between tinnitus severity and psychiatric disorders. Psychosomatics 2006;47:282-8.

27. Salviati M, Bersani FS, Valeriani G, Minichino A, Panico R, Romano GF etc. A Brain centred view of psychiatric comorbidity in tinnitus: from otolgy to hodology. Neural Plast 2014;2014:817852. doi:10.1155/2014/817852.

28. Salonen J, Johansson R, Joukamaa M. Alexithymia, depression and tinnitus in elderly people. Gen Hosp Psychiatry 2007;29:431-5.

29. Robinson SK, Viirre ES, Stein MB. Antidepressant therapy for tinnitus. In: Snow JB, editor. Tinnitus: theory and management. London: BC Decker, 2004; pp. 278-93.

30. Zöger S, Svedlund J, Holgers KM. Psychiatric disorders in tinnitus patients without severe hearing impairment: 24 month follow-up of patients at an audiological clinic. Audiology 2001;40:133-40.

31. Harrop-Griffiths J, Katon W, Dobie R, Sakai C, Russo J. Chronic tinnitus: association with psychiatric diagnoses. J Psychosom Res 1987;31:613-21.

32. Zöger S, Svedlund J, Holgers KM. Relationship between tinnitus severity and psychiatric disorders. Psychosomatics 2006;47:282-8.

33. Konzag TA, Rübler D, Bandemer-Greulich U, Frommer J, Fikentscher E. Psychological comorbidity in subacute and chronic tinnitus outpatients. Z Psychosom Med Psychother 2005;51(3):247-60.

34. Malakouti SK, Nojomi M, Mahmoudian S, Salehi M. Comorbidity of chronic tinnitus and mental disorders. Int Tinnitus J 2011;16:118-22.

35. Langguth B, Kleinjung T, Fischer G, Hajak G, Eichhammer P, Sand PG. Tinnitus severity, depression and the big five personality traits. Prog Brain Res 2007;166:221-7.

36. Halford JB, Anderson SD. Anxiety and depression in tinnitus sufferers. J Psychosom Res 1991;35(4-5):383-90.

37. Krog NH, Engdahl B, Tambs K. The association between tinnitus and mental health in a general population sample: Results from the HUNT Study. J Psychosom Res 2010; 69: 289-98.

38. Goebel G. Tinnitus and psychiatric comorbidities. HNO 2015;63(4):272-82.

39. Sand PG, Langguth B, Scheckmann M, Kleinjung T. GDNF and BDNF gene interplay in chronic tinnitus. Int J Mol Epidemiol Genet 2012;3(3):245-51.

40. Milerova J, Anders M, Dvorak T, Sand PG, Koniger S, Langguth B. The influence of psychological factors on tinnitus severity. Gen Hosp Psychiatry 2013;35(4):412-6.

41. Jacques D, Nozeret Y, Zdanowicz N, Reynaert C, Garin P, Gilian C. Tinnitus and psychiatric comorbidities in liaison psychiatry analysis of three years in an audiophonology centre. Psychiatr Danub 2013;25:suppl.2:102-4.

42. Bartels H, Middel BL, van der Laan BFAM, Staal MJ, Albers FWJ. The additive effect of co-occurring anxiety and depression on health status, quality of life and coping strategies in help-seeking tinnitus sufferers. Ear Hear 2008;29(6):947-56.

43. Andersson G, Kaldo-Sandström V, Ström L, Strömgren T. Internet administration of the Hospital Anxiety and Depression Scale in a sample of tinnitus patients. J Psychosom Res 2003;55:259-62.

44. Shargorodsky J, Curhan GC, Farwell WR. Prevalence and characteristics of tinnitus among US adults. Am J Med 2010;123(8):711-8.

34. Unterrainer J, Greimel KV, Leibetseder M, Koller T. Experiencing tinnitus: which factors are important for perceived severity of the symptom? Int tinnitus J 2003;9:130-3.

45. Folmer RL, Griest SE, Meikle MB, Martin WH. Tinnitus severity, loudness, and depression. Otolaryngol Head Neck Surg 1999;121(1):48-51.

46. Andrea C, Stella F, Umberto A, Luca Del B. Questionnaires to evaluate anxiety and depressive levels in tinnitus patients. Otolaryngol Head Neck Surg 2009; 140, 403-5.

47. Campos Granjeiro R, Moura Kehrle H, Sarmento Cardoso de Oliveira T, Lopes Sampaio AL, Costa Pires de Oliveira CA. Is the Degree of Discomfort Caused by Tinnitus in Normal-Hearing Individuals Correlated with Psychiatric Disorders? Otolaryngol Head Neck Surg 2013;148(4):658-63.

48. Jastebroff PJ. Phantom auditory perception (tinnitus) : mechanisms of generation and perception. Neurosci Res 1990;8(4):221-54.

49. Hallam RS, Jakes SC, Chambers C, Hinchdiff R. A comparison of different methods for assessing the 'intensity' of tinnitus. Acta Otolaryngol 1985;99(5-6):501-8.

50. Goecze L, Mucci S, Abranches DC, Marzo MA, Penido NO. Systemic review on the evidences of an association between tinnitus and depression. Braz J Otolaryngol 2013;79(1)106-11.

51. McCormack A, Edmonson-Jones M, Fortnum H, Dawes PD, Middleton H, Munro KJ etc. Investigating the association between tinnitus severity and symptoms of depression and anxiety, while controlling for neuroticism, in a large middle-aged UK population. Int J Audiol 2015;54(9):599-604.

52. Jay MB, Neil B, Harrison WL. Relationships between tinnitus and the prevalence of anxiety and depression. Laryngoscope 2017;127:466-9.

53. Reiss S. Expectancy theory of fear, anxiety, and panic. Clin Psychol Rev 1991;11:141-53.

54. Cox BJ, Borger SC, Enns MW. Anxiety sensitivity and emotional disorders: Psychometric studies and their theoretical implications. In S. Taylor (ed.), Anxiety Sensitivity: Theory, Research, and Treatment of the Fear of Anxiety.Mahwah, NJ: Erlbaum,1999;pp.115-48.

55. Schmidt NB, Lerew DR, Jackson RJ. The role of anxiety sensitivity in the pathogenesis of panic: Prospective evaluation of spontaneous panic attacks during acute stress. J Abnorm Psychol 1997;106: 355-64.

56. Asmundson GJG, Wright, KD, Hadjistavropoulos H. Anxiety sensitivity and disabling chronic health conditions. State of the art and future directions. Scand J Behav Ther 2000;29,:100-17.

57. Asmundson GJG, Norton GR. Anxiety sensitivity in patients with physically unexplained chronic back pain: A preliminary report. Behav Res Ther 1995;33:771-77.

58. Carr RE, Lehrer PM, Hochron SM. Predictors of panic-fear in asthma. Health Psychol 1995; 14:421-6.

59. Andersson G, Vretblad P. Anxiety sensitivity in patients with chronic tinnitus. Scand J Behav Ther 2000; 29:57-64.

60. Andersson G, Baguley, DM, McKenna L, McFerran D. Tinnitus: A Multidisciplinar Approach. London: Whurr Publishers 2005.

61. Zvolensky MJ, Forsyth JP. Anxiety sensitivity dimensions in the prediction of body vigilance and emotional avoidance. Cogn Ther Res 2002;26:449-60.

62. Hesser H, Andersson G. The role of anxiety sensitivity and behavioral avoidance in tinnitus disability. Int J Audiol 2009;48:295-9.

63. Pattyn T, Van Den Eede F, Vanneste S, Cassiers L, Veltman DJ, Van De Heyning P etc. Tinnitus and anxiety disorders: a review. Hear Res. 2016;333:255-265.

64. Crönlein T, Langguth B, Pregler M, Kreuzer PM, Wetter TC, Schecklmann M. Insomnia in patients with chronic tinnitus: Cognitive and emotional distress as moderator variables. J Psychosom Res. 2016;83:65-8.

65. Schecklmann M, Pregler M, Kreuzer PM, Poeppl TB, Lehner A, Crönlein T etc. Psychophysiological associations between Chronic tinnitus and sleep: a cross validation of tinnitus and insomnia questionnaires. Biomed Res Int. 2015;2015:461090. doi: 10.1155/2015/461090.

66. Izuhara K, Wada K, Nakamura K, Tamai Y, Tsuji M, Ito Y etc. Association between tinnitus and sleep disorders in the general Japanese population. Ann Otol Rhinol Laryngol. 2013;122(11):701-6.

67. Koo M, Hwang JH. Risk of tinnitus in patients with sleep apnea: A nationwide, population-based, case-control study. Laryngoscope 2017;127(9):2171-5.

68. Kim YH. Seasonal affective disorder in patients with chronic tinnitus. Laryngoscope 2016;126(2):447-51.

69. Sahin C, Aras HI, Yilmaz MS. Somatoform disorders in patients with chronic subjective tinnitus. Eur Arch Otorhinolaryngol. 2016;273(11):3603-7.

70. Zabalza-Estévez RJ. Musical hallucinations: perpetual music. Rev Neurol 2014;58(5):207-12.

71. Rauschecker JP,Leaver AM, Mühlau M. Tuning out the noise: limbic-auditory interactions in tinnitus. Neuron 2010;66: 819-26.

72. DeRidder D,Elgoyhen AB, Romo R, Langguth B. Phantom percepts: tinnitus and pain as persisting aversive memory networks. Proc Natl Acad Sci USA 2011;108:8075-80.

73. Jastreboff PJ. Tinnitus retraining therapy. Prog Brain Res 2007; 166:415-23.

74. Leaver AM, Seydell-Greenwald A, Turesky TK, Morgan S, Kim HJ, Rauschecker JP. Cortico-limbic morphology separates tinnitus from tinnitus distress. Front Syst Neurosci 2012;6:21.

75. Hallberg LR-M, Erlandsson SI, Carlsson SG. Coping strategies used by middle-aged males with noise-induced hearing loss, with and without tinnitus. Psychol Health 1992;7:273-88.

76. Budd RJ, Pugh R. Tinnitus coping style and its relationship to tinnitus severity and emotional distress. J Psychosom Res 1996;40:327-35.

77. Andersson G, Haögnebo C. Hearing impairment, coping strategies, and anxiety sensitivity. J Clin Psychol in Medical Settings 2003;10:35-9.

78. Belli S, Belli H, Bahcebasi T, Ozcetin A, Alpay E, Ertem U. Assessment of

psychopathological aspects and psychiatric comorbidities in patients affected by tinnitus. Eur Arch Otorhinolaryngol 2008;265(3):279-85.

79. Schlee W, Kleinjung T, Hiller W, Goebel G, Kolassa IT, Langguth B. Does tinnitus distress depend on age of onset? PLoS One 2011;6(11):e27379.

80. Kim YH, Jung HJ, Kang SI, Park KT, Choi JS, Oh SH, Chang SO. Tinnitus in children: association with stress and trait anxiety. Laryngoscope 2012;122(10):2279-84.

81. Baldo P, Doree C, Molin P, McFerran D, Cecco S. Antidepressants for patients with tinnitus. Cochrane Database Syst Rev 2012;9:CD003853.

82. Oishi N, Kanzaki S, Shinden S, Saito H, Inoue Y, Ogawa K. Effects of selective serotonin reuptake inhibitor on treating tinnitus in patients stratified for presence of depression or anxiety. Audiol Neurootol 2010;15(3):187-93.

83. Falkenberg ES, Wie OB. Anxiety and depression in tinnitus patients: 5-year follow-up assessment after completion of habituation therapy. Int J Otolaryngol 2012;2012:375460.

CHAPTER 16

Tinnitus Related to Headache and Head Trauma

을지의대 안용휘

서론

두통은 신경학적 진료의 가장 흔한 원인이다. 두통의 평생 유병률은 일반인구의 60~70%로 보고되고 시점 유병률은 최대 50%까지로 높기 때문에[1] 이명 환자에서 두통이 동시에 나타나는 경우도 자주 있다. 그러나 이명과 두통 간의 관계가 항상 우연인 것은 아니고, 어떤 특정한 질환(예: 뇌척수압 *cerebrospinal fluid pressure* 의 증가 또는 감소, 기저 편두통 *basilar migraine*, 경동맥 박리 *carotid dissection* 등)에서는 두통과 이명이 동일한 병리 기전에 의해서 함께 나타날 수 있다.[2, 3] 두경부 외상이나 일반적인 편두통에서도 이명이 동반될 수도 있고, 만성 이명 환자가 두통을 호소하는 모습도 진료실에서 흔히 볼 수 있으나, 두 증상 간의 관계는 의학적으로 명확하지 않을 때가 많다.

본론

I. 동일한 질환의 증상으로 발현되는 이명과 두통

1. 특발성 두개내 고혈압 Idiopathic Intracranial Hypertension (가성 뇌종양 Pseudo-Tumor Cerebri)

지남력 및 각성상태가 정상이며 국소적인 신경학적 징후가 없는 환자에서, 특발성 두개내 고혈압은 뇌척수액 압력 상승의 증상과 징후를 특징적으로 나타낸다. 특발성 두개내 고혈압은 가임기의 비만여성에서 가장 빈발하나 모든 연령대의 여성에서 발생할 수 있다. 가장 두드러지는 증상은 두통으로, 매일 극심한 두통이 머리 전체에 걸쳐 나타난다. 두통은 욱신

거리는 양상 또는 압박성으로, 종종 valsalva 조작 또는 체위 변경에 의해 악화된다. 오심이 흔하며 구토는 그보다는 다소 적게 나타난다.[4]

특발성 두개내 고혈압 환자의 약 2/3가 머리 속까지 들리는 이명을 호소한다. 이러한 이명은 종종 박동성의 잡음처럼 들리고 심장박동과 일치하는 소리로 인식되며, 고음의 울리는 소리와는 차이가 있다. 이명은 대개 일측성이며, 이명 측 경부를 압박하면 사라진다. 이러한 이명은 뇌척수액에 의해 정맥동의 벽에 전달되는 혈관 박동의 강화에 의한 결과로 본다. 박동성 압박은 층류 혈류 *laminar blood flow* 를 난류 *turbulent flow* 로 전환시키는 것으로 생각된다.

단시간 동안의 일시적인 시야흐림이 자주 발생하며, 시신경 유두부종 *papilledema* 은 신경학적 검진 시 보이는 확정적인 징후 *hallmark sign* 이다. 그러나 특발성 두개내 고혈압은 시신경 유두부종 없이도 발생할 수 있다는 점을 분명히 기억해야 한다. 수평복시 *horizontal diplopia* 또한 흔하다.

척추천자 후 뇌척수액 압력의 증가(일반인에서 200 mm H_2O 이상, 비만한 사람에서 250 mm H_2O 이상)를 확인함으로써 확진할 수 있다. 전형적으로 척추천자 이후 두통과 이명은 호전된다. 특발성 두개내 고혈압을 진단하기 위해서는 뇌신경 영상검사를 시행하여 두개내 고혈압의 다른 원인을 배제해야 한다. MRI와 MR 혈관조영술이 추천되며, MRI를 시행할 수 없는 경우 조영 증강을 이용한 CT가 다음 선택이 될 수 있다.[3]

비만인 환자에서는 우선적으로 체중 감량이 추천된다. 뇌척수액 압력을 감소시키기 위해 이뇨제가 추천되며, acetazolamide가 가장 많이 사용되고 furosemide도 대안이 될 수 있다. Furosemide와 관련하여 매일 아침 40~80 mg씩 3~10일간 복용하는 furosemide 검사가 특발성 두개내 고혈압의 확인을 위해 시행되기도 한다. 편두통에 자주 처방되는 Topiramate 또한 이뇨제와 병용하여 투여할 수 있다. 수술적 치료는 내과적 치료가 실패할 경우 고려해볼 수 있고, 시신경초 개창술 *optic nerve sheath fenestration* 과 션트 *shunt* 수술이 시행될 수 있다.

2. 증상을 동반하는 두개내 고혈압과 두개내 저혈압

뇌의 공간을 차지하는 모든 병변은 뇌척수압을 증가시킬 수 있으며, 그로 인해 두통이 흔히 나타날 수 있다. 뇌종양성 두통의 가장 흔한 유형은 긴장형 두통으로, 이는 흔히 중등도 또는 중증으로 나타나고 아침에 악화되며, 경우에 따라 오심과 구토가 동반된다. 더 전형적이고 고전적인, 기상 이후에 완화되는 이마 부위 경증의 두통은 뇌종양 환자에서는 드물다. 지주막하 출혈이나 뇌농양 같은 뇌의 공간을 차지하는 다른 병변에서는 두통이 더 빠르고 더 빈번하게 나타난다.

이명은 두개내 고혈압 증상 중 하나로 설명되어 왔으나 정확한 유병률은 알려져 있지 않다. 보통 이명은 지속적으로 울리는 고주파음으로 묘사된다. 이명은 후두와 posterior fossa의 병변, 그중에서도 소뇌교각*cerebello-pontine angle*의 공간을 차지하는 병변(종양, 지주막 낭*aracnoid cysts*)에서 특히 흔하게 나타난다.[5,6] 그러한 환자 중 일부는 간헐적인 이명을 호소한다. 두통과 이명은 두개내 고혈압이 호전된 이후에는 대개 개선되거나 사라진다. 이명은 아놀드-키아리 기형*Arnold-Chiari malformation*과 같은 후뇌 기형*hindbrain abnormalities*이 있는 환자에서도 기술되어 있다. 기침, 재채기, 운동 등으로 두통이 악화되는 경우가 많고, 이명도 이러한 상황에서 유발된다고 보고되어 일시적으로 뇌압과 복압을 올리는 행동에 의해 두통과 이명이 나타나는 공통된 기전으로 설명할 수 있다.

뇌척수액의 압력이 낮은 환자에서도 두통이 주요한 임상적 특징으로 나타난다. 이는 일반적으로 서 있을 때 증상이 나타나고 누울 때 감소하는 기립성 두통*orthostatic headache*이다. 두통은 욱신거리는 양상으로 나타날 수 있으며, 위치는 뒤쪽에서 우세하다. 울려 들림*echoed*, 멀리서 들림*distant*, 웅웅거려 들림*muffled* 등과 같은 듣기의 변화와 이명이 함께 나타난다고 기술되어 있으며, 청각 증상 또한 기립 시에 나타나고 누울 때 호전될 수 있다. 이러한 증상은 8번 뇌신경이 늘어나거나 내이 외림프액의 압력변화와 관련되었을 가능성이 있다.

3. 혈관기형

모든 혈관기형은 두통과 이명을 발생시킬 수 있다. 두 증상 모두 동정맥 기형*arterio-venous malformations*과 동정맥루*arterio-venous fistula*에서 두드러진다. 동정맥 기형 환자에서의 두통은 종종 전조를 동반한 편두통의 진단기준을 만족시키지만, 그 외에도 모든 두통의 형태가 기술된 바 있다. 이명은 종종 일시적으로 발생한다. 이명과 두통은 혈관기형이 후두와에 위치해 있을 경우 더 흔하며, 이명은 8번 뇌신경 부근의 병변과 관련된 증상일 수 있다.

경동맥과 척추동맥 박리는 급성 두통과 이명의 또다른 원인이다. 이 경우 두통은 대개 극심하고 지속적이며, 목의 통증 또한 자주 나타나고 이명은 주로 발작적으로 나타난다. 급성 두통, 시신경 유두부종, 발작 등은 정맥동 혈전증*sinus thrombosis*의 가장 흔한 징후이나, 이명 또한 눈에 띄는 증상으로 나타날 수 있다.[7] 혈관기형이 의심될 경우 MRI 또는 MR 혈관조영술을 시행해야 하며, 선택적으로 셀딩거 혈관조영술*Seldinger angiography*을 검사해 볼 수 있다.

4. 외상 후 증후군

두통은 두부 외상 또는 경추 손상으로 유발된 외상 후 증후군의 기본적인 증상이다. 급성기에는 현기증, 오심, 구토, 기립성 반응, 체온조절 문제와 같은 자율신경증상이 나타난다. 이러한 증상에는 과민성, 빛과 소음에 대한 낮은 저항성 및 민감성과 같은 여러 수준의 인지적 또는 신경심리학적 문제가 동반된다. 다른 형태의 일차성 두통과 유사한 통증이 두부 손상 후 발생할 수 있다. 가장 흔한 증상의 패턴은 긴장형 두통과 유사하며 80% 이상의 두부 외상 환자에서 나타난다. 어떤 환자에서는 두부 외상 후 전형적인 편두통이 전조증상을 동반하거나 그렇지 않은 채로 유발된다. 외상 후 군발성 두통 *cluster-like syndrome* 이 보고된 경우도 있다.

이명은 두부 및 경부외상 환자에서 흔하며, 뇌진탕 후 증후군의 증상 중 하나이다. 이명은 또한 폭발손상 *blast injury* 환자에서도 유병률이 높다. 대개 이명은 지속적이며, 경부손상 이후 나타난 이명은 체성 이명 *somatic tinnitus* 의 특징이 있다.

5. 전조증상을 보이는 기저 편두통

현훈, 구음 장애, 이명은 기저 편두통의 전조증상으로 함께 나타날 수 있다. 이명은 기저 편두통의 전조증상을 보이는 환자의 50%에서 단독으로 또는 다른 증상과 함께 나타나는 것으로 보고되었다. 동반증상으로는 복시, 양측성 시각증상, 양측성 감각이상, 청력저하, 의식저하, 운동실조 등이 있다. 이명과 편두통을 보이는 환자의 처치에서, 이명이 어떻게 두통에 선행하는 증상으로 간주될 수 있는지를 아는 것은 중요하다.

II. 이명 환자에서의 두통

이명 환자에서 두통의 유병률은 제대로 알려져 있지 않으며 그 반대도 마찬가지이다. 이명과 두통은 둘 중 하나가 서로를 증폭하거나 유발할 수 있다는 공통점이 있다. 두 증상 모두 흔하게 나타나며, 인식되거나 치료를 받는 비율이 낮다.[3] 이명과 두통은 고도의 장애를 일으키며, 종종 정신질환을 동반한다. 가장 특기할 만한 발견은 두 증상이 만성화 경향에 있어 공통적인 메커니즘을 공유한다는 것이다. 동물실험 결과 뇌간에 존재하는 와우 배측핵 *dorsal cochlear nucleus* 은 삼차신경 시스템으로부터 신호를 입력받는 것으로 나타났다.

삼차신경 꼬리핵 *caudal trigeminal nucleus* 으로부터의 정상적인 억제신호가 결여되는 것이 두통 유발의 중요 메커니즘일 수 있다. 두통과 이명에서 체성감각적 영향 *somatosensory influence* 의 증가는 증상을 만성화하는 데 중요한 역할을 할 수 있다. 한 보고에 의하면 평균 증상 기간이 1.5년인 149명의 만성 이명 환자들 중 47%에서 두통을 호소하였다. 이들 중 신체적 자극으로 이명을 조절할 수 있는 일측성 이명에서 두통의 유병률은 89%였다. 이러한 환자들은 이명 측으로 편위되는 일측성 긴장형 두통을 보였다. 두 증상의 발전 관계 및 치료반응을 파악하는 데에는 더 많은 결과가 필요하다.

결론

이명 환자도 종종 두통을 호소하지만, 이명과 두통 간의 관계가 항상 별개인 것은 아니다. 즉, 두통과 이명은 하나의 같은 질환으로 인한 증상일 수 있다. 특발성 두개내 고혈압에서도 이명과 두통이 함께 발생될 수 있고, 동정맥 기형과 같은 두개내 혈관 이상에서도 박동성 이명과 더불어 모든 종류의 두통이 동시에 나타날 수 있으며, 기저 편두통에서도 이명이 동반 증상일 수 있다. 두통은 두부 외상 후 매우 빈번하며, 이명 또한 외상 후 증후군에서 흔하게 나타난다. 이명 환자가 두통을 호소하는 경우 신중한 신경학적 검진을 필요로 하며, 확진을 위한 신경영상학적 검사가 시행될 수 있다.

참고문헌

1. Stovner LJ, Andrée C. Eurolight Steering Committee impact of headache in Europe: a review for the Erolight project. J Headache Pain, 2008;9:139 – 46.
2. Moller AR, Langguth B, De Ridder D, Kleinjung T. Tinnitus with headaches. In: Textbook of tinnitus. 1st edition. Springer. 2011;487-90.
3. Langguth B, Hund V, Landgrebe M, Schecklmann M. Tinnitus patients with comorbid headaches: the influence of headache type and laterality on tinnitus characteristics. Front Neurol 2017;8:440.
4. Wall M, George D. Idiopathic intracranial hypertension: A prospective study of 50 patients. Brain, 1991;114:155 – 80.
5. Chatrath PA Frosh, Gore A. Identification of predictors and development of a screening protocol for cerebello-pontine lesions in patients presenting with audiovestibular dysfunction. Clin Otolaryngol 2008;33:102 – 7.
6. Gultekin S, Celik H, Akpek S, et al. Vascular loops at the cerebellopontine angle: is there a correlation with tinnitus. AJNR Am J Neuroradiol 2008;29:1746 – 9.
7. Sigari F, Blair E, Readleaf M. Headache with unilateral pulsatile tinnitus in women can signal dural sinus thrombosis. Ann Otol Rhinol Layngol 2006;115:686 – 9.

PART IV

Diagnosis of Tinnitus

CHAPTER 17

Questionnaires

고려의대 최 준
중앙보훈병원 이지혜

서론

이명의 효과적인 평가를 위해서는 다양한 형태의 설문지가 유용하게 사용되어 왔다. 그 이유는 첫째, 이명의 강도나 주파수의 특성 같은 정신음향적*psychoacoustic* 측정치보다는, 이명으로 인하여 유발되는 주관적인 괴로움의 정도가 이명 치료에 있어 중요한 부분을 차지하기 때문이다. 둘째, 대부분의 이명은 다른 여타의 만성 통증과 마찬가지로 주관적 증상이므로, 난청 등의 다른 이과적 증상과는 다르게 가족이나 동료들이 인지할 수 없는 개인에게 한정된 증상이기 때문이다. 셋째, 이명 치료의 대상을 결정하고, 치료 방법에 대한 접근과 환자의 선택, 치료의 결과 분석에는 객관적 자료와 함께 환자가 느끼는 괴로움이 얼마나 개선되었는지를 평가하는 것이 반드시 필요하기 때문이다.[1,2] 현재 이명을 위한 설문지는 다양하게 개발되어 있다. 자료의 객관적 분석과 각 기관별 자료 분석의 통일성을 위해서는 세계적으로 혹은 국가별로 동일한 설문지를 사용하는 것이 유용할 수 있음에도 불구하고, 실제로는 임상의의 판단에 따라 몇몇의 설문지를 선별하여 사용하거나, 자체 개발한 설문지를 사용하여 이명 환자를 평가하는 데 사용하는 경우가 많다.[3] 설문지는 크게 정성적*quantitative* 접근법과 정량적*qualitative* 접근법으로 나누어 볼 수 있다. 정성적 접근에 의한 설문지는 환자 증례를 요약하고 기술한 것이라고 볼 수 있다. 이는 이명의 원인, 성상, 악화인자, 치료 경력 등 환자가 가진 이명의 특성에 대한 개략적인 파악을 위한 질문들로 구성된다. 개략적인 파악이라고 하지만 체계적인 질문을 통한 접근이 필수적이며, 이명 치료에 필요한 내용들이 포함되어야 한다. 이러한 정성적 질문들에는 점수가 포함되지 않으며 최초 면담 시 설문*intake interview questionnaires*, 이명과 관련한 환자 개인의 문제점에 관한 개방형 질문으로 묻는 방법*tinnitus problems questionnaires*, 환자의 일기를 이용하는 방법

daily diaries 등을 통해 자료를 수집할 수 있다. 이에 반하여 정량적 접근에 의한 설문지는 질문에 대한 답변을 점수화하여 비교하는 데 목적이 있으며, 주로 이명으로 인한 괴로움, 장애 등을 수치화한다. 이를 위해 임상적으로 여러 종류의 설문지가 개발되어 있는데, 설문지에 따라서 이명으로 인한 역할의 제한, 이명으로 인한 우울감과 불안감 등에 다르게 비중을 두기도 하며, 이명을 극복하는 방법에 대한 설문을 포함하는 경우도 있다. 정량적 접근에 의한 설문지를 이용해 치료 결과를 수치화하여 환자 간 이명의 중증도를 비교하거나, 한 환자의 치료 전후 증상 변화를 비교할 수 있으며 주관적 증상인 이명을 통계적으로 분석할 수 있다.[28]

본론

I. 설문지의 요건과 역할

설문지는 평가하려는 대상이 명확해야 한다. 이명에서의 설문지는 이명에 대한 환자 입장에서의 정보를 전문가인 치료자에게 줄 수 있는 내용이어야 한다. 이명으로 인한 활동 제한이나 사회적 참여의 제한, 개인의 이명에 대한 대처 방법이나 이명으로 인한 부적절한 생각 및 행동의 여부가 평가 대상이 될 수 있다. 이러한 설문지의 결과가 표준화되어 있고, 시간에 따른 변화나 환자 간의 차이를 비교할 수 있는 경우 유용성이 높다. 또한 임상에서 쉽게 사용하기 위해 간단해야 하고, 설문 작성에 너무 오랜 시간이 걸리지 않아야 한다. 설문을 받는 방법은 구두, 문서로 받거나, 웹 기반하에 컴퓨터를 통해서도 작성될 수 있는데 검사의 타당성과 객관적인 자료 획득, 검사방법에 따른 결과의 차이가 있을 수 있어, 환자의 나이, 교육 정도, 지능 정도에 따라 적절한 방법을 선택해야 좀 더 객관적이고 이용 가능한 결과를 얻을 수 있다. 이명에 대한 설문지 평가는 임상적인 목적뿐만 아니라 연구 목적으로 활용되는 경우가 많다. 대부분의 설문지는 영어로 처음 개발되므로, 설문지를 타당성 있게 활용하고, 신뢰성 있는 결과를 도출하기 위해 정확한 번역과 검증 *validation* 이 선행되어야 한다.[4, 5]

임상적으로 이명 설문지는 환자의 상태, 특히 이명으로 인한 기능의 제한에 대한 정보를 제공하고, 특정 치료의 필요성 여부를 판별하는 데 주로 사용된다. 임상의는 설문지의 개별 항목의 점수를 통해 환자가 주로 가지고 있는 문제의 종류를 파악할 수 있다. 설문지는 특정 치료법의 적용뿐만 아니라, 치료 효과의 판정을 위한 치료 전후의 변화 판정에 활용된다. 단, 이 경우 이명 설문지들의 개발 목적이 이명 치료의 효과 판정을 위해 특화되지 않았다는 점을 임상의가 잘 이해하고 있어야 한다. 각 설문지는 주로 평가하고자 하는 영역이 서로 다르기 때문에, 사용된 치료법에 따라, 그리고 사용된 설문지에 따라 치료 결과는 설문지의 결과에 민감하게 반영될 수도 있지만, 치료의 실질적인 효과에 비해 점수의 변화는 지나치게 작거나 클 수 있다. 따라서 임상의와 연구자들은 개별 이명 치료법의 특성에 걸맞는 설문 평가 도구를 디자인하기 위한 노력을 하고 있으며, 치료와 관련된 변화를 가장 잘 반영하는 새로운 설문지의 개발이 요구되기도 한다.

II. 정성적 접근을 위한 설문지

1. 최초 면담 시 설문 Intake Interview Questionnaires

첫 내원 시 설문의 목표는 이명의 특성에 관한 광범위한 질문을 통하여 이명의 성상을 자세하게 알아내는 것이다. 이명에 대한 병력조사를 통하여 이명과 관련된 모든 사항을 조사해는 것이 좋지만, 너무 장황하거나 지리멸렬하여 설문에 올바른 답을 하는데 필요 이상의 시간과 노력이 들어서는 안 된다. 필수적으로 포함되어야 하는 요소는 이명과 관련된 병력과 이명의 성상에 대한 기술, 이명에 의해 발생하는 특별한 행동, 사회적 활동이나 대인관계, 감정에 영향을 미치는 영향들, 이명의 정도를 악화시키거나 완화시키는 요인, 이전의 이명 치료 병력 등이 있다(Table 17-1).[6~8]

2. 이명으로 인한 문제점에 관한 질문 Tinnitus Problems Questionnaires

Tyler와 Baker (1983)에 의해 개발된 개방형 질문으로 구성된 설문지이다.[9~11] "이명으로 인해 불편을 겪는 상황을 불편함이 큰 순서대로 가능한 한 많이 나열해주세요."란 질문에 대한 답변을 바탕으로, Tyler와 Baker는 이명 환자들이 가장 불편을 겪는 15가지 상황을 4가지 영역, 즉 청력, 생활습관, 전반적인 건강에 미치는 영향과 감성적인 문제로 정리했다(Table 17-2). 이렇게 정리된 이명으로 인한 불편감들은 이후 폐쇄형 질문을 통해 이명으로 인한 불편감을 정량화하는 방법들을 개발하는 데 도구로 사용될 수 있다.

3. 환자의 일기 Daily Diaries

일기를 통해 매일 이명의 강도, 주파수, 성가심, 수면에 미치는 영향과 함께 소음이나 약물 노출 등의 병력을 매일 기록하여 이명을 보다 섬세하게 파악할 수 있다. 그러나 이명에 대해 매일 주의를 기울여야 하는 점에서는 오히려 이명을 인지하게 하여 이명 치료에 방해가 되는 단점이 될 수 있다.

III. 정량적 접근을 위한 설문지

Sissons는 1983년 이후 사용되고 있는 10가지 이명 설문지를 분석하여 이명에 의한 괴로움을 다섯 가지로 요약하였다. 첫째, 이명에 대한 고민과 환자가 이명을 대하는 관점, 둘째, 이명으로 인한 수면장애의 여부와 정도 및 수면제의 복용, 셋째가 이명과 관련한 난청의 정도 및 일상생활 및 대인관계에 미치는 영향, 넷째, 업무 및 여가 생활에서 이명으로 인한 어려움의 정도, 다섯째, 이명이 전반적인 건강에 미치는 영향의 정도이다. 이러한 5개

Table 17-1 이명의 검사 항목[12]

Perceptual features
• Location • Tinnitus descriptor (eg, hissing, ringing, pulsing, etc) • Magnitude estimation of pitch and loudness (eg, 1–10 scale) • Changes in pitch, loudness, and/or quality
Duration
• Initial onset • Length of time when tinnitus became noticeable/bothersome • Tinnitus awareness (eg, constant, intermittent) • Recent experiences
Exacerbating factors
• Sound environment (eg, quiet vs. noise)/stress/time of day • Diet/alcohol/smoking/medication • Activity (eg, change in body position, physical exertion) • Sleep disturbance
Reducing factors
• Sound environment (eg, quiet versus noise) • Diet/alcohol/smoking/medications • Sleep
Psychosocial and functional consequences
• Annoyance • Sleep disturbance • Depression/suicidal ideation • Concentration difficulty • Interference with speech understanding • Increased mental/emotional stress • Effects on family/friends/coworkers • Interference/avoidance of social situations • Positive/negative thoughts about tinnitus • Acceptance
Hearing
• Assessment of impairment, disability, and handicap • Hearing aid use • Sound intolerance (eg, hyperacusis, phonophobia)
Treatment history
• Medical/surgical/rehabilitative • Benefits from treatment • Current expectations

의 변수를 가장 잘 측정할 수 있는 고안된 설문지가 가장 좋은 설문지이며, 심리적인 면에서 증명된 설문지를 사용하는 것이 필요하다. 현재까지 개발되어 증명이 된 설문지들은 대

Table 17-2 72명의 이명 환자들이 답변한 이명과 관련된 불편한 상황 – 상위 15개

불편함을 느끼는 상황	해당하는 응답자 %	관련 영역
잠들기 어려움	56.9	생활 관련 문제
이명이 지속됨	48.6	생활 관련 문제
대화를 이해하기 어려움	37.5	청력 문제
절망, 좌절, 우울	36.1	정서적 문제
성가심, 짜증, 안정을 취하기 힘듦	34.7	정서적 문제
집중하기 어려움, 혼란스러움	33.3	정서적 문제
의약품에 의존함	23.6	건강 문제
두통/통증	18.0	건강 문제
아침에 일어나기 힘듦	16.6	생활 관련 문제
불안, 공포, 걱정	16.6	정서적 문제
시끄러운 상황을 회피함	15.3	생활 관련 문제
위축되고 사람 만나기를 꺼림	13.8	생활 관련 문제
어지럽고 균형 잡기 힘듦	13.8	건강 문제
TV를 이해하기 힘듦	11.1	청력 문제
조용한 상황을 회피함	11.1	생활 관련 문제

개 점수를 간단히 3단계로 분류하여 표준화함으로써 신뢰성과 타당성을 높였고, 주관적인 평가에서 일어나기 쉬운 부정확함과 편차가 최소화되어 있다. 가장 흔히 사용되면서 이런 조건을 만족하는 검사로, Newman 등에 의한 Tinnitus Handicap Inventory *THI*, Hallam 등이 개발한 Tinnitus Questionnaire *TQ*와 그리고 Kuk 등이 개발한 Tinnitus Handicap Questionnaire *THQ*, Tinnitus Reaction Questionnaire *TRQ* 등이 있다. 이와 더불어 이명으로 인한 우울감, 불안감, 불면을 평가하기 위한 다양한 설문지도 임상적, 연구적인 목적으로 활용되고 있는데, 그중에서도 우울 증상을 정량화하기 위해 Beck Depression Inventory *BDI*, 불안감을 평가하기 위한 State and Trait Anxiety Inventory *STAI*, 불면을 평가하기 위한 Pittsburgh Sleep Quality Index *PSQI*가 많이 활용되고 있다.[13~20]

1. Tinnitus Handicap Inventory (THI)

THI는 25개 항목으로 구성되어 있고 기능적 *functional*, 감성적 *emotional*, 절망적 *catastrophic*인 측면에서의 3가지 척도로 나뉘어 있다(Table 17-3).[13, 21~23] 기능 *functional* 척도는 11개의 항목으로 구성되어 있고 정신적, 사회적, 직업적, 신체적 영역에서의 역할에 대한 제한이 어느 정도인지 조사하게 되어 있다. 감성 *emotional* 척도는 9개의 항목으로 이명과 관련한 감정적 반응에 대한 점수이며 이명에 대한 분노, 좌절, 과민, 우울 등이 포함된다. 절망

catastrophic 척도는 5개의 항목으로 구성되어 이명에 대한 가장 심한 반응으로 절망, 조절 실패, 이명을 견뎌내지 못하는 것, 이명으로부터 탈출할 수 없거나 죽음에 이르게 하는 질병인지에 대한 것을 나타낸다. 유효성 및 검사 간 차이가 크지 않아 아주 유용한 검사이다. 검사에 약 10분 정도 소요되며, 각 항목에서 내용이 '예'인 경우 4점, '때때로 예'인 경우 2점, '아니오'인 경우 0점을 부여한다. 각 항목의 점수를 합산하여 0~100점이 주어지며, 높은 점수일수록 환자의 handicap이 높은 것으로 판정한다. 0~16점은 handicap이 없는 것

Table 17-3 Korean Version of Tinnitus Handicap Inventory (K-THI)

Factor	항목	아니오	때때로	예
1F	이명 때문에 집중하기가 어렵습니까?			
2F	이명의 크기로 인해 다른 사람이 말하는 것을 듣기가 어렵습니까?			
3F	이명으로 인해 화가 날 때가 있습니까?			
4F	이명으로 인해 난처한 경우가 있습니까?			
5F	이명이 절망적인 문제라고 생각하십니까?			
6F	이명에 대해 많이 불평하는 편이십니까?			
7F	이명 때문에 밤에 잠을 자기가 어려우십니까?			
8F	이명에서 벗어날 수 없다고 생각하십니까?			
9F	이명으로 인해 사회적 활동에 방해를 받습니까?(예: 외식, 영화감상)			
10F	이명 때문에 좌절감을 느끼는 경우가 있습니까?			
11F	이명이 심각한 질병이라고 생각하십니까?			
12F	이명으로 인해 삶의 즐거움이 감소됩니까?			
13F	이명으로 인해 업무나 가사일을 하는 데 방해를 받습니까?			
14F	이명 때문에 종종 짜증나는 경우가 있습니까?			
15F	이명 때문에 책을 읽는 것이 어렵습니까?			
16F	이명으로 인해 기분이 몹시 상하는 경우가 있습니까?			
17F	이명이 가족이나 친구 관계에 스트레스를 준다고 느끼십니까?			
18F	이명에서 벗어나 다른 일들에 주의를 집중하기가 어렵습니까?			
19F	이명이 자신을 통제할 수 없다고 느끼십니까?			
20F	이명 때문에 종종 피곤감을 느끼십니까?			
21F	이명 때문에 우울감을 느끼십니까?			
22F	이명으로 인해 불안감을 느끼십니까?			
23F	이명에 더 이상 대처할 수 없다고 생각하십니까?			
24F	스트레스를 받으면 이명이 더 심해집니까?			
25F	이명으로 인해 불안정한 기분을 느끼십니까?			
합계				

으로 보며, 18~36점은 경도, 38~56점은 중등도, 58점 이상은 심한 handicap을 갖는 것으로 판정한다. THI와 TQ는 상관계수가 높다고 보고되어 있어 굳이 52개 항목의 TQ보다 THI가 현재 여러 가지 목적으로 흔히 사용되고 있다. 특히 연구목적으로 THI는 세계적으로 많은 기관에서 사용되고 있다.

2. Tinnitus Questionnaire (TQ)

Tinnitus Effects Questionnaire라고도 하며 총 52개 항목으로 되어 있다(Table 17-4).[15,16] 환자의 이명에 대한 불편 정도를 수면장애, 감정적인 걱정, 청력장애 항목으로 측정한다. 각 질문은 소음과의 연관성을 파악하도록 되어 있고, 이명에 대처해가는 방법에 대한 항목도 포함되어 있다. 검사에 대한 대답은 질문에 본인의 증상이 일치하면 2점, 부분적으로 일치하면 1점, 일치하지 않으면 0점을 부여하는 체계로 되어 있으며 1, 7, 32, 40, 44, 49번 문항은 긍정적 서술로 점수를 역으로 계산한다. 검사에는 5~15분 정도가 소요되며 누군가

Table 17-4 Tinnitus Questionnaire (TQ)

	Question	아님 (0)	때때로 그러함 (1)	그러함 (2)
1	이명이 들리더라도 때로는 무시할 수 있다.			
2	이명 때문에 음악을 들을 수 없다.			
3	이명 때문에 고통받아야 한다는 것이 불공평하다.			
4	이명 때문에 밤에 더 많이 깬다.			
5	일어날 때부터 잠들기 전까지 이명이 들린다.			
6	이명에 대한 나의 태도는 내가 듣는 이명에 아무런 영향을 주지 못한다.			
7	대부분의 시간 동안 이명은 상당히 조용하다.			
8	이명 때문에 신경쇠약이 올까봐 걱정된다.			
9	이명 때문에 소리가 어디에서 들리는지 알아내기 어렵다.			
10	이명이 들리는 방식이 정말 불쾌하다.			
11	나는 이명에서 결코 벗어날 수 없다고 느낀다.			
12	이명 때문에 나는 아침에 더 일찍 일어난다.			
13	나는 이 문제를 영원히 참을 수 있을지 걱정된다.			
14	이명 때문에 한 번에 여러 사람의 말을 듣는 것이 더 어렵다.			
15	이명은 대부분 큰소리로 들린다.			
16	이명 때문에 내 몸에 심각한 결함이 있을까봐 걱정된다.			
17	이명이 계속된다면 내 삶은 살 가치가 없을 것이다.			
18	이명 때문에 자신감을 잃었다.			
19	누군가 이 문제가 어떤 건지 이해해줬으면 좋겠다.			

(계속)

Table 17-4 Tinnitus Questionnaire (TQ)(계속)

	Question	아님 (0)	때때로 그러함 (1)	그러함 (2)
20	모든 일을 할 때 이명 때문에 산만하다.			
21	사람이 이명에 대처할 수 있는 방법은 거의 없다.			
22	이명 때문에 때때로 귀나 머리에 통증이 있다.			
23	내가 기분이 나쁘거나 비관적인 느낌이 들면 이명이 더 심해지는 것 같다.			
24	이명 때문에 가족과 친구들에게 더 짜증을 많이 낸다.			
25	이명 때문에 머리와 목의 근육이 더 긴장된다.			
26	이명 때문에 다른 사람들의 목소리가 왜곡되어 들린다.			
27	이명이 절대 사라지지 않는다면 몹시 두려울 것이다.			
28	이명이 내 신체적 건에 해를 끼칠까봐 걱정된다.			
29	이명은 내 머리를 뚫고 지나가는 것 같다.			
30	거의 모든 나의 문제는 이명 때문이다.			
31	수면이 가장 큰 문제이다.			
32	내가 우울한 것은 이명 자체가 아니라 이명에 대해 생각하는 나의 방식 때문이다.			
33	이명 때문에 대화를 따라가기 힘들다.			
34	이명 때문에 휴식을 취하기 더 어렵다.			
35	종종 이명이 너무 커서 무시할 수 없다.			
36	이명 때문에 잠들기까지 더 오래 걸린다.			
37	이명이 들리는 것에 대해 생각할 때 나는 때때로 몹시 화가 난다.			
38	이명 때문에 전화를 사용하기 더 힘들다.			
39	이명 때문에 더 쉽게 기분이 나빠진다.			
40	재미있는 일을 할 때 나는 이명을 잊어버릴 수 있다.			
41	이명 때문에 사는 게 힘들다.			
42	나는 항상 귀의 문제에 민감하다.			
43	나는 종종 과연 이명이 없어질 것인지 생각해 본다.			
44	나는 이명에 잘 대처하는 모습을 떠올릴 수 있다.			
45	이명은 절대 없어지지 않을 것이다.			
46	의지가 강한 사람은 이 문제를 좀 더 잘 받아들일 수 있을 것이다.			
47	나는 이명의 희생양이다.			
48	이명이 집중력에 영향을 미친다.			
49	이명은 평생 안고 가야 할 문제 중 하나이다.			
50	이명 때문에 라디오나 텔레비전을 즐길 수 없다.			
51	이명 때문에 때때로 머리가 몹시 아프다.			
52	항상 잠을 얕게 잔다.			

가 검사에 대해 간략하게 설명하고 검사를 도와주는 것이 좋다.

3. Tinnitus Handicap Questionnaire (THQ)

THQ는 Kuk 등이 개발한 27개 항목으로 구성된 설문지이다(Table 17-5).[17] 광범위한 영역에서의 질문으로 구성되어 있으며, 환자가 인지하는 이명에 대한 handicap을 감지해내는데 민감한 설문지이다. 3가지 척도로 구성되며, 15개 항목으로 되어 있는 factor 1은 이명이 신체적, 감성적, 사회적으로 미치는 영향에 대한 평가가 이루어진다. 8개 항목인 factor 2는 청력에 대해 이명이 미치는 영향에 대한 평가이며, factor 3은 4개의 항목으로 이명에 대한 환자의 관점으로 구성되어 있다. 각 항목의 내용에 강한 부정일 경우 0점, 강한 긍정일 경우 100점으로 환자는 0에서 100점까지의 점수를 임의로 부여하고 3가지 요소에 대하여 각각 평균점수를 구한다. 높은 점수일수록 handicap이 큰 것으로 판단한다.

4. Tinnitus Reaction Questionnaire (TRQ)

Wilson 등에 의해 개발된 TRQ는 이명과 연관된 정신학적 고통을 정량적으로 분석한다(Table 17-6).[14] 청력, 생활습관, 전반적인 건강, 감정적인 문제 등 4가지에 근거한 26개의 질문으로 구성되어 있고, 19개 항목이 이명과 관련한 분노, 혼란, 성가심, 절망, 활동저하, 공황 등 정신적인 문제와 연관되어 있다. 전혀 아닌 경우 0점, 항상 그러한 경우 4점을 주어 합산하며 0점에서 104점까지 주어진다. 점수가 높을수록 장애가 심한 경우이다. 지금까지의 설명한 4가지 종류의 설문지에 대한 정량적 분석의 함유 요소*dimension of function*를 Table 17-7에 정리하였다.

5. Beck Depression Inventory (BDI)

Beck과 Steer에 의해 개발된 BDI는 우울감의 정서적, 인지적, 생리적 영역을 평가하는 21개의 질문으로 구성되어 있다(Table 17-8).[19,24] 각 문항은 증상의 정도에 따라 0~3점으로 응답하게 되어, 총 0~63점까지 평가하도록 되어 있다. 점수가 높을수록 우울감이 심한 것으로 여겨지며, 0~9점을 비우울, 10~15점을 경도의 우울증, 16~23점을 중등도의 우울증, 24~63점을 심한 우울증으로 분류하며, 연구자에 따라 남자의 경우 16점, 여자의 경우 17점이 넘을 경우, 우울증이 있는 것으로 진단하는 경우도 있다.

6. State and Trait Anxiety Inventory (STAI)

Spielberger에 의해 소개된 STAI는 특정상황에서 느끼는 불안감에 대한 20문항(state anxiety, A-state), 대상자의 정서적 특성에 기인한 불안에 관한 20문항(trait anxiety,

Table 17-5 Korean Version of Tinnitus Handicap Questionnaire (K-THQ)

		'전혀 그렇지 않다'는 0점으로, '매우 그렇다'는 100점으로, 그 중간은 0에서 100점 사이 점수로 표시해 주십시오.
1	나는 이명 때문에 사람들과의 대화를 따라갈 수 없다.	
2	이명 때문에 가족들과의 관계에 문제가 생긴다.	
3	나는 이명에 대해 긍정적인 생각을 가지고 있다.	
4	나는 이명 때문에 사회적 상황이 불편하다.	
5	나는 이명 때문에 밤에 잠들기 어렵다.	
6	이명은 내 건강이 전반적으로 나쁘다는 생각을 갖게 한다.	
7	이명은 소리가 어디에서 나는지 아는 능력을 방해한다.	
8	나는 이명에 대해 친구들의 도움을 받고 있다.	
9	나는 이명 때문에 편히 쉴 수 없다.	
10	나는 이명 때문에 삶을 즐길 수 없다.	
11	내 이명은 해가 갈수록 나빠진다.	
12	나는 이명 때문에 집중할 수 없다.	
13	나는 이명 때문에 피곤하게 느낀다.	
14	나는 이명 때문에 우울하게 느낀다.	
15	일반사람들은 이명이 얼마나 파괴적인지 잘 모른다.	
16	나는 이명 때문에 소음이 있는 상황을 피하게 된다.	
17	이명 때문에 소음이 있는 방에서 다른 사람과 얘기할 때 말을 이해하기 어렵다.	
18	나는 다른 사람들에게 이명이 무엇인지 설명하기 어렵다.	
19	나는 이명 때문에 불만이 더 많아진다.	
20	나는 이명 때문에 화가 난다.	
21	나는 이명 때문에 안전하지 않게 느낀다.	
22	TV 볼 때 이명 때문에 말을 이해하기 어렵다.	
23	이명이 사람들과의 관계의 질에 영향을 미친다.	
24	이명이 내가 말을 이해하는 능력을 감소시킨다.	
25	나는 이명 때문에 스트레스 받는다.	
26	나는 이명 때문에 불안하다.	
27	나는 이명 때문에 자주 좌절한다.	

점수의 계산:
Factor 1: 문항 4,7,9,11,13,14,15,16,17,18,19,23,24,25,27의 합/15 = _______ %
Factor 2: 문항 2,6,10,12,20,21,22,26의 합/8 = _______ %
Factor 3: 문항 3,5의 합 + (100 − 문항8) + (100 − 문항1)/4 = _______ %
Total: [(Factor 1 × 15/27) + (Factor 2 × 8/27) + (Factor 3 × 4/27)] = _______ %

Table 17-6 Tinnitus Reaction Questionnaire (TRQ)

		전혀 아니다	간혹 그럴 때 있다	때때로 그렇다	대개 그렇다	항상 그렇다
1	나의 이명은 나를 행복하지 않게 만든다.	0	1	2	3	4
2	나의 이명은 나를 긴장하게 만든다.	0	1	2	3	4
3	나의 이명은 나를 짜증나게 만든다.	0	1	2	3	4
4	나의 이명은 나를 화나게 만든다.	0	1	2	3	4
5	나의 이명은 나를 울게 만든다.	0	1	2	3	4
6	나의 이명은 나를 조용한 상황을 회피하게 만든다.	0	1	2	3	4
7	나의 이명은 내가 외출하는 것에 관심을 덜하게 만든다.	0	1	2	3	4
8	나의 이명은 나를 우울하게 만든다.	0	1	2	3	4
9	나의 이명은 나를 괴롭게 만든다.	0	1	2	3	4
10	나의 이명은 나를 혼란스럽게 만든다.	0	1	2	3	4
11	나의 이명은 나를 미치게 만든다.	0	1	2	3	4
12	나의 이명은 내가 인생을 즐기는 것을 방해한다.	0	1	2	3	4
13	나의 이명은 나를 집중하기 힘들게 한다.	0	1	2	3	4
14	나의 이명은 내가 휴식을 취하기 힘들게 한다.	0	1	2	3	4
15	나의 이명은 나를 고통스럽게 한다.	0	1	2	3	4
16	나의 이명은 나를 무력하게 느끼게 한다.	0	1	2	3	4
17	나의 이명은 나를 좌절감을 느끼게 한다.	0	1	2	3	4
18	나의 이명은 내 일하는 능력을 방해한다.	0	1	2	3	4
19	나의 이명은 나를 절망하게 한다.	0	1	2	3	4
20	나의 이명은 나를 시끄러운 상황을 회피하게 한다.	0	1	2	3	4
21	나의 이명은 나를 사회적인 상황에서 회피하게 한다.	0	1	2	3	4
22	나의 이명은 미래를 희망 없게 느끼게 한다.	0	1	2	3	4
23	나의 이명은 내 수면을 방해한다.	0	1	2	3	4
24	나의 이명은 자살을 생각하게 만든다.	0	1	2	3	4
25	나의 이명은 내게 공황을 느끼게 한다.	0	1	2	3	4
26	나의 이명은 나를 고뇌하게 한다.	0	1	2	3	4

Table 17-7 Summarized Dimensions of Function Assessed by Tinnitus Questionnaire

Dimension	THI	TQ	THQ	TRQ
Catastrophic response	○			○
Effects on hearing		○	○	
Emotional distress	○	○	○	
General distress				○
Intrusiveness		○		
Mental functioning	○			
Patient outlook/perceived attitudes			○	
Physical consequences of tinnitus	○		○	
Sleep disturbance		○		
Social/occupational interference	○		○	○
Somatic complaints		○		

A-trait)으로 이루어져 있다(Table 17-9).[20] 각 문항은 증상의 정도에 따라 1~4점으로 응답하게 되어, 총 20~80점으로 평가하게 된다. 이전 연구에서 젊은 성인 집단의 경우, A-state의 평균 점수는 약 42.5점으로, 52~56점인 경우 약간 높은 상태불안, 57~61점의 경우 상당히 높은 상태불안, 62점 이상인 경우 매우 높은 상태불안 수준을 가진 것으로 보고한 바 있다.[26]

7. Pittsburgh Sleep Quality Index (PSQI)

수면의 질을 평가하기 위해 사용된 PSQI는 주관적인 수면의 질, 잠들기까지 걸리는 시간,

Table 17-8 Korean Version of Beck Depression Inventory (K-BDI)[25]

1	1) 나는 슬프지 않다. 2) 나는 항상 슬프다. 3) 나는 항상 슬프고 기운을 낼 수가 없다. 4) 나는 너무나 슬프고 불행해서 도저히 견딜 수 없다.
2	1) 나는 앞날에 대해서 전혀 낙심하지 않는다. 2) 나는 앞날에 대해서 별로 낙심하지 않는다. 3) 나는 앞날에 대해 기대할 것이 아무것도 없다고 느낀다. 4) 나의 앞날은 아주 절망적이고 나아질 가망이 없다고 느낀다.
3	1) 나는 실패자라고 느끼지 않는다. 2) 나는 보통사람들보다 더 많이 실패한 것 같다. 3) 내가 살아온 과거들을 뒤돌아보면, 실패투성인 것 같다. 4) 나는 인간으로서 완전히 실패자인 것 같다.
4	1) 나는 전과 같이 일상생활에 만족하고 있다. 2) 나의 일상생활은 예전처럼 즐겁지 않다. 3) 나는 요즘 어떤 것에서도 별로 만족을 얻지 못한다. 4) 나는 모든 것이 다 불만스럽고 싫증이 난다.

(계속)

Table 17-8 Korean Version of Beck Depression Inventory (K-BDI)(계속)

5	1) 나는 특별히 죄책감을 느끼지 않는다. 2) 나는 죄책감을 느낄 때가 아주 많다. 3) 나는 죄책감에 시달리고 있다. 4) 나는 항상 죄책감에 시달리고 있다.
6	1) 나는 벌을 받고 있다고 느끼지 않는다. 2) 나는 어쩌면 벌을 받고 있을지도 모른다는 느낌이 든다. 3) 나는 벌을 받을 것 같다. 4) 나는 지금 벌을 받고 있다고 느낀다.
7	1) 나는 나 자신에게 실망하지 않는다. 2) 나는 나 자신에게 실망하고 있다. 3) 나는 나 자신에게 화가 난다. 4) 나는 나 자신을 증오한다.
8	1) 나는 다른 사람보다 못한 것 같지는 않다. 2) 나는 나의 약점이나 실수에 대해서 나 자신을 탓하는 편이다. 3) 나는 한 일이 잘못되었을 때는 언제나 나를 탓한다. 4) 일어나는 모든 나쁜 일들을 다 내 탓이다.
9	1) 나는 자살 같은 것을 생각하지 않는다. 2) 나는 자살할 생각을 가끔 하지만, 실제로 하지는 않을 것이다. 3) 자살하고 싶은 생각이 자주 든다. 4) 나는 기회만 있으면 자살하겠다.
10	1) 나는 평소보다 더 울지는 않는다. 2) 나는 전보다 더 많이 운다. 3) 나는 요즘에 항상 운다. 4) 나는 전에는 울고 싶을 때 울 수 있었지만, 요즘은 울래야 울 기력조차 없다.
11	1) 나는 요즘 평소보다 더 짜증을 내는 편은 아니다. 2) 나는 전보다 더 쉽게 짜증이 나고 귀찮아진다. 3) 나는 요즘 항상 짜증을 내고 있다. 4) 전에는 짜증스럽던 일에 요즘은 너무 지쳐서 짜증조차 나지 않는다.
12	1) 나는 다른 사람들에 대한 관심을 잃지 않고 있다. 2) 나는 전보다 다른 사람들에 대한 관심이 줄었다. 3) 나는 다른 사람들에 대한 관심이 거의 없어졌다. 4) 나는 다른 사람들에 대한 관심이 완전히 없어졌다.
13	1) 나는 평소보다 결정을 잘 내린다. 2) 나는 결정을 미루는 때가 전보다 많다. 3) 나는 전에 비해 결정을 내리는 데에 더 큰 어려움을 느낀다. 4) 나는 더 이상 아무 결정도 내릴 수가 없다.
14	1) 나는 전보다 내 모습이 나빠졌다고 느끼지 않는다. 2) 나는 나이 들어 보이거나 매력 없어 보일까봐 걱정한다. 3) 나는 내 모습이 매력 없게 변해버렸다고 생각한다. 4) 나는 내가 추하게 보인다고 믿는다.

(계속)

Table 17-8 Korean Version of Beck Depression Inventory (K-BDI)(계속)

15	1) 나는 전처럼 일을 할 수 있다. 2) 어떤 일을 시작하려면 전보다 더 많은 노력이 든다. 3) 무슨 일이든 하려면 나 자신을 매우 심하게 채찍질해야 한다. 4) 나는 전혀 아무 일도 할 수가 없다.
16	1) 나는 평소처럼 잠을 잘 수가 있다. 2) 나는 전만큼 잠을 자지 못한다. 3) 나는 전보다 한두 시간 일찍 깨고 다시 잠들기 어렵다. 4) 나는 평소보다 몇 시간이나 일찍 깨고 한 번 깨면 다시 잠들 수 없다.
17	1) 나는 평소보다 더 피곤하지는 않다. 2) 나는 전보다 더 쉽게 피곤해진다. 3) 나는 무엇을 해도 피곤해진다. 4) 나는 너무나 피곤해 아무 일도 할 수 없다.
18	1) 내 식욕은 평소와 다름이 없다. 2) 나는 요즘 전보다 식욕이 좋지 않다. 3) 나는 요즘 전보다 식욕이 많이 떨어졌다. 4) 요즘 전혀 식욕이 없다.
19	1) 요즘 체중이 별로 줄지 않았다. 2) 전보다 몸무게가 2 kg가량 줄었다. 3) 전보다 몸무게가 5 kg가량 줄었다. 4) 전보다 몸무게가 7 kg가량 줄었다.
19-1	나는 현재 음식조절로 체중을 줄이고 있는 중이다. 1) 아니오 2) 예
20	1) 나는 건강에 대해 전보다 더 염려하고 있지는 않다. 2) 나는 여러 가지 통증 소화불량 변비 등과 같은 신체적인 문제로 걱정하고 있다. 3) 나는 건강이 염려되어 다른 일을 생각하기 힘들다. 4) 나는 건강에 너무 염려되어 다른 일은 아무것도 생각할 수 없다.
21	1) 나는 요즘 전보다 성(sex)에 대한 관심에 별다른 변화가 있는 것 같지는 않다. 2) 나는 전보다 성(sex)에 대한 관심이 줄었다. 3) 나는 전보다 성(sex)에 대한 관심이 상당히 줄었다. 4) 나는 성(sex)에 대한 관심을 완전히 잃었다.

수면 시간, 수면 효율, 수면 장애, 수면제의 사용 여부 및 주간 활동의 7가지 영역에 관한 19가지 문항으로 이루어져 있다(Table 17-10).[27] 각 질문은 증상의 정도에 따라 영역별로 0~3점으로 응답하게 되며, 점수가 5점 이상인 경우 수면 상태가 좋지 않음을 나타낸다.

결론

이명 설문지는 치료 대상 환자를 평가하고 적절한 대상을 결정할 수 있으므로, 치료방법을 결정하거나 및 치료결과를 해설할 때, 정신음향학적 검사 결과가 반드시 함께 사용되어

Table 17-9 State and Trait Anxiety Inventory (STAI)

Trait Anxiety	
1	나는 기분이 좋다.
2	나는 쉽게 피로해진다.
3	나는 울고 싶은 심정이다.
4	나도 다른 사람들처럼 행복했으면 한다.
5	나는 마음을 빨리 정하지 못해서 실패를 한다.
6	나는 마음이 놓인다.
7	나는 차분하고 침착하다.
8	나는 너무 많은 여러 문제가 밀어닥쳐서 극복할 수 없을 것 같다.
9	나는 하찮은 일에 너무 걱정을 한다.
10	나는 행복하다.
11	나는 무슨 일이건 힘들게 생각한다.
12	나는 자신감이 부족하다.
13	나는 마음이 든든하다.
14	나는 위기나 어려움을 피하려고 애쓴다.
15	나는 울적하다.
16	나는 만족스럽다.
17	사소한 생각이 나를 괴롭힌다.
18	나는 실망을 지나치게 예민하게 받아들이기 때문에 머리 속에서 지워버릴 수가 없다.
19	나는 착실한 사람이다.
20	나는 요즈음의 걱정이나 관심거리를 생각하면 긴장되거나 어찌할 바를 모른다.
State Anxiety	
1	나는 마음이 차분하다.
2	나는 마음이 든든하다.
3	나는 긴장되어 있다.
4	나는 후회스럽고 서운하다.
5	나는 마음이 편하다.
6	나는 당황해서 어찌할 바를 모르겠다.
7	나는 앞으로 불행이 있을까 걱정하고 있다.
8	나는 마음이 놓인다.
9	나는 불안하다.
10	나는 편안하게 느낀다.
11	나는 자신감이 있다.
12	나는 짜증스럽다.

(계속)

Table 17-9 State and Trait Anxiety Inventory (STAI)(계속)

13	나는 마음이 조마조마하다.
14	나는 극도로 긴장되어 있다
15	내 마음은 긴장이 풀려 푸근하다.
16	나는 만족스럽다.
17	나는 걱정하고 있다.
18	나는 흥분되어 어쩔 줄 모른다.
19	나는 즐겁다.
20	나는 기분이 좋다.

야만 한다고 볼 수 있다. 그러므로 이명 설문지는 이명 환자의 생활 전반에 걸쳐 이명이 미치는 영향에 대해 폭넓게 평가하여 이명치료계획을 세우고, 치료결과를 판정하는 데 필수적인 검사이다. 그중 THI는 이명의 내외과적 치료 결과의 판단, 보청기 착용에 의한 이명치료의 효과, 이명재훈련 치료 전후의 이명 양상 확인 및 정신과적 분석에서 가장 널리 활용되고 있다. 객관적이고 타당성 있는 설문지를 통하여 이명을 분석하는 것이 필수적이지만, 아직까지 이명환자의 첫 내원 시부터 환자의 이명상태 파악, 치료방향 결정, 치료 후 결과 분석 및 판정을 위해 사용할 수 있는 일관되고 통일된 설문지는 확립되어 있지 않다. 국내에서도 국제적으로 통용되는 이명 설문지를 기반으로 일원화된 이명 설문지를 개발하여 함께 사용하는 데 합의가 필요하며, 여러 이명 설문지를 validation 후에 한국형 설문지로 배포하여, 이를 통하여 실제 임상과 연구에서 이명 치료 후의 결과 분석에 더 합리적이고 신빙성 있는 자료로 사용할 수 있게 하는 것이 매우 중요할 것이다.

Table 17-10 Pittsburgh Sleep Quality Index (PSQI)

1	지난 한 달 동안 몇 시에 잠자리에 들었습니까?				오전/오후 시 분
2	지난 한 달 동안 밤마다 잠드는 데 얼마나 오래 걸렸습니까?				시간 분
3	지난 한 달 동안 아침에 몇 시에 일어났습니까?				오전/오후 시 분
4	지난 한 달 동안 실제로 잠잔 시간은 하루에 평균 얼마나 됩니까? (잠자리에서 보낸 시간과는 잠잔 시간은 다릅니다.)				시간 분
5	지난 한 달 동안 어떤 이유로 잠자는 데 얼마나 자주 문제가 있었습니까?	한 번도 없었다(0)	한 주에 한 번 보다 적게(1)	한 주에 한 두번 정도(2)	한주에 세번이상(3)
5-a	취침 후30분 이내에 잠들 수 없다.				
5-b	한밤중이나 새벽에 깬다.				
5-c	화장실에 가려고 일어난다.				
5-d	편안하게 숨 쉴 수 없다.				
5-e	기침을 하거나 시끄럽게 코를 곤다.				
5-f	너무 춥다.				
5-g	너무 덥다.				
5-h	나쁜 꿈을 꾼다.				
5-i	통증이 있다.				
5-j	그 외에 다른 이유가 있다면, (아래에 적어주세요) 이 이유 때문에 얼마나 자주 잠드는 데 어려움이 있었습니까? ( )				
6	지난 한 달 동안에, 잠들기 위해 얼마나 자주 약을 먹었습니까?(처방약 또는 약방에서 구입한 약)				
7	지난 한 달 동안, 운전하거나, 식사 때 또는 사회활동을 하는 동안 얼마나 자주 졸음을 느꼈습니까?				
8	지난 한 달 동안, 하는 일에 열중하는 데 얼마나 많은 어려움이 있었습니까?				
9	지난 한 달 동안, 당신의 전반적인 수면의 질은 어느 정도라고 평가하십니까?				

참고문헌

1. Katz J, Medwetsky L, Burkard R, Hood L. Handbook of Clinical Audiology. 6th ed. The Point 2009.
2. Newman CW, Sandridge SA. Tinnitus questionnaires. In: Snow JB, Tinnitus-Theory and management. Hamilton,London:BC Decker Inc, 2004:237-54.
3. Jakes SC, Hallam RS, Chambers C, Hinchcliffe R. A factor analytical study of tinnitus
4. World Health Organization. International classification of impairments, disabilities and handicaps: a manual of classification relating to the consequences of disease. Geneva:

World Health Organization; 1980.

5. World Health Organization. International classification of functioning, disability and health (ICIDH-2), prefinal draft. Geneva: World Health Organization; 2002.
6. Erlandsson SI, Hallberg LRM, Axelsson A. Psychological and audiological correlates of perceived tinnitus severity. Audiology 1992;31:168-79.
7. Wilson PH, Henry JL. Tinnitus Cognitions Questionnaire: development and psychometric properties of a measure of dysfunctional cognitions associated with tinnitus. Int Tinnitus J 1998;4:23-30.
8. Newman CW, Wharton JA, Jacobson GP. Self-focused and somatic attention in patients with tinnitus. J Am Acad Audiol 1997;8:143-9.
9. Tyler RS. Tinnitus disability and handicap questionnaires. Semin Hear 1993;14:377-84.
10. Tyler R. Psychoacoustical measurement. In: Tyler R, editor. Tinnitus handbook. San Diego (CA): Singular Publishing Group; 2000. p. 149-80.
11. Tyler RS, Baker LJ. Difficulties experienced by tinnitus sufferers. J Speech Hear Disord 1983;48:150-4.
12. Henry JL, Wilson PH. The psychological management of chronic tinnitus: a cognitivebehavioral approach. Needham Heights(MA): Allyn & Bacon; 2001.
13. Newman CW, Jacobson GP, Spitzer JB. Development of the Tinnitus Handicap Inventory. Arch Otolaryngol Head Neck Surg. 1996 Feb;122(2):143-8.
14. Wilson PH, Henry J, Bowen M, Haralambous G. Tinnitus Reaction Questionnaire: psychometric properties of a measure of distress associated with tinnitus. J Speech Lang Hear Res 1991;34:197-201.
15. Hallam RS, Jakes SC, Hinchcliffe R. Cognitive variables in tinnitus annoyance. Br J Clin Psychol 1988;27:213-22.
16. Hallam RS. Manual of the tinnitus questionnaire.London: The Psychological Corporation/ Harcourt Brace; 1996.
17. Kuk FK, Tyler RS, Russell D, Jordan H. The psychometric properties of a tinnitus handicap questionnaire. Ear Hear 1990;11:434-42.
18. Langguth B, Goodey R, Azevedo A, Bjorne A, Cacace A, Crocetti A, et al. Consensus for tinnitus patient assessment and treatment outcome measurement: Tinnitus Research Initiative meeting, Regensburg, July 2006. Progress in brain research 2007;166:525-536.
19. Beck AT, Steer RA. Internal consistencies of the original and revised Beck Depression Inventory. Journal of clinical psychology 1984;40(6):1365-1367.
20. Spielberger CD, Gorsuch RL, Lushene RE. STAI, Manual for the State-Trait-Anxiety-Inventory. Consulting Psychologist Press 1970.
21. Newman CW, Sandridge SA, Jacobson GP.Psychometric adequacy of the Tinnitus Handicap Inventory(THI) for evaluating treatment outcome. J Am Acad Audiol 1998;9:153-60.
22. Newman CW, Weinstein BE, Jacobson, GP, Hug GP.The Hearing Handicap Inventory for Adults;psychometric adequacy and audiometric correlates. Ear Hear 1990;11:430-3.
23. Newman CW, Wharton JA, Jacobson GP. Retest stability of the Tinnitus Handicap Questionnaire. Ann Otol Rhinol Laryngol 1995;104:718-23.
24. Beck AT, Ward CH, Mendelson M, et al. An inventory for measuring depression. Arch

Gen Psychiatry 1961;4:561-71.

25. Rhee MK, Lee YH, Park SH, Sohn CH, Chung YC, Hong SK, et al. A standardization study of Beck Depression Inventory I Korean version (K-BDI): reliability and factor analysis. Korean J Psychopathol. 1995;4:77 – 95.

26. 김정택. 특성불안과 사회성과의 관계. 고려대학교 석사학위논문 1978.

27. Buysse DJ, Reynolds III CF, Monk TH, Berman SR, Kupfer DJ. The Pittsburgh sleep quality index: a new instrument for psychiatric practice and research. Psychiatry Res 1989;28:193 – 213.

28. Current Opinion on Tinnitus, 대한이과학회, 2011.

Pittsburgh Sleep Quality Index (PSQI) 채점 안내

Pittsburgh Sleep Quality Index *PSQI*는 19문항의 본인 평가 문제와 5문제의 같이 자는 사람에 의한 평가(만약 가능하다면)를 포함하고 있다. 단지 본인 평가 문제만이 채점과 관련된다. 19 본인 평가 사항은 7가지 component 점수를 이루기 위해 조합되며, 각각 0~3점 범위를 가진다. 모든 경우에 있어, '0'점은 아무런 어려움이 없다는 것을 나타내며, '3'점은 심각한 어려움을 나타낸다. 7가지 component 점수들은 하나의 "전체적" 점수를 만들기 위해 더해지며, 0~21의 점수 범위를 가진다. 0점은 아무런 어려움이 없다는 것을 나타내며, 21점은 전 방면에 걸쳐 심각한 어려움을 가지는 것으로 나타난다. 채점 방식은 다음과 같다.

Component 1: 주관적 수면의 질

질문 #6을 검사하고, 다음과 같이 평가한다.

대답	component 1 점수
아주 좋다	0
대체로 좋다	1
대체로 나쁘다	2
아주 나쁘다	3

component 1 점수: _______

component 2: 수면 잠복

1. 질문 #2를 검사하고, 다음과 같이 평가한다.

대답	점수
15분 이내	0
16~30분 이내	1
31~60분 이내	2
60분 이상	3

질문 #2 점수: ___________

2. 질문 #5a를 검사하고, 다음과 같이 평가한다.

대답	점수
지난 한 달간 없었다	0
주당 한 번 이하	1
주당 한두 번	2
주당 세 번 혹 그 이상	3

질문 #5a 점수: ___________

3. #2 문제 점수와 #5a 점수를 더한다

#2와 #5a 점수의 합계: ___________

4. component 2 점수를 다음과 같이 평가한다.

#2와 #5a의 점수 합계	component 2 점수
0	0
1~2	1
3~4	2
5~6	3

component 2 점수: ___________

component 3: 수면 기간

문제 #4를 검사하고 점수를 다음과 같이 평가한다.

대답	component 3 점수
7시간 이상	0
6~7시간	1
5~6시간	2
5시간 이하	3

component 3 점수: ___________

component 4: 습관적 수면 효과

1. 수면 시간 숫자를 적으시오. (#4 문제): _____
2. 침실에서 보낸 시간을 계산하시오.

   일어난 시간(#3 문제): ________

   - 취침 시간 (#1 문제): ________

   침실에서 보낸 시간: ________
3. 다음과 같이 습관적 수면 효율도를 계산하시오.

   (잔 시간 수 / 침실에서 보낸 시간 수) × 100 = 습관적 수면 효율도 (%)

   (____________/____________) × 100 = _____________%
4. component 4를 다음과 같이 평가하시오.:

습관적 수면 효율도 %	component 4 점수
85% 이상	0
75–84%	1
65–74%	2
65% 이하	3

component 4 점수: __________

component 5: 수면 방해

1. #5b-#5j를 검사하고 각각의 질문 점수를 다음과 같이 평가하시오.

대답	점수
지난 한 달간 없었다	0
주당 한 번 이하	1
주당 한 두 번	2
주당 세 번 혹 그 이상	3

#5b 점수: ________

c 점수: ________

d 점수: ________

e 점수: ________

f 점수: ________

g 점수: ________

h 점수: ________

i 점수: ________

j 점수: ________

2. #5b~5j까지 질문의 점수를 더하시오.

#5b-5j 합계: ___________

3. component 5 점수를 다음과 같이 평가하시오.

#5b~5j 합계	component 5 점수
0	0
1~9	1
10~18	2
19~27	3

component 5 점수: ___________

component 6: 수면 약물 이용

#7 문제를 검사하고 다음과 같이 점수를 평가하시오.

대답	component 6 점수
지난 한 달간 없었다	0
주당 한 번 이하	1
주당 한 두 번	2
주당 세 번 혹 그 이상	3

component 6 점수: ___________

component 7: 낮시간 기능장애

1. #8 문제를 검사하고 다음과 같이 점수를 평가하시오.

대답	점수
지난 한 달간 없었다	0
주당 한 번 이하	1
주당 한두 번	2
주당 세 번 혹 그 이상	3

#8 문제 점수: ___________

2. #9 문제를 검사하고 다음과 같이 점수를 평가하시오.

대답	점수
아무 문제 없었다	0
단지 작은 문제만 있었다	1
어느 정도 문제가 있었다	2
아주 큰 문제가 있었다	3

#9 문제 점수: ___________

3. #8과 #9 점수를 더하시오.

문제 #8, #9 합계: ___________

4. component 7 점수를 다음과 같이 평가하시오.

#8과 #9 합계	component 7 합계
0	0
1~2	1
3~4	2
5~6	3

component 7 점수: ___________

전체적 PSQI 점수

일곱 component 점수를 모두 더하시오.

전체적 PSQI 점수: ___________

CHAPTER 18

Audiologic Tests for Tinnitus

경북의대 이규엽

서론

이명을 분류하고 원인과 치료법을 찾기 위해서는 정확한 병력청취가 매우 중요하다. 그리고 박동성 이명과 비박동성 이명으로 구분하고 박동성 이명의 경우 이명의 위치, 양측성인지 일측성인지, 발생과 지속시간, 이명의 세기, 자세 변화 등에 따른 이명 소리에 변화가 생기는 지에 대한 자세한 병력 청취가 필요하다. 박동성 이명의 경우에는 환자의 맥박과 일치하는 이명인지도 확인해야 한다. 계통 문진에서는 환자의 정서적인 상태나, 수면장애 등을 포함해서 청취한다. 이과적인 동반 증상으로 난청, 어지럼증, 이통, 이루, 자가강청, 평형장애나 다른 신경학적 증상들도 확인해야 하며 중이염, 두부 손상*head trauma*, 뇌수막염 등의 과거력과 더불어 아미노글라코사이드류의 항생제, 아스피린계 진통제, 이뇨제, 항암제 등의 약물 복용력을 확인하는 것도 중요하다.

신체검진에서는 이경을 이용한 이과적 검사가 가장 중요하며 박동성 이명은 발생부위에 청진을 통한 확인이 필요하고 일측 또는 양측 경부를 눌러 경정맥 압박에 따른 증상의 변화도 관찰한다. 하악관절 문제가 없는지 진찰하고 구인두나 비인두를 검사를 통한 인두 간대성 근경련*palatal myoclonus*도 확인해야 한다.

검사실 검사로는 순음청력검사, 어음청취역치검사, 어음명료도검사, 고실도검사 등을 포함한 청각학적 검사를 시행한다. 청성뇌간반응검사, 이음향방사검사, 고음 저음 영역의 순음검사를 추가로 실시할 수 있다.

비박동성의 주관적 이명인 경우에는 청각학적인 검사와 뇌자기공명영상 검사는 일측성일 경우 시행할 수 있다. 박동성 이명의 경우에는 컴퓨터단층촬영, 뇌자기공명영상, 뇌자기공명 혈관촬영 등을 포함한 검사를 통해 68~72% 정도 그 원인을 찾을 수 있다.[1,2]

1980년대에 미국 National Academy of Science에서 이명의 표준검사로 이명음조 *tinnitus pitch matching*, 이명강도 *tinnitus loudness matching*, 이명차폐 *tinnitus maskability*, 잔류억제 *residual inhibition*을 검사 배터리 *battery*로 제시하였다.[3,4] 이후 2006년 Tinnitus Research Initiative Meeting에서 이명 진료에 대한 합의문을 발표하였으며 신체검사로 전문의에 의한 이과적 검사, 경부 진찰(관절가동범위 *motion of range*), 압통 *tenderness*, 근긴장도 *muscle tension* 등을 필수적으로 검사하고 턱관절에 대한 진찰을 추천하였다.[5] 청각학적 검사로는 8 kHz까지의 순음청력검사가 필수적인 검사로 중이청각검사 *Immittance audiometry*, 12 kHz까지 순음검사, 이음향방사검사, 불쾌역치검사 *loudness discomfort level*를 추천하고 청성뇌간반응 검사도 실시할 수 있다. 정신물리학적 검사 *psychophysic measures*로는 이명강도검사 *loudness match*, 이명음조검사 *pitch match*, 최소차폐수준 *minimal masking level* 검사, 잔류억제 *residual inhibition* 검사를 시행할 것을 추천하였다.

본론

I. 이명도 검사 Tinnitogram

이명을 검사하는 데 있어 이명의 음조 *pitch*와 크기 *loudness*를 검사하는 것이 중요하다.

1. 이명음조 Tinnitus Pitch Matching 검사 및 이명강도 Tinnitus Loudness Matching 검사

이명음에 가장 가까운 음조를 찾는 이명음조검사는 순음청력검사 *pure tone audiometry*를 이용하여 검사한다. 이명음조검사는 이명음이 시간이나 시기나 상황에 따라 차이가 날 수 있으나 어느 정도 일관성을 가지는 경우가 많아 신뢰할 수 있다.[6] 난청이 있는 경우 난청이 가장 심한 주파수나 난청의 경계 주파수 *edge frequency*에 이명음조가 확인되는 경우도 있다.[7] 예를 들면 소음성 난청인 경우 3 kHz 부분에서 확인된다.

이명의 강도는 신경활성의 수나 발화 nerve firing rate 수와 연관된다. 이명의 강도도 시간이나 상황에 따라 변화 할 수 있다. 이명강도검사도 순음청력검사를 이용하여 이명과 비슷한 강도의 순음을 확인하는 것으로 검사한다. 이명강도는 dB Sensation Level (SL)로 표시한다. 대부분의 이명강도는 이명이 청각역치의 10 dB SL 안에 존재하는 경우가 많다.[8]

검사방법은 1981년 발표된 Vernon and Meikle 프로토콜이 표준검사로 미국과 영국에서 인정을 받았으나 현재는 초기 검사프로토콜에서 실제 임상에서 적용하기 좋게 변형된 방법을 사용하고 있다.[8] 이명음조검사에서 사용하는 음으로는 순음, 협대역잡음 *narrow-band noise*, 또는 백색잡음 *white band noise*를 사용할 수 있다. 환자들의 75%에서는 4 kHz 이상에서 이명음조를 가지며 55%는 6 kHz 이상에서 이명음조를 보여준다.[8]

Vernon and Meikle 프로토콜을 설명하면 순음을 사용할 경우 1000 Hz에서 청력역치보다 10 dB 높은 강도로 시작한다. 이명이 심한 귀의 반대측 귀에 소리자극을 주고 1000 Hz에서 이명강도검사를 실시한다. 2~3초간 소리를 들려주고 5 dB씩 상승 또는 하강시키며 비슷한 강도를 찾는다. 이명강도보다 자극 소리가 더 크다고 느낄 때까지 5 dB씩 상승시킨 후 1 dB씩 증감하여 비슷한 이명의 강도를 찾는다. 경도 및 중등도 난청 환자에서는 2 kHz까지는 10~20 dB SL의 소리강도로, 3~8 kHz에서는 5~15dB SL 강도로, 9 kHz 이상에서는 0~5 dB SL의 소리강도로 검사를 시작한다. 자극음의 주파수에 따라 또 검사를 반복함에 따라 강도가 바뀔 수 있어 환자의 반응에 따라 검사의 조건을 바꾸면서 검사하는 것이 좋다. 1 kHz에서 검사된 이명강도를 기준으로 2 kHz에서는 1 kHz에서 검사된 강도보다 5~10 dB 낮은 강도로 검사를 시작하여 이명강도를 검사한다. 이명음조검사를 이때 시작하는데 1 kHz와 2 kHz에서 검사된 이명강도로 1 kHz와 2 kHz를 번갈아 0.5~1초 간격을 두고 3~4초씩 소리를 들려주고 두 음 중 이명음조에 가까운 음조를 찾는다. 주로 이명음조는 4 kHz가 많으므로 그 다음 주파수는 3 kHz가 되고 2 kHz에서 검사된 이명강도의 5~10 낮은 강도에서 검사를 시작한다. 3 kHz에서 이명강도검사가 되면 2 kHz와 3 kHz를 비교해 이음음조에 비슷한 음을 선택한 후 그 다음 4 kHz를 검사한다. 그렇게 해서 그 다음 그 다음 옥타브 주파수에서 검사하면서 이명음조검사를 시행한다. 만약 처음 1 kHz와 2 kHz 중 이명음조가 1 kHz가 더 비슷하다면 500, 250, 125 Hz를 검사한다. 이명강도는 dB SL로 표시한다. 이명음조가 순음보다는 잡음에 가까운 경우 이명음조검사를 마치고 대역잡음*band-noise*를 이용하여 좀 정확한 이명음조를 검사할 수 있으나 추가적인 검사기기가 필요하므로 검사기기가 없을 경우 대략의 음조검사로서 대치한다.

난청이 있는 경우에 강한 자극에서는 음량누가*loudness recruitment*현상이 있을 수 있으니 주의해야 한다.

2. 최소차폐수준Minimum Masking Level, MML 검사

이명차폐는 차폐음이 해당 청신경*neuron*을 활성화시켜 이명을 발생시키는 발화*firing*를 억제나 방지할 수 있다는 이론과 차폐음이 이명음을 발생시키는 와우내 기저막이나 내유모세포의 기계적 진동을 방해함으로써 이명을 억제한다라는 이론도 있다. Feldmann 등에 따르면 35%의 이명 환자가 외부소리에 의해 이명이 감소하였다고 보고하였다.[9] 최소차폐수준이란 이명을 차폐할 수 있는 최소 광대역잡음의 강도를 일컫는 것으로 이명의 치료에 중요한 검사이다.

Vernon and Meikle의 검사법을 소개하면 이명이 있는 쪽의 귀에 소리가 들릴 때부터 1~2 dB씩 올려 이명이 완전히 들리지 않는 강도가 MML이며 dB SL로 표시한다. 양측성 이명인 경우 한 귀씩 위와 같은 방법으로 검사한다.[8] Vernon 등에 따르면 약 60% 환자가 9 dB SL의 MML을 보인다.[8]

3. 잔류억제Residual Inhibition, RI 검사

잔류억제는 일정 음을 들었을 때 짧게는 수 초에서 길게는 수시간 동안 이명이 억제되는 현상이다.[10] 잔류억제현상은 대부분 차폐억제에 의해 따른 습관화*habituation*에 근거한다.[11] 이어폰으로 최소차폐수준에서 10 dB 높은 음을 60초간 들려주고 이명이 줄었거나(partial RI) 없어지는(complete RI) 현상이다.[8] Vernon 등에 따르면 88%의 환자에서 부분적 또는 완전 잔류억제를 보인다.

II. 청각학적 검사

1. 순음청력검사

2006년 Tinnitus Research Initiative Meeting에서 이명 환자에서는 8 kHz까지의 순음청력검사 필수적인 검사로 12 kHz까지 순음청력검사를 권장하고 있다. 이명 환자의 36%에서 난청이 동반되고, 고막천공 38%, 삼출성 중이염 37% 등이 연관되므로 순음청력검사를 통한 검사는 필수적이라 할 수 있다.[12]

2. 이음향방사Otoacoustic Emission 검사

이음향방사검사는 내이 외유모세포의 기능을 반영하는 것으로 일과성 이음향방사와 변조이음향방사검사를 통해 검사할 수 있다. 자발이음향방사와 이명은 비슷하다고 생각할 수 있으나 그 성상과 기전은 다른 것으로 알려져 있다. 이음향방사를 통해 소음노출 시 난청이나 이명의 발생을 예측하는 데 유용하다고 알려져 있다.[13]

3. 중이청각검사Immittance Audiometry

고막장근이나 구개범장근의 근육간대경련에서는 임피던스 검사 중 고막운동성 검사*tympanometry*에서 특징적인 톱니 모양이 나타나기도 한다. 혈관성 종양이나 고위 경정맥구 등에 의한 이명은 고막운동성 검사에서 규칙적인 진동파형을 보이고, 통기이경으로 가압할 때 고막이 창백해지는 Brown 징후를 보일 수 있다. 지속적 이관 개방 patulous eustachian tube에서는 고막운동성 검사에서 호흡음과 일치하는 동요 곡선이 진단에 도움이 된다. 등골근반사검사*stapedial reflex test*를 통해 중이근경련성 이명에서 관찰되는 동요를 확인할 수 있으며 등골근반사검사 역치가 60 dB 이하일 경우 청각과민증*hyperacusis*을 의심할 수 있고 Metz test라 하고 한다.[14]

4. 불쾌역치검사Loudness Discomfort Level, LDL

이명 환자에서 흔히 호소하는 청각과민증*hyperacusis*은 이명 환자의 40~45%에서 관찰된다.[15] 청각과민증을 검사하는 방법으로 불쾌역치검사의 검사방법은 소리의 세기는 60 dB HL이나 피검자의 청력역치에서 검사를 시작한다. 2~5 dB 단위로 증가시키며 1초 길이의 자극으로 실시하며 자극과 자극 사이에는 1초 간격을 둔다. 피검자가 불쾌하다고 느끼는 소리를 불쾌역치로 판정한다.[16] 250, 500, 1000, 2000, 3000, 4000, 8000 Hz와 이명음조에서 차츰 소리크기를 증가시키면서 검사한다. Kotsanis and Harjes 은 500 Hz 이상에서 LDL이 90 dB 이하일 경우, 250 Hz에서는 70 dB 이하일 경우 이상으로 진단하고 Jastreboff 등은 LDL이 100 dB 이하일 경우나 청력역치와 LDL 차이(역동범위, dynamic range)가 60 dB 이하일 경우로 청각과민증을 정의하였다.[17, 18]

5. 청성뇌간반응

이명 환자에서 청성뇌간반응검사를 시행할 수 있고 특히 소아에서 청력역치를 객관적인 평가가 가능하고 이명 환자에서 청신경종양 등의 후미로 질환의 진단에 도움이 된다.[19] 최근에는 발표에 따르면 난청 중에서 청성뇌간반응 역치는 정상이지만 1번파의 진폭만이 감소하는 경우 hidden hearing loss의 진단 가능성을 제시하였다.[19, 20]

결론

이명은 난청 등의 청각질환과 동반되는 경우가 많고 이비인후과 전문의에 의해 진단과 그에 따른 소리치료법, 약물, 이명재훈련치료, 수술 등의 치료가 필요하다. 적절한 치료를 위해서는 정확한 검사와 진단이 필수적이며 2006년 Tinnitus Research Initiative Meeting에서 합의된 이명의 청각학적 검사로서는 순음청력검사, 중이청각검사, 순음검사, 이음향방사검사, 불쾌역치검사, 청성뇌간반응검사가 필요하다. 또 정신물리학적 검사로 이명강도검사, 이명음조검사, 최소차폐수준검사, 잔류억제검사를 시행할 것을 추천하였다.

참고문헌

1. Mattox DB. Hudgins P. Algorithm for evaluation of pulsatile tinnitus. Acta Otolaryngol 2008;128:427-431.
2. Sonmez G, Basekim CC, Ozturk E, Gungor A, Kizilkaya E. Imaging of pulsatile tinnitus: a review of 74 patients. Clin Imaging. 2007 Mar-Apr;31(2):102-8.3.
3. Evered D, Lawrenson G, editors. Tinnitus. Cibe Found Symp 1981:85.
4. McFadden D. Tinnitus facts, theories and treatments. Washington (DC): National Academy Press; 1982.
5. Langguth B, Goodey R, Azevedo A, Bjorne A, Cacace A, et al. Consensus for tinnitus patient assessment and treatment outcome measurement: Tinnitus Research Initiative meeting, Regensburg, July 2006.Prog Brain Res. 2007;166:525-36.

6. The Neuroscience of Tinnitus. By Jos J. Eggermont. OUP Oxford, May 24, 2012.
7. Penner MJ. Two-tone forward masking patterns and tinnitus. J Speech Hear Res. 1980 Dec;23(4):779-86.
8. Vernon JA, Meikle MB. Tinnitus: clinical measurement. Otolaryngol Clin North Am. 2003 Apr;36(2):293-305.
9. Feldmann H. Homolateral and contralateral masking of tinnitus by noise-bands and by pure tones. Audiology 1971;10:138 – 44.
10. Tyler RS, Conrad-Armes D. Masking of tinnitus compared to masking of pure tones. J Speech Hear Res. 1984 Mar;27(1):106-11.
11. Condon CD, Weinberger NM. Habituation produces frequency-specific plasticity of receptive fields in the auditory cortex. Behav Neurosci. 1991 Jun;105(3):416-30.
12. Park KH, Lee SH, Koo JW, et al. Prevalence and associated factors of tinnitus: data from the Korean National Health and Nutrition Examination Survey 2009-2011. J Epidemiol;24:417-426.
13. Ceranic BJ, Prasher DK, Luxon LM. Presence of tinnitus indicated by variable spontaneous otoacoustic emissions. Audiol Neurootol. 1998 Sep-Oct;3(5):332-44.
14. Jepsen O: Middle ear muscle reflexes in man. In: Modern Developments in Audiology. Edited by J. Jerger, New York, Academic Press;1963:226-234.
15. Coles RRA: Epidemiology, Etiology and Classification of Tinnitus. Presentation Fifth International Tinnitus Seminar, Portland, Oregon, July 1995.
16. British Society of Audiology(2011)Recommended Procedure Determination of uncomfortable loudness levels.
17. Kotsanis C, Harjes C: Pilot study - effects of auditory enhancement training on speech, language, hyperacusis and behavior. In Press, Grapevine, TX, 1995.
18. Jastreboff PJ, Hazell JWP: A neurophysiological approach to tinnitus: clinical implications. Br. J. Audiol;1993:27:7-17.
19. Milloy V, Fournier P, Benoit D, Noreña A, Koravand A. Auditory Brainstem Responses in Tinnitus: A Review of Who, How, and What? Front Aging Neurosci. 2017 Jul 21;9:237.
20. Liberman MC, Kujawa SG. Cochlear synaptopathy in acquired sensorineural hearing loss: Manifestations and mechanisms. Hear Res. 2017 Jun; 349:138-147.

CHAPTER 19

Other Clinical Assessment of Tinnitus

경희의대 여승근

서론

이명은 외부에서의 소리자극 없이 귓속 또는 머리속에서 자신의 신체나 귀에서 나는 소리를 듣는 증상으로 여러 가지 방법으로 분류가 된다. 첫째, 박동성 이명*pulsatile tinnitus*과 비박동성 이명*non-pulsatile tinnitus*. 둘째, 전음성 이명, 감음성 이명, 혼합성 이명, 무난청성 이명. 셋째, 청각기 주위 조직의 병변으로 인한 이명과 감각신경성 청각기 병변으로 인한 이명. 넷째, 자각적 혹은 주관적 이명인 감각신경성 이명*sensorineural tinnitus*과 타각적 혹은 객관적 이명인 체성 소리*somatosound*로 분류할 수 있다(Figure 19-1).[1~5] 이러한 이명을 진단하는 데 있어서 가장 중요한 것은 병력 청취를 통해 원인 요인을 찾아 제거하는 것이며,

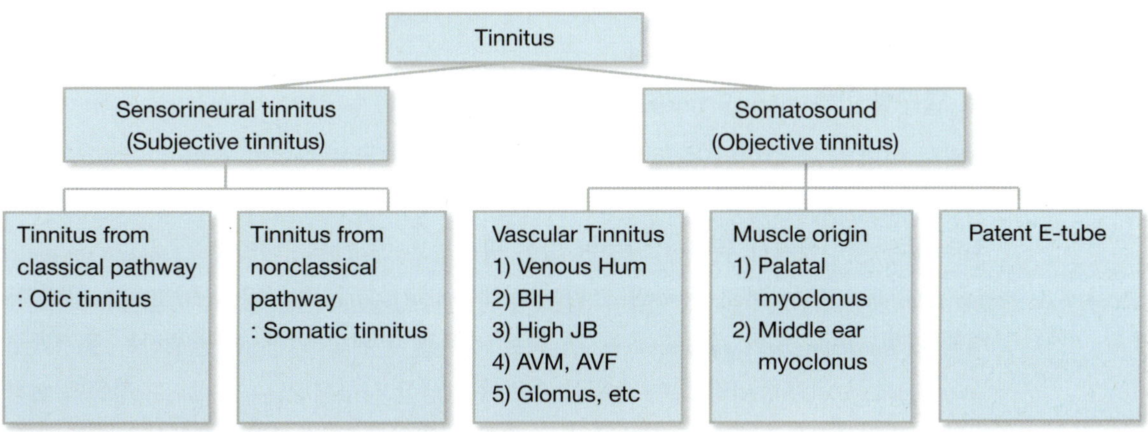

Figure 19-1 Classification of tinnitus.[2] BIH; benign intracranial hypertension, JB; jugular bulb, AVM; arteriovenous malformation, AVF; arteriovenous fistula, E-tube; Eustachian tube. Cited from Google image

이에 따라 이명의 진단과 치료에 있어서 적절한 설문지를 활용한 병력 청취와 청각검사는 상당히 중요한 과정이라고 할 수 있다. 그러나 타각적 이명의 경우 청신경 종양과 기타 소뇌교각부 종양 등과 같은 두개내 질환이 원인이 되거나, 그 외에 갑상선 질환, 혈액 질환 등 전신 질환이 원인이 될 수 있으므로, 이를 구별하는 것이 중요하다. 타각적 이명의 경우 '두두둑', '부스럭', '웅웅웅' 등으로 표현되는 단속적인 이명 혹은 자신의 숨소리나 목소리를 듣는 증상을 호소하는 경우가 대부분이다.[1~5] 타각적 이명의 원인으로는 크게 혈관성 종양*vascular neoplasm*, 동정맥 기형*arteriovenous malformation*, 정맥성 잡음*venous hum*, 근 수축*muscle contraction* 그리고 지속적 이관 개방*patulous Eustachian tube* 등이 있다. 이러한 타각적 이명의 발생 빈도는 자각적 이명에 비해 높지는 않지만 진단과 치료법이 자각적 이명과 차별화되므로 일반적으로 이명 환자에게서 시행하는 설문지나 청각검사만으로는 충분히 진단하기가 힘들 수 있다. 따라서 타각적 이명의 원인을 찾기 위한 추가적인 영상검사와 진단검사가 필요할 수 있으며, 이에 대한 정확한 이해는 타각적 이명 환자들에게 큰 도움을 줄 수 있다.

이 장에서는, 이명 환자에서 진단을 위해 일반적으로 시행되는 설문지(17장)와 청각학적 검사(18장) 이외에 자각적 이명과는 다른 임상양상을 보이는 타각적 이명을 진단하기 위해 추가적으로 시행될 수 있는 다양한 검사와 그 대상 질환의 특징에 대해 기술하고자 한다.

본론

I. 타각적 이명의 종류 진단법

타각적 이명은 크게 혈관성 이명, 근육기원성 이명, 개방성 이관에 의한 이명으로 구분된다.[1,2] 각 분류에 따라 진단의 열쇠가 될 수 있는 특징적인 소견과 유용한 검사가 다를 수 있으므로 각 질환의 특성을 잘 이해하고 이를 환자에게 적절하게 적용하는 것이 필요하다.

1. 혈관성 이명 Vascular Tinnitus

혈관성 이명은 귀 주변의 큰 동맥 혹은 정맥 혈류의 흐름을 다양한 원인에 의해 환자 자신이 직접 듣게 되는 경우이다. 비교적 흔한 혈관성 이명으로는 정맥성 잡음*venous hum*, 주로 젊은 여성에게서 뚜렷한 뇌병변 없이 발생하는 양성 두개내압상승*benign intracranial hypertension*, 고실하부로 돌출된 고위 경정맥구*high jugular bulb* 등이 있고, 그 외에 동정맥 기형*arteriovenous malformation*, 귀 혹은 측두골 부위의 외상 후 발생하는 동정맥루*arteriovenous fistula*, 중이강 혹은 측두골 부위에 발생한 사구체종*glomus tumor*, 경동맥 협착 등에서 비정상적으로 증가된 혈류량 혹은 흐름이 원인이 될 수 있다. 따라서 다양한 원인을 찾아내기 위한 적절한 병력 청취와 검사가 필요할 수 있다(Table 19-1).[1~11]

혈관성 이명의 대표적 증상은 박동성 이명*pulsatile tinnitus*이다. 대부분에서 환자가 "욱

Table 19-1 Diagnostic approach for subjective tinnitus

	혈관성 이명	근육기원성 이명		개방성 이관
		구개근경련성	중이근경련성	
증상	웅웅웅~ 단속성 박동성 이명 심장 뛰는 소리	딱딱딱 단속성의 클릭음	부스럭, 딸가닥, 두두둑, 드르륵 큰 소리 노출과 관련	본인의 목소리나 숨소리가 자신에게 크게 들림
History taking	Correlation with heart beat Underlying diseases or accompanying symptoms : Pregnancy, Anemia, Hyperthyroidism, Hypertension, Trauma, Headache, Dizziness, Visual disturbance, Nausea, Vomiting, etc			갑작스런 체중 감량 여부, 만성 소모성 질환의 동반 여부, 피임약의 복용 여부
P/Ex	V/S (BP, Pulse) Otoscopic exam: middle ear, EAC Auscultation of EAC, periauricular & neck area Head turning test Light digital pressure on neck	Otoscopic exam: motion of tympanic membrane. Endoscopic exam: oral cavity, nasopharynx	Otoscopic exam: motion of tympanic membrane. Toynbee tube	Otoscopic exam : motion of tympanic membrane. Toynbee tube Nasopharyngeal endoscopic exam : E-tube orifice
Lab study	Anemia w/u Hyperlipidemia Thyroid function test (TFT) BUN/Cr			
Audiology	PTA, Speech, Tympanogram, ABR, Tinnitogram	Tympanogram	Tympanogram: Irregular multiple spikes or perturbation Acoustic reflex decay test: Abnormal perturbation Static compliance: Irregular spikes	Tympanogram
Imaging	Transcranial doppler sonogram (TCDS) CT MRI/MRA Angiography			
Others		Electromyography (EMG)		

욱욱" 혹은 "심장 뛰는 소리가 들려요"라고 표현하게 되는 단속성의 박동성 이명은 혈관성 이명 환자들이 가장 많이 호소하는 증상이며, 실제 심장 박동수와 비교적 잘 일치하는 양상을 나타낸다.[11] 환자들에게 자신의 맥박과 일치하는지 이명의 박자를 확인하게끔 하는 것도 혈관성 이명의 진단에 도움을 준다. 또한 자세한 병력 청취를 통해 심박출량이 증가할 만한 전신적 질환인 임신, 빈혈, 갑상선 기능 항진증, 외상 여부 등을 확인해야 한다. 또한 양성 두개내압상승을 의심할 만한 두통이나 어지럼, 구역, 구토, 시각 장애 등과 같은 증상의 동반 여부를 확인해보는 것도 필요하다.[1,2,5]

이학적 검사에서는 반드시 고혈압 동반 여부를 확인하기 위해 맥박과 혈압을 측정해야 하며, 중이강 내 종물 여부를 이경 검사를 통해 관찰하고, 외이도나 이개 전 후부 및 경부의 청진을 통해 혈류의 와류 현상이 들리는지 진찰해야 하며, 경정맥 압박에 의한 이명 양상의 변화 여부를 관찰해야 한다.[12]

실험실 검사는 빈혈, 고지혈증, 갑상선 기능검사 및 고혈압과 관련 있는 BUN/Cr 검사 등이 필요하다. 청력검사로는 순음청력검사, 어음청력검사, 고막운동성검사, 청성뇌간유발반응검사 및 이명도 검사를 시행하여 혈관성 이명으로 인한 난청 동반 여부를 확인해야 한다.[2,5,9,10]

혈관성 이명의 병변을 찾고 감별하기 위한 영상학적 검사로는 경두개 도플러 초음파검사*transcranial doppler sonogram, TCDS*, CT, MRI, MRA 등의 검사를 시행할 수 있다. 또한 경정맥의 결찰 부위를 선정하거나 동정맥루 등의 진단 및 치료 목적으로 코일*coil*삽입술 등을 시행하기 위한 혈관 조영술을 시행할 수도 있다(Figure 19-2).[8,13]

1) 혈관성 종양 Vascular Neoplasm

사구체종은 박동성 이명과 혈관성 고막*vascular tympanic membrane*(Figure 19-3)을 보이는

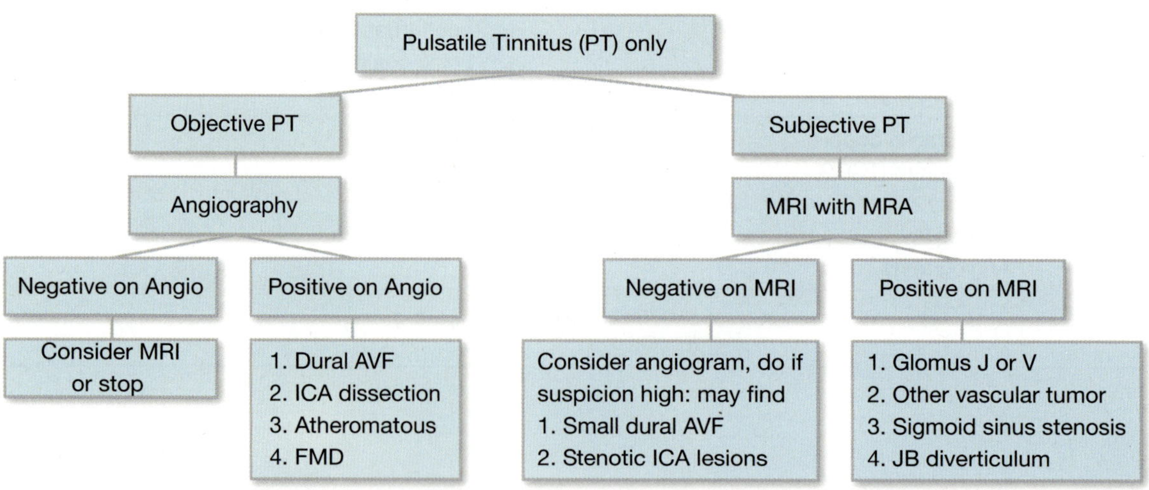

Figure 19-2 Imaging study algorithm in Pulsatile Tinnitus[13]

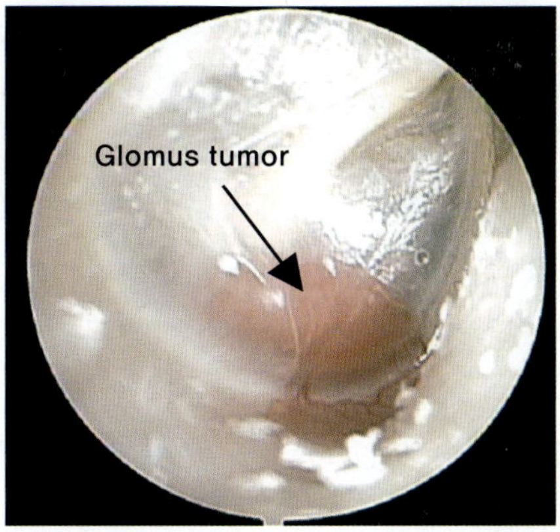

Figure 19-3 Vascular tympanic membrane association with Glomus tumor

가장 흔한 종양이다. 고실 사구종*glomus tympanicum*과 경정맥고실 부신경절종*jugulotympanicum paraganglioma*이 중이 내에 가장 흔하며 측두골 내에서 청신경초종*acoustic schwannoma* 다음으로 많다. 사구체종이 경정맥공*jugular foramen*과 고실을 동시에 침범한 경우는 경정맥고실 사구종*glomus jugulotympanicum*이라고 한다(Figure 19-4). 다발성은 3~26%에서 나타나고, 약 26%가 가족력을 보이며, 보통 중년 여성에서 주로 발견된다. 혈관성 종양에 의한 이명은 경부 압박, 두위 변화, 체위 변화, Valsalva법에 영향을 받지 않는데, 이것은 정맥성 잡음과의 감별점이다. 또한, 통기이경으로 가압할 때 고막이 창백해지는 Brown 징후가 관찰될 수 있으나, 이는 중이 하벽의 골결손에 의한 고위 경정맥구 등에서도 관찰될 수 있으

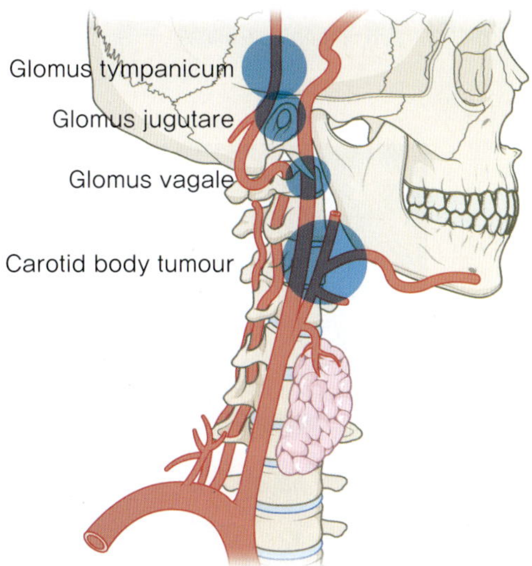

Figure 19-4 Classification according to location of paraganglioma (glomus tumor)

므로 둘을 감별할 필요가 있다.[13~15] 고실 사구종은 Jacobson 하고실 신경관 또는 Arnold 유양돌기소관 *inferior tympanic canaliculus nerve of Jacobson or mastoid canaliculus nerve of Arnold* 에서 기원하며 와우갑각 *cochlear promontory* 을 침범하므로, 경정맥사구종 혹은 경정맥고실사구종이 발견되면 목동맥 갈림 *carotid bifurcation* 부위까지 검사하여 다른 곳에도 있는지 확인하여야 한다. CT에서 고실 혹은 경동맥 부위에서 사구체종이 진단되면 심부 연조직 침범 유무와 주변의 주요 신경혈관 구조물과의 관계를 알기 위해 MRI를 실시한다. T1 강조영상 MRA *Enhanced T1 MRA image* 에서 작은 부신경절종의 조영 증강 소견을 확인할 수 있으며, 종양이 클 경우 특징적인 소금-후추가루 모양를 보인다. 수술 전 혈관조영술을 실시해야 하는데, 그 목적으로는 1) 수술자를 위한 혈관도로지도 *vascular road map* 를 그리기 위해서이고, 2) 뇌의 측부 동정맥 순환 *collateral arterial and venous circulation* 을 확인하고, 3) 다른 다발성 종양을 찾고, 4) 필요할 경우 수술전 색전술 *embolization* 을 하기 위해서다(Figure 19-5).

이 외에도 혈관종 *hemangioma*, 수막종 *meningioma*, 선종성 종양 *adenomatous tumor*, 다른 부위 종양의 혈관성 전이 등이 측두골 내에 발생 가능하므로, 이런 종양성 병변들을 감별하기 위한 CT 혹은 MRI 같은 영상학적 검사가 필요하다.

2) 동정맥 기형 Arteriovenous Malformation, AVM

동정맥 기형 중 후두동맥 *occipital artery* 과 횡정맥동 *transverse venous sinus* 사이의 기형이 가장 많으며, 그 외에도 경동맥과 해면정맥동 *cavernous venous sinus* 사이의 누공이 이명을 많이 유발한다. 이때의 이명도 심장 박동과 일치하며, 임신 중에 갑자기 동정맥 기형의 크기가 커져 이명의 강도가 돌발적으로 강해질 수 있다. 특히 동정맥 기형에 의해 이명뿐 아니라 두경부의 비대칭, 피부변색, 치아 흔들림과 급격한 출혈이 주기적으로 나타날 수 있다. 50%의 환자에서 안저의 울혈유두 *papilledema* 와 두통 등 뇌압상승 징후가 나타난다.[7] 이 외에도

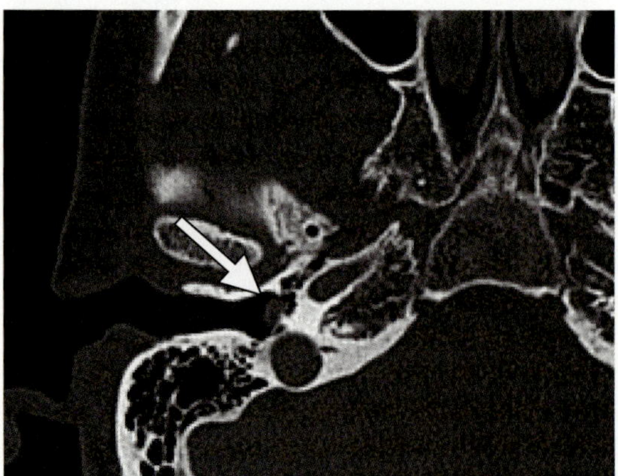

Figure 19-5 Glomus tympanicum. Axial CT images shows a soft tissue opacity in the middle ear, along the cochlear promontory (arrow).

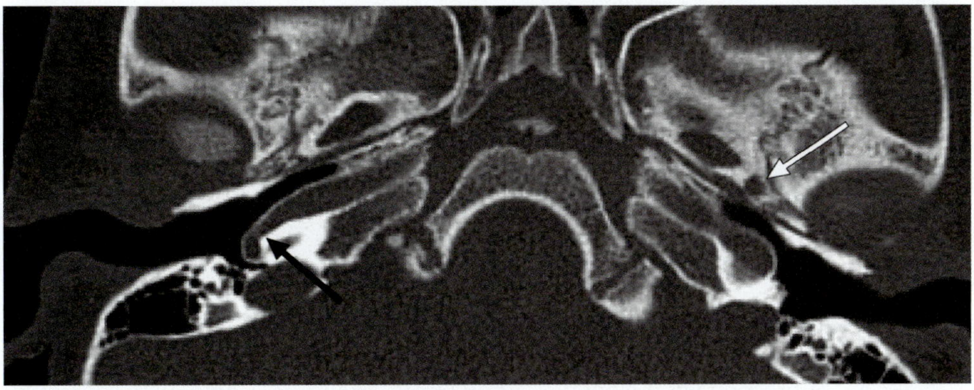

Figure 19-6 Axial CT scan of temporal bone shows right tympanic mass which is connected to the right internal carotid artery (black arrow). The bony carotid canal is intact. The left foramen spinosum is normal (white arrow), but the right foramen spinosum is absent.[16]

내경동맥이상 *aberrant internal carotid artery, ICA*, 연속성 등골동맥 *persistent stapedial artery, PSA*, 목정맥 팽대 변이 *jugular bulb variants* 등이 박동성 이명의 원인이 되기도 한다.[1,13]

내경동맥이상은 태생기동안 경부 내경동맥 *cervical ICA* 이 퇴화되면서 상대적으로 커진 경동맥고실동맥 *caroticotympanicum artery* 과 커진 하고실 동맥 *inferior tympanic artery* 이 문합하여 생긴 것으로, 부신경절종과 유사한 혈관성 후고실 종양으로 보일 수 있다. 고해상도 컴퓨터단층촬영 *high resolution computed tomography, HRCT* 에서 특징적으로 내경동맥이 커진 고실신경관 *tympanic canaliculus* 을 통하여 고실로 들어간다. 혈관조영술의 소견이 특징적이지만 진단을 위해 반드시 필요한 것은 아니며, MRI는 진단에 도움을 주지 못하므로 일반적으로 MRA를 통해 진단을 내린다(Figure 19-6).[16]

연속성 등골동맥은 드물게 관찰되는 혈관 기형으로 내경동맥이상과 동반되기도 한다. CT에서 특징적으로 극공 *foramen spinosum* 이 없고 숟가락돌기 *cochleariform process* 에 인접한 안면신경관의 고실분절 *tympanic segment* 의 근위부가 커져 있다(Figure 19-7).[16]

목정맥 팽대 변이는 다양한 종류가 있지만, 그중 비교적 흔한 것은 비대칭성 경정맥구 비대 *asymmetrical large jugular bulb*, 고위 경정맥구 *high jugular bulb without or with dehiscence* 와 경정맥구 게실 *jugular bulb diverticulum* 을 들 수 있다. 이 중 비대칭성 경정맥 팽대비대는 흔한 혈관성 변이로, CT에서 경정맥구멍 *jugular foramen* 이 커지지만 경정맥가시 *jugular spine* 와 모든 피질 경계는 잘 유지되어 있다. 크기가 큰 고위 경정맥구는 경정맥구멍을 확장시키지만, 뼈 경계는 잘 유지된다(Figure 19-8). 열개성 경정맥구 *dehiscent jugular bulb* 는 혈관성 고막으로 나타날 수 있으며 CT의 관상면 *coronal view* 에서 경정맥구 부위 뼈의 열개가 있으며 이것이 중이 종양과 연속되어 있는 것으로 보여진다. MRI에서는 거대 고위 정맥구 소견은 확인할 수 있으나 뼈의 열개 여부는 확인할 수 없다. 단지 MRI의 관상면에서 측방 분지 혹은 측방 투영되는 것으로 추측할 수 있다. 경정맥구 게실은 CT나 MRI에서 경정맥구가 머리

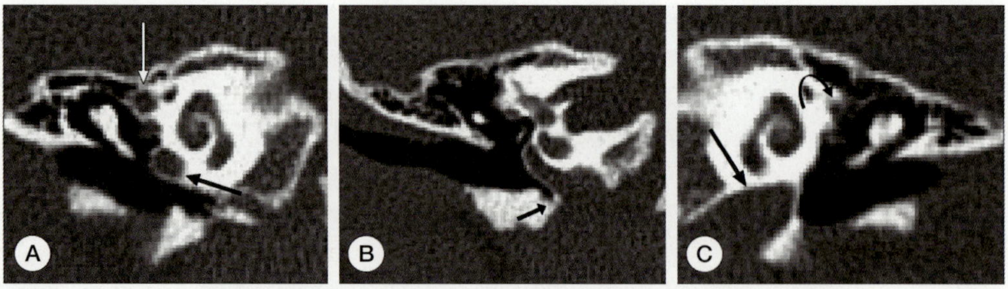

Figure 19-7 A : Coronal CT scan shows the ICA in the right middle ear cavity (black arrow). The soft tissue at the tympanic segment of the facial nerve is prominent because of presence of a stapedial artery (white arrow). B : Coronal CT scan at level of vestibule shows the entrance of the aberrant ICA into the right middle ear (black arrow). C : Coronal CT scan shows the left ICA in normal position below the cochlea (black arrow). The tympanic segment of facial nerve is normal in size (curved arrow).[16]

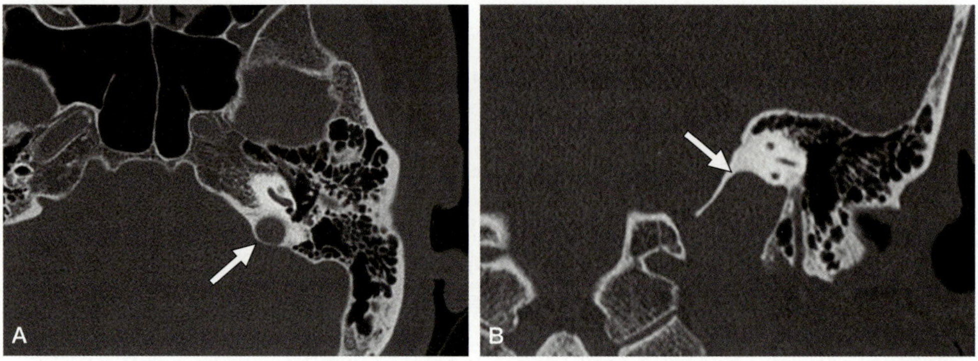

Figure 19-8 High jugular bulb

쪽 방향으로 손가락 모양의 돌출을 하는 경우에 진단할 수 있으며, 이 경우 고막은 정상 소견을 보인다(Figure 19-9).[17]

후천적으로 외상 혹은 혈관 경화 등에 의해서도 동정맥 기형이 발생할 수 있다. 이런 경우 HRCT나 MRI에서는 정상으로 보이는 경우가 흔하므로 객관적인 박동성 이명과 정상 고막 소견을 보이면서 후천적인 혈관 병변이 의심되면 혈관조영술을 우선적으로 시행하여야 한다. 경막 동정맥기형 *dural AVM* 은 후천적인 혈관 병변 중 가장 흔한 박동성 이명의 원인이며, 자연적 혹은 외상의 합병증으로 발생하며, 횡정맥동 *transverse sinus* 주변에서 40세 이상 여성에서 호발하는 것으로 알려져 있다(Figure 19-10).[18] 그 외에 죽상경화증 *atherosclerosis*, 섬유근육이형성증 *fibromuscular dysplasia*, 동맥염 *arteritis* 등에 의해서 발생한 협착성 혈관 질환에 의한 이명일 경우, 협착된 혈관 주변에서 잡음 *bruit* 을 들을 수도 있다. 드물게 추체내경동맥 *petrous ICA* 의 동맥류 *aneurysm* 가 박동성 이명의 원인이 될 수 있는데,

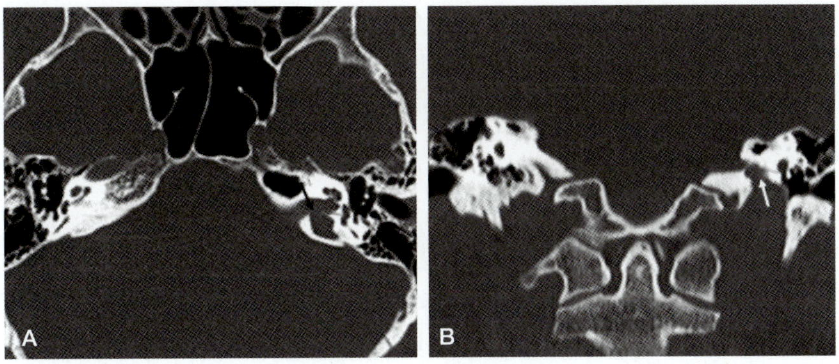

Figure 19-9 Computed tomography (CT) of temporal bone reveals a jugular bulb diverticulum (JBD) and erosion of the internal auditory canal (IAC) on the left side. A: Axial CT image shows the eroded posterior wall of the left IAC (black arrow). B: Coronal CT image shows JBD extending to the left IAC (white arrow).[17]

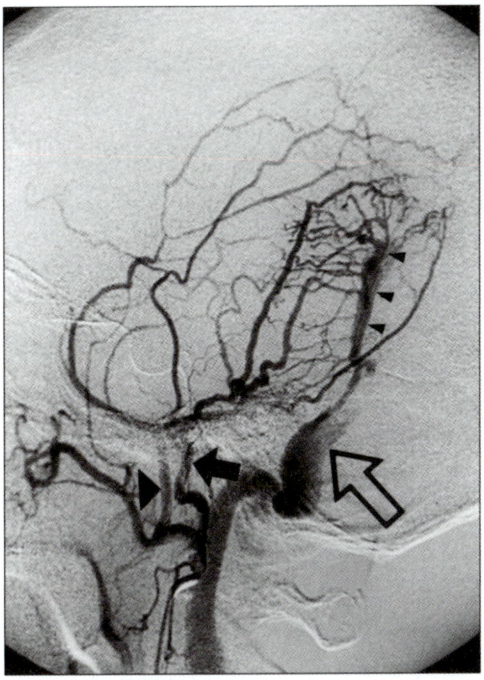

Figure 19-10 Left external carotid angiography before embolization demonstrates a dural arteriovenous fistula fed by branches of left superficial temporal artery (black arrow) and middle meningeal artery (large arrow head) drained into sigmoid sinus (blank arrow) via ectatic meningeal vein (small arrow heads).[18]

경동맥판*carotid plate*에 미란이 생길 경우 혈관성 고막 형태로 관찰될 수 있다. 이러한 후천적인 원인이 의심이 될 경우 혈관조영술이 가장 좋은 진단적 검사이며, 때로는 MRA에서 발견이 되는 경우도 있다.

3) 정맥성 잡음 Venous Hum

정맥성 잡음은 정맥의 소용돌이가 경부에서 감지되는 것으로, 대부분 심박출량의 증가와 관련이 있으므로 정상인의 약 52%에서도 나타난다.[6,7] 주로 제2경추의 횡돌기가 경정맥을 압박하여 경동맥의 맥박이 경정맥에 전달될 때 혹은 S자 정맥동이나 경정맥 내 섬유 조직이나 혈관벽 내 유동 혈류*laminar blood flow*가 일으키는 진동 혹은 와류를 이명으로 느끼게 된다.[7~10] 또한 전신적 질환 중 고혈압, 고지혈증, 갑상선 기능 항진증, 임신, 빈혈 등에 의해 심박출량이 증가할 때 경동맥과 경정맥으로의 혈류량이 함께 증가되면서 혈관성 이명을 느낄 수 있다. 혹은 동정맥 기형에서 뇌압상승에 의해 정맥혈류가 증가하면 정맥성 잡음으로 인해 이명이 발생할 수 있다.[7] 그 외에도 국소적으로는 중이염 등으로 중이강 내 액체 저류가 있을 경우 중이 근처의 혈관에서 발생하는 이명을 들을 수도 있다.

정맥성 잡음으로 인한 이명의 진단은 전경부*anterior cervical portion*를 가볍게 누르면 이명이 소실되고, 머리를 건측으로 돌리면 환측에 상대적으로 압박이 가해져 혈류가 감소되면서 이명의 강도가 감소하게 되며, 반대로 환측으로 돌리면 혈류가 증가하여 이명이 증가하는 양상을 보인다. 그 외에 Valsalva법과 호기 시에는 정맥혈류가 감소하므로 이명이 약해지고, 흡기 시에는 증가한다.[1,2,9,15]

4) 기타

이 외에도 만성적인 중이강 내 염증과 이로 인한 출혈에 의해 발생하는 콜레스테롤육아종*cholesterol granuloma*에서도 박동성 이명이 동반될 수 있으며, 혈관성 후고실 종양 형태로 관찰될 수 있으므로 부신경절종과 구별이 안 될 수 있다. 콜레스테롤육아종은 MRI에서 콜레스테롤과 아급성 출혈에 의해 T1 강조영상에서 고신호강도로 관찰된다.[2,13]

또한 양성 두개내압상승에 의해서도 박동성 이명이 발생할 수 있으므로, 환자의 병력상 어지럼, 구역, 구토, 시각 장애 등과 같은 증상이 동반될 경우 이를 확인해보는 것도 필요하다.

2. 근육기원성 이명 Muscle Origin Tinnitus

근육기원성 이명은 귀 주변 혹은 내부의 근육 수축 시 발생하는 소리를 듣게 되는 증상으로, 일반적으로 구개근경련에 의한 이명과 중이근경련에 의한 이명이 대표적이다.[19~24] 심박동수보다 빈도가 높아 분당 60~200회이며, 운동할 때에도 특별한 변화가 없고, 주로 젊은 사람에서 호발한다. 근육기원성 이명의 발생 기전은 아직까지 정확히 알려져 있지 않다. 제안되는 병인으로 혈관성, 감염성, 종양성, 외상성, 탈수초성 등의 원인으로 뇌간에 병변이 생겨 비정상적인 신경신호가 발생하여 근육의 수축을 일으킬 수 있고, 특별한 병변 없이 특발성으로도 불수의적인 근육 수축이 발생할 수 있다고 알려져 있다.[21~24]

1) 구개근경련성 이명 Palatal myoclonus tinnitus

구개근경련성 이명의 경우 불수의적 혹은 수의적 구개근경련으로 인해 발생하며, 병인으로는 뇌졸중이나 외상, 종양, 다발성 경화증, 퇴행성 뇌질환, 뇌염 등에 의해 연구개나 인후부 혹은 기타 새궁 *branchial arch* 기원 구조물의 불수의적 운동에 의해서 발생하는 것으로 추측된다. 퇴행성 질환으로는 하올리브핵을 포함한 길랑-모라렛 삼각구역의 비후성 퇴행이 뇌간 발진기 역할을 하여 구개근경련을 유발한다는 주장이 있으며, 일부 원인을 알 수 없는 경우를 본태성으로 따로 구분하기도 한다.[1, 23, 24]

구개근경련성 이명은 "딱딱딱"으로 표현되는 단속성의 클릭음이 가장 대표적인 증상이다. 증상을 나타내는 구개근경련이 경우는 동반된 뇌병변이나 질환에 따른 신경학적 증상이 동반되면서 구개근경련을 보일 수 있으나, 본태성 구개근경련의 증상은 다른 신경학적 증상이나 증후 없이 귀에서 들리는 클릭음만을 호소하며 내원하는 경우가 흔하다.[19, 20]

진단을 위해서는 토인비튜브 *Toynbee tube* 를 이용하여 조용한 곳에서 환자의 귀에서 들리는 클릭음을 직접 들어보고, 환자의 구개와 구강저, 인두부 등을 관찰하여 경련을 확인하며, 내시경을 이용하여 비인강과 연구개의 경련 여부를 관찰한다. 특히 환자에 따라서 입을 벌리고 구개근경련을 관찰할 경우 근경련이 억제되어 관찰이 안 되는 경우도 있으므로, 병력상 의심되는 환자에서 내시경 검사는 필수적이다. 청각학적 검사로는 임피던스 검사를 시행해 보는데 정상 소견을 나타내는 경우가 더 흔하며, 경우에 따라 최대 순응도에서 톱니 형태의 파형을 관찰할 수도 있다.[1, 2, 23] 일부에서는 근전도 검사를 시행하여 구개근의 비정상적인 전기적 활동을 확인할 수 있으며, 검사와 함께 근전도 유도 하에 치료적 보톡스 주사를 시행할 수도 있다(Figure 19-11).[27]

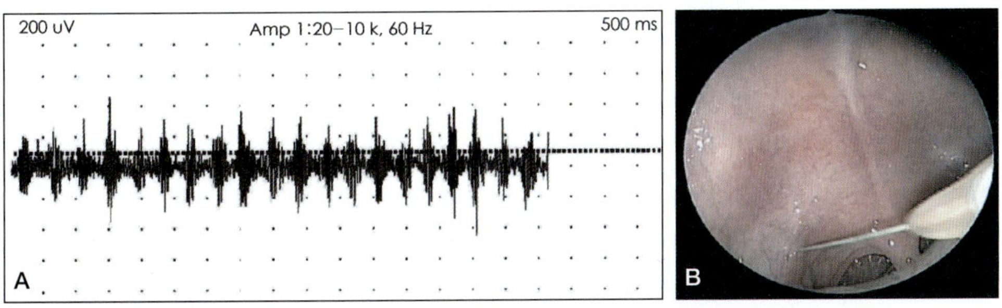

Figure 19-11 Palatal myoclonic tinnitus. (A) The pre-injection electromyogram of the the tensor veli palatini muscle showed the bursts of electrical activity with different frequencies and amplitudes. (B) Botulinum toxin injection to the tensor veli palatini muscle was accomplished through an EMG-guided external approach.[27]

2) 중이근경련성 이명 Middle Ear Myoclonus Tinnitus

중이근경련성 이명은 대부분 중이 내 위치하는 고실긴장근과 등골근의 불수의적인 수축에 의해 발생한다. 중이근경련성 이명의 경우 고실 긴장근이나 등골근의 수축 소음이 이소골을 통해 내이로 직접 전달되거나 중이근수축으로 인한 고막의 진동이 와우 마이크로폰 전위를 변화시켜 이명을 유발할 수 있다는 추측이 있다.[25~27]

중이근경련성 이명은 "부스럭", "딸가닥", "두두둑", "드르륵" 등으로 주로 표현되는 이명이며, 흔히 큰소리 노출과 증상 발생 사이의 관련성을 나타낸다.[20]

진단을 위해서 현미경하 이경 검사 혹은 이내시경 검사를 통해 고막의 후상부가 움직이는 것을 관찰하는 것이 유용하고, 환자가 호소하는 이명과 일치하는지를 살펴보아야 한다. 고막운동성검사에서 박동이 관찰될 수도 있으며, 등골근반사피로 검사에서 기저부 위로 상승 소견이 보일 경우 고막의 움직임이 있는 것으로 판단할 수 있다.[20, 26, 28, 32]

3. 개방성 이관 Patulous Eustachian Tube

개방성 이관은 이관 연골부 내에서 조직의 양이 감소되어 침을 삼키거나 하품을 할 때만 열려야 하는 이관이 항상 열려있는 상태를 말하며, 이로 인해 자신의 목소리나 숨소리가 자신에게 크게 울려 들리는 자가강청 *autophony* 을 호소하게 된다. 이러한 증상은 누우면 호전되고, 머리를 앞으로 기울이면 이명이 없어지기도 한다.[16] 이러한 증상은 외부 소리가 아닌 자신의 신체에서 발생하는 소리를 듣는 현상으로 설명되어 타각적 이명으로 분류된다. 흔히 체중 감소, 만성 소모성 질환, 임신, 피임약 사용 등과 관련되어 구개범장근 *tensor veli palatini muscle* 이 계속적으로 이완되어 발생하며, 특히 비인강암 환자에서 방사선치료 후 호발한다.[33~37]

개방성 이관으로 인해 자신의 목소리가 울려 들리면서 호흡음을 듣게 되어 대화에 방해를 받는 환자들의 경우 병력 청취를 통해 자가강청, 이충만감, 자신의 호흡음이 크게 울려서 들리는 형상 등을 확인할 수 있다. 갑작스런 체중 감량 여부, 만성 소모성 질환의 동반 여부, 피임약의 복용 여부 등과 같은 원인 인자를 찾는 병력 청취가 진단과 치료에 도움을 준다.[1, 34]

신체 검진에서는 현미경하에서 환자를 앉은 자세로 한쪽 코를 막고서 숨을 크게 들이쉬고 내쉬게 할 때 고막의 내, 외측 움직임을 관찰하여 확진할 수 있으며, 토인비튜브를 꽂고 /m/, /n/ 등과 같은 유성음을 내게 할 때 검사자의 귀에 크게 이들 유성음이 울려 들리는 형상을 관찰하는 것도 도움이 된다. 이관 입구부의 개방 여부를 확인하기 위해 비인강 내시경 검사를 시행할 수 있으며, 고막운동성 검사를 시행하면서 숨을 들이쉬었다 내쉬는 동작을 반복하게 하고 이때 고막운동성 검사상의 동요 *perturbation* 를 확인하는 것도 진단적 방법이다.[1, 20, 28, 32]

결론

타각적 이명, 즉 체성 소리는 청신경로에서 발생하는 자각적 이명인 감각신경성 이명과는 뚜렷이 다른 임상 양상과 특성을 나타낸다. 따라서 자세하고 정확한 병력 청취를 통해 가능성이 있는 진단을 염두에 두고, 설문지와 청각학적 검사 이외에 추가적인 영상학적, 내시경 검사, 근전도 검사 등의 다양한 진단적 검사를 시도해볼 수 있다.

참고문헌

1. 이명. 전경명. 개정판 대한이비인후과학 두경부외과학. 대한이비인후과학회편. 일조각 938-950. 2009.
2. 타각적 이명. 체성소리의 이해. 박시내. 경희이명세미나 59-71. 2010.
3. Esmaili AA, Renton J. A review of tinnitus. Aust J Gen Pract. 2018 Apr;47(4):205-208.
4. Levine RA, Abel M, Cheng H. CNS somatosensory-auditory interations elicit or modulate tinnitus. Exp Brain Res. 2003;153:643-648.
5. Levine RA, Nam EC, Oron Y, Melcher JR. Evidence for a tinnitus subgroup responsive to somatosensory based treatment modalities. Prog Brain Res. 2007;166:195-207.
6. Chandler JR. Diagnosis and cure of venous hum tinnitus. Laryngoscope. 1983;93:892-895.
7. Levine SB, Snow JB. Pulsatile tinnitus. Laryngoscope. 1987;97:401-406.
8. Park SN, Park KH, Lim SJ, Yeo SW. A case of pulsatile tinnitus with high jugular bulb treated by ligation of internal jugular vein. Korean J otorhinolaryngol-Head and Neck Surg. 2007;50(12):1152-1156.
9. Curforth R, Wiseman J, Sutherland RD. Genesis of cervical venous hum. Am Heart J.1970;80:488-492.
10. Glandville JD, Coles RRA. A family with high tonal objective tinnitus. J Laryngol. 1971;85:1-10.
11. Sila CA, Furlan AJ, Little JR. Pulsatile tinnitus. Stroke. 1987;18:252-256. Figure 19-18 Tympanogram finding of the patulous Eustachian tube.24 It can be documented by tympanogram in accordance with forceful respiration which shows severe and irregular perturbation.
12. Coles RRA. Tinnitus. In: Kerr AG, ed. Scott-Brown's Otolaryngology, 6th ed. London: Butterworth-Heinemann, 1997, pp.1-34.
13. Tinnitus Basic and Clinical Management. 이명환자의 영상진단. 윤은경. 대한이과학회 31-36. 1999.
14. Chon KM, Goh EK, Lee IW, et al. Intracranial and Inner Ear Diseases Discovered during the Management of Tinnitus. J Clin Otolaryngol. 2002;13:56-64.
15. Jastrboff PJ, Gray WC, Mattox DE. Tinnitus and Hyperacusis. In: Cummings CW, Flint PW, Haughey BH, et al, eds. Otolaryngology: Head and Neck Surgery, 4th ed. St Louis: Mosby Year Book, 2005, pp. 2832-2847.
16. Lee SH, Yoon SW, Choi SH, Jeong HM. One Case of Persistent Stapedial Artery Combined with Aberrant Internal Carotid Artery. Korean J Otolaryngol 2006;49:561-4
17. Park JH, Son SB, Hong HP, Lee HS. A Case of Jugular Bulb Diverticulum Invading the

Internal Auditory Canal Korean J Audiol 2012;16:39-42

18. Na AS, Kim HD, Cho YB, Yoon W. A Case of Dural Arteriovenous Fistula with Multitudinous Feeders Treated by Transvenous Embolization. Korean J Otolaryngol 2003;46:444-7
19. Park SN, Park KH, Lee DH, Yeo SW. A case of palatal myoclonus tinnitus treated with botulinum toxin injection. Korean J Otolaryngol. 2005;48:1177-1180.
20. Park SN, Nam IC, Shin JH, Yeo SW. A case of objective tinnitus due to middle ear myoclonus treated by surgical therapy. 2007;50:73-75.
21. Golz A, Fradis M, Netzer A, Ridder GJ, Westerman ST, Joachims HZ. Bilateral tinnitus due to middle ear myoclonus. Int Tinnitus J. 2003;9:52-55.
22. Deuschl G, Mischke G, Schenck E, Schulte-Monting J, Lucking CH. Symptomatic and essential rhythmic palatal myoclonus. Brain. 1990;113:1645-1672.
23. Vieregge P, Klein C, Gehrking E, kortke D, Kompf D. The diagnosis of "essential palatal tremor". Neurology. 1997;49:248-249.
24. Badia L, Parikh A, Brooks GB. Management of middle ear myoclonus. J Laryngol Otol. 1994;108:380-382.
25. Schleuning AJK Jr. Tinnitus. In: Bailey BJ, Calhoun KJ, Kohut RI, et al, eds. Head and Neck Surgery: Otolaryngology, 2nd ed. Philadelphia: Lippincott-Raven, 1998, pp.2199-2206.
26. Zipfel TE, Kaza SR, Greene JS. Middle ear myoclonus. J Laryngol Otol. 2000;114:207-209.
27. Jung KH, Baek MJ, Kim YW, Jo GY. A Child of Palatal Myoclonus Tinnitus Treated with Intraoral Injection of Botulinum Toxin. Korean J Otorhinolaryngol-Head Neck Surg 2012;55:530-4
28. Park SN. Objective Tinnitus. Hanyang Med Rev. 2016;36:99-108.
29. Golz A, Fradis M, Martzu D, Netzer A, Joachims HZ. Stapedius muscle myoclonus. Ann Otol Rhinol Laryngol. 2003;112(6):522-524.
30. Watanabe I, Kumagami H, Tsuda Y. Tinnitus due to abnormal contraction of stapedial muscle. Otorhinolaryngol. 1974;36:217-226.
31. Marchiando A, Per-Lee JH, Jackson RT. Tinnitus due to idiopathic stapedial muscle spasm, Ear Nose Throat J. 1983;62:8-13.
32. Bluestone CD. Management of the abnormally patulous Eustachian tube. In: Myers EN, Bluestone CD, Brackman DE, et al., eds. Advances in Otolaryngology-Head and Neck Surgery. 12. St. Lpuis, MO: Mosby, Inc., 1998:205-234.
33. O'connor AF, Shea JJ. Autophony and the patulous Eustachian tube. Laryngoscope. 1981;91:1427-1435.
34. Pulec JL, Simonton KM. Abnormal patency of the Eustachian tube: report on 41 cases. Laryngoscope. 1964;74:267-271.
35. Suehs O. The abnormally open Eustachian tube. Laryngoscope. 1960;70:1418-1426.
36. Lyons GD, Melancon BB, Kearby NL, Zimny M. The ontological aspects of palatal myoclonus. Laryngoscope. 1976;86:930-936.
37. Poe DS, Abou-Halawa A, Abdel-Razek O. Analysis of the dysfunctional Eustachian tube by video endoscopy. Otol Neurotol. 2001;22:590-595

PART V

Management of Tinnitus

CHAPTER 20

Vascular Tinnitus

가톨릭의대 김동기

서론

박동성 이명은 두개강 내, 혹은 두경부의 혈관이나 그와 관계된 구조물에서 와우로 전달되는 이명으로, 이명의 발생하는 부위에 따라 정맥성, 혹은 동맥성 이명으로 나눠볼 수 있다. 박동성 이명은 간혹 뇌동맥류나 경막의 동정맥루 같은 심각한 질환의 첫 증상으로 나타날 수 있으므로 다른 종류의 이명에 비해 좀 더 진단이나 치료에 신중을 기해야 할 필요가 있다. 이번 장에서는 박동성 이명을 동맥성과 정맥성 이명으로 크게 분류하고 각 원인에 따른 치료법을 소개하도록 하겠다.

본론

I. 박동성 이명의 원인 및 빈도

동맥성 이명과 정맥성 이명은 이학적 검사를 통해 구분하여 접근할 수 있다. 이명이 있는 쪽의 내경정맥을 눌러보거나, 고개를 이명이 없는 쪽으로 돌려보았을 때 이명이 줄어들거나 사라지는지 보고 이명이 사라지거나 줄어든다면 정맥에서 기원한 박동성 이명으로 생각할 수 있다.

동맥성 이명의 원인으로는 뇌경막이나, 두개저, 경부의 동정맥루 혹은 동정맥 기형,[1~3] 경동맥이나 쇄골하 동맥의 죽상 경화증,[4,5] 경정맥공이나 중이강의 사구체종[6,7] 등이 흔하게 보고되고 있고 그 밖에 aberrant carotid artery, 빈혈이나 갑상선 기능 항진 등 전신적 원인에 의한 심박출량의 증가, 경동맥 박리, 고혈압 등이 보고 되고 있다.[8] 정맥성 이명의 원인으로는 benign intracranial hypertension,[6] 고위경정맥구,[9,10] 가로 혹은 S상 정맥동의 협착 혹은 aneurysm,[11] 비정상적인 유양동 도출정맥[12] 등이 보고되고 있다.

보고자에 따라 차이가 있지만, 정맥성 이명의 빈도가 더 흔하여 2015년 국내에서 57명의 박동성 이명에 대해 보고한 바에 따르면 27명의 고위 경정맥구, 10명의 정맥 잡음, 1명의 benign intracranial hypertension의 환자가 정맥성 이명에 해당하고 전체 67%를 차지하였다.[10] 같은 논문에서 동맥성 이명의 원인으로는 뇌경막의 동정맥루, 경동맥의 죽상경화증, 뇌동맥류, aberrant carotid artery, 고실 사구체종을 보고하였고, 그중 뇌경막의 동정맥루가 5례로 가장 흔하였다.[10] 외국의 보고에서는 정맥성 이명의 원인 중, benign intracranial hypertension이 흔하게 보고되고 있다.[6] 15년간 145명의 박동성 이명을 분석한 Sismanis의 보고에 따르면 benign intracranial hypertension이 56명으로 가장 흔했고 이어서 경동맥의 죽상 경화증, 사구체종 순으로 보고하였다.[6]

II. 박동성 이명의 치료

1. 동맥성 이명의 치료

동맥성 이명 중 두개 내 혈관 이상, 즉 동정맥루 혹은 동정맥 기형, 동맥류 같은 질환은 대부분 신경외과에서 치료가 이뤄지게 되므로 이비인후과 의사의 역할은 진단에 국한되게 된다. 다만 이러한 질환의 빈도가 높지 않지만 질환을 제대로 진단하지 못 할 경우, 환자에게 뇌출혈과 같은 심각한 결과를 초래하므로 반드시 감별 진단으로 염두에 두어야 할 질환이다. 동정맥루와 동맥류에 대해서는 사례를 통해 치료를 소개하고자 한다.

고실 사구종양이나 경정맥 사구종양은 고막 내에서 혈관성 종괴를 관찰하고 측두골 CT를 시행하여 진단할 수 있고 종양의 범위와 침범 정도에 따라 수술을 시행하게 된다. 수술의 종류와 치료법은 이번 장의 주제에서 벗어나므로 상세히 다루지 않기로 한다. 경동맥의 죽상경화증은 경동맥이 70% 이상 아주 좁아진 경우, 경동맥내막절제술이나 스텐트 시술을 할 수 있다.[13] 경동맥 박리가 원인인 경우 혈전에 의한 색전을 예방하기 위해 항응고제 치료를 시작하고 경우에 따라 스텐트를 이용한 시술을 하기도 한다.[14] 그 밖에 aberrant carotid artery는 대부분 치료 없이 지켜보는 것이 일반적이다.

1) 뇌경막의 동정맥루

사례

54세 남자 환자로 10달 전부터 시작된 우측 박동성 이명을 주소로 내원하였다. 환자의 우측에서 "쉬익", "삐익" 하는 양상으로 이명을 호소하였으며 이학적 검사상 양측 고막 내에는 특이소견을 보이지 않았다. 우측 경부를 눌러 보았을 때 이명은 감소하지 않아 동맥에 의한 혈관성 이명을 의심하였고 우측 유양돌기 부위를 청진 시 혈관성 잡음이 청취되어 뇌경막의 동정맥루가 의심되었으며, 시행한 두부 자기공명혈관조영술에서(Figure 20-1)와 같이 동정맥루가 관찰되었다. 이후 환자는 신경외과에서 뇌혈관조영술을 통해 S상 정맥동으로 유입되는 동정맥루를 확인하고 코일 색전술을 시행하

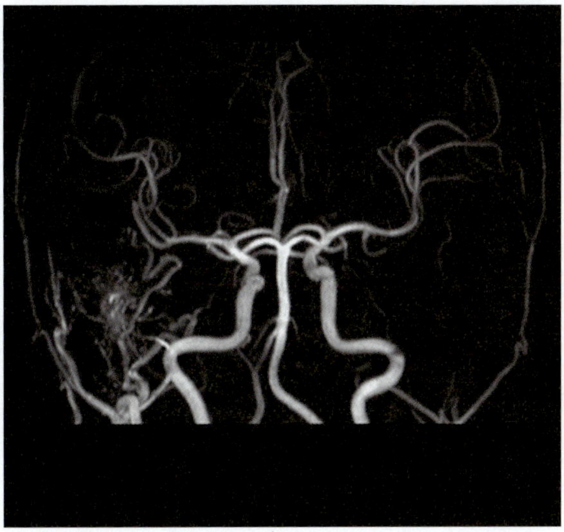

Figure 20-1 우측 뇌경막 동정맥루의 자기공명혈관조영술 사진. 조영제 주입 후 arterial phase에서 우측 뇌경막의 정맥들과 S상 정맥동이 조영되고 있음

였고(Figure 20-2), 환자의 혈관성 이명은 소실되었다.

동정맥루는 동맥성 이명의 원인으로 비교적 흔하게 관찰되는 데 진행 정도에 따라 몇 가지 형태로 나뉜다. 가장 중요한 것은 cortical vein으로 역류가 시작되면 뇌출혈의 가능성이 급격하게 증가하므로 반드시 치료가 필요하다는 점이다. 색전술이 가장 흔하게 사용되지만 수술이나 정위방사선수술*stereotactic radiosurgery*을 사용하기도 한다.

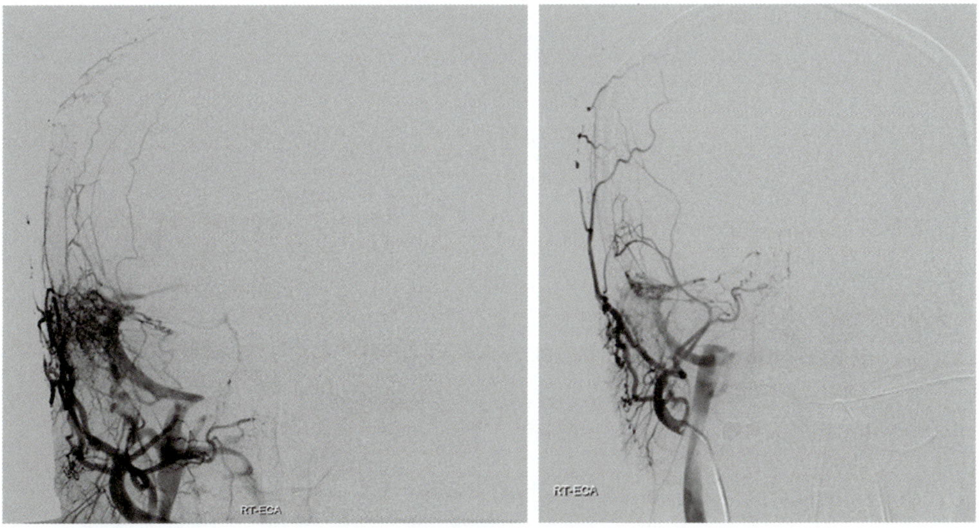

Figure 20-2 우측 외경동맥으로 뇌혈관조영술을 시행 시 S상 정맥동으로 유입되는 조영제를 확인할 수 있고(좌측), 코일 색전술 후 이러한 유입이 사라짐을 확인할 수 있음(우측)

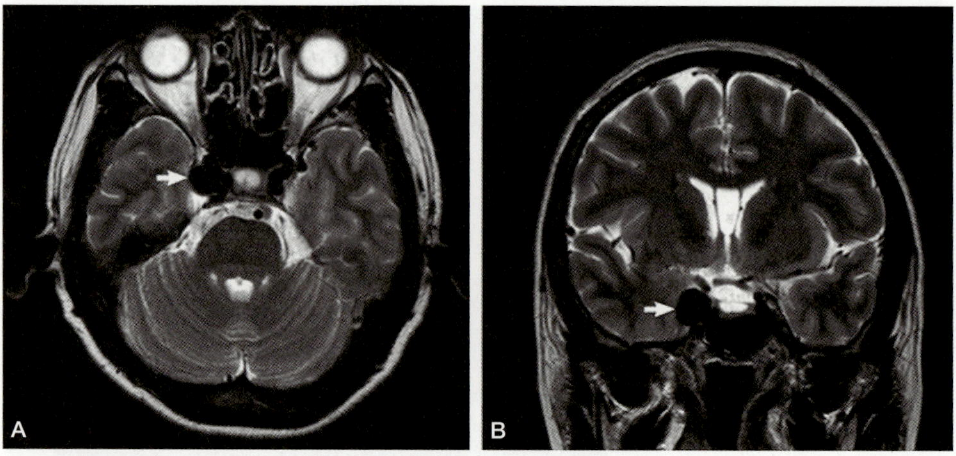

Figure 20-3 우측 내경동맥 paraclinoid region에서 1.4 cm의 signal void가 보임(CEO Vol. 5, No. 3: 170-172, September 2012, 박시내 교수님 논문)

2) 동맥류

사례

54세 여환으로 우측의 수년간 지속되는 혈관성 이명을 주소로 내원하였다. 고혈압으로 치료 중이었고 이학적 검사상 고막에는 특이 소견을 보이지 않았으며 경부나 유양돌기 부위에서 잡음은 청취되지 않았지만 경부 압박 시에도 이명은 줄어들지 않아 동맥성 이명으로 의심되었다. 두부 내 혈관 이상을 검사하기 위해 자기공명촬영을 시행하였고 우측 내경동맥 paraclinoid region에서 1.4 cm의 동맥류가 관찰되었다(Figure 20-3). 이후 신경외과에서 코일 색전술을 시행하였고 이명은 완전히 소실되었다(Figure 20-4).

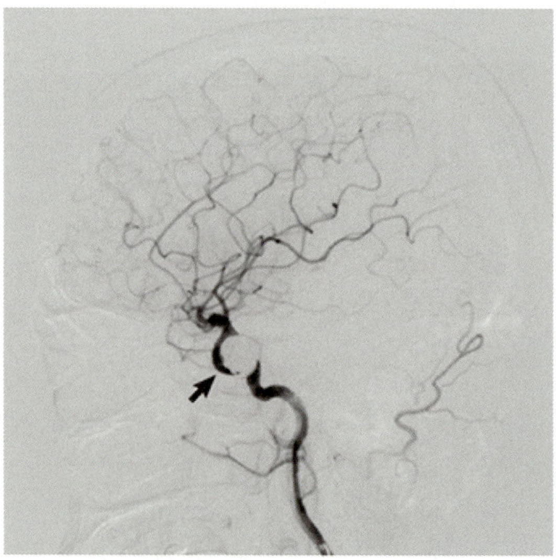

Figure 20-4 우측 내경동맥 paraclinoid region의 동맥류의 코일 색전술 후 모습(CEO Vol. 5, No. 3: 170-172, September 2012, 박시내 교수 논문)

2. 정맥성 이명의 치료

정맥성 이명의 경우 그 빈도가 동맥성 이명에 비해 높지만 대부분 심각한 질환으로 이어지지 않아 추적관찰하는 경우가 많고, 동반된 고혈압이나 빈혈 등이 있는 경우에는 이에 대한 치료를 병행한다. 다만 환자가 증상을 심하게 호소하며 견디기 어려워할 때, 간헐적으로 수술적 치료가 이뤄지고 있다.

고위 경정맥구의 경우 과거 경정맥의 결찰법 등이 소개되었으나 이명의 치료 성적이 일정치 않고 수술에 따른 합병증을 감안하여 최근에는 잘 이뤄지지 않고 있다.[15] 12명의 정맥성 이명에서 경정맥 결찰을 보고한 최근의 보고에 따르면 4명(33%)의 환자에서 전혀 이명의 감소나 변화가 이뤄지지 않았다.[16] 최근 경외이도 접근을 통해 고실 내로 노출된 고위 경정맥구를 hydroxyapatite 시멘트를 비롯한 여러 재료로 덮어주는 수술법들이 보고되고 있으며 좋은 치료 성적을 보이고 있다.[17] 다만 이런 보고들은 아직 작은 수의 증례 보고 수준에 머물고 있어 추가적인 검증이 필요한 상황이다.

S상 정맥동의 diverticulum에 대한 수술적 치료들이 최근 소개되고 있는데, 송재진 등[18]에 소개된 sinus wall resurfacing법은 diverticulum 내에 형성된 혈류의 와류를 줄여 이명을 감소시키기 위해 제안되었고 좋은 치료 성적과 낮은 합병증을 보여주었다(Figure 20-5).

최근 S상 정맥동에서 기원한 정맥성 이명에 대한 메타분석을 보면 139명의 환자에서 sinus wall resurfacing법은 91.4 %의 환자에 사용되어, 이명의 완전 소실 73%, 부분 소실 14%, 변화 없음 13%의 결과를 보였고, 3.5%의 재발률을 보였다.[19]

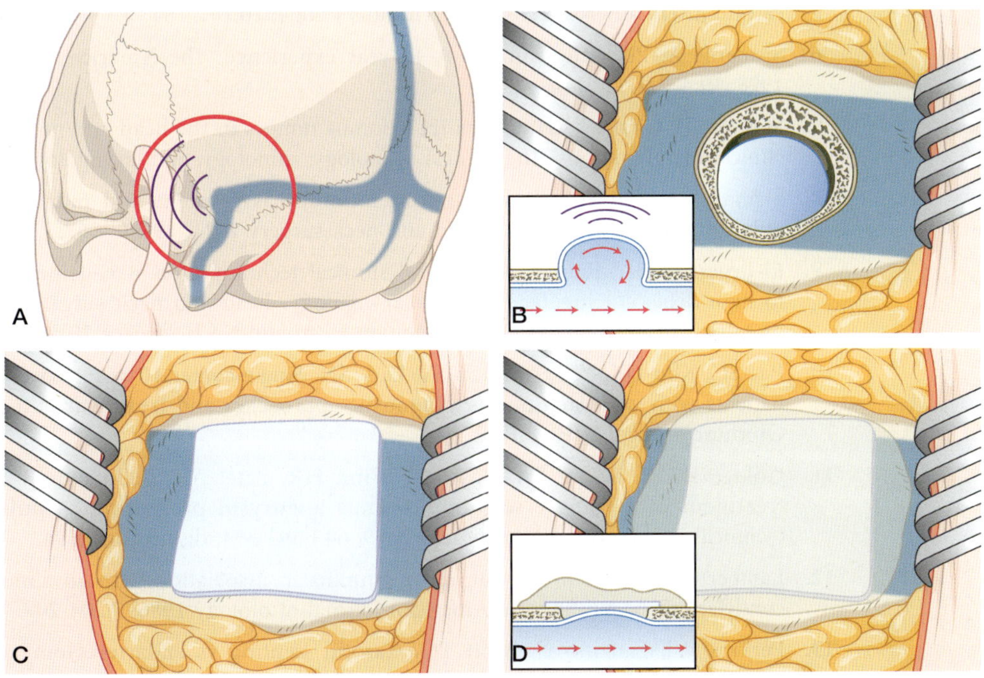

Figure 20-5 Sinus wall resurfacing법. Diverticulum 내에 형성된 와류를 줄여 이명을 감소시킨다.

결론

마지막으로 benign intracranial hypertension은 혈관성 이명의 원인으로 외국의 보고와 국내의 보고에서 유병률이 많이 차이가 나는 질환으로 국내에서는 유병률이 낮게 보고되고 있다.[10] 먼저 동반된 고혈압, 당뇨 등을 치료를 같이 시행하고 가장 중요한 것은 비만의 교정으로 비만의 감소 만으로도 박동성 이명이 줄어들었다는 보고도 있다.[20] 심한 경우 두개 내 압을 낮추기 위해 acetazolamide를 투여하기도 하며, 경우에 따라 요추지주막하복강단락술 *lumbar-peritoneal shunt* 을 시행하기도 한다.[6]

참고문헌

1. Bink A, Berkefeld J, Kraus L, Senft C, Ziemann U, du Mesnil de Rochemont R. Long-term outcome in patients treated for benign dural arteriovenous fistulas of the posterior fossa. Neuroradiology 2011; 53:493-500.
2. Woo HJ, Song SY, Kim YD, Bai CH. Arteriovenous malformation of the external ear: a case report. Auris, nasus, larynx 2008; 35:556-558.
3. Mahmood A, Malik GM. Dural arteriovenous malformations of the skull base. Neurological research 2003; 25:860-864.
4. Nishikawa M, Handa H, Hirai Oet al. Intolerable pulse-synchronous tinnitus caused by occlusion of the contralateral common carotid artery. A successful treatment by aorto-carotid bypass surgery. Acta neurochirurgica 1989; 101:80-83.
5. Daneshi A, Hadizadeh H, Mahmoudian S, Sahebjam S, Jalesi A. Pulsatile tinnitus and carotid artery atherosclerosis. Int Tinnitus J 2004; 10:161-164.
6. Sismanis A. Pulsatile tinnitus. A 15-year experience. The American journal of otology 1998; 19:472-477.
7. Spector GJ, Ciralsky RH, Ogura JH. Glomus tumors in the head and neck: III. Analysis of clinical manifestations. The Annals of otology, rhinology, and laryngology 1975; 84:73-79.
8. Sismanis A. Pulsatile tinnitus: contemporary assessment and management. Current opinion in otolaryngology & head and neck surgery 2011; 19:348-357.
9. El-Begermy MA, Rabie AN. A novel surgical technique for management of tinnitus due to high dehiscent jugular bulb. Otolaryngology--head and neck surgery : official journal of American Academy of Otolaryngology-Head and Neck Surgery 2010; 142:576-581.
10. Bae SC, Kim DK, Yeo SW, Park SY, Park SN. Single-center 10-year experience in treating patients with vascular tinnitus: diagnostic approaches and treatment outcomes. Clin Exp Otorhinolaryngol 2015; 8:7-12.
11. Gologorsky Y, Meyer SA, Post AF, Winn HR, Patel AB, Bederson JB. Novel surgical treatment of a transverse-sigmoid sinus aneurysm presenting as pulsatile tinnitus: technical case report. Neurosurgery 2009; 64:E393-394; discussion E394.
12. Lambert PR, Cantrell RW. Objective tinnitus in association with an abnormal posterior condylar emissary vein. The American journal of otology 1986; 7:204-207.
13. Perkins WJ, Lanzino G, Brott TG. Carotid stenting vs endarterectomy: new results in perspective. Mayo Clinic proceedings 2010; 85:1101-1108.

14. Selim M, Caplan LR. Carotid Artery Dissection. Current treatment options in cardiovascular medicine 2004; 6:249-253.

15. Jackler RK, Brackmann DE, Sismanis A. A warning on venous ligation for pulsatile tinnitus. Otology & neurotology : official publication of the American Otological Society, American Neurotology Society [and] European Academy of Otology and Neurotology 2001; 22:427-428.

16. Jin L, Wang Y. Management of venous pulsatile tinnitus with normal otoscopic findings. Ear, nose, & throat journal 2015; 94:386-392.

17. DeHart AN, Shaia WT, Coelho DH. Hydroxyapatite cement resurfacing the dehiscent jugular bulb: Novel treatment for pulsatile tinnitus. The Laryngoscope 2017.

18. Song JJ, Kim YJ, Kim SYet al. Sinus Wall Resurfacing for Patients With Temporal Bone Venous Sinus Diverticulum and Ipsilateral Pulsatile Tinnitus. Neurosurgery 2015; 77:709-717; discussion 717.

19. Wang AC, Nelson AN, Pino C, Svider PF, Hong RS, Chan E. Management of Sigmoid Sinus Associated Pulsatile Tinnitus: A Systematic Review of the Literature. Otology & neurotology : official publication of the American Otological Society, American Neurotology Society [and] European Academy of Otology and Neurotology 2017; 38:1390-1396.

20. Skau M, Sander B, Milea D, Jensen R. Disease activity in idiopathic intracranial hypertension: a 3-month follow-up study. Journal of neurology 2011; 258:277-283.

CHAPTER 21

Myoclonic Tinnitus

가톨릭의대 박시내 · 박정미

서론

근경련성 이명 *myoclonic tinnitus* 은 중이근 또는 구개근의 경련에 의해 발생하는 이명으로 소리를 직접 들을 수 있거나 이명의 원인이 되는 근육의 이상을 객관적으로 관찰할 수 있어 타각적 이명 *objective tinnitus* 혹은 체성소리 *somatosound* 로 구분되는 이명이다. 환자 자신만이 들을 수 있는 자각적 이명 *subjective tinnitus* 또는 감각신경성 이명 *sensorineural tinnitus* 과는 달리, 근경련성 이명은 다양한 방법에 의해 관찰되고 기록될 수 있어 혈관성 이명, 개방성 이관과 함께 대표적인 타각적 이명으로 구분되며, 크게 구개근경련성 이명 *palatal myoclonic tinnitus* 과 중이근경련성 이명 *middle ear myoclonic tinnitus* 으로 나눌 수 있다. 구개근경련성 이명은 이관 *Eustachian tube* 의 개폐에 관여하는 근육인 구개범장근 *tensor veli palatine muscle*, 구개거근 *levator veli palatini muscle*, 그리고 상인두수축근 *superior pharyngeal constrictor muscle* 등의 수의적 또는 불수의적인 수축에 의해 발생하며, 중이근경련성 이명은 고실긴장근 *tensor tympani muscle* 과 등골근 *stapedial muscle* 의 미세한 경련성 떨림에 의해 발생하는 것으로 알려져 있다. 근경련성 이명은 증상과 증후, 진단과 치료 방법이 기타 이명과 현저히 다르고, 높은 빈도로 완치될 수 있는 증상이므로 이비인후과 의사의 전문적인 진료 과정을 통해 조기 진단되고 치료되어야 한다. 본 논고를 통해 근경련성 이명에 대한 전문 지식, 진단적 접근법과 치료법을 최신 지견을 정리해보고자 하며, 감별 진단과 최신 치료 경향을 소개하고자 한다.

본론

I. 구개근경련성 이명

1. 병태생리

구개근경련성 이명은 크게 뇌간이나 소뇌의 질환에 의해 이차적으로 발생하는 증상성 구개근경련 *symptomatic palatal myoclonus* 과 특별한 기질적 원인이 없는 본태성 구개근경련 *essential palatal myoclonus* 으로 나뉘어진다.[1] 증상성 구개근경련은 뇌 내 dendate nucleus, red nucleus와 inferior olivary nuclei로 이루어져 있는 Guillian Mollaret triangle의 비후성 퇴행이 뇌간 진동자 *brainstem oscillator* 역할을 하여 발생하는 것으로 알려져 있으며,[2] 병변 위치에 따라 실조성 장애나 안구 경련 혹은 인두 경련 등의 증상이 동반될 수 있다. 증상성 구개근경련의 가장 흔한 원인은 뇌졸중이고, 이외에도 다발성 경화증, 전이성 종양, 연수공동증, 외상, 퇴행성 뇌질환, 뇌염 등의 질환에도 이차적으로 발생할 수 있다. 반면에 본태성 구개근경련은 원인이 될 수 있는 뇌의 병변 없이 단독으로 구개근경련이 발생하는 것으로, 다른 신경학적 증상이나 증후 없이 귀에서 들리는 클릭음 *clicky sound* 을 주증상으로 한다. 증상성 구개근경련은 중년 이후에서 흔하며 남자가 여자에 비해 2배 정도 흔히 발생하는 것으로 알려져 있는 반면, 본태성 구개근경련의 경우는 평균 20대에 발생하고 소아에서도 흔히 발생하며, 남녀 발생비는 동일하다고 알려져 있다.[2,3] 대개의 본태성 구개근경련은 치료받지 않아도 자발적으로 소실이 될 수 있으나, 일부에서는 적극적인 치료가 필요하다. 최근 저자들이 살펴본 연구 결과에서는 구개근경련성 이명 환자 45명의 평균 연령은 29.9세였고, 75% 이상이 30대 이전에 발생함을 확인할 수 있었다(Table 21-1, Figure 21-1).

2. 진단과 검사

1) 병력 청취 및 감별 진단

구개근경련성 이명의 진단을 위해서는 환자에 대한 철저한 병력 청취가 필수적이다. 수의적 습관에 의해 증상이 발생하는지를 문진하고 구개근경련을 발생시키는 원인 인자를 파악하여야 한다. 또한 중이근경련성 이명, 타자기 이명 *typewriter tinnitus*, 혈관성 이명 등에서 나타나는 이명 소리와 감별하기 위해 소리의 양상과 특성을 잘 살펴보아야 한다. 구개근경

Table 21-1 Demographic and Clinical Characteristics of Palatal Myoclonic Tinnitus (N = 45)

Age (years)	29.9 (SD17.01)
Male:Female	19:26
Duration of symptoms (month)	38.2
Site (Bilateral:Right:Left)	30:5:10

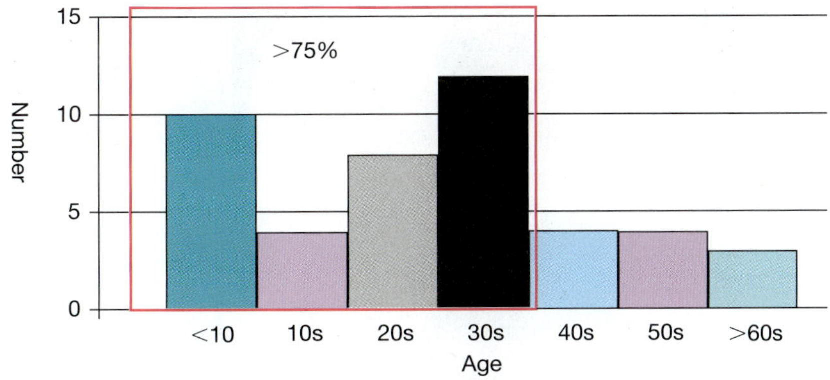

Figure 21-1 Age distribution of the patients with palatal myoclonic tinnitus (N = 45)

련성 이명은 비연속성의 "딱딱딱" 하는 클릭음을 주로 호소하며, 수의적 구개근경련성 이명의 경우 침을 삼키거나 구개에 환자가 힘을 줄 때 증상이 발생하고, 불수의적인 경우 수의적인 경우에 비해 박자가 빠른 경우가 많다. 구개근경련성 이명은 입을 열 때에 증상이 감소되거나 소실되는 경우가 많다고 알려져 있다.

2) 이학적 검사

우선 조용한 곳에서 환자의 귀와 검사자의 귀를 토인비 튜브로 연결하여 환자의 귀에서 들리는 "딱딱딱"하는 클릭음을 들어보는 것이 필수적이다. 그 다음으로 환자의 구개와 구강저, 인두 등을 관찰하여 근경련을 직접 확인하여야 하는데, 입을 벌리고 구개근경련을 관찰하는 경우 근경련이 억제되어 관찰이 잘 안될 수 있으므로 구개근경련성 이명이 의심되는 환자에게 구강을 통해 구개근경련이 관찰되지 않을 경우 반드시 비내시경을 이용하여 연구개의 리드미컬한 수축성 경련 여부를 확인해야 한다. 뇌병변에 의한 이차적 구개근경련성 이명을 감별하기 위해 신경학적 검사도 시행한다.

3) 청력검사

구개근경련성 이명 환자에서 청력검사는 동반된 중이근경련성 이명의 진단 및 자각적 이명의 동반 여부 등을 확인하기 위해 필요하다. 순음청력검사, 어음청력도검사, 이명도 검사와 함께 시행하는 임피던스 검사에서 중이근경련성 이명을 동반한 환자의 경우 불규칙적 파동*perturbation*이 고막운동성 검사나 등골근반사 검사 등에서 관찰될 수 있어 진단에 도움이 될 수 있다.[4]

4) 신경학적 검사

활동항진 상태의 구개근경련은 직접적으로 경련이 발생하는 탐지침을 구강 내로 위치시킨

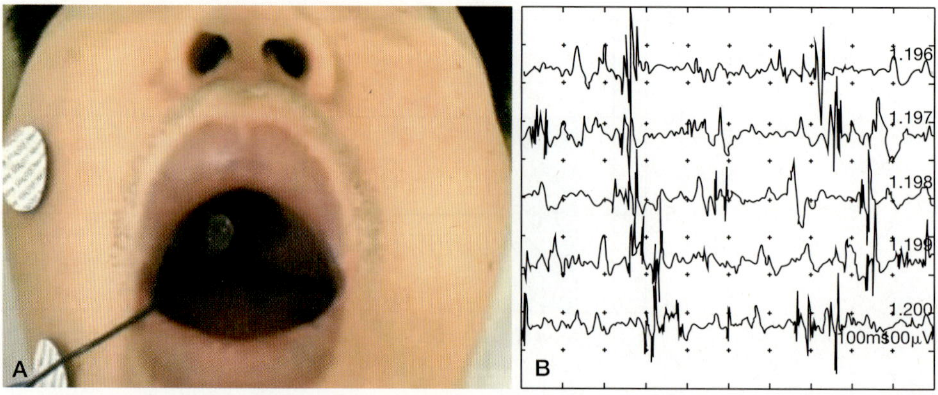

Figure 21-2 Electromyographic (EMG) study for palatal myocloinic tinnitus (A) and the result of EMG showing bursts of electrical activity with different frequencies and amplitudes (B)

후 근전도*electromyogram* 검사로도 확인할 수 있으며 검사와 동시에 보톡스 주사 치료를 할 수도 있다(Figure 21-2).

5) 영상의학적 검사

뇌병변, 특히 Guillian Mollaret triangle의 비후성 퇴행을 포함한 퇴행성 질환과 탈수초화 병변, 경색, 종양 등의 다양한 병변을 감별하기 위해 조절되지 않는 구개근경련성 이명 환자의 경우 뇌자기공명영상검사를 시행할 수 있다.

3. 치료

1) 행동요법

구개근경련성 이명이 수의적이고 습관적인 특발성으로 진단된 경우 원인 인자를 찾아 교정하고 구개근수축 또는 경련이 클릭음의 이명을 발생시킨다는 사실을 환자에게 인지시키고 이를 회피하도록 하는 행동 요법을 통해 증상을 호전시킬 수 있다.[5] 특히 소아의 경우 구강 내시경 검사를 통해 구개근수축과 관련됨을 보여주고, 증상을 유발하는 수의적 근수축을 하지 않도록 교육하는 행동요법을 통해 수개월 내 증상의 호전 또는 소실이 발생하는 경우가 많다.

2) 약물치료

뇌질환에 동반된 이차적 구개근경련성 이명이나 행동 요법만으로 치료가 어려운 특발성 구개근경련성 이명은 일차적으로 약물치료를 시행할 수 있는데, 근경련 움직임을 최소화할 수 있는 항경련제, 근이완제, 벤조티아제핀계, 바비튜레이트계 및 항콜린제제 등이 도움이 될 수 있다.[6] 그러나 이들 약제의 효과에 대한 임상 연구 결과의 보고가 미흡한 상태로 향후 추가적인 연구가 필요하며, 일반적으로 약물은 3개월까지 병용 투여해보고 증상 호전 시 감량하며 중단할 것을 권장한다.

3) 수술적 치료

이관폐쇄술,[2] 환기관삽입술[1] 등이 구개근경련성 이명의 치료 방법으로 소개된 바 있으나, 효과 면에서 논란의 여지가 많다. 원인이 되는 구개거근이나 구개범장근의 절단은 완치를 기대할 수는 있겠으나 매우 침습적인 치료이며, 심각한 이관 기능의 장애를 초래할 수도 있어 구개근경련성 이명에 대한 수술적 치료는 최근 흔히 권유되는 방법이 아니다.

4) 보툴리늄 독소 주사 치료

보존적 치료에 반응하지 않는 구개근경련성 이명의 경우 근전도유도*EMG-guided*를 통해서, 또는 내시경이나 육안으로 관찰하면서 심한 경련을 보이는 구개근을 찾아 보툴리늄 독소를 주사하여 치료할 수 있다. 일반적으로 연구개의 중심부에서 1~2 cm 떨어진 위치에 1~3 unit의 보툴리늄 독소를 주사하고, 그 외측으로 익돌구*pterygoid hamulus* 주변 이관 입구부 전하방에 1~3 unit을 주사하며, 보고에 따르면 주사 치료 후 보툴리늄 독소가 작용하는 3~4개월 동안 근마비 효과가 유지를 통해 이명 증상이 소실 또는 경감되는 것으로 알려져 있다. 보툴리늄 독소 주사 후 과비음과 구개인두부전, 이관개존증, 연하곤란증 등이 발생할 수 있고, 이들 증상의 정도가 일상에서 불편감을 초래할 수 있어 주사술 시행 전 충분한 설명과 동의가 필요하다. 그러나 이 같은 보톨리눔 주사 치료의 합병증은 수 주 내 환자에게 적응되어 불편감이 감소하는 경향을 보이며, 시간이 흐르면서 자연스럽게 완전 소실되는 것으로 알려져 있다.[7,8]

4. 증례

24세 여자 환자가 10년 전부터 발생한 양측 귀의 클릭음의 이명을 주소로 내원하였다. 환자의 이명은 "딸각", "딱딱" 하는 비연속성으로 표현되었으며, 주위가 조용할 때 심해지는 양상을 보이고 있었다. 환자는 본 증상으로 여러 개인의원과 병원을 찾았으나 특별한 진단을 받지 못하고 혈액순환개선제로 알려진 약제만 복용하였다고 하였으며 내원 당시 난청이나 어지럼, 이충만감, 이루 등의 다른 이 과적 증상은 호소하고 있지 않았다. 토인비 튜브를 이용하여 조용한 진료실에서 환자의 양측 귀를 청진한 결과 초당 1~2회 정도의 "딱딱" 하는 클릭음을 들을 수 있었다 구강 관찰을 통해 연구개 측부, 특히 구개범장근*tensor veli palatini muscle* 부위의 뚜렷한 근경련을 확인할 수 있었다. 비내시경 검사에서도 양측 이관 입구부 전 하방 근육의 불수의적 경련이 관찰되었고, 신경학적 검사에서는 특이 소견이 없었다. 환자의 전신상태를 살펴보기 위해 시행한 혈액학적 검사, 혈청학적 검사, 소변 검사 등에서 특이 소견은 발견되지 않았다. 청각학적 검사상 순음청력도에서는 양측 귀 모두

정상 범위를 보이고 있었고, 고실도 검사 및 등골근반사 검사에서도 양측 귀 모두 A형 및 파동이 관찰되지 않아 동반된 중이근경련은 없음을 확인하였다. 청성뇌간유발 반응 검사에서 파형의 이상소견이나 지연 등은 관찰되지 않았다. 불수의적 구개근경련성 이명으로 진단한 환자에게 근경련을 완화시킬 목적으로 우선 약물 치료를 시작하였다. 효과를 보일 수 있다고 알려진 약제들 중 근이완효과가 있는 GABA 동족체인 Baclofen (Baclofen®) 20 mg/일과 함께 항경련제인 Clonazepam® 1 mg/일 등의 약제를 약 3개월간 투여하며 증상의 변화를 관찰하였다. 초기 불안증상을 호전시킬 목적으로 alprazolam (0.5 mg/일)을 병용 투여하면서 경과를 관찰하였다. 약물 투여 후 환자는 이명 소리가 다소 줄었다고 보고하였으나, 이명으로 인한 불편감을 지속적으로 호소하였다. 뇌병변 동반 여부를 확인하기 위해 시행한 자기공명영상*MRI* 검사에서도 하올리브핵*inferior olivary nucleus*을 포함한 전체 뇌 실질의 퇴행성 혹은 혈관 질환, 종양 등의 이상 소견은 관찰되지 않았다. 이러한 검사결과를 바탕으로 환자는 본태성 구개근경련성 이명으로 진단되었다. 내원 4개월째까지 증상이 지속되어 보다 적극적인 치료로 약물투여를 중단하고 보툴리눔 독소 주사 치료법을 계획하였다. 환자의 구개근경련 부위가 명확하였기 때문에 근전도검사 없이 구강 내 접근법으로 양쪽 구개범장근 부위에 C. botulinum type A를 2 unit씩 투여한 후 midline에 가깝게 다시 양쪽으로 2 unit씩 총 8 unit의 보툴리눔 독소를 주사하였다(Figure 21-3). 주사 후 3일째부터 환자의 이명은 완전히 소실되었으며, 근육의 경련도 관찰할 수 없었으나 비음과 경도의 구개인두부전*velopharyngeal insufficiency*을 호소하였다. 주사 후 1달째 환자의 이명은 완전히 소실되었으며, 비음과 구개인두부전의 증상도 모두 사라졌다. 환자는 주사 후 4개월 무렵부터 간헐적으로 이명이 다시 들리기는 하였으나 그 강도가 현저히 감소되어 추가

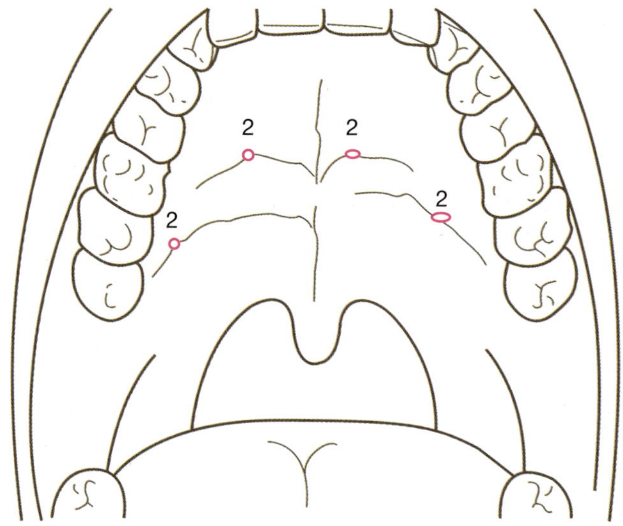

Figure 21-3 Injection sites and units of botulium toxin for palatal myoclonic tinnitus

적 보톡스 주사를 필요로 하지 않은 상태로 12개월이 지난 현재까지 추적 관찰 중이다.

II. 중이근 경련성 이명

1. 병태생리

중이근경련성 이명*middle ear myoclonic tinnitus*은 중이 내에 위치한 고실긴장근과 등골근의 반복적인 수축에 의해 발생하는 증상으로, 혈관성, 감염성, 종양성, 외상성, 탈수초성 병변이 뇌간에 생겨 발병하는 경우도 있으나, 대부분은 특발성으로 뚜렷한 원인 없이 발생한다고 알려져 있다.[9] 중이근경련 이명의 발생 기전 역시 뚜렷하지는 않으나 고실긴장근이나 등골근의 수축 소음이 이소골을 통해 내이로 전달되거나 중이근수축으로 인한 고막의 율동적인 진동이 고실 신경총*tympanic plexus*을 자극하거나를 와우 마이크로폰 전위를 변화시켜 유발될 수 있다고 보고되었다. 중이근경련성 이명 환자는 큰 소음이나 불안증에 의해 유발되는 이명을 호소하는 경우가 많으며, 고실긴장근의 근경련에 의한 경우에는 '두두둑' 하는 양상을, 등골근에 의한 경우에는 "지지직", "부스럭" 등의 양상을 보이는 것으로 보고된 바 있다.

저자들의 최근 중이근 경련성 이명 환자 150명의 임상 양상을 살펴본 결과 스트레스, 소음, 체성 조절이 흔한 증상 발생의 흔한 유발 인자임을 확인한 바 있고, 구개근경련성 이명이나 안검수축, 연하, 청각과민 등과 동반된 경우도 흔히 관찰되었다(Table 21-2).

2. 진단과 검사

1) 병력 청취 및 감별 진단

진단을 위해서는 환자에 대한 철저한 병력 청취가 필수적이며, 유발 인자와 이명의 소리

Table 21-2 Predisposing factors and accompanying symptoms of middle ear myoclonic tinnitus (N = 150)

Predisposing factors	
Stressful event	56/150 (37.3%)
Noise exposure	36/150 (24%)
Somatic modulation	25/150 (16.6%)
Accompanying symptoms	
Concomitant palatal myoclonus	21/150 (13.3%)
Eye closure/swallowing	12/150 (8%)
Subjective hyperacusis	48/109 (44.4%)

양상을 정확하게 파악하는 것이 중요하다. 주된 감별 진단 질환으로 구개근경련성 이명, 악관절 질환, 이관 개방증 및 혈관성 이명 등이 있다.[10,11] 또한 "톡톡톡톡", "다다다다" 등으로 표현되는 타자기 이명 *typewriter tinnitus* 과도 감별해야 하는데, 이 경우 이명 소리의 양상은 중이근경련성 이명과 비슷하나 그 발생 기전이 제8뇌신경의 미세혈관압박이므로 발작적인 어지럼과 함께 이명 증상이 수 초~수십 초간 나타나는 특성을 지닌다.

2) 이학적 검사

중이근경련성 이명은 작은 중이 근육의 움직임에 의해 발생하는 소리로 검사자가 직접 듣기는 어렵다. 그러나 환자가 소음자극, 체성 조절, 눈 깜빡임 등으로 증상을 유발할 수 있을 경우에는현미경하 이경 검사 혹은 이내시경 검사에서 고막의 후상부가 안팎으로 움직이는 것 *inward-and-outward or to-and-fro motion* 을 확인할 수 있어 진료실에서 확진이 가능하다(Figure 21-4A). 특히 소아의 경우 forceful eyelid closure syndrome에 동반하여 발생하는 경우가 흔해 눈을 깜빡이면서 고막을 이내시경으로 관찰하여 진단하는 과정이 필수적이다.[12] 동반된 구개근경련성 이명의 유무를 파악하고자 구강 진찰과 내시경 검사 등을 시행하여야 한다.

3) 청력검사

기본적인 청각검사와 함께 고막운동성검사에서 박동이 관찰될 수도 있으며(Figure 21-4B), 임피던스 검사 중 등골근반사 피로 검사 시 기저부 위로 상승소견이나 동요파형 *perturbation* 을 보이는 경우가 흔해 강한 소리자극을 통한 중이근경련을 확인하는 것이 진단에 도움을 준다(Figure 21-5).[10]

타자기 이명과의 감별을 위해 청성뇌간유발반응 검사를 시행하여 타자기 이명에서 흔

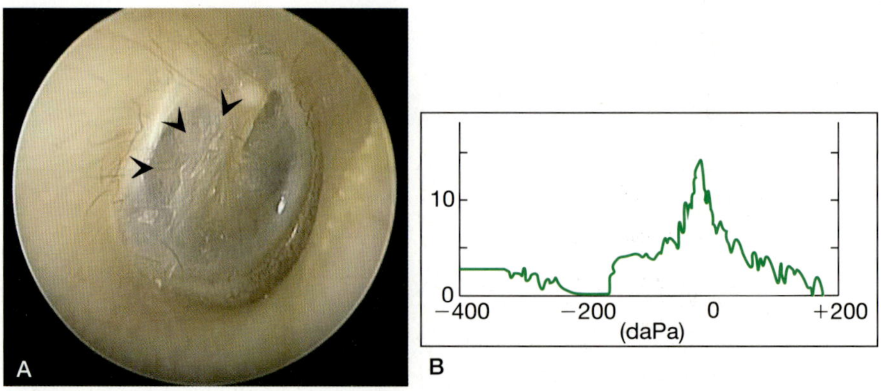

Figure 21-4 Inward-and-outward or to-and-fro motion in the otoendoscopic examination of the tympanic membrane (A, arrowheads) and/or irregular perturbations in the tympanogram (B) can be observed in the patients with middle ear myoclonic tinnitus.

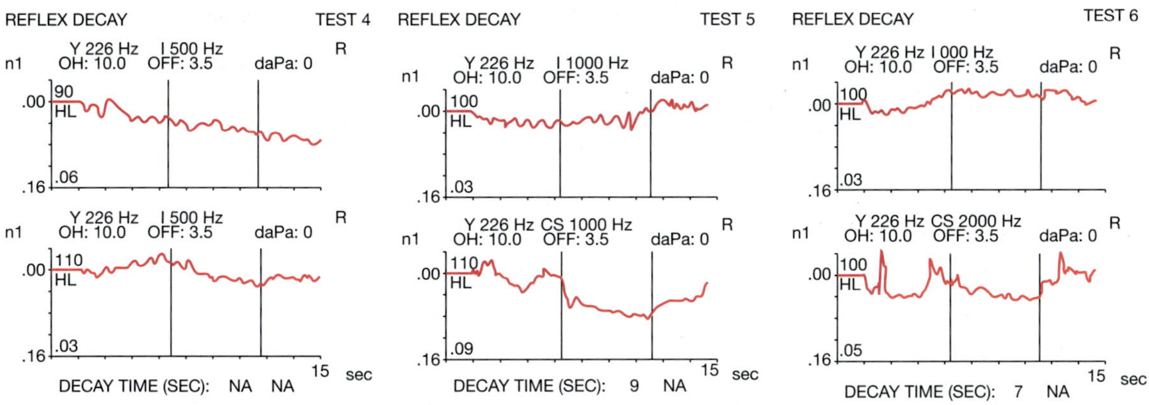

Figure 21-5 Severe perturbations were observed in the results of acoustic reflex decay test in a patient with middle ear myoclonic tinnitus.

히 관찰되는 I-III파의 지연이나 II파의 진폭 감소 등과 같은 이상 소견이 없음을 확인하는 것도 감별 진단에 도움이 된다.

4) 영상의학적 검사

약물에 반응하지 않아 침습적 치료를 고려하는 중이근경련성 이명 환자의 경우 뇌간과 뇌의 병변을 확인하고 타자기 이명과의 감별을 위해 뇌자기공명영상검사를 시행하는 것이 바람직하다.

3. 치료

1) 행동요법

소음, 스트레스, 체성 조절 등 추정되는 원인 인자를 피하도록 교육하고 눈깜빡임과 관련된 이명일 경우 행동 치료를 통한 교정이 증상 호전에 도움을 줄 수 있다. 이 밖에 최면요법, 정신치료, 침술, 이명차폐기를 이용한 치료법도 도움이 될 수 있다고 보고되었으나 치료 효과는 확실치 않다.[3,13]

2) 약물치료

진정제, 항경련제, 근육이완제를 투여할 경우 약 75% 환자들의 증상이 호전되는 것으로 보고되었으며, 완치 또한 기대해볼 수 있다.[10]

3) 수술적 치료

환기관 삽입술이 어느 정도의 고막 진동을 예방하고 근경련의 울림을 감소시킬 수 있다고 보고되었으나 그 효과가 뚜렷한 것은 아니다. 현재로서는 보존적 치료나 약물 치료에 반응하지 않는 중이근경련성 이명의 수술적 치료로는 중이근건 절제술*middle ear tendon resection*이 가장 효과적인 치료법으로 생각되고 있다. 중이근건 절제술은 전신마취 또는 국소마취로 가능하며, 외이도내 절개법으로 접근하여 비후된 중이 근육의 건을 미세수술 가위나 CO2 LASER 등을 이용하여 절제하는 방법이다(Figure 21-6). 저자는 3개월 이상의 약물치료에 반응하지 않는 중이근경련성 이명 환자에게 중이근건 절제술을 시행한 경우 90% 이상이 완치됨을 최근 문헌을 통해 보고한 바 있다.[10, 14]

4. 증례

44세 남자 환자가 약 7년 전부터 시작된 우측 귀의 이명을 주소로 내원하였다. 환자의 이명은 우측에 국한되어 있었으며, 큰소리에 노출될 때 '뚝뚝' 또는 '두두둑' 하는 양상으로 표현되었고, 이명의 소리와 함께 우측 귀 고막이 떨리는 듯한 느낌도 동반된다고 하였다. 환자는 최근 어린 자녀의 고함소리에 점차 이명이 심해져 일상생활에 많은 불편함을 호소하고 있었다. 내원 당시 난청이나 어지러움, 이충만감, 이루 등의 다른 이과적 증상은 전혀 호소하지 않았다. 이내시경을 이용하여 환자의 우측 고막은 정상이었으나, 귀 주변에서 박수를 치면서 큰 소리를 주었을 때 고막의 후방이 뚜렷이 움직이는 소견을 관찰할 수 있었다. 순음청력검사에서 회화음역대는 정상 소견을 청력을 보였고, 고막운동성검사에서 양측 귀 모두 A형을 보이고 있었고 뚜렷한 파동은 관찰되지 않았다. 청성뇌간유발반응검사도 정상 범위로 타자기 이명을 감별할 수 있었다. 환자의 이명을 객관적으로 기록해보고자 시행한 등골반사 피로*acoustic reflex decay* 검사에서 큰 동요파형*perturbation*이 소리자극 기간 동안 관찰되었다(Figure 21-5). 중이근경련에 의한 객관적 이명 진단하에 근이완제인 Baclofen® 20 mg/일과 항경련제인 Clonazepam® 1 mg/일 등의 약제를 투여하며 가능한 소음환경을

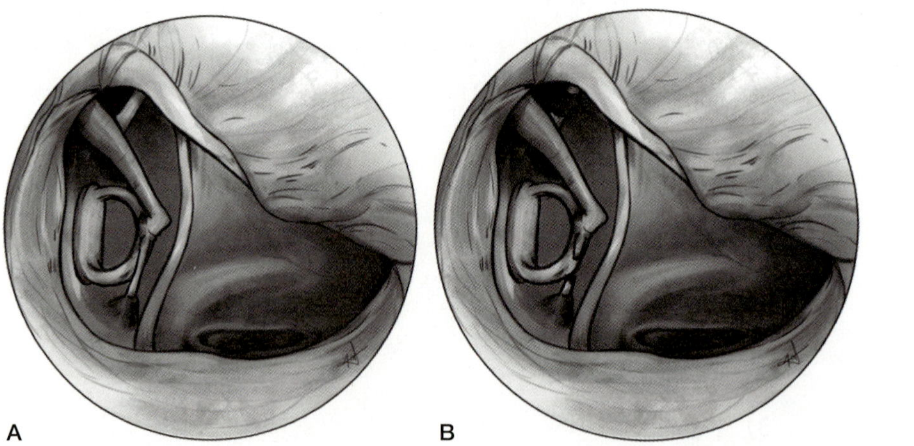

A B

Figure 21-6 Surgical illustrations showing middle ear tendons after the elevation of tympanomeatal flap (A) and the resected stapedial and tensor tympani tendons (B)[14]

회피하도록 지시하고 약 3개월간 치료하였으나 환자의 이명이 큰 변화를 보이지 않고 일상생활에서의 불편감이 너무 심해 우측 귀 중이근건의 수술적 절제를 계획하였다. 수술 전 중추신경성 질환을 감별하기 위해 시행한 뇌자기공명영상검사*MRI*는 정상 소견을 보였고, 신경과 진료상 신경학적 질환은 배제되었다. 수술은 국소마취하에 이개 내 접근법으로 고실외이도 피판을 박리하고 들어 올려 중이강을 노출시키고 중이 근육의 건을 확인한 후 매우 비후된 등골근과 고실긴장근건을 CO2 LASER를 이용하여 절제하였다. 수술 중 환자에게 큰 박수 소리를 들려주었을 때 이명 크기가 현저히 감소되었다고 하였고 수술 후 7일째 외래 시 환자는 이명이 완전히 소실되었다고 하였고, 수술 후 6개월까지의 추적 관찰 기간 동안 증상 재발 없이 수술적 치료에 만족하고 있다.

결론

구개근경련성 이명과 중이근경련성 이명으로 분류되는 근경련성 이명은 일반적인 감각신경성 이명과는 감별되어야 하며, 환자들이 호소하는 다양한 증상에 대한 자세한 병력 청취가 진단에 필수적이다. 근경련성 이명은 정확히 진단될 경우 행동요법만으로도 호전을 보일 수 있으며, 적절한 약물치료와 시술 또는 수술적 치료 등으로 완치를 기대할 수 있는 증상이므로, 이비인후과 의사의 적절하고 전문적인 진료 과정을 통해 반드시 치료되어야 할 것이다.

참고문헌

1. Kwee HL, Struben WH. Tinnitus and myoclonus. J Laryngol Otol 1972;86(3):237-41.
2. Deuschl G, Mischke G, Schenck E, Schulte-Monting J, Lucking CH. Symptomatic and essential rhythmic palatal myoclonus. Brain 1990;113:1645-72.
3. East CA, Hazell JW. The suppression of palatal (or intra-tympanic) myoclonus by tinnitus masking devices. A preliminary report. J Laryngol Otol 1987;101:1230-4.
4. Lyons GD, Melancon BB, Kearby NL, Zimny M. The ontological aspects of palatal myoclonus. Laryngoscpe 1976;86:930-6.
5. 이비인후과학: 두경부외과학. 개정판. 대한이비인후과학회:일조각;2009.
6. 이명-Current Opinion on Tinnitus. 대한이과학회:군자출판사;2011.
7. Park SN, Park KH, Lee DH, Yeo SW. A case of palatal myoclonus tinnitus treated with botolium toxin injection. Korean J Otolaryngol-Head Neck Surg 2005;48(9):1177-80.
8. Park SN, Park KH, Kim DH, Yeo SW. Palatal myoclonus associated with orofacial buccal dystonia. Clinical Exp Otorhinolaryngol 2012;1:44-8.
9. Pulec JL, Simonton KM. Palatal myoclonus: A report of two cases. Laryngoscope 1961;71:668-71.
10. Park SN, Bae SC, Lee GH, Song JN, Park KH, Jeon EJ, et al. Clinical characteristics and

therapeutic response of objective tinnitus due to middle ear myoclonus: a large case series. Laryngoscope 2013;123:2516-20.

11. Bhimrao SK, Masterson L, Baguley D. Systematic Review of Management Strategies for Middle Ear Myoclonus. Otolaryngology – Head and Neck Surgery 2012;146(5):698 – 706.

12. Park SN, Nam IC, Shin JH, Yeo SW. A Case of Objective Tinnitus due to Middle Ear Myoclonus Treated by Surgical Therapy. Korean J Otolaryngol 2007;50:73-5.

13. Badia L, Parikh A, Brookes GB. Management of middle ear myoclonus. J Laryngol Otol 1994;108(5):380-2.

14. Kim DK, Park JM, Han JJ, Chung YM, im JM, Park SY, Park SN. Long term effects of middle ear tendon resection on middle ear myoclonic tinnitus, hearing, and hyperacusis. Audiol Neurotol 2017;22:343 – 349.

CHAPTER 22

Management of Patulous Eustachian Tube

부산의대 공수근

서론

이관개방증 환자들의 증상은 일과성부터 일상생활에 지장이 큰 경우까지 다양하다. 임신 기간 중 발생한 일과성 증상은 출산 후 자연적으로 없어지는 경우도 있으며, 과도한 다이어트로 갑자기 체중이 감소한 경우는 체중이 회복되면서 증상이 사라질 수 있다. 이런 일과성 증상이 아닌 경우에는 환자의 사회적 활동에 현저한 장해를 초래하게 되는데 이런 경우는 적극적으로 치료를 시도해야 할 것이다. 여기에서는 현재까지 보고된 내과적, 외과적 치료방법에 대해 요약해서 정리하고자 한다.

본론

I. 내과적 치료

우선 환자에게 증상의 원인에 대한 충분한 설명으로 안심시켜야 할 것이다. 비강 국소 스테로이드제제, 코점막수축제 등의 약물치료를 하고 있다면 중지시켜야 한다. 약물치료로는 이관의 코인두 입구 점막의 부종을 일으키는 에스트로겐 제제인 Premarin 비액(25 mg Premarin + 30 mL 생리식염수 혼합액)을 하루에 3번 코에 점적할 수 있다.[1] SSKI *saturated solution of potassium iodide*를 하루에 3번 물에 타서 마시는 방법을 통해 코인두 점액의 점도를 높이는 치료를 해볼 수 있다. 또한, 아트로핀의 항콜린성분 코 분무를 통해 좋은 효과를 보고한 경우도 있고,[2] 국내에서도 항콜린 코 분무제인 이프라트로퓸 브로마이드 *ipratropium bromide*로 효과 있었다는 보고[3]도 있어 고려해볼 수 있으며, 이는 이관 주변의 아세틸콜린 양성인 신경에 있는 무스카린 수용체에 대한 아트로핀의 분비액 기능 억제 효과에 의한 것으로 생각되고 있다.[2] 최근에는 비강 식염수 점적으로 증상 발생 기간이 오래되지 않은 경우 80%까지 증상의 호전을 보고하고 있어 초기 치료로 적용해볼 수 있다.[4]

II. 외과적 치료

1. 고막 절개와 환기관 삽입

간단한 수술 방법으로 Chen 등[5]에 의하면 60례에서 고막 절개와 환기관 삽입술을 시행하였는데, 증상이 사라지거나 현저히 완화되는 경우는 32례(53%)였으며, 32례 중 10례에서 환기관이 빠지고 난 후 다시 증상 재발을 보고하였다. 현재까지 이관개방증 환자에서 환기관 삽입술은 약 50%에서 효과가 있다고 보고되고 있으며,[6] 이는 중이 압력, 고막의 움직임 변화에 대한 증상 완화에 국한되며 자가강청에 대한 효과는 거의 없는 것으로 생각된다.[7]

2. 고막 강성 증가

고막의 강성*stiffness*을 증가시켜 이관개방증으로 인한 고막의 움직임을 저하해 증상을 완화 시키는 술식으로 여러 가지 방법이 소개되었다. 2010년 Bartlett[8] 등은 블루택*blue tag*(포스터택의 일종)을 고막에 붙여 고막의 강도를 증가시켜 증상의 호전을 처음 보고한 이후 Paper patch,[9] 연골고막성형술*cartilage tympanoplasty*[10] 등의 술식을 적용해 술 후 자가강청, 자가 호흡음의 감소 등의 이관개방증의 주관적 증상의 완화를 기대해볼 수 있다고 보고하였다.

3. 이관 코인두 입구부 주입

이관 코인두 입구 주위 조직에 여러 삽입 물질을 이용하여 이관 입구를 좁혀주는 방법들이 제시되었는데, 최초 파라핀을 사용하였으나 파라핀 육아종이 발생하는 단점을 지적하였다.[11] 26명의 환자에서 이관 입구 전후방으로 테플론을 주입한 결과 19명에서 증상의 완전 소실을 보고하였으나,[12] 테플론을 같은 방법으로 주입 후 내경동맥으로 들어가 대뇌의 혈전으로 사망한 경우를 보고하여 이제는 사용되지 않고 있다.[13]

또 다른 연구자는 이관 통기 카테터를 통해 가는 정맥 카테터를 이관 내부로 15 mm 정도 삽입 후 젤폼*gelfoam*과 글리세린 혼합액을 이관 내부로 주입한 결과 증상이 즉시 사라지는 것을 보고하였다.[14] 국내에서는 몇 명의 환자에서 흡입기로 얻은 복부 지방을 내시경 하에서 이관 입구 전하 부에 주입하여 효과적이었다고 하였으나 자가 지방 주입은 지방의 높은 흡수로 인해 반복 주입이 필요할 수 있다는 단점이 있다.[3,15] 또 다른 연구에서는 환자의 이주연골*tragus*을 이용하여 연골을 잘게 만들어 브뤼닝 인젝터를 이용하여 이관의

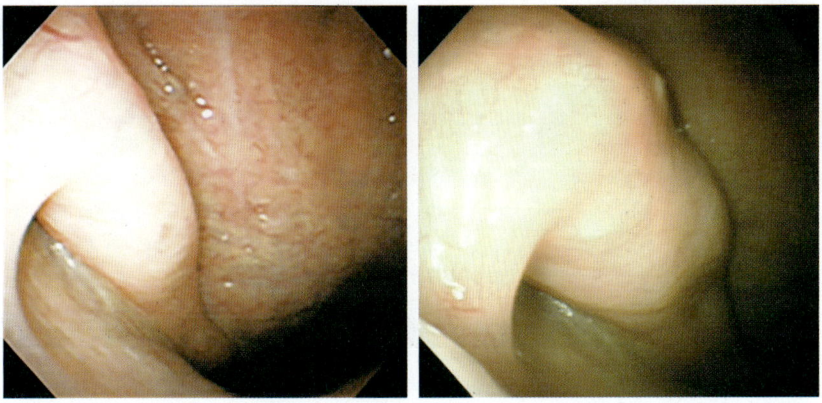

Figure 22-1 이관 코인두 입구부 자가연골 주입 전(좌측)과 수술 2년 후(우측) 내시경 소견

코인두 입구 상부 및 후부에 주입하여 33귀 중 23귀(69%)에서 술 후 2년 이상 관찰한 결과 만족할 만한 결과를 보고하였다.[16, 17](Figure 22-1) 또한 최근에는 안면 성형에 이용되는 필러(Radiesse®, calcium hydroxylapatite)를 이용하여 주입하는 방법도 있으며,[18~20] 다른 연구에서는 성대마비의 치료에 사용되는 Vox Implant® (polydimethylsiloxane)를 이용할 수도 있다.[21] 이러한 여러 가지 물질의 코인두 이관 입구에 주입을 시행하기 전에는 반드시 부비동 조영증강 CT를 술 전에 촬영하여 내경동맥의 위치를 확인하여 안전하게 시행해야 한다.

코인두 이관 입구 재건술*patulous Eustachian tube valve reconstruction*[7, 22]은 이관 앞측 벽 결손으로 인한 밸브를 재건해주는 방법으로 연골을 이용한 이관 재건술을 소개하였으나, 전신마취하에서 시술되며 시술 시간도 3~4시간 걸리며 수술 방법이 어렵다. 시행한 14명의 환자에서 6명(43%)에서 증상의 호전을 보여 어려운 시술 방법과 비교하면 증상 호전율이 높지 않은 단점이 있는 것으로 생각된다.

4. 코인두 이관 입구 카테터 삽입 Nasopharyngeal Eustachian Tube Catheter Insertion

코인두 이관 입구에 카테터(14 혹은 16게이지)를 이용하여 삽입하는 방법을 제안되었다.[22] 카테터 내부를 본왁스로 막은 후 내시경하에서 이관에 삽입하는 방법으로 삽입된 카테터는 이관의 협부*isthmus, junctional portion*를 통과할 때 약간의 저항이 느껴지며 협부를 완전히 통과할 때까지 삽입하면 된다(Figure 22-2). 하지만 삽입한 카테터의 자연 탈출 가능성이 높으며, 삼출성 중이염 발병 빈도에 대해서는 연구된 보고가 없다. 다른 사체 연구에서 14, 16, 18게이지 카테터를 이용하여 삽입한 연구결과 16게이지 카테터가 가장 쉽고 이관 크기에 적합하다는 연구가 있었으며,[23] 실제 임상적으로 시행하여 카테터 탈출을 막기 위해 이관 입구에 점막층과 카테터를 봉합하여 고정하는 방법을 기술한 보고도 있다.[24]

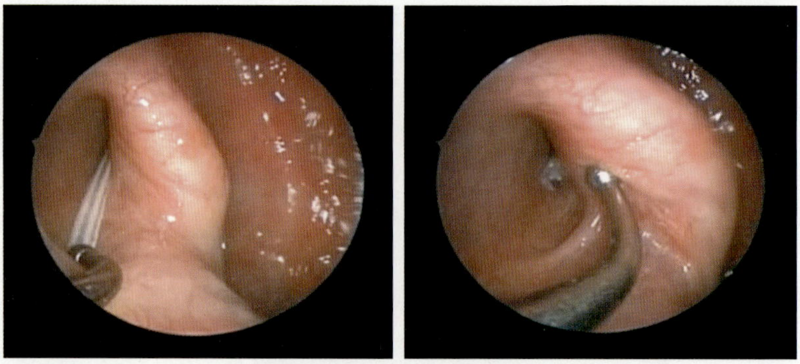

Figure 22-2 코인두 이관 입구 카테터 삽입

5. 중이내 이관 입구 플러그 혹은 카테터 삽입

Transtympanic Eustachian Tube Plug or Catheter Insertion

Bluestone 등은 전방 고실개방술을 통해 중이에서 이관의 골부에 정맥 카테터를 삽입하고 고막에 환기관을 삽입하는 방법을 제안하였다.[25] 이관 내 삽입된 카테터를 다시 제거할 수 있는 장점이 있고 카테터와 이관 골부 벽 사이에 어느 정도 틈이 남아있어 시간이 지나 환기관이 빠져나온 후에도 고막의 함몰이나 중이 삼출액을 볼 수 없었다고 하였으나, 증례가 많지 않고 그 후의 결과 등에 대한 문헌 보고가 없었다. 최근 다른 연구에서 고막절개술을 통해 이관의 골부에 특수 제작한 실리콘 플러그를 252귀에 삽입하여 83%의 성공률을 보고하여 많은 증례를 통해 중이내 이관 입구 플러그 삽입의 우수한 효과를 보고하였으며,[26] 부분 마취하에 간단히 시행할 수 있다는 장점이 있다. 다른 연구에서는 특수 제작한 실리콘 플러그 대신 본왁스로 내부를 막은 정맥 카테터를 이용하여 이관에 삽입한 후 고막패치술을 시행하였으며, 35귀 중 29귀(82%)에서 증상의 호전을 보고하여 쉽고 효과적으로 치료하는 방법으로 제시하였다.[27] 이때는 주로 18 게이지, 25 mm 정도의 카테터를 비인강으

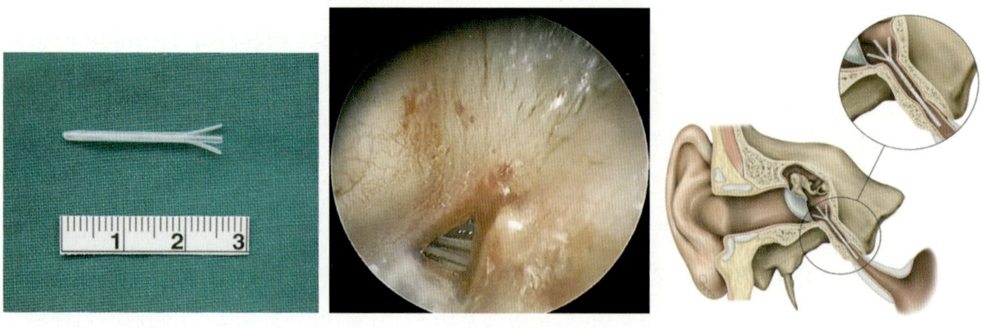

Figure 22-3 중이내 이관 입구 카테터 삽입. 카테터 모양(좌측), 시술 중 45도 내시경 소견(가운데), 시술 후 소견 삽화(우측)

로의 탈출을 막기 위해 후방 5 mm 정도를 세 갈래로 자른 후 고막 절개창을 통해 이관 내부에 삽입하면 되며 45도 내시경으로 이관의 위치를 확인한 후 시행하면 더욱 쉽게 할 수 있다.[28](Figure 22-3)

6. 구개범장근전위 Tensor Veli Palatine Muscle Transposition 및 날개갈고리절제 Pterygoid Hamulotomy

구개범장근은 유일하게 이관을 여는 근육으로 구개범장근의 긴장도를 낮추면 연골과 Ostmann 지방조직 등의 반발 탄성력으로 인한 수동적 이관 폐쇄를 기대할 수 있다. 구개범장근전위술로 날개갈고리 내측으로 근육을 전위시켜 10명 중 9명에서 적어도 6개월간 증상을 호전시켰다고 보고하였으며,[29] 다른 연구에서는 날개갈고리절제를 시행하여 5년간 경과를 관찰하였을 때 16명 중 11명에서 증상의 완전 소실 또는 호전을 보고하였다.[30]

7. 이관 폐쇄 Permanent Eustachian Tube Closure

이관의 완전 폐쇄는 이관개방증의 증상을 완전히 없앨 수 있지만, 영구적인 환기관 삽입술을 해야 하는 경우가 많다. 이관 입구 연골의 외판과 내판이 만나는 부위를 절개하고 연골 일부를 제거하는 것으로 이관 내부를 폐쇄하는 방법을 제안하였으나 효과는 성공적이지 못하였고 영구적인 이관 폐쇄의 단점이 있었다고 하였다.[31] 다른 연구에서는 코인두 내시경을 이용해 이관 입구에 전기소작술을 시행 후 복부에서 얻은 지방으로 이관 입구를 막아주며 중이 환기관을 삽입하는 방법을 고안하고 술 후 일 년 이상 추적 경과가 만족스러웠다고 하였다.[32] 최근에는 14귀를 대상으로 코인두 이관 입구에 전기소작술 후 지방으로 막고 입구 봉합하여 12귀(85%)에서 증상 소실을 보였다고 하였다.[33]

결론

이관개방증이 현재까지 치료가 쉽지 않아 많은 다양한 치료방법이 시도되는 것이 사실이다. 하지만 상기에 기술한 여러 치료 방법들이 연구되고 다양한 방법으로 임상 적용이 되고 있어 심각한 이관개방증을 가지고 있는 환자에서 이관을 좁히는 외과적 치료를 통해 증상의 개선과 치료에 도움을 줄 수 있을 것으로 생각된다. 안정이나 내과적 치료로 증상 호전이 되지 않고 오래 간다면, 적극적인 외과적 치료를 고려해야 할 것이다.

참고문헌

1. Dyer RK, McElveen JT. The patulous eustachian tube: Management options. Otolaryngol Head Neck Surg 1991;105:832-5.
2. Morita M, Matsunaga T. Effects of an anti-cholinergic on the function of patulous Eustachian tube. Acta Otolaryngol 1988;458:63-6.
3. Jang CH, Choi TW. Free fat autograft with topical anticholinergic for patulous Eustachian tube. Korean J Otolaryngol 2000;43:221-4.
4. Oshima T, Kikuchi T, Kawase T, Kobayashi T. Nasal instillation of physiological saline for patulous eustachian tube. Acta Otolaryngol 2010;130:550-3.
5. Chen DA, Luxford WM. Myringotomy and tube for relief of patulous Eustachian tube symptoms. American J Otol 1990;11:272-3.
6. Luxford WM, Sheehy JL. Myringotomy and ventilation tubes: A report of 1,568 ears. Laryngoscope 1982;92:1293-7.
7. Poe SD. Diagnosis and management of the patulous eustachian tube. Otol Neurotol 2007;28:668-77.
8. Bartlett C, Pennings R, Ho A, Kirkpatrick D, van Wijhe R, Bance M. Simple mass loading of the tympanic membrane to alleviate symptoms of patulous Eustachian tube. J Otolaryngol Head Neck Surg 2010;39:259-68.
9. Boedts M. Paper patching of the tympanic membrane as a sympto- matic treatment for patulous eustachian tube syndrome. J Laryngol Otol 2014;128:228-35.
10. Brace MD, Horwich P, Kirkpatrick D, Bance M. Tympanic membrane manipulation to treat symptoms of patulous eustachian tube. Otol Neurotol 2014;35:1201-6.
11. Zollner F. Die Klaffende ohrtompete, storungen dadurch und vorschlage zu ihrer behebung. Z Hals Nasen Ohr 1937;42:287-98.
12. Pulec JL. Abnormally patent eustachian tubes: Treatment with injection of poly-tetrafluoroethylene (Teflon) paste. Laryngoscope 1967;77:1543-54.
13. O'Connor AF, Shea JJ. Autophony and the patulous eustachian tube. Laryngoscope 1981;91:1427-35.
14. Ogawa S, Satoh I, Tanaka H. Patulous eustachian tube. Arch Otolaryngol 1976;102:276-80.
15. Jeong JY, Yoon YJ, Lee DS, Kom BJ. Two cases of free fat graft at patulous Eustachian tube. Korean J Otolaryngol 1997;40:1222-5.
16. Kong SK, Lee IW, Goh EK, Park SH. Autologous cartilage injection for the patulous eustachian tube. Am J Otolaryngol 2011;32:346-8.
17. Oh SJ, Lee IW, Goh EK, Kong SK. Endoscopic autologous cartilage injection for the patulous eustachian tube. Am J Otolaryngol 2016;37:78-82.
18. Schröder S, Lehmann M, Sudhoff HH, Ebmeyer J. Treatment of the patulous Eustachian tube with soft-tissue bulking agent injections. Otol Neurotol 2015;36:448-52.
19. Oh SJ, Kang DW, Goh EK, Kong SK. Calcium hydroxylapatite injection for the patulous Eustachian tube. Am J Otolaryngol 2014;35:443-4.
20. Vaezeafshar R, Turner JH, Li G, Hwang PH. Endoscopic hydroxyapatite augmentation for patulous Eustachian tube. Laryngoscope 2014;124:62-6.
21. Schröder S, Lehmann M, Sudhoff HH, Ebmeyer J. Treatment of the patulous eustachian tube with soft-tissue bulking agent injections. Otol Neurotol 2015;36:448-52.

22. Poe DS, Handzel O. Diagnosis and management of the patulous eustachian tube. In: Brackmann DE, Shelton C, Arriaga MA, editors. Otologic Surgery. 3rd ed. Philadelphia: Sauders Elsevier; 2009.p.93-105.

23. Manes RP, Kutz JW, Isaacson B, Batra PS. Technical feasibility of endoscopic eustachian tube catheter placement: a cadaveric analysis. Am J Rhinol Allergy. 2013;27:314-6.

24. Rotenberg B, Davidson B. Endoscopic transnasal shim technique for treatment of patulous Eustachian tube. Laryngoscope 2014;124:2466-9.

25. Bluestone CD, Cantekin EI. Management of the patulous eustachian tube. Laryngoscope 1981;91:149-52.

26. Kikuchi T, Ikeda R, Oshima H, Takata I, Kawase T, Oshima T, et al. Effectiveness of Kobayashi plug for 252 ears with chronic patulous Eustachian tube. Acta Otolaryngol 2017;137:253-8.

27. Oh SJ, Lee IW, Goh EK, Kong SK. Trans-tympanic catheter insertion for treatment of patulous eustachian tube. Am J Otolaryngol 2015;36:748-52.

28. Ikeda R, Kikuchi T, Kobayashi T. Endoscope-assisted silicone plug insertion for patulous Eustachian tube patients. Laryngoscope. 2017;127:2149-51.

29. Stroud MH, Spector GJ, Maisel RH. Patulous Eustachian tube syndrome: Preliminary report of the use of the tensor veli palatini transposition procedure. Arch Otolaryngol 1974;99:419-21.

30. Virtanen H, Palva T. Surgical treatment of patulous Eustachian tube. Arch Otolaryngol 1982;108:735-9.

31. Simonton KM. Abnormal patency of the eustachian tube—surgical treatment. Laryngoscope 1957;67:342-59.

32. Doherty JK, Slattery WH. Autologous fat grafting for the refractory patulous eustachian tube. Otolaryngol Head Neck Surg 2003;128:88-91.

33. Rotenberg BW, Busato GM, Agrawal SK. Endoscopic ligation of the patulous eustachian tube as treatment for autophony. Laryngoscope 2013;123:239-43.

CHAPTER 23

Pharmacological Therapy

한양의대 박철원 · 이승환

서론

이명은 외부의 청각적인 자극 없이 환자 자신의 신체 내부에서 들리는 소리를 인지하는 증상이다.[1] 이명은 다양한 질환에서 증상으로 나타날 수 있어 임상에서 매우 흔히 접할 수 있다.

만성 주관적 이명은 청각계의 다양한 부위에서 발생하고, 중추신경계 및 정서와 깊은 연관성이 있기 때문에 치료가 어려울 뿐 아니라 신체적, 정신적으로 환자의 삶의 질에 큰 영향을 미친다. 특히 노인 인구의 증가와 산업화에 따른 소음의 증가, 복잡해지는 생활 환경에 의한 스트레스의 증가 등으로 이명 환자가 늘어나고 있다. 전체 성인의 30% 정도가 이명을 갖고 있으며 성인의 5%는 이명으로 인해 고통을 받고 있고, 1%는 생활에 심각한 영향을 받고 있다.[2] 국내 역학 연구에 의하면 12세 이상 인구의 약 19.7%에서 이명을 경험하였다고 보고하였고 나이가 증가할수록 이명의 유병률이 높아지는 것으로 알려져 있다.[3]

이명은 비정상적인 신경 활성화, 신경 동조*synchrony*, 청각 중추의 재편성*reorganization*으로 인해 발생하는 것으로 알려져 있으며,[4] 손상된 와우 유모세포에서 생성된 이명 관련 신경신호*tinnitus related neural signal*의 비정상적인 활성화로 이명이 발생한다. 일시적인 이명 관련 신경신호는 청각 기관 어디에서든 발생할 수 있으나, 비정상적인 신호가 시상변연부, 자율신경계 등 인체의 감정, 반응에 관여하는 중추와 상호작용하여 만성적인 이명으로 진행한다.[5]

성공적인 이명치료를 위해서는 이명의 원인을 정확하게 파악하고 동반질환을 적절히 관리하는 것이 매우 중요하다. 약물요법은 대표적인 이명치료법으로 다양한 약제들이 소개되고 있다. 일반적인 이명 약물요법은 이명을 일으키는 병리생태학적 기전을 차단하고,

이명과 관련된 우울감, 초조, 불면증 등을 극복할 수 있도록 돕는 방법으로 치료에 활용된다.

본론

이명의 약물치료에는 다양한 약제가 소개되고 있으나 이명치료제로 FDA의 승인을 받은 약은 아직까지 없다. 따라서 치료에 쓰이는 모든 약물은 비록 일상적으로 사용되는 약물이라도 거의가 실험적으로 사용되고 있고 이들 중 몇몇 약물은 정례적으로 처방되어 오고 있다.

이명은 대부분 만성적이기 때문에 이명의 치료에 필요한 약물 선택에는 약물투여량과 사용기간, 약물의 일시적, 영구적 부작용, 약물 의존이나 중독의 가능성, 금단 증상 또는 내성 여부, 정상적인 습관화 과정에 미치는 영향 및 습관화 훈련에 방해가 되지 않는지 등을 반드시 충분히 고려하여 약물 선택을 해야 한다.

이명치료 약물은 주로 세 가지 약리 기전이 있는데, 첫째, 중추 신경계의 반응을 조절하여 신경 반응에 영향을 주는 것, 둘째, 직접 · 간접적으로 와우 내의 반응 변화를 유도하는 것, 셋째, 이명에 대한 환자의 내성을 도와주는 기전이다.[6]

약물을 작용 부위에 따라 1) 중추신경계의 신경 반응을 조절하는 약물(anticonvulsants, GABAB 수용체에 선택적인 GABA analogue, quinoloxaline derivatives 등), 2) 와우 내에서 반응을 조절하는 약물(local anesthetics, calcium channel blocker, vasodilator, metabolites, diuretics 등), 3) 이명을 견딜 수 있도록 도와주는 psychotropic drug (antidepressants, benzodiazepines, tranquilizers, barbiturates 등)으로 분류할 수 있고, 이명치료에 사용되는 약물 종류는 다음과 같다(Table 23-1).

I. 국소마취제 Local Anesthetics

국소마취제는 1937년부터 이명의 치료에 사용되기 시작하였다. 메니에르 환자를 대상으로 한 연구에서 lidocaine 정맥주사 요법이 이명 억제에 도움이 되었으며, 주관적 이명 환자의 40~70%에서 이명이 완전 소실되거나 줄어드는 것으로 보고되었다.[7] 그리고 경미로 접근법으로 청신경종양을 제거한 환자에서도 lidocaine 주사 후 이명이 소실된다고 보고되어, lidocaine은 와우와 중추청각경로 양쪽에 모두 영향을 미치는 것으로 생각된다.[8, 9] Lidocaine의 작용기전은 명확하지 않으나, 혈관을 확장시켜 내이 혈류를 개선함과 동시에 cochlear microphonics와 action potential을 감소시키고, 중추신경계의 비정상적인 과흥분성 경로를 억제하여 이명과 청각과민을 감소시키는 것으로 이해되고 있다.

다만 정맥용으로 사용해야 하며 짧은 기간에만 효과가 있고, 부작용으로 쇼크증상(혈압강하, 안면창백, 맥박이상, 호흡억제, 진전, 경련), 졸음, 불안, 구역, 구토, 언어장애 등

Table 23-1 Off-label drugs used in the treatment of tinnitus

Anesthetics	Lidocaine/lignocaine (Xylocaine-IV) Procaine (Novocaine-IV) Tocainide (Tonocard) Flecainide acetate (Tambocor) Mexiletine - oral lidocaine analog	**Antianxiety Agents**	Alprazolam (Xanax) Clonazepam (Klonopin) Protriptyline (Vivactil) Diazepam (Valium) Oxazepam (Serax) Flurazepam (Dalmane) Amylobarbitone (barbiturate)
Antidepressants	Trimipramine (Surmontil) Nortriptyline (Pamelor) Paroxetine (Paxil) nontricyclic Fluoxetine (Prozac) Sertraline (Zoloft) Bupropion (Wellbutrin) Amitriptyline (Elavil)	**Antihistamines**	Terfenadine (Seldane) Chlortrimeton Dexchlorpheniramine Chloropheniramine Meclizine
Anticonvulsants	Carbamazepine (Tegretol) Phenytoin (Dilantin) Primidone (Mysoline) Amino-oxyacetic acid (AOAA)	**Diuretics**	Furosemide (Lasix) Chlorothiazide
Others	Misoprostal (Cytotec-synthetic prostaglandin) Glutamic acid Diethylester Caroverine Amylobarbitone Aniracetam Nicotinamide (niacin/nicotonic acid) Oxypentifylline/pentoxifylline (Trental) Vitamin A Arlidine Eperisone hydrochloride (EMPP-muscle relaxant) Clonidine (Catapres-TTS, antihypertensive) Stugeron/Stugeron Forte	**Calcium Channel Blockers**	Flunarizine (Sibelium) Nifedipine Nimodipine

이 나타날 수 있어 임상적으로 사용에 제한된다. 이명 억제에 대한 효과는 혈중 동맥농도 1.75~3.5 μmol/L에서 dose dependent lidocaine을 하며, 오히려 3.5 μmol/L 이상에서는 이명을 악화시킬 수 있다.[8] 따라서 이러한 정맥 lidocaine 치료는 보존적 이명치료에 효과가 없는 경우 고려되어야 하고 18세 이하, 임신 가능성이 있는 여성, amide계 국소마취제에 과민반응이 있는 경우, 1도 심전도차단, 신부전, 급성 간기능장애가 있는 경우는 사용하지 말아야 한다.

정맥주사의 불편함을 개선하기 위해 Podoshin 등은 중이 환기관을 통하여 lidocaine을 투약하여 이명이 호전되는 것을 보고하였으나 심한 현훈이 동반될 수 있어서 임상에 적용하기는 어려웠고,[10] Savastano 등은 피내 lidocaine 주사로 이명 감소 효과를 보고하였다.[11]

Liocaine 유사체인 mexiletine, tocanide 등이 이명에 효과가 있다는 보고가 있으나, 현재는 안전상의 이유로 사용되지 않는다.[12]

II. Benzodiazepines

많은 임상의사들이 이명 환자의 불안과 스트레스를 고려하여 benzodiazepine을 처방한다. Benzodiazepine은 $GABA_A$수용체에 결합하여 $GABA_A$의 활성을 증진시켜 흥분성 신경전달 물질의 차단하여 이명이 청각중추로 가는 것을 억제하여 이명의 증상 완화에 도움을 준다.[13] 또한 이명 환자에서 흔히 동반되는 불안과 불면의 해소에도 기여한다. 일반적으로 Benzodiazepine는 이명의 발생과 관련된 청각 기관의 신경 생리에 관여하기보다는 일반적인 항 불안효과로 이명치료에 도움이 된다고 생각된다.[4]

Benzodiazepine계열의 약물은 오남용의 위험이 있으며, 약물 의존 및 인격 변화, 기억력 감퇴, 진정작용, 기면 등의 중추신경 부작용의 위험이 있어 주의하여 사용해야 한다. 일반적으로 반감기가 짧은 약물일수록 효과가 좋으며, 대신 의존성이 강한 특징이 있다.

Alprazolam은 short-acting triazolobenzodiazepine으로서 일반적으로 하루 0.5~1.0 mg씩 복용하나 주로 아침에 0.5 mg을 저녁에 1.0 mg을 복용하고 보통 6주 이상 사용하며 대부분 4개월 동안 사용한다. 복용 중지 후 재사용 시 기간은 1개월이다. Johnson 등은 이중맹검법으로 17명 중 13명(76%)에서 이명치료 효과를 보고하였다. Vernon 등도 이중맹검법으로 76%에서 증세의 경감을 가져왔다고 하였고 위약을 투여한 군에서는 1%의 호전을 가져왔다고 하였으며 환자들의 이명의 크기는 평균 투약 전 7.5 dB에서 투약 후 2.5 dB로 감소하였다고 보고하였다.[14, 15] 부작용으로는 중추신경억제, 구역, 구토, 설사, 변비, 두통, 시력장애, 구강 건조감, 혼미*confusion*, 의존성 등이 발생할 수 있고, 졸음을 유발할 수 있어, 운전을 하거나 기계를 다루는 직업에서 약물의 사용을 주의하여야 한다.[14] Seidman은 중독성이 일어난다고 보고하였고 Vernon은 중독성은 일어나지 않으나 습관성의 문제를 제시하여 투약을 중지할 경우 금단증상이 생기는 것으로 보고되고 있다.[15]

Long-acting benzodiazepine인 clonazepam을 0.5~1 mg/day, 60~180 days 복용한 3,000명 이상의 환자를 대상으로 후향적으로 연구한 논문에 의하면 32%에서 이명과 그에 동반되는 불안, 초조감이 호전된 것으로 보고되었다. 또한 clonazepam과 Ginkgo biloba를 이용한 이중 맹검 교차연구에서 clonazepam을 투약한 군에서 유의하게 이명의 크기와 이명의 기간이 감소하였다.[16] 이에 반해 longer acting benzodiazepine인 diazepam은 이명의 감소에 효과가 없는 것으로 보고되었다.

체계적 문헌 고찰에 의하면 주관적 이명 환자에서 benzodiazepine의 사용에는 확실한 근거가 없다고 한다.[17] 하지만 clonazepam을 이명치료에 적용하는 것에 대한 근거자료가 가장 많이 보고되고 있으며, clonazepam이 반감기가 길어 오남용의 가능성이 적어 안전하

게 사용할 수 있는 약물로 알려져 있다.[17]

III. 항우울제 Antidepressants

심한 이명 환자의 80%에서 우울증이 동반되기 때문에 이명의 치료에 항우울제를 사용할 수 있다. 대표적인 약물로는 삼환계 항우울제인 amitriptyline, nortriptyline, trimipramine 등이 있으며, 이들의 작용기전은 amitriptyline은 serotonin과 noradrenaline의 재흡수를 억제하고, nortriptyline은 norepinephrine의 재흡수를 주로 억제하고, trimipramine은 dopamine과 serotonin의 postsynaptic receptor를 차단한다.[8] 항우울제가 이명의 발생에 직접적인 작용을 한다기보다 동반된 우울과 불안이 해소됨으로써 증상 개선의 효과가 생기는 것으로 알려져 있다. 여러 임상연구를 통해 삼환계 항우울제의 부분적인 치료 효과를 확인하였다.[18~20] 하지만 최근의 체계적 문헌고찰에 따르면 항우울제는 잠재적인 효과가 있는 보고가 있으나, 아직 이명치료에 항 우울제가 명확한 효과가 있다고 말하기는 근거가 부족하다.[21]

Nortryptyline (Pamelor®, Sensibal®)은 우울 증세를 보이는 환자에서 가장 명확한 효과를 보이는 약제로 하루 25 mg을 자기 전에 투여하고 1주일 동안 용량을 증가시켜 최대 100 mg까지 사용할 수 있다. 특히 심한 이명으로 우울증과 불면증이 있는 여성에서 효과가 있는 것으로 알려져 있다. Dobie 등은 6주 투여로 67%에서 효과가 있다고 하며 적게는 30~40%에서 효과가 있다고 하였다. 비교적 약한 이명에서는 효과가 없어 이명을 느끼는 것에는 변화가 없다고 한다.[22] 삼환계 항우울제의 부작용으로 기립성저혈압, 빈맥, 오심, 구토, 진정작용, 정신운동장애, 정신집중장애, 근위축, 추체외증상, 파킨슨증에 등이 생길 수 있다.

선택적 세로토닌 재흡수 억제제 *SSRI* 중 Sertaline은 심한 이명 환자에서 위약군에 비해 높은 치료 효과를 보였으나,[23] 다른 SSRI 제제인 Paroxetin은 우울증을 동반하지 않은 이명 환자에서는 이명치료 효과가 없었으며, 오히려 이명을 악화시키는 경우도 있었다.[24]

IV. 항경련제 Anticonvulsants

최근 항경련제의 적용 범위가 뇌전증에 연관된 질환을 넘어 만성 통증이나, 정신질환에서도 활발하게 사용되고 있다. 항경련제는 청각 기관의 과활성화를 감소시킬 목적으로 1979년 Melding 등이 처음으로 이명치료에 사용하여 그 효과를 보고하였다.[25]

항경련제는 전압개폐성 나트륨 통로 *voltage-gated sodium channel* 에 결합하여 세포의 탈분극을 막고, GABA의 효과를 극대화하며, glutamate의 전달을 막는 기전으로 신경활성화를 억제한다.[26]

Carbamazepine (Tegretol®)은 전압개폐성 나트륨 통로에 결합하여 신경세포막을 안정시키고, 신경활성화를 억제한다.[27] 일반적으로 lidocaine의 작용 기전과 비슷하여

lidocaine으로 시도하여 효과가 있는 경우 경구용으로 사용할 수 있고, lidocaine에 효과가 없었던 환자들에게 이 약제를 투여 시 대부분 효과가 없다. 하루 세 번 100 mg에서 시작하여 서서히 용량을 증량시켜 600~1000 mg까지 사용할 수 있으며 lidocaine에 비해 효과는 떨어지지만 lidocaine에 과민반응이 있는 환자의 80%에서 이명의 호전이 있는 것으로 보고되었다.[28] Sanchez 등은 58%의 환자에서 이명이 줄어들었으며, 18%에서 이명이 소실되었다고 한다.[29] 반면 Hulshof 등이 시행한 이중맹검 연구에서는 carbamazepine의 이명치료 효과는 위약 효과에 미치지 못하는 것으로 확인되었다.[30] 제8신경 혈관성 신경압박증후군으로 인한 특징적인 스타카토 양상의 이명을 보이는 타자기 이명 *typewriter tinnitus* 에서는 carbamazepine이 일차 치료 약물로 사용되고 있다.[31] 부작용으로는 어지러움, 위장장애, 피부발진, 백혈구 감소, 저혈압, 간기능 장애, 혈액 장애 등이 있는데, 심한 골수기능억제가 생길 수 있으므로 말초혈액의 백혈구 수치를 확인해야 한다.

Gabapentin (Neurontin®)은 이명에 관련하여 가장 많은 연구가 진행된 약물이다. Bauer 등이 시행한 전향적 위약 대조 맹검 연구결과 주관적/객관적 이명 환자에서 이명이 감소하는 것을 확인하였으며, 특히 음향 외상 *acoustic trauma* 과 관련된 이명 환자에서 효과가 있는 것으로 보고 되었다.[32] 하지만 체계적 문헌 고찰에 의하면 이명 환자에서 gabapentin을 사용하는 것은 위약 효과를 넘어서지 못하는 것으로 알려져 있다.[33]

V. Gamma aminobutyric acid (GABA) agonists

Baclofen (Baclofen®, Lioresal®, 10 mg tablets)은 $GABA_B$ receptor에 선택적인 GABA analogue로써 삼차신경통의 치료에 사용되고, 근육 긴장도를 증가시키는 효과가 있다.[34] 동물실험에서 L-Baclofen은 와우신경핵 *cochlear nucleus* 과 inferior colliculus에 억제하는 효과가 있어 이명을 억제한다고 하며, 특히 음향 외상과 관련된 그룹에서 동물의 이명 관련 행동이 감소하는 것으로 알려져 있다.[35, 36] Westerberg 등은 이명에 대한 baclofen의 효과에 대한 이중 맹검 위약 대조 연구에서 위약 그룹에서는 32명 중 1명(3.4%), baclofen 그룹에서는 31명 중 3명(9.7%)이 이명 호전을 보였다고 하였으나 이는 통계학적 유의성은 없었다.[37] 부작용으로는 혼란, 졸음, 어지러움, 위장관계 부작용이 있었다.

VI. N-methyl-D-Aspartate (NMDA) receptor antagonist

Glutamate는 와우 및 중추 청각경로의 중요한 흥분성 신경전달 물질이다. Glutamate의 전달 장애로 인해 다양한 중추신경질환이 발생할 수 있으며, 중추청각경로의 흥분성, 억제성 신경전달물질의 부조화로 인해 이명이 발생 가능하다. 특히 NMDA 수용체는 청각, 변연계, 자율 신경계에 발현되어 있어 이들을 연결하는 역할을 하여 이명의 병태생리학 모델에서 매우 중요하다.

Caroverine (Spasmium®, Spamon®)은 와우 내의 glutamate 수용체에 효용제로서 작용하여 와우의 glutamate-mediated neurotoxicity의 치료에 효과가 있는 것으로 알려져 있다. 1997년 Denk 등은 맹검 연구에서 caroverine 일회의 정맥주사로 63.3%에서 이명에 대한 치료 효과가 있었다고 보고하였으나, Domeisen 등은 cariverine은 이명치료에 효과가 없다고 보고하였다.[38,39] 부작용으로는 갈증, 피부 발적, 저혈압, 간손상, 신장 손상 등이 발생할 수 있다.

알코올 의존증 치료제로 사용되는 acamprosate는 비선택적 NMDA 수용체 길항제 및 GABA 작용제로 와우 및 청각 중추에 모두 작용 하여 이명치료에 효과가 있는 것으로 보고되었다.[40,41]

Memantin은 비선택적 NMDA 길항제로, 최근의 연구에 의하면 memantin은 동물실험에서 살리실산 염 또는 음향 외상으로 기인한 이명을 현저히 감소시키는 역할을 하였다.[42] 하지만 43명의 이명 환자를 대상으로 한 이중 맹검 교차 연구 결과 memantin을 이명치료에 사용하기에는 근거가 부족한 것으로 확인되었다.[43]

VII. Dopamine receptor modulator

도파민성 경로 *dopaminergic pathway* 의 활성화는 이명의 감정, 정서적 측면과 관련이 있으며, 이명의 환자들이 느끼는 고통과 연관된다. 이러한 개념으로 이명의 신경생리학적 모델이 제시되었다.[44] 전두엽, 측두엽, 변연계를 포함하는 도파민성 경로는 이명의 신경생리학적 모델을 설명하는 기반이 되며, 이를 바탕으로 도파민성 작용제 및 길항제를 이명치료에 적용하였다. Sulpiride는 D2 길항제로 청각-변연계의 도파민 경로를 조절하여 이명의 지각을 현저히 감소시킨다.[45] 파킨슨 병 치료제로 사용 중인 piribedil은 D2/D3 작용제로 이명에 대한 효과는 위약보다 우수하지 않았으며, 메스꺼움이나 어지러움과 같은 부작용 발생률이 많았다.[46] 다른 D2/D3 작용제인 pramipexole은 노인성난청으로 인한 이명에 효과가 있었지만 청력은 개선되지 않았다.[47]

VIII. 스테로이드 고실내 주사요법

고실내 스테로이드는 고실신경총의 흥분을 안정시키고, 내이의 이상 흥분을 개선하는 작용을 하여 이명의 치료에 이용될 수 있다.[48] Cesarani A 등은 주관적 이명 환자를 대상으로 dexamethasone을 하루 3회, 2주간 주사하여 50명의 환자 중 34%에서 증상 완전호전, 40%에서 부분호전, 26%에서 변화 없음을 보고하였다.[49] She 등은 경구 carbamazepine과 비교하여 고실내 스테로이드 주사요법의 효과에 대해 carbamazepine과 유사한 효과를 보았음을 보고하였다.[50] 3개월 이내의 급성 이명 환자 139명을 대상으로 고실내 스테로이드 주입을 시행하여 치료 3개월 후 37.7%에서 이명이 호전됨을 보고하였다.[51]

IX. 혈관확장제 Vasodilator

이명이 와우와 뇌의 혈류 장애로 발생한다는 가설을 바탕으로, 이명의 치료에 혈관 확장제를 사용하였다. Shaia 등은 돌발성난청 환자의 47%에서 혈관확장제의 사용으로 호전을 보았고,[52] Rubin 등은 내이의 혈액순환 장애의 치료에 도움을 준다고 하였다.[53] 주로 사용되는 혈관 확장제로는 nicotinic acid (niacin), papaverine hydrochloride (papaverine and pavabid), dipyridamole (persantine), nylidrin hydrochloride (arlidin) 등이 있다.

Nicotinic acid는 수용성 비타민으로 고기, 우유, 계란 등에 포함되어 있으며, 와우에 원활한 혈류의 흐름을 증가시키는 것으로 알려져 있어 이명치료에 사용된다. 50 mg씩 하루 3회 복용하며 하루 최대 300 mg까지 복용할 수 있고, 공복에 복용하는 것을 권한다. 부작용은 안면 및 피부발적, 소화기 장애, 위궤양, 저혈압, 두통, 당내성저하, 과요산혈증, 간기능 장애 등이 있다.

메니에르병의 치료에 사용되는 betahistine hydrochloride는 histamine analog and H1 receptor agonist 종류의 혈관확장제로 뇌혈류를 개선하며 내이혈류를 증가시키는 것으로 알려져 있다. 하지만 일부 환자에서 현훈의 정도와 빈도를 감소시키는 데는 효과를 보이나 이명에 대한 효과는 확실치 않다.[6]

X. 항히스타민 Antihistamine

항히스타민제는 진정작용, 항 알레르기, 혈관확장, 항콜린 작용이 있으며, 이명 발생에 영향을 주는 요소들을 치료하는 데 도움을 줄 수 있다. 지속적인 물리적 압력이 난원창과 정원창을 통해 와우에 전달되면 유모세포와 연관된 개막에 전위를 초래하여 이명이 발생할 수 있는데 항히스타민제의 건조 효과는 이관의 기능을 호전시켜 중이강의 통기를 증강 시켜 이러한 기전을 막는 데 도움을 준다고 생각된다. 또한 항콜린 효과는 내림프 수종 때 사용되기도 하며, 와우의 모세혈관이나 세정맥을 이완시킨다.[2] Terfenadine (Seldane®, Teldane®), chlorpheniramine, meclizine 등이 이에 속하며 알레르기가 동반된 이명 환자에서 효과가 있고, 알레르기가 없는 환자에서는 효과가 없다고 알려져 있다. 부작용으로 중추신경계의 자극 혹은 억제, 불안, 졸림, 진정작용 등이 발생할 수 있다.

XI. Calcium channel blockers

신경생리학적인 연구에 따르면 소리 전달을 위해서는 세포 내외의 calcium 농도가 매우 중요하며, 이명의 발생에도 연관이 있어 이명치료에 calcium channel blocker를 사용한다. 대표적인 calcium channel blocker는 nimodipine (Nimotop®), nifedipine (Adalat®) 등이 있다. Jastreboff는 L-type calcium channel blockers가 약물 유발성 이명에 효과가 있다는 보고를 하였다. Theopold에 의하면 nimodipine을 하루에 90 mg씩 3주 동안

사용하였을때, 30명 중 20명에서 이명 개선 효과가 있었다고 보고하였다.[54] Davies 등은 nimodipine(Nimotop, 30 mg tablets)을 이명 환자에 투여하여 31명 중 5명이 큰 효과를 보였고 2명은 악화됨을 보고하였다.[55] 효과를 보인 환자 중 4명에 대해서는 4주간 약제를 더 투여하고, 최소 차폐 강도 측정하여 이명이 줄어드는 것을 확인하였다. 부작용으로는 저혈압, 부종, 두통, 빈맥, 피부 발적, 정맥염, 간기능저하 등이 발생할 수 있다.

XII. Ginkgo biloba extract

은행나무에서 추출한 것으로 biofavonoid glycosid라는 활성물질이 혈액 점도를 감소시키고 혈소판 활동 인자의 작용을 억제하며 혈관확장을 시켜 혈류를 개선하는 역할을 하여 만성적인 뇌혈류 장애나 말초 혈관 질환, 망막 질환, 현훈에 효과가 있고 특히 중추성 이명에 효과적이라는 보고가 있다. 뇌기능을 보조함으로써 정신 향상*mental acuity*에 기여한다고 하며 혈액순환, 대사, 혈액점도, 노화에 관련된 신경전달물질의 작용을 호전시키는 역할을 한다고 알려져 있다. 모세혈관의 투과성 및 정맥계의 혈압을 증가시키며, 대사적으로 손상받은 뇌대사영역에서 ATP와 당 수치를 증가시킨다. 또한 신경세포수준에서 전달되는 속도를 증가시킨다. 이런 정신 기능의 향상과 더불어 근육 재활, 노화방지, 황반변성방지, 감각신경성난청 예방, 부종 등에 효과가 있으며 청각과민*hyperacusis*과 이명의 치료에도 도움이 되는 것으로 알려져 있다. 투여량은 하루 100 mg/kg씩 3주 정도 사용한다. 부작용으로는 소화기장애, 두통, 피부발적 등이 발생할 수 있다.

Meyer에 의하면 35.5%에서 이명이 완전히 소실되었음을 보고하였고, 독일의 연구에서도 높은 치료 효과를 발표하였다.[56] 체계적 문헌고찰 결과 이명 환자에서 표준화된 기술로 추출된 Ginkgo biloba extract은 이명치료의 선택 치료법이 될 수 있다.[57]

XIII. Melatonin

Melatonin은 자연적으로 생성되며 신체의 주기적인 리듬 유지에 중요한 역할을 하는 호르몬이다. 불면증이 이명 환자의 주요 증상이고, 또한 유발요인이 되므로 여러 연구에서 melatonin이 이명치료에 효과가 있는 것으로 보고되었다. Rosenberg 등은 melatonin 3.0 mg을 총 30일간 30명의 환자에게 취침 전 투여한 결과 대조군에 비해 유의하게 THI score가 개선되었고 환자군의 46.7%에서 이명의 호전을 보고하였다.[58] 체계적 문헌고찰 결과 이명으로 인한 수면장애의 개선에 효과가 있다.[59]

XIV. Zinc

아연은 수많은 생물학적 신호에 중요한 역할을 하는데, 성장과 발달, 면역반응, 신경학적 기능, 그리고 생식에서 중요한 역할을 담당한다. 특히 와우와 전정의 연부조직에 아연의 농도가 높기 때문에 이명의 치료에 추천되고 있다. 또한 칼슘 통로에 길항작용을 하므로 이독성을 예방하고, 감각신경성 난청과 이명 환자에서 혈청 및 조직 내 황산 아연 수치가 증가되므로 난청과 이명이 호전된다. Ochi 등은 대조군과 이명 환자군 사이의 혈청 아연 수치를 측정한 결과 두 군 간에 통계학적으로 유의한 아연 농도차이를 보였고, 이명 환자군에게 아연을 34~68 mg을 2주간 매일 복용시킨 결과 이명이 감소한 결과를 발표하였다.[60] 아연이 부족한 이명 환자에서 아연 투여 후 이명이 호전되었으나 정상 수치를 가진 환자에서는 이명 호전을 보이지 않았다는 보고가 있다.[8]

XV. Trimetazidine

세포막의 pump function과 energy function의 회복을 유도하는 약제로 허혈세포에 직접 작용하여 세포의 에너지원인 ATP 생성을 촉진하여 이온 펌프 기능을 정상화하고, 세포에 유독한 유리기*free radical*의 생성을 억제하여 세포 내 산성화를 막으며, 혈관수축을 억제하는 작용을 한다.[2] 협심증 치료에 사용하는데, 이비인후과적으로는 혈관성 어지럼증과 이명에 적용될 수 있다. 부작용으로 구역, 위불쾌감, 식욕부진 등의 소화기장애 및 두통, 권태감, 가려움, 발진 등이 발생할 수 있다.

XVI. Pentoxifylline

Xanthine 유도체로서 적혈구의 변형과 혈소판 응집을 억제하며, 혈액 점도를 낮추고 혈액 유동성을 개선해 미세 순환을 개선한다. 하루 400 mg을 3회 투여하지만 8주 이내만 사용해야 한다. Hartmann 등의 연구에 의하면 pentoxifyllne을 사용하면 뇌혈류가 증가하고 이명에 효과가 있었다고 보고하였다. 부작용으로 위장장애, 오심, 소화불량, 불안, 어지럼증, 두통, 시야장애 등이 발생할 수 있다.

XVII. Flunalizine Hcl

혈관수축과 경련을 억제하고, 혈액 점도를 낮추어 뇌순환을 개선한다.

XVIII. Prostaglandin E_1 (Misoprostol)

Cyclooxygenase를 억제하는 aspirin, NSAID 등이 prostaglandin level을 낮출 수 있고 이로써 이명과 일시적인 난청이 생길 수 있다는 가설을 바탕으로 사용하였다. 혈소판 응집을 억제하고 혈관을 확장시켜 내이 순환을 개선하는 작용을 하여 이명치료에 효과적이다. Misoprostol®, Misodol®은 synthetic PG E_1으로 비교적 부작용이 적다. 이명 환자를 대상으로 Misoprostol을 200 mg/day 투여하고 5일마다 증량하여 한 달간 투약한 결과 환자의 33%에서 이명의 호전을 보고하였다.[61]

XIX. Vitamins (A, B1, B6, B12)

돌발성난청과 이명의 치료를 위해 사용되어 왔으며, 신경염, 말초신경마비에 대하여 신경 재생 작용과 지각, 운동기능 회복 작용을 일으킨다.

XX. Adenosine triphosphate (ATP)

체내에서 가수분해 시에 고에너지를 방출하여 체내 각 부분의 대사에 관계하며, 뇌혈관 저항을 감소시켜 뇌혈류량을 증가시키고, 말초신경 증상을 개선시켜 이명 완화 효과를 보인다고 보고되고 있다.[2]

XXI. Furosemide

Furosemide는 Na-K-2Cl cotransporter를 억제하는 loop 이뇨제로 내림프 전압*endolymphatic potential*을 억제하여 와우에서 기원한 이명의 치료에 효과가 있는 것으로 알려져 있다.

XXII. Diet

이명을 호소하는 환자에서 추천되는 식이요법은 저염식을 권장하며, 커피(카페인), 초콜릿, 고지방 음식, 흡연, allergy를 유발할 수 있는 음식은 금지하며, 당뇨 환자는 콜레스테롤과 지방이 낮은 음식을 섭취하도록 하고 salicylate가 함유된 음식은 피하도록 한다. 그리고 모든 이명 환자에서 스트레스, 피로, 소음 등의 상황을 피해야 하며, 부작용으로 이명이 생길 수 있는 약제는 피해야 한다.

결론

다양한 범주의 약물들이 이명치료에 사용되고 있으나, 아직 이명을 치료할 수 있는 약제로 공인되어 있는 약물은 없다. 따라서 대부분의 약물들이 오프 라벨*off label* 처방의 형태로 사용되고 있다. 특히 약물치료의 경우, 무작위대조시험 표준을 따르는 약물 연구가 적어, 이명치료에 쓰이는 약제에 대한 객관적인 임상 근거가 부족한 실정이다. 하지만 개인의 이명의 특성을 고려하고, 동반 질환을 파악하여 적절한 약제를 선택한다면 이명과 그로 인한 불안/우울증의 치료에 도움이 된다. 동물모델을 기반으로 이명의 병태생리에 대한 연구가 선행되고, 임상시험 방법이 개선된다면, 이명치료에 특화된 안전하고 효과적인 약제의 개발이 가능할 것이다.

참고문헌

1. Baguley D, McFerran D, Hall D. Tinnitus. Lancet (London, England) 2013; 382:1600-1607.
2. Yeo SG. Recent pharmacologic treatment for tinnitus Kyung Hee tinnitus Seminar 2010:50-63.
3. Park KH, Lee SH, Koo JWet al. Prevalence and associated factors of tinnitus: data from the Korean National Health and Nutrition Examination Survey 2009-2011. Journal of epidemiology 2014; 24:417-426.
4. Park SY. Pharmacological Treatments for Tinnitus. Hanyang Med Rev 2016; 36:113-119.
5. Park SN. Tinnitus: Recent Treatment. Research in Vestibular Science; 8:108-116.
6. Lee H-K, Choi H-S. Current Treatment Modalities for Tinnitus. J Clinical Otolaryngol 2003:175-180.
7. Otsuka K, Pulec JL, Suzuki M. Assessment of intravenous lidocaine for the treatment of subjective tinnitus. Ear, nose, & throat journal 2003; 82:781-784.
8. Langguth B, Salvi R, Elgoyhen AB. Emerging pharmacotherapy of tinnitus. Expert opinion on emerging drugs 2009; 14:687-702.
9. Baguley DM, Jones S, Wilkins I, Axon PR, Moffat DA. The inhibitory effect of intravenous lidocaine infusion on tinnitus after translabyrinthine removal of vestibular schwannoma: a double-blind, placebo-controlled, crossover study. Otology & neurotology : official publication of the American Otological Society, American Neurotology Society [and] European Academy of Otology and Neurotology 2005; 26:169-176.
10. Podoshin L, Fradis M, David YB. Treatment of tinnitus by intratympanic instillation of lignocaine (lidocaine) 2 per cent through ventilation tubes. The Journal of Laryngology & Otology 1992; 106:603-606.
11. Savastano M. Lidocaine intradermal injection--a new approach in tinnitus therapy: preliminary report. Advances in therapy 2004; 21:13-20.
12. Larsson B, Lyttkens L, Wasterstrom SA. Tocainide and tinnitus. Clinical effect and site of action. ORL; journal for oto-rhino-laryngology and its related specialties 1984; 46:24-33.
13. Sieghart W. Pharmacology of benzodiazepine receptors: an update. Journal of Psychiatry and Neuroscience 1994; 19:24.
14. Johnson RM, Brummett R, Schleuning A. Use of alprazolam for relief of tinnitus: a double-blind study. Archives of Otolaryngology – Head & Neck Surgery 1993; 119:842-845.
15. Vernon JA, Meikle MB. Masking devices and alprazolam treatment for tinnitus. Otolaryngologic clinics of North America 2003; 36:307-320, vii.
16. Han SS, Nam EC, Won JYet al. Clonazepam quiets tinnitus: a randomised crossover study with Ginkgo biloba. Journal of neurology, neurosurgery, and psychiatry 2012; 83:821-827.
17. Jufas NE, Wood R. The use of benzodiazepines for tinnitus: systematic review. The Journal of laryngology and otology 2015; 129 Suppl 3:S14-22.
18. Mihail RC, Crowley JM, Walden BE, Fishburne J, Reinwall JE, Zajtchuk JT. The tricyclic trimipramine in the treatment of subjective tinnitus. The Annals of otology, rhinology, and laryngology 1988; 97:120-123.
19. Sullivan M, Katon W, Russo J, Dobie R, Sakai C. A randomized trial of nortriptyline for severe chronic tinnitus. Effects on depression, disability, and tinnitus symptoms. Archives

of internal medicine 1993; 153:2251-2259.

20. Podoshin L, Ben-David Y, Fradis M, Malatskey S, Hafner H. Idiopathic Subjective Tinnitus Treated by Amitriptyline Hydrochloride/Biofeedback. The international tinnitus journal 1995; 1:54-60.

21. Baldo P, Doree C, Molin P, McFerran D, Cecco S. Antidepressants for patients with tinnitus. The Cochrane database of systematic reviews 2012:Cd003853.

22. Dobie RA, Sakai CS, Sullivan MD, Katon WJ, Russo J. Antidepressant treatment of tinnitus patients: report of a randomized clinical trial and clinical prediction of benefit. Otology & Neurotology 1993; 14:18-23.

23. Zoger S, Svedlund J, Holgers KM. The effects of sertraline on severe tinnitus suffering--a randomized, double-blind, placebo-controlled study. Journal of clinical psychopharmacology 2006; 26:32-39.

24. Robinson SK, Viirre ES, Bailey KA, Gerke MA, Harris JP, Stein MB. Randomized placebo-controlled trial of a selective serotonin reuptake inhibitor in the treatment of nondepressed tinnitus subjects. Psychosomatic medicine 2005; 67:981-988.

25. Melding PS, Goodey RJ. The treatment of tinnitus with oral anticonvulsants. The Journal of laryngology and otology 1979; 93:111-122.

26. Hoekstra CE, Rynja SP, van Zanten GA, Rovers MM. Anticonvulsants for tinnitus. The Cochrane database of systematic reviews 2011:Cd007960.

27. Willow M, Gonoi T, Catterall W. Voltage clamp analysis of the inhibitory actions of diphenylhydantoin and carbamazepine on voltage-sensitive sodium channels in neuroblastoma cells. Molecular Pharmacology 1985; 27:549-558.

28. Cardenas CA, Cardenas CG, de Armendi AJ, Scroggs RS. Carbamazepine interacts with a slow inactivation state of Na V 1.8-like sodium channels. Neuroscience letters 2006; 408:129-134.

29. Sanchez TG, Balbani AP, Bittar RS, Bento RF, Câmara J. Lidocaine test in patients with tinnitus: rationale of accomplishment and relation to the treatment with carbamazepine. Auris Nasus Larynx 1999; 26:411-417.

30. Hulshof JH, Vermeij P. The value of carbamazepine in the treatment of tinnitus. ORL; journal for oto-rhino-laryngology and its related specialties 1985; 47:262-266.

31. Sunwoo W, Jeon YJ, Bae YJ, Jang JH, Koo JW, Song JJ. Typewriter tinnitus revisited: The typical symptoms and the initial response to carbamazepine are the most reliable diagnostic clues. Scientific reports 2017; 7:10615.

32. Bauer CA, Brozoski TJ. Effect of gabapentin on the sensation and impact of tinnitus. Laryngoscope 2006; 116:675-681.

33. Aazh H, El Refaie A, Humphriss R. Gabapentin for tinnitus: a systematic review. American journal of audiology 2011; 20:151-158.

34. Szczepaniak WS, Møller AR. Effects of L-baclofen and D-baclofen on the auditory system: a study of click-evoked potentials from the inferior colliculus in the rat. Annals of Otology, Rhinology & Laryngology 1995; 104:399-404.

35. Caspary DM, Rybak LP, Faingold CL. Baclofen reduces tone-evoked activity of cochlear nucleus neurons. Hearing research 1984; 13:113-122.

36. Zheng Y, Vagal S, McNamara E, Darlington CL, Smith PF. A dose-response analysis of the effects of L-baclofen on chronic tinnitus caused by acoustic trauma in rats. Neuropharmacology 2012; 62:940-946.

37. Westerberg BD, Roberson Jr JB, Stach BA. A double-blind placebo-controlled trial of

baclofen in the treatment of tinnitus: LWW, 1996.

38. Denk D-M, Heinzl H, Franz P, Ehrenberger K. Caroverine in tinnitus treatment: a placebo-controlled blind study. Acta oto-laryngologica 1997; 117:825-830.

39. Domeisen H, Hotz MA, Hausler R. Caroverine in tinnitus treatment. Acta Otolaryngol 1998; 118:606-608.

40. Azevedo AA, Figueiredo RR. Treatment of tinnitus with acamprosate. Progress in brain research 2007; 166:273-277.

41. Sharma DK, Kaur S, Singh J, Kaur I. Role of acamprosate in sensorineural tinnitus. Indian journal of pharmacology 2012; 44:93-96.

42. Ralli M, Troiani D, Podda MVet al. The effect of the NMDA channel blocker memantine on salicylate-induced tinnitus in rats. Acta otorhinolaryngologica Italica : organo ufficiale della Societa italiana di otorinolaringologia e chirurgia cervico-facciale 2014; 34:198-204.

43. Figueiredo RR, Langguth B, Mello de Oliveira P, Aparecida de Azevedo A. Tinnitus treatment with memantine. Otolaryngology--head and neck surgery : official journal of American Academy of Otolaryngology-Head and Neck Surgery 2008; 138:492-496.

44. Jastreboff PJ, Gray WC, Gold SL. Neurophysiological approach to tinnitus patients. American Journal of Otology 1996; 17:236-240.

45. Lopez-Gonzalez MA, Santiago AM, Esteban-Ortega F. Sulpiride and melatonin decrease tinnitus perception modulating the auditolimbic dopaminergic pathway. The Journal of otolaryngology 2007; 36:213-219.

46. de Azevedo AA, Langguth B, de Oliveira PM, Rodrigues Figueiredo R. Tinnitus treatment with piribedil guided by electrocochleography and acoustic otoemissions. Otology & neurotology : official publication of the American Otological Society, American Neurotology Society [and] European Academy of Otology and Neurotology 2009; 30:676-680.

47. Sziklai I, Szilvassy J, Szilvassy Z. Tinnitus control by dopamine agonist pramipexole in presbycusis patients: a randomized, placebo-controlled, double-blind study. Laryngoscope 2011; 121:888-893.

48. Haynes DS, O'malley M, Cohen S, Watford K, Labadie RF. Intratympanic dexamethasone for sudden sensorineural hearing loss after failure of systemic therapy. The Laryngoscope 2007; 117:3-15.

49. Cesarani A, Capobianco S, Soi D, Giuliano DA, Alpini D. Intratympanic dexamethasone treatment for control of subjective idiopathic tinnitus: our clinical experience. The international tinnitus journal 2002; 8:111-114.

50. She W, Dai Y, Du X, Chen F, Ding X, Cui X. Treatment of subjective tinnitus: a comparative clinical study of intratympanic steroid injection vs. oral carbamazepine. Medical Science Monitor 2009; 15:PI35-PI39.

51. An YH, Yu KK, Kwak MY, Yoon SW, Shim HJ. Prognostic factors for the outcomes of intratympanic dexamethasone in the treatment of acute subjective tinnitus. Otology & neurotology : official publication of the American Otological Society, American Neurotology Society [and] European Academy of Otology and Neurotology 2014; 35:1330-1337.

52. Shaia FT, Sheehy JL. Sudden sensori-neural hearing impairment: a report of 1,220 cases. Laryngoscope 1976; 86:389-398.

53. Rubin W. Nutrition, biochemistry, and tinnitus. The international tinnitus journal 1999; 5:144-145.

54. Theopold HM. [Nimodipine (Bay e 9736) a new therapy concept in diseases of the inner ear?]. Laryngologie, Rhinologie, Otologie 1985; 64:609-613.

55. Davies E, Knox E, Donaldson I. The usefulness of nimodipine, an L-calcium channel antagonist, in the treatment of tinnitus. Br J Audiol 1994; 28:125-129.

56. Meyer B. [Multicenter randomized double-blind drug vs. placebo study of the treatment of tinnitus with Ginkgo biloba extract]. Presse medicale (Paris, France : 1983) 1986; 15:1562-1564.

57. von Boetticher A. Ginkgo biloba extract in the treatment of tinnitus: a systematic review. Neuropsychiatric Disease and Treatment 2011; 7:441-447.

58. Rosenberg SI, Silverstein H, Rowan PT, Olds MJ. Effect of melatonin on tinnitus. Laryngoscope 1998; 108:305-310.

59. Miroddi M, Bruno R, Galletti Fet al. Clinical pharmacology of melatonin in the treatment of tinnitus: a review. European journal of clinical pharmacology 2015; 71:263-270.

60. Ochi K, Ohashi T, Kinoshita Het al. [The serum zinc level in patients with tinnitus and the effect of zinc treatment]. Nihon Jibiinkoka Gakkai kaiho 1997; 100:915-919.

61. Yilmaz I, Akkuzu B, Cakmak O, Ozluoglu LN. Misoprostol in the treatment of tinnitus: a double-blind study. Otolaryngology--head and neck surgery : official journal of American Academy of Otolaryngology-Head and Neck Surgery 2004; 130:604-610.

CHAPTER 24

TRT

소리이비인후과 이호기

서론

이명은 외부로부터의 소리자극이 없는 상태에서 느껴지는 이상 음감을 말하는 것으로, 다양한 특성을 갖고, 복잡한 원인에 의해 발생하는 것으로 알려져 있다. 특히 환자 자신의 주관적인 증상으로 표현되며, 청각계의 다양한 부위에서 발생하고, 중추신경계 및 정서와 깊은 연관성이 있기 때문에 그 치료가 어려운 것으로 알려져 있다. 1990년 Jastreboff가 인간 중추신경계의 신경 과학의 원리를 이명의 신경생리학적 모델로 도입하면서 이명 병인기전의 이해와 그 치료에 새 장을 열게 되었으며 이명재훈련치료 *tinnitus retraining therapy, TRT* 가 임상적으로 적용되기 시작했다.[1, 2, 3, 4] 이명재훈련치료는 먼저 각 환자들에게 청각학과 의학적 평가를 통해서 치료의 범주를 결정한 후 상담 *directive counseling* 을 실시하게 되며, 각각의 치료 범주에 따라서 소리치료를 병행한다.[5] 이런 과정을 통해서 이명에 대한 습관화 *habituation* 를 유도함으로써 이명에 의해 발생하는 생활의 불편감을 없앨 수 있고, 궁극적으로는 이명의 인식을 차단할 수 있다. 본 장에서는 성공적인 이명재훈련치료를 위하여 이명 환자에 대한 평가, 상담, 소리치료, 추적관리에 대하여 기술하였다.

본론

I. 이명의 평가

이명을 호소하는 환자가 내원하면 동반증상을 확인하여 이통, 이루, 어지럼증 등을 호소하는 경우에는 증상에 따른 진찰 및 검사를 시행한다. 그 결과 중이염이나 어지럼증 관련 질

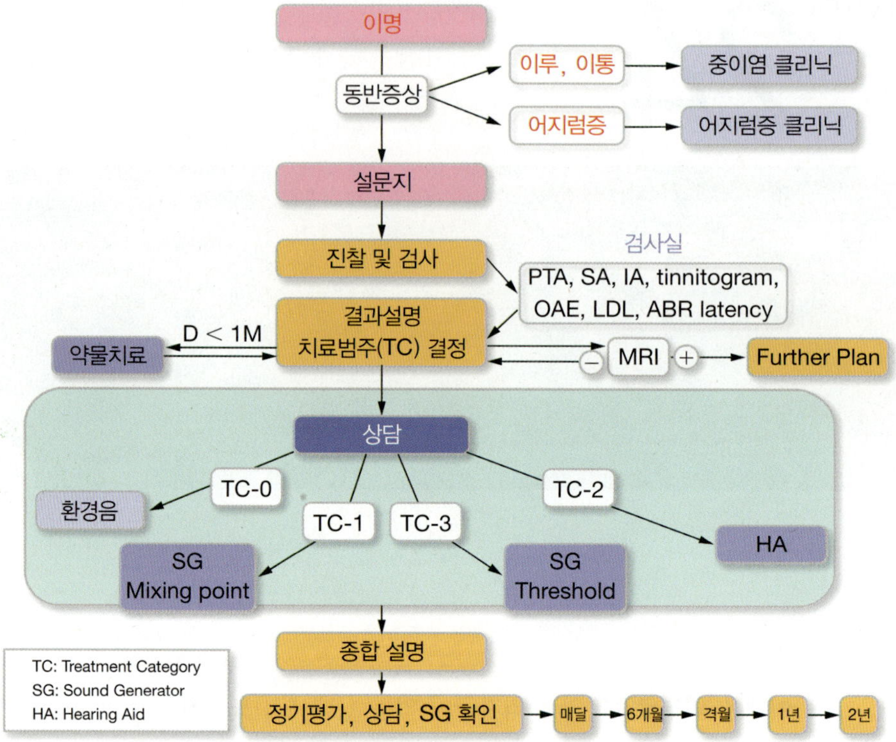

Figure 24-1 이명 환자의 평가와 재훈련치료 과정 (D: duration, M: month, PTA: pure tone audiometry, SA: speech audiometry, IA: impedance audiometry, OAE: otoacoustic emission, LDL: loudness discomfort level, ABR: auditory brainstem response)

환이 의심되면 그 질환에 대한 세부 진단 및 치료를 우선적으로 시행한다(Figure 24-1).

병력 및 평가 설문지를 통하여 환자 개개인이 느끼는 이명에 대하여 전반적인 이해와 함께 이명으로 인하여 환자가 느끼는 불편함의 정도와 그 심각성을 확인한다. 기본적인 청각학적 검사 및 이명 검사를 시행하여 환자의 청각상태 및 이명의 양상, 정도를 확인하여 이명의 원인을 찾고, 향후 이명재훈련치료를 시행할 경우 다양한 검사 결과를 상담 자료로 활용한다. 청력검사를 통하여 주관적으로 호소하는 이명을 객관적으로 설명해주는 것은 이명재훈련치료에서 매우 중요하다. 의학적 평가를 통해 특별한 질환과 연관된 이명은 우선 그 질환을 먼저 치료한다. 이와 같이 원인에 따른 적절한 의학적 조치를 시행한 후에도 이명이 호전되지 않고 지속적인 문제가 될 경우, 이명의 정도와 난청 및 청각과민증의 유무에 따라 이명재훈련치료의 범주를 결정한다.

1. 병력 및 설문지 평가

이명 환자의 체계적인 평가를 위해서는 환자에 대한 세심한 인터뷰(병력 청취)가 중요한데 효율적인 인터뷰를 진행하기 위해서는 설문지를 활용하는 것이 좋다. 설문지에 포함될 내용은 이명의 양상, 선행요인, 삶에 끼치는 영향, 감정적 영향, 의사소통장애 여부, 청각과민증의 유무, 이명에 대한 부정적 생각 및 관점, 이명의 현재 습관화된 정도 등이다. 또한 이명에 의한 괴로움 정도를 정량적으로 접근하기 위해서 Newman et al. (1996)이 제시하였던 Tinnitus Handicap Inventory *THI* 점수를 정서적 스트레스, 기능적 장애, 절망적 생각의 각 항목으로 나누어서 평가에 활용한다(17장 참조).[6,7]

(1) 이명의 양상

이명이 어떤 소리로 들리는지, 이명이 들리는 위치(좌측 귀, 우측 귀, 혹은 양측 귀, 머리속, 몸 밖 등)와 이명 발생 시기 및 시간적 변화, 소실 여부, 변동성 여부, 이명의 강도, 주변 환경음에 의한 억제 정도 등을 확인한다.

(2) 선행요인

이명이 발생하기 직전에 어떤 정서적 유발요인, 청력의 변화, 소음노출 여부, 두부외상, 외부충격, 추돌사고 등이 있었는지를 확인한다.

(3) 삶에 끼치는 영향

이명으로 인하여 삶의 어떤 영역에서 영향을 받는지, 어떤 일에 집중할 때 이명이 좋아지는지 악화되는지, 일상적인 일에서 문제를 일으키는지, 조용한 여가활동에 영향을 받는지, 수면에 어떤 영향을 받는지를 확인한다.

(4) 정서적, 감정적 영향(자율신경계, 변연계의 반응 평가)

이명에 의해서 어떤 감정(공포, 성가심, 자살충동 등)을 느끼는지, 우울증과 불안감의 연관성이 있는지를 확인한다.

(5) 의사소통장애

청각장애의 동반 유무, 청력은 나쁘지 않지만 이명 때문에 잘 못 듣는다고 생각하고 있는지, 아니면 난청과 이명 모두에 의한 소통의 장애 여부는 향후 치료방침을 정할 때 중요 고려사항이다.

(6) 청각과민증의 경험

어떤 소리가 불쾌감을 주는지, 어떤 생활영역에서 영향을 받는지, 소리공포증 *phonophobia* 의 존재 유무, 외부 소리에 의해서 이명이나 청각과민증이 악화되는지, 수면 시 없어지는지, 고통을 줄이기 위해서 귀마개를 사용하는지, 외부 소리의 왜곡이 있는지, 전신적인 다른 과민증 유무 등을 확인한다.

(7) 이명에 대한 부정적 생각, 관점

환자가 이명에 대하여 일반적으로 갖고 있는 부정적인 생각들은 "이명이 나빠질 것이다, 영원히 지속할 것이다, 다른 신체적 질병(종양, 뇌졸중 등)이 있을 것이다, 불치병이다, 수면을 방해할 것이다, 난청을 초래할 것이다, 가정이나 직장, 사회생활에서 고통을 받을 것이다" 등이 이러한 환자의 부정적인 관점을 확인하는 것은 추후 이명재훈련치료를 위한 상담에서 중요한 고려사항이다.

(8) 습관화 habituation 정도

현재 환자가 이명에 대하여 시각사상척도 *visual analog scale, VAS* 상으로 이명을 인지하는 시간(%), 이명의 강도, 이명으로 인하여 괴롭힘을 받는 정도, 생활에 미치는 영향을 확인한다.

(9) Tinnitus Handicap Inventory (THI)

이명으로 인한 불편함의 정도를 정량적 평가를 하기 위해 널리 사용되는 Tinnitus Handicap Inventory는 총 25개 항목으로 구성되어 감성적 *emotional*, 기능적 *functional*, 절망적 *catastrophic* 인 영역을 평가한다. 감성적 영역은 9개, 기능적 영역은 11개, 절망적 영역은 5개의 항목으로 구성되어 각 항목에서 응답이 '그렇다'는 4점, '가끔 그렇다'는 2점, '아니다'는 0점을 부여한다. 각 항목의 점수를 합산하여 점수가 높을수록 환자의 handicap은 높은 것으로 판정한다.[6,7]

이 외에도 이명의 평가를 위한 관련 설문자료로는 Tinnitus Handicap Questionnaire *THQ*, Beck Depression Inventory *BDI*, State Trait Anxiety Questionnaire *STAI*, Pittsburgh Sleep Quality Index *PSQI*, Tinnitus Primary Function Questionnaire *TPFQ* 등이 소개되고 있다.

이명의 진단적 접근을 위해 적절한 청각학적, 이과적, 전신의학적 질문과 함께 치료 가능한 원인질환이 없는지, 환자가 이명, 청각과민, 난청 중 가장 문제가 되는 영역이 무엇인지를 평가한다.

2. 청력검사

이명 환자에서 동반될 수 있는 난청의 정도, 종류, 부위를 평가하기 위해 시행할 수 있는 청각학적 검사는 순음청력검사, 어음청력검사, 임피던스 청력검사, 이음향방사, 청성뇌간반응검사 등이 있으며 청각과민의 평가를 위해 불쾌음량역치를 시행할 수 있다(18장 참조).

3. 이명 검사 Tinnitogram

이명 환자가 느끼는 소리의 종류는 매미 소리, 바람 소리, 귀뚜라미 소리, 스팀이 새는 소리, 물 흐르는 소리, 형광등에서 나는 소리, 라디오 주파수가 맞지 않아서 나는 소리, 기계 돌아가는 소리, 종 소리, 망치 소리, 개구리가 우는 소리, 자동차 엔진 소리 등 매우 다양하다. 들리는 소리의 개수는 한 가지 소리만 들리는 경우가 가장 많지만 두 가지 이상의 소리로 느끼는 경우도 많다. 순음청력검사기기를 사용하여 이명 검사를 시행할 경우 환자가 느끼는 이명과 똑같은 소리를 제시할 수는 없지만 환자의 이명과 가장 가까운 주파수 매칭과 이명 크기 매칭을 할 수 있다. 경우에 따라서는 환자의 이명과 매칭을 전혀 할 수 없는 경우도 있다. 이명 검사는 이명의 주파수 *pitch*, 크기 *loudness matching*, 최소차폐역치 *minimal masking level*, 이명의 잔존억제현상 *residual inhibition of tinnitus, RI*, 혼합점 *mixing point* 을 측정한다(18장 참조). 혼합점은 이명 환자에서 소리치료를 시행할 경우 소리발생기의 자극음 강도를 결정하는 데 활용된다. 혼합점이란 소리발생기에서 발생하는 백색잡음을 환자의 청력역치보다 조금씩 크기를 증가시키면서 이명의 양상이 변화되거나 이명이 차폐되기 시작하는 자극음의 크기를 말한다. 이명재훈련치료에서는 효과적인 습관화를 위하여 이명이 차폐되지 않도록 혼합점보다는 작은 소리로 소리치료를 시행한다.

4. 의학적 평가

이명 환자의 종합적인 평가를 위해서는 병력에 대한 문진 및 설문지 평가, 청력 및 이명 검사를 통한 청각학적 평가를 진행하면서 동시에 이경, 현미경, 내시경을 이용하여 외이, 중이에 대한 진찰, 두경부 청진을 포함한 이비인후과 영역의 신체검사가 병행되어야한다. 이러한 결과를 토대로 의심되는 원인질환에 따라 다양한 영상의학적 검사 *CT, MRI, MRA* 혹은 혈관조영술, 근전도검사, 경동맥 초음파검사 등이 필요할 수 있다.[8] 특히 최근에는 혈관성 박동이명은 외이도를 통한 소리측정을 하여 주파수 및 시간분석 *spectrotemporal anaylsis* 을 통해 그 원인을 찾는 데 도움을 받고 있다. 또한 기능성 뇌기능영상 기법을 이용한 주관적 이명에 대한 활발한 연구도 이루어지고 있다.[9]

II. 상담 Directive Counseling

이명재훈련치료 *Tinnitus Retraining Therapy, TRT* 는 1990년대에 Jastreboff가 신경생리학적 모델(Figure 24-2)을 기초하여 이명을 치료하는 방법으로 제시하였는데, 국내에서는 1998년도부터 이명의 재훈련치료가 임상에 적용되어 좋은 효과를 보고 있다.[10, 11, 12] 이명재훈련치료는 체계적인 환자의 평가 및 원인질환 확인, 상담, 소리치료, 지속적인 추적관리가 필수적 요소이다. 이는 기존의 이명 자체를 없애고자 하는 방법과는 달리, 이명에 관하여 환자가 명확하게 알고 이명을 고통스러운 현상으로 받아들이는 것으로부터 벗어나 중립적인

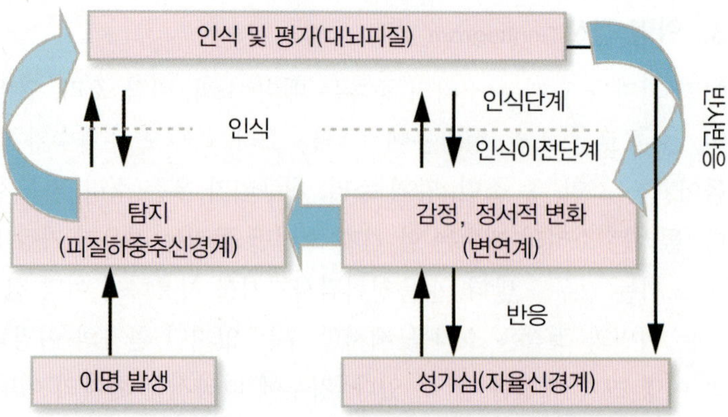

Figure 24-2 이명의 신경생리학적 모델(Jastreboff, 1990)

신호로 인식하게끔 도와준다. 이명의 적절한 평가 후 진행되는 상담은 이명에 대한 부정적 의미의 조건반사를 감소시켜 이명에 대한 반응의 습관화가 일어나도록 도와주며 이와 병행하여 시행하는 소리치료는 대뇌에서 이명의 인식 자체를 줄여줌으로써 이명 습관화를 촉진한다.

상담은 이명재훈련치료에서 가장 기본이 되는 것으로 이명이 1개월 이상 지속되어 약물치료에 반응을 하지 않는 경우에 적용한다. 이명이 고착화되어 조건반사 형태로 작용하기 전에 조기에 시행하는 것이 좋다.

이명재훈련치료에서 상담은 실제로는 교육 및 질의응답의 과정이라고 할 수 있다. 상담에 포함될 내용으로는 기본적인 청각기관의 구조와 기능에 대하여 알기 쉽게 교육하고, 환자 각 개인의 청각적, 의학적 검사 결과 및 이명의 상태에 대하여 자세히 설명한다. 이를 통해 자신의 이명에 대하여 구체적이고 객관적인 이해를 함으로써 환자가 갖고 있는 잘못된 선입견이나 불필요한 오해, 걱정을 해소할 수 있다. 우리 몸에서 외부의 자극 신호를 인식하는 과정과 신호의 대비 효과, 뇌의 기본적인 기능과 다른 신경계와의 상호 연관성을 알기 쉽게 설명한다. 또한 환자가 느끼는 이명의 기전에 대하여 신경생리학적 원리에 근거한 설명과 이에 대한 대응방법을 알려준다(Figure 24-2). 시간 경과에 따라 뇌에서 이명의 습관화가 일어나는 이유와 그 과정을 설명하고 함께 시행될 소리치료의 원리 및 방법을 구체적으로 알려준다.[13]

각 개인마다 이명의 초기 발생 원인이 다르고, 성격과 주변 여건, 교육 및 생활환경에 따라 이명에 반응하는 것이 다르기 때문에 개별적이고 전문적인 상담이 필요하다. 이명 환자들은 대개 이명과 함께 청력 소실이나 이명이 지속될 것이라는 부정적 생각, 심각한 질환에 대한 공포, 일상생활에 많은 영향을 받을 것이라는 불안감을 가지고 있는데, 환자 개개인의 이명에 대한 자세한 설명을 포함한 상담치료의 과정을 통해서 부정적 생각이나 불안감을 없애주고 그릇된 믿음을 올바른 방향으로 변화시키는 것이 중요하다. 이명에 대하여 '내부의 적'으로 인식하는 것에서부터 '머릿속의 자연스럽고 중립적인 소리'로 반응하도

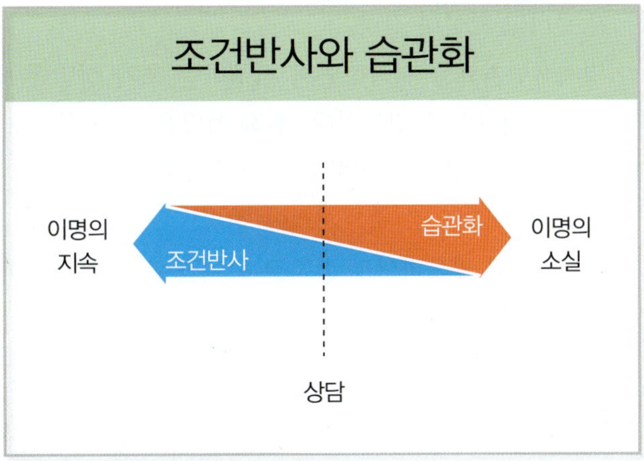

Figure 24-3 상담의 효과(이명에 대한 부정적인 조건반사를 없애고 긍정적인 습관화를 돕는다)

록 유도한다.

이러한 과정은 이명이 뇌와 자율신경계의 자극을 최소화하여 이명으로 인한 신체적, 정서적 반응을 감소시키고 이명의 습관화를 돕는다. '습관화'란 어떤 자극에 대한 반복적인 노출로 인하여 그 자극에 연관된 긍정적 또는 부정적 의미가 없어짐과 함께, 감지되는 자극에 대한 반응이 사라지는 것을 말한다(Figure 24-3).

환자에게 습관화를 설명할 때에는 적절한 예화를 들어주는 것이 좋은데 저자가 흔히 사용하는 예화는 1) 사람들은 일반적으로 냉장고를 부엌에 두고 생활하는데 주부가 부엌에서 일을 하다 보면 냉장고에서 발생하는 소음을 거의 의식하지 않고 지내게 된다. 이는 냉장고에서 소음이 계속해서 발생하더라도 주부에게 전혀 중요하지 않은 신호이므로 무의식적으로 그 신호는 차단되기 때문이다. 2) 컴퓨터 앞에서 작업을 하다 보면 팬이 돌아가면서 발생하는 소음이 생긴다. 그러나 이 소음도 작업에 열중하다 보면 거의 의식하지 않게 된다. 3) 차가 많이 다니는 도심에서 거주하거나 직장 생활을 할 때 창 밖에서 들어오는 많은 소음이 있지만 대부분의 소리는 평상시에는 거의 의식하지 못하고 지낼 수 있다.

이와는 반대로 외부로부터 들어오는 신호가 중요하거나 위험한 것을 의미하는 경우, 또는 신호가 이전에 느끼지 못했던 새로운 신호로 전달되는 경우에는 습관화가 일어나지 않고 대뇌에서 적극적인 반응을 하게 된다. 이에 대한 예화는 1) 밤에 현관에 침입한 도둑의 발자국 소리와 같은 잠재적인 위협을 나타내는 소리에 대하여 경계심을 갖는다. 2) 젖먹이 아기를 키우는 엄마는 아기의 울음소리를 듣고 자다가도 얼른 일어나 아기의 필요를 보고 기저귀를 갈아 주거나 젖을 먹인다. 아빠는 같은 소리를 듣지만 소리를 인식하지 못하고 코를 골면서 계속 잔다. 이와 같이 매우 중요한 소리에 대해서 엄마는 작은 소리에도 민감하게 반응하지만, 아기의 필요를 채우는 데 일차적인 책임감이 없다고 생각하는 아빠는 전혀 듣지 못하고 코골며 잔다.

이명재훈련치료를 시작하면서 시행하는 초기 상담에 소요되는 시간은 대상에 따라 차이가 있지만 약 1시간 정도이다. 추적 상담은 초기 상담보다는 시간이 단축되지만 이명의 평가 및 환자의 반응을 확인하고 적절한 소리치료에 대한 지도를 시행하면서 이명에 대한 대응방법을 반복적으로 숙지시켜야 한다. 또한 이명재훈련치료를 통한 이명의 습관화는 장기간의 시간이 필요하므로 환자로 하여금 꾸준히 이명재훈련치료에 긍정적인 태도로 임하도록 격려한다.

III. 소리치료

이명은 주변 환경에서 발생하는 소리환경에 따라 그 양상이 변하는 경우가 많다. 즉, 이명으로 불편을 느끼는 많은 사람들은 조용한 환경 가운데서는 이명이 더 강하게 들리지만 주변이 시끄럽거나 다양한 소리가 발생하는 환경 가운데서는 이명이 들리지 않거나 의식하지 못한다고 보고한다. 이와 같은 현상의 발견으로 이명을 치료하는 한 방법으로 소리를 활용하는 방법이 소개되고 발전되었다. 최근 이명재훈련치료가 국내외에서 활발히 도입되어 임상에 적용되면서 소리치료의 프로토콜도 정립되었다고 볼 수 있다.

1. 소리환경과 이명

방음실과 같은 매우 조용한 환경에서는 대부분의 사람들이 일시적인 이명을 경험할 수 있다.[14] 인체에서 소리를 전달하는 신경전달망*neural networks*에는 특정한 이명신호가 존재하지만 그 강도가 정상적으로는 매우 약해서 일상적인 생활에서의 소음환경에서는 그 신호가 하나의 소리로서 인식되지 않는다. 그러나 주변 환경이 매우 조용할 때에는 이명이 인식될 수 있다. 이는 두 가지 기전으로 설명할 수 있는데 첫째, 귀에 도달하는 소리의 강도가 약할 때에는 청각신경계 내에서의 이득은 증가하여 소리에 대한 신경의 감수성은 증가한다. 둘째, 청각을 포함한 모든 신체의 감각신경은 자극 강도의 절대치에 반응하는 것이 아니라 배경 신경활동에 대한 자극의 강도 차이(대비효과)에 따라 반응한다. 즉, 시계초침 소리와 같은 아주 약한 소리도 우리가 아주 조용한 환경 가운데 있다면 일상적 소리가 있는 환경에서보다 더 크게 들리게 된다. 이명에 대해서도 똑같은 원리가 적용되어 이명 환자는 조용한 환경에 있거나 양쪽 귀를 막았을 때 이명이 더 커지고 불편감이 심해진다고 호소하지만 주변의 환경이 시끄러울 때에는 이명이 잘 들리지 않거나 불편하지 않는 경우가 많다. 이는 소리가 풍부한 환경에 청각계가 노출될 때에는 청각계의 이득이 감소되며 배경 신경활동이 증가함으로써 청각계 내의 이명관련 신경활동의 강도를 효과적으로 감소시킬 수 있다는 것을 의미한다.[15,16]

우리의 일상적인 생활환경은 작거나 혹은 큰소리, 기분 좋거나 혹은 불쾌한 소리, 예측했거나 혹은 예측하지 않았던 소리 등 다양한 소리를 포함한다. 특히 비나 바람과 같은 자연의 많은 소리들은 주변 배경음에 포함되어 소리로서 잘 인식하지 않는다. 또한 환풍기나 에어컨 소리 등 매일의 중립적인 소리도 잘 적응하며 살아간다. 우리는 이러한 자연적이거나 일상적인 소리, 중립적인 소리의 존재에 대해서는 자신도 모르게 익숙해지고 습관화되어 부정적인 반응을 하지 않는다. 주변 배경 소리환경으로서 음악은 스트레스를 감소시키거나 인지능력의 변화를 줄 수 있고 건강회복을 촉진하는 역할을 하는 것으로 알려져 있다. 많은 이명 환자들은 자신이 좋아하는 음악이나 긴장완화용 소리를 들을 때 이명이 덜 고통스럽다고 느낀다. 이는 주변의 풍부한 소리환경이 청각신경계 내의 신호에 대한 이득을 감소시키고 이명의 탐지나 전달 과정을 방해하여 인지되는 이명의 강도를 약하게 한다는 것을 의미한다. 따라서 이명 환자에게 조용한 환경을 피하고 주변 환경에서 소리가 풍부할 수 있도록 권장하는 것은 이명재훈련치료에서 강조되어야 할 부분이다. 이명 환자에서 이러한 주변 환경음의 긍정적인 효과는 소리를 이명치료 도구로서 활용하는 다양한 치료법에서 중요한 의미를 갖는다.

이명재훈련치료에서 소리치료의 역할은, 이명 신호와 외부에서 제공되는 배경음의 신경활동신호 사이의 대비 *signal-to-noise ratio* 를 줄여주고 청각계 내의 비정상적인 이득을 감소시켜서 결과적으로 대뇌가 이명신호를 탐지하고 인식하는 것을 방해한다(Figure 24-4). 이는 동일한 강도의 이명이라 할지라도 환자가 느끼는 주관적인 이명의 강도는 더욱 약하게 느껴 궁극적으로 청각중추신경계에 점차적인 인식의 습관화를 유도한다.[16]

2. 소리의 활용과 소리발생기

소리를 전달할 수 있는 방법으로 생활 환경 가운데 존재하는 배경음, 탁상용 소리기구, 스마트폰, 소리발생기가 있다. 환자의 상태에 따라 적절한 소리치료 도구가 선택되어야 하지만 환자의 교육수준, 경제적 여건, 소리사용 방법에 대한 선호도도 사용할 도구의 선택에 고려사항이 된다.

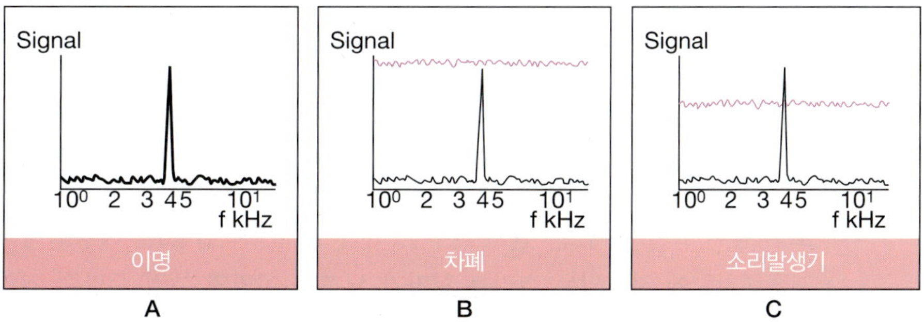

Figure 24-4 소리발생기의 작용기전[차폐는 이명이 들리지 않도록 이명 강도보다 강한 소리를 사용하지만, 이명재훈련치료에서의 소리발생기의 소리는 이명의 강도보다는 약하게 사용하여 이명은 여전히 들리되 평소보다 약하게 들리도록 한다. (A) 외부의 소리발생기나 차폐기를 착용하지 않았을 때의 이명. (B) 높은 강도의 소리를 통한 이명 차폐로서 이명의 완전차폐로 인하여 습관화가 일어나지 않음. (C) 소리발생기를 이용한 적절한 소리를 통해 이명의 인식 감소를 유도하게 됨]

환경음이란 우리의 주변 생활환경 가운데 존재하는 소리를 말한다. 예를 들면, 여름철에 선풍기 돌아가는 소리, 에어컨 소리, 컴퓨터 팬 소리, 창문 밖에서 들려오는 바람 소리, 차 지나가는 소리, 물 흐르는 소리, 비 오는 소리, 냉장고 소리, 환기구 소리, 자연으로부터의 소리 등 매우 다양한 소리들을 소리치료의 한 방법으로서 활용할 수 있다.

탁상용 소리기구로서는 집안에서 사용하는 CD 혹은 MP3 플레이어, 오디오세트, 라디오, TV 등을 활용할 수 있다. 소리를 들을 때에는 그 소리로 인하여 환자가 자극이 되지 않도록 최대한 편안한 소리가 좋다.

이명재훈련치료의 소리치료에 유용하게 사용되는 소리발생기는 현재 낮 시간에 주로 사용할 수 있는 귓속형과 취침시간 전후를 활용하여 사용할 수 있는 베개형이 있다. 귓속형 소리발생기(Figure 24-5A)는 크기가 귓속에 들어갈 정도여서, 외부에서는 잘 보이지 않는다. 일상활동 중에 시간과 장소에 구애받지 않고 사용할 수 있는 장점이 있다. 또한 음량은 최대 볼륨을 사용하더라도 청력에는 손상을 주지 않도록 최대 출력이 제한되어 있어 안전하다. 귓속형 발생기의 몰드*mold*는 비폐쇄형으로 사용해야 하는데, 폐쇄형으로 사용하는 경우는 외부로부터 소리를 막아 이명을 더 강하게 느끼게 되며 자신의 목소리도 변조되어 들리거나 신체 내부의 소리에 민감해서 이명치료를 방해한다. 이명이 한쪽 귀에서만 들리는 경우에도 양측 귀에 소리자극을 함께 주는 것이 더욱 효과적이다. 이명이 한쪽 귀에만 있어 이명이 있는 귀에만 소리발생기를 사용했을 때에는 시간이 지남에 따라 이명이 없던 반대쪽 귀에서 이명이 새롭게 발생할 수도 있다. 귓속형 소리발생기의 단점은 외이도가 막히는 듯한 느낌의 불편감, 양측을 구입해서 사용해야 하는 경제적 부담, 고령 환자의 경우 매번 소리 강도 조절과 관리가 쉽지 않다는 점이 있다. 이명은 주변이 시끄러울 때에는 잘 느끼지 못하다가 조용한 환경이 되면 강하게 느껴지는 경향이 있다. 예를 들면 잠들기 전 조용할 때는 이명을 더욱 크게 느끼게 되어 성가실 수도 있고 심하면 수면을 방해할 수도 있다. 따라서 이와 같은 경우 베개형 소리발생기(Figure 24-5B)를 활용하게 되면 취침 전후에 소리자극을 자연스럽게 줄 수 있다. 국내에서 개발된 베개형 소리발생기는 백색잡음 외에도 다양하게 변형된 핑크색잡음이 내장되어 있다. 따라서 큰소리에 민감하게 반응하는 청각과민증이 있는 경우에는 변형된 핑크색잡음*pink noise*을 순차적으로 이용하여 작고 부드러운 소리부터 점차적으로 적응해나갈 수 있도록 소리의 종류와 강도를 적절히 조절할 수 있는 장점이 있다.

소리발생기에서 발생하는 소리는 지속적이고 정서적으로 중립적인 소리이며 일반적으로 사람이 들을 수 있는 전 주파수 영역의 소리(백색잡음)를 사용한다(Figure 24-6). 이명재훈련치료에 사용되는 소리는 환자가 느끼는 이명의 특정 주파수 영역대에 따른 소리의 주파수를 사용하지 않는다. 소리발생기를 사용할 경우에는 하루 종일 사용하는 것이 가장 좋으나 실생활에 적용이 어려울 때에는 하루에 적어도 6시간 이상씩 소리를 듣도록 권장하며 특히 조용한 환경에서는 더욱 적극적으로 사용하도록 권장한다.

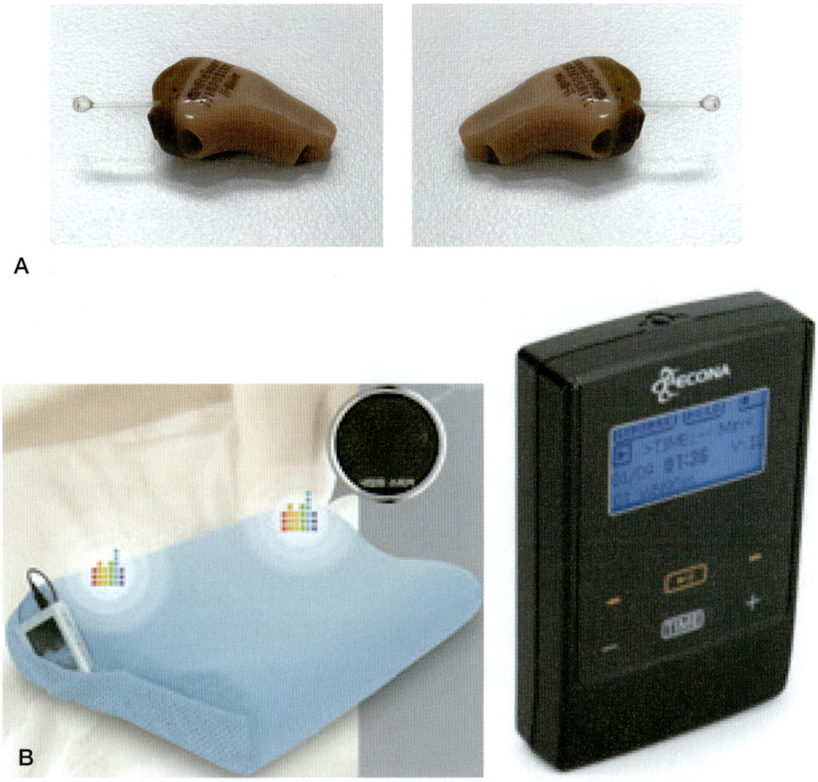

Figure 24-5 소리발생기. (A) 귓속형, (B) 베개형(PR-1100, SR-3100)

소리치료에 어떠한 도구가 사용되더라도 활용되는 소리는 다음의 기본 조건을 충족시키는 것이 좋다. 첫째, 환자에게 제공되는 소리로 인하여 환자의 이명 신호의 강도가 최소화되어야 한다. 둘째, 주어진 소리가 이명 자체를 차폐하지 말아야 한다. 소리발생기의 소리 강도를 높임에 따라 이명 습관화는 더욱 효과적이지만 이명이 완전히 들리지 않을 정도

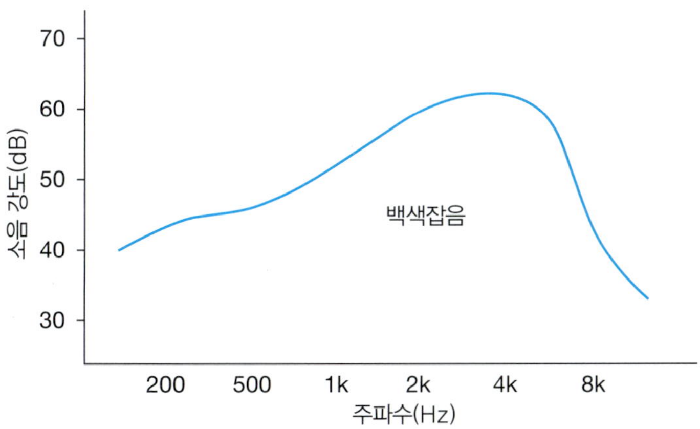

Figure 24-6 소리발생기에서 사용되는 백색잡음(전 주파수 영역의 음이 포함되어 있다)

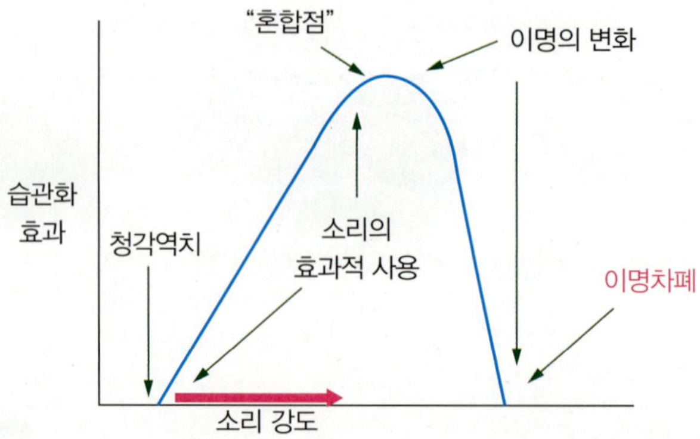

Figure 24-7 소리발생기 소리의 강도와 이명 습관화의 효과 관계

의 강한 소리로 이명을 차폐하게 되면 습관화시켜야 할 이명 신호가 대뇌로 전달되는 것을 방해하여 이명의 습관화가 일어나지 않는다. 따라서 '혼합점 *mixing point*'(소리의 강도를 높여 나가다가 이명의 양상이 바뀌게 되는 점) 이상의 강한 소리는 주지 말아야 한다(Figure 24-7). 셋째, 제공되는 소리가 환자를 성가시게 하거나 불편감을 새롭게 유발해서는 안 되며 편안한 느낌으로 소리를 들을 수 있도록 소리의 강도를 조절한다. 제공되는 소리가 환자에게 불쾌감을 줄 경우 소리가 변연계와 자율신경계를 자극하게 되고 소실되어야 할 조건반사 고리가 오히려 활성화될 수 있다. 넷째, 소리의 강도는 환자의 청각역치와는 가깝지 않도록 해야 한다. 청력역치와 가까운 소리는 배경 신경활동 신호가 약하여 이명 강도 감소효과가 작게 나타난다. 상기와 같은 조건 내에서 소리 강도를 적절히 조절하고 환자로 하여금 실생활에서 적극적으로 사용하도록 권장한다.[3]

이명과 함께 난청이 있는 경우에는 보청기가 필수적이다. 이명재훈련치료에서 보청기는 대뇌로 청각신호의 증폭을 위한 소리 치료 도구로서 중요한 의미를 갖고 있는데, 음 자극이 있을 때에는 청각신호를 증폭시켜 의사소통의 도움을 주게 되고, 특별한 음 자극이 없을 때에도 주변 환경음을 증폭시켜 소리발생기의 소리치료 역할도 하게 되어 난청이 동반된 이명 환자에서 이명치료에 유용하게 사용된다. 최근에는 소리발생기 겸용 보청기가 개발되어 환자에게 선택적으로 사용되고 있다.

3. 치료범주별 소리치료 방법

상기와 같은 다양한 소리치료 도구를 적용하기 위해서는 설문지를 통한 개인별 이명의 특징 및 병력 조사, 체계적인 청각학적 평가 및 의학적 검사, 이명의 정도와 난청 및 청각과민증의 유무에 따라 소리치료의 방법을 결정하게 된다(Figure 24-1, Table 24-1).

(1) 치료범주 0

경도의 이명이 있는 경우로서, 환경음을 활용하거나 탁상용 소리기구(CD, MP3 플레이어,

Table 24-1 치료범주에 따른 소리 치료방법의 선택

치료범주	증상 및 징후	범주별 적용되는 소리치료
0	경도의 이명 및 청각과민	환경음
1	이명	소리발생기(혼합점), 환경음
2	이명, 난청	보청기, 환경음
3	청각과민 +/− 이명	소리발생기(탈과민화)
4	과도한 청각과민	소리발생기(점진적 탈과민화)

라디오 등)를 사용한다. 환자를 자극하지 않으면서도 듣기에 편하고 긴장을 풀 수 있는 소리이면 좋다. 일반적으로 몸에 착용하는 소리발생기는 사용하지 않는다.

(2) 치료범주 1

중등도 이상의 이명이 있는 경우에 적용하는 것으로, 환경 음, 탁상용 소리기구를 모두 활용하면서도 소리발생기의 사용이 필수적이다. 음의 강도는 가능한 혼합점 바로 아래에서 시작하지만 환자가 불편해 하거나 자극이 될 경우 음의 강도를 더 낮추어서 사용한다.

(3) 치료범주 2

이명과 함께 난청이 동반된 경우에 적용한다. 난청 환자에서는 소리발생기 단독으로는 효율적인 소리치료가 일어날 수 없으므로 반드시 보청기와 함께 환경음, 소리발생기를 활용한다. 보청기에 의한 배경음의 증폭이 이명치료에 도움이 되므로 혼자 있는 상황에서도 늘 보청기를 착용하고 생활하도록 권장한다. 적절한 보청기의 사용은 그 자체가 소리발생기의 효과를 충분히 발휘하게 된다.

(4) 치료범주 3

청각과민증이 있는 경우에는 이명보다는 청각과민증에 초점을 맞추어 치료한다. 소리발생기에서 나오는 소리 강도를 적절히 조절하여 사용해야 하며 난청이 있는 경우에도 보청기 단독으로는 사용하지 않는다. 소리발생기는 최대한 편안하게 들을 수 있는 크기로 시작하여 처음에는 하루에 2시간 정도 짧은 시간을 사용하다가 적응이 잘 되면 서서히 사용 시간을 늘려간다. 소리의 강도를 점차 높이면서 이명이 있는 경우 혼합점까지 서서히 증강시킨다. 청각과민 환자는 소리에 노출하는 것을 꺼리는 경향이 있는데 소리 노출을 피하는 것은 좋지 않다. 치료를 위하여 비교적 장시간의 소리치료가 필요하므로 세심한 추적관찰과 지속적인 상담이 동반되어야 한다. 청각과민증이 호전됨에 따라 이명도 자연적으로 좋아질 수 있다.

(5) 치료범주 4

과도한 청각과민이 있는 환자에서 적용되는데 소리자극 강도는 환자의 청력역치 바로 아래에서 시작하여 점진적으로 올려나간다. 처음 수일간은 소리자극 없이 소리발생기를 착용만 한 상태로 유지하다가 적응이 되면 서서히 소리자극 강도를 높인다. 치료 기간이 길기 때문에 환자에 대한 꾸준한 상담과 격려가 필수적이다.

IV. 정기적 평가 및 추적관리

이명 습관화의 과정은 최소 6개월의 기간이 필요하며 대뇌에서 적응이 완전히 일어나기 위해서는 1년 6개월가량이 소요된다. 따라서 환자가 중간에 재훈련치료를 중단하지 않도록 정기적인 평가와 함께 철저한 추적관리가 필수적이다.

치료 효과는 재훈련치료 중에 이명의 강도가 점차 줄어드는 형태로 나타나는 것이 아니라 이명의 강도는 일정하지만 이명을 느끼는 시간이 점차 감소하면서 이명으로 인한 불편함이나 고통이 줄어들고 궁극적으로 이명을 느끼는 시간이 거의 없어지는 단계까지 가게 된다. 재훈련치료 과정 가운데 이명 증상이 좋아질 때도 있는 반면 일시적으로 나빠지는 경우도 있다. 그러나 인내를 갖고 꾸준히 재훈련치료를 지속하면 궁극적으로 좋은 결과를 기대할 수 있다. 지금 당장 좋아지지 않는다고 실망할 필요가 없으며 이명재훈련치료에 대한 신뢰와 인내를 통하여 좋은 결과를 얻을 수 있다.[17]

재훈련치료 결과는 이명에 대한 반응의 정도, 이명 인지의 정도, 삶에 대한 영향의 변화에 대하여 최소한 6개월 이상 치료를 한 후 분석한다. 현재까지 약 80%의 치료 효과를 보고하고 있으며 이명치료의 효과적인 접근 방법으로 제시되고 있다.

결론

이명에 대한 다양한 치료법 중 이명재훈련치료는 이명의 신경생리적 모델에 기초를 둔 것으로서 이명에 대한 습관화 과정을 유도하고 촉진한다. 대뇌의 단계에서 습관화를 유도하므로 자각 이명의 말초적인 원인과 관계없이 치료가 적용될 수 있다.

이와 같이 이명치료에 있어 일반적으로 1년 6개월 이상의 치료 기간이 필요하지만 특별한 부작용 없이 높은 치료 효과를 볼 수 있는 장점이 있다. 또한 이러한 치료가 효과적이기 위해서는 환자에 대한 정확한 평가, 적절한 상담, 효과적인 소리치료, 지속적인 추적관리가 필수적이다.

참고문헌

1. Jastreboff PJ. *Phantom auditory perception (tinnitus): mechanisms of generation and perception. Neurosci Res 1990;8:221-54.*
2. Jastreboff PJ & Hazell JWP. A neurophysiological approach to tinnitus: clinical implications. *British Hournal of Audiology*, 1993;*27*:1-11.
3. Jastreboff PJ & Jastreboff MM. Tinnitus retraining therapy(TRT) as a method for treatment of tinnitus and hyperacusis patients. *Journal of the American Academy of Audiology*, 2000;*11*:162-177.
4. Jastreboff PJ. Tinnitus retraining therapy. *Progress in Brain Research*, 2007;166:415-423.
5. 이호기. 이명재훈련치료. *대한청각학회지*, 2002;6:71-75.
6. Newman CW, Jacobson GP, & Spitzer JB. Development of the tinnitus handicap inventory. *Archives Otolaryngology - Head & Neck Surgery*, 1996;122:143-148.
7. 김지혜, 이소영, 김창훈, 임승락, 신준호, 정원호 외. 한국어 번역판 Tinnitus Handicap Inventory의 신뢰도 및 타당도 연구. *대한이비인후과학회지*, 2002;45:328-334.
8. 이효정. Imaging for tinnitus. In 대한이과학회(Ed.), *이명(Current opinion on tinnitus)* (pp.91-104). 서울: 군자출판사. 2011.
9. Song JJ, An GS, Choi I, De Ridder D, Kim SY, Choi HS et al. Objectification and differential diagnosis of vascular pulsatile tinnitus by transcanal sound recording and spectrotemporal analysis: a preliminary study. *Otology & Neurotology*, 2016;37:613-620.
10. 이호기. 이명재훈련치료 Q&A-이명! 당신은 극복할 수 있습니다. 서울: 군자출판사. 2008.
11. 박시내, 여상원, 정상희, 이수진, 박용수, & 서병도. 이명재훈련치료의 적용 방법과 치료 효과. *대한이비인후과학회*, 2002;45:231-237.
12. 이호기. Sound therapy in tinnitus. In 대한이과학회(Ed.), *이명(Current opinion on tinnitus)* (pp.171-182). 서울: 군자출판사. 2011.
13. 이호기, 김창우, 정명현, & 김희남. 이명재훈련치료에서의 지도 상담의 효과. *대한이비인후과학회지*, 2004;47:217-221.
14. Heller MF & Bergman M. Tinnitus in normally hearing persons. *Annals of Otology, Rhinology, and Laryngology, 1953*;62:73 – 93.
15. Andersson G, Khakpoor A, Lyttkens L. *Masking of tinnitus and mental activity. Clin Otolaryngol 2002;27:270-4.*
16. Ariizumi Y, Hatanaka A, & Kitamura. Clinical prognostic factors for tinnitus retraining therapy with a sound generator in tinnitus patients. *Journal of Medical and Dental Sciences, 2010*;57:45-53.
17. Hatanaka A, Ariizumi Y, & Kitamura K. Pros and cons of tinnitus retraining therapy. *Acta Oto-Laryngologica*, 2008;128:365-368.

CHAPTER 25

CBT and Other Neuropsychiatric Therapies

가톨릭의대 김정진

서론

이명은 만성적인 증상으로 인해 신체적 불편함뿐 아니라 심리적인 불편감을 일으키는 대표적인 신체질환 중의 하나다. 이명 환자들은 증상을 줄이거나 없애기 위해 의학적 도움을 구하지만 종종 실패하고 실망감을 가지게 된다. 결국 본인의 병이 영구적이며 계속 악화될지 모른다는 두려움을 가지게 된다. 이러한 생각은 이명에 따르는 부정적인 정서 경험을 가져오고 시간이 지날수록 이러한 정서적 경험은 고착되고 악화되기도 한다. 이명은 지속적으로 소리가 들림으로 인해 만성 통증에 버금가는 스트레스를 일으킨다. 이명은 종종 우울증을 동반하며, 삶의 질을 떨어뜨리고 일상생활을 유지하기 어렵게 만든다. 또한 이명에 의한 심리적인 불편감은 환자의 성격적 특성, 우울감에 의해 심해진다. 이명을 잘 받아들이는 사람은 심리적 스트레스를 덜 느낀다. 질환에 대한 수용*acceptance*, 인지-행동치료 등을 통해 이명에 의한 스트레스를 경감시킬 수 있다. 또한 정신과적 약물의 사용도 도움이 된다.

본론

I. 이명과 심리적 스트레스

이명은 부정적인 자기상*self-image*을 갖도록 만든다. 또한 부정적인 심리 상태가 이명 증상을 악화시키기도 한다. 즉, 심리적 문제는 이명의 결과일 뿐 아니라 원인이 될 수 있으며 나아가서는 이명과 심리적 문제가 공통적인 유전적 요인을 가질 가능성이 있다.[1] 이명 환자는 소리에 대해 일반인보다 더 큰 스트레스를 느낀다. 이명이 진행되고 지속될수록 점차 신체 증상에 몰입하고 과도한 걱정을 하게 된다. 이명 증상에 대해 초기에 두려움을 더 느끼는 사람들이 이후 불안, 우울감 등을 경험할 확률이 높다고 알려져 있다. 이명을 환자가 경험하고 받아들일 수 있는 증상으로 생각하는 경우보다 없어져야 하는 증상으로 인식하는 경우, 또 본인이 이명에 걸린 것을 억울해 하는 성격적 경향을 보이는 환자가 스트레스를 더 크게 경험한다.

최근의 연구에서 이명은 중추신경계에서 감정과 관련된 부위들과 밀접한 관련이 있다고 보고되었다.[1] 즉, 이명은 통증과 마찬가지로 대뇌에서 부정적인 정서 반응을 일으키게 된다. 즉, 이명과 정서 반응은 서로 영향을 주어 원인과 결과가 될 수 있다. 대인관계 문제, 사회적 기능의 문제, 경제적 문제, 개인의 심리적 문제를 갖는 환자들에서 이명이 더 많이 발생할 수 있고, 반대로 이명이 심리적 문제들을 일으키기도 한다.

성격적인 요인이 이명에 의한 스트레스와 관련이 있다.[2] 성격 특성 중 환경조절 능력이 떨어지는 성향을 가지는 사람이 이명에 의한 스트레스에 민감하다. D형 성격은 부정적인 정서, 사회적 표현의 억제, 낮은 외향성, 높은 신경증을 갖는데, 이러한 성격을 가진 사람들이 이명에 의한 스트레스에 더 취약하다. 신체 감각에 대한 두려움을 크게 느끼는 예민한 성향을 가진 사람들도 스트레스에 취약하다. 반대로 신체적 불편감에 대한 수용성이 높은 사람들은 이명에 의한 스트레스를 덜 느낀다.

이명을 가진 사람들의 20% 정도에서 심리적으로 고통을 느낄 정도의 심한 스트레스를 경험하는데, 이러한 스트레스는 직업적, 사회적 기능에 영향을 미칠 정도의 증상이다.[3] 이러한 스트레스를 크게 느낄수록 불안, 짜증, 우울, 집중력 장애, 수면 장애 등의 정신적 증상이 더 자주 발생한다. 이명은 흔히 어지러움, 청력 감소 등의 다른 증상들을 동반하므로 신체적 제약에 따르는 사회적 고립, 일상생활의 즐거움 감소 등을 동반하게 된다. 스트레스가 심하면 이명을 심하게 하는 상황에 대한 회피가 일어난다. 이렇게 상황을 피하는 것은 심리적 치료에 도움이 되지 않을 수도 있는데, 환자의 행동 영역을 좁게 만들고 사회적 지지가 적어지므로 스트레스가 악화될 수 있다.

II. 이명과 정신건강의학과 질환

이명은 불안, 불면, 우울 등의 정신과적 질환을 일으킬 수 있다. 보통 증상이 심하거나 만성화될수록 정신과적 증상의 강도도 심해진다. 이명 증상의 불편함에 따른 지속적인 불면은 정신과적 질환을 유발하거나 악화시키기도 한다. 이명은 시간이 경과할수록 환자에게 부정적인 정서를 더 강하게 일으키며, 심한 경우 우울증을 유발시킨다. 반대로 우울증 환자에서 이명의 발생률이 일반 인구보다 높다는 보고들도 있다. 이명과 우울증은 발생기전상 일부 공통적인 대뇌 부위를 가지며, 심리적인 요인도 발병에 영향을 미친다.[1]

보고마다 차이는 있지만 대략 이명 환자의 5% 정도는 정신과적 치료를 필요로 하는 주요 우울증을 경험한다. 만성적인 이명의 질병 경과에 따른 우울증은 불안과 자살 사고가 높으므로 주의를 요한다.

보통 Beck Depression Inventory *BDI*, Hospital Anxiety and Depression Scale *HADS*, Hamilton Depression Rating Scale *Ham-D* 등 주관적, 객관적 임상 척도 점수로 우울증의 정도를 평가한다. 그러나, 더욱 중요한 것은 환자의 주관적인 증상이다. 미국 정신과 협회에서 제안한 주요 우울증의 진단은 우울감과 의욕 저하가 2주 이상 지속되고 체중변화, 수면 변화, 정신운동 기능의 변화, 피곤함, 무가치감, 죄책감, 집중력 저하, 자살 사고 등의 부수 증상들이 있을 때로 정의된다.

III. 이명의 정신건강의학과적 치료

이명의 진단에서 환자의 보고에 의한 주관적 증상이 매우 중요하다. 즉, 객관적인 증상보다는 이것을 환자가 심리적으로 어떻게 받아들이느냐가 문제시된다. 이명의 치료에 있어서 이러한 주관적인 증상을 호전시킬 수 있는 여러 가지 치료 방법을 환자에 맞게 다양하게 사용하는 것이 필요하다. 그러므로, 가능한 한 이명이 생기기 시작할 시점에서 최대한 빨리 정신과적 치료를 병행하는 것이 치료 효과를 좋게 할 수 있다. 환자들은 보통 정신과적 치료에 대해 불편감을 갖거나 도움이 되지 않을 것이라는 편견을 가지는 경우가 있는데, 정신과적 치료의 효과가 증가할수록 초기의 이러한 문제점들은 자연스럽게 극복된다. 이명의 정신적 치료는 이명과 관련된 생각, 정서, 행동을 긍정적으로 바꾸는 것이 목표이다.

일반적으로는 우울증 치료와 마찬가지로 적당한 운동과 적절한 음식 섭취, 편안한 생활 환경이 증상 개선에 도움이 된다. 이명 환자에 대한 사회적 지지 *social support*를 강화하는 것이 필요한데, 가족의 협조, 치료진과의 관계 유지, 자조 그룹 *self-help group* 형성도 도움이 된다.

지금까지 많은 이명에 대한 정신적 치료의 연구결과들이 있었다. 이 연구들은 증례보고부터 이중맹검법까지 다양한 방법론을 가지고 있다. 최근에는 이런 연구결과들에 대한 메타분석 연구결과도 보고되고 있다.

1. 인지행동치료 Cognitive Behavioral Therapy, CBT

인지행동치료는 Beck이 우울증 환자를 치료하면서 주창한 정신치료법으로서 심리장애의 이해와 치료에 있어 근본적으로 서로 다른 두 이론인 행동적 접근과 인지적 접근이 통합된 것이다.[4] 인지행동치료는 이명의 정신과적 치료 기법 중 가장 널리 쓰이고 많은 연구 결과가 보고된 치료법이다. 환자의 이명 증상에 대한 사고와 신념이 어떻게 정서, 생리적 반응 및 이에 따른 행동에 영향을 미치는지 환자와 논의하고 잘못된 인지와 행동을 교정함으로써 증상을 호전시키는 방법이다.[5]

인지-행동치료는 구조화된 정신치료 기법 중의 하나이다. 보통 8~24회기로 구성되는

데, 매회 환자에게 상황에 대한 반응을 바꾸도록 하는 과제가 주어진다. 인지-행동치료는 환자가 오랫동안 잘못 인식한 인지적 왜곡을 교정해준다. 환자가 부정적인 인지를 경험한 비슷한 상황에 맞닥뜨리면 환자가 기존에 가지고 있던 잘못된 핵심적 믿음이 되살아나서 역시 부정적인 정서와 생각을 일으키게 되며, 결국 이것은 환자의 증상으로 표현된다. 인지-행동치료는 사건에 대해 잘못 연결된 생각과 정서를 이해하고 잘못된 핵심적 믿음이 무엇인지 깨닫게 한다. 그리고 이러한 인지적 왜곡을 교정받는다. 이러한 과정은 교육, 토론, 심상 *imagery* 의 교정, 주의 집중, 자극에 대한 노출, 이완 등을 통해 이루어진다. 결과적으로 환자의 인지 과정이 변화되고 행동도 교정된다. 원래는 우울증 치료에 사용되었지만, 현재는 불안, 불면, 만성 통증 등 다방면에서 활용되고 있다.

이명은 환자가 자극에 적응하는 데 실패하는 것으로 인지되고, 이것은 불안과 비슷한 것으로 인식된다. 인지-행동치료는 이명에 따르는 부정적인 인지를 바꾸는 것이 목표이다. 즉, 지속되는 이명을 덜 불편하게 받아들이고 부정적인 생각과 정서로부터 거리를 유지하여 수용적인 생각과 긍정적인 정서로 바꾸어 주는 것이다. 인지-행동치료에서 사용하는 이완, 인지적 재구성, 반복적인 인지적 왜곡을 일으키는 상황에 대한 직면 등은 이명 환자에게 유용한 심리적 치료가 될 수 있다. 즉, 이명에 대한 교육, 인지적 재구성, 이완, 스트레스 관리 훈련, 주의집중 조절 훈련, 암시 *suggestion*, 생활습관 변화 등이 포함된다. 환자의 생각과 행동이 변화할수록 이명에 의한 스트레스가 줄어든다.

이명에 있어서 인지-행동치료의 효과에 대해서는 다양한 무작위 대조 연구 결과들이 나와 있는데, 1년 이상의 추적 연구 결과들도 나와 있다. 대조군은 치료를 행하지 않은 군과 요가, 질병에 대한 교육 등이 포함되었다. 연구마다 다른 연구 방법과 치료 평가 도구들을 사용하고 있어 아직까지 일관된 결론을 내릴 수는 없다. 기존 연구들에 대한 최근의 메타분석 연구에서는 이명의 인지-행동치료가 환자가 느끼는 주관적인 이명의 크기 자체를 줄이는 것은 아니라고 보고하였다. 이것은 인지-행동치료가 이명의 발생 기전에 직접적으로 영향을 미치지 못 하기 때문일 것이라고 추측된다. 그러나, 인지-행동치료는 환자의 전반적인 상태를 개선시킨다. 즉, 이명의 중요한 동반 질환인 우울 증상의 개선에 효과가 있으며, 삶의 질을 높이는 데 도움이 된다고 하였다.

1) 인지-행동치료의 전략적 개념

인지-행동치료는 다음과 같은 개념을 바탕으로 이루어진다.

- 한 개인의 사고, 이미지, 지각 및 인지적 중개사건이 행동에 영향을 미친다.
- 인간은 실제 환경에 반응하기보다는 자신이 지각하는 환경에 반응하므로 어떤 사건에 대한 인지적 평가가 사건에 대한 반응에 영향을 미친다. 따라서 한 개인의 인지에 초점을 맞추는 것이 수행을 변화시키는 효과적인 전략이다.
- 인간은 자신의 학습에 있어서 능동적인 참여자이다.

- 행동을 변화시키는 과정에 있어서 인지는 과학적인 조사의 대상이 될 수 있다. 행동주의의 방법론을 고수하며 인지과정은 검증이 가능하다.

2) 인지-행동치료의 특징

인지치료는 다음과 같은 특징을 갖는다.

- 감정과 행동의 결정요인으로 인지에 초점을 둔다.
- 환자에게 핵심 신념과 중간 신념에 직접 영향을 받는 자동적 사고가 반응 행동에 영향을 미친다는 것을 깨닫도록 한다.
- 당면한 현재 문제를 해결하고 역기능적인 사고와 행동을 수정하는 것을 목표로 하는 구조화되고, 단기적이며 현재 지향적인 정신치료이다.

행동치료는 다음과 같은 특징을 갖는다.

- 관찰 가능하고 측정 가능한 행동에 초점을 둔다.
- 환경과 행동의 상호작용을 중시한다.
- 인간의 행동을 체계적으로 변화시키기 위하여 주로 학습과 관련된 심리학적 방법을 사용한다.

인지치료와 행동치료는 서로 보완적이고 상호작용을 가지므로 인지치료에 행동적 기법을 가미할 때 더욱 효과적이다.

3) 인지-행동치료의 과정

(1) 초기단계

- 환자와 치료적 동맹을 형성하고 치료의 기본 원칙을 교육한다.
- "여기, 그리고 지금"의 원칙에 입각하여 구체적인 문제영역을 확립한다.
- 환자에게 본인의 인지적 사고를 정리하도록 숙제를 내준다.

(2) 중간단계

- 정보처리와 기능의 역기능 패턴을 교정한다.
- 환자가 기록한 생각을 토대로 인지적 오류의 증거를 찾고 합리적 대안을 제시한다.
- 환자 활동의 일정을 짜고 탈감작, 노출 등의 기법을 사용한다.

(3) 마지막 단계

- 학습한 기술을 강화시킨다.
- 환자가 문제를 스스로 다룰 수 있도록 준비시킨다.
- 재발방지 방법을 학습시킨다.

2. 이완법 Relaxation

점진적 근육이완 훈련, 이완을 유도하는 심상 *imagery* 떠올리기, 사물이나 빛에 대한 집중 등을 통해 이명에 집중되어 있던 정신 활동을 느슨하게 하는 것이 목적이다.

정서와 생각으로부터 자신을 분리시켜 집중하는 마음챙김 명상 *mindfulness* 도 도움이 되는데, 이명 이외의 현재 주변 상태에 대한 집중을 통해 환자가 현재의 지속되는 증상들을 수용할 수 있도록 북돋는다.

3. 정신약물학적 치료

1) 항우울제 Antidepressants

이명 환자의 15~20%는 우울증을 보고하며, 이 중 25% 정도에서 항우울제를 처방받는다고 알려져 있다. 이명에 대한 항우울제의 효과를 측정한 연구들은 증례 보고부터 다수의 무작위 연구, 대조 연구들이 있다.[6]

항우울제가 이명에 의한 우울증과 불안 등 심리적 스트레스의 치료에 효과를 보여서 이명을 경감시키는 것인지 아니면 중추신경계에서 이명의 발생기전인 청각의 세로토닌 경로에 직접적으로 작용하여 효과를 보이는 것인지에 대해서는 아직 논란이 있다. 물론 항우울제가 이명의 이차 증상인 우울 증상을 개선하여 이명에 의한 스트레스를 줄일 수 있지만, 항우울제의 수용체가 대뇌의 청각 경로에 존재하므로 직접적인 효과를 가질 가능성도 있다. 항우울제는 대뇌의 세로토닌 농도에 영향을 미치는데, 세로토닌은 청각에 관여하는 신경세포에 분포하기도 하지만, amygdala와 같은 대뇌 부위에 분포하여 감정과 소리의 인식에 관여한다. 그러므로, 우울감과 이명은 원인과 결과를 구분하기 어려운 공통되는 발병기전을 가진다고 유추해볼 수도 있다. 우울감과 이명은 일반 인구에서 비교적 흔한 병이지만, 두 가지 질환을 같이 갖는 경우가 30%에 달하며, 이는 각각의 질환의 단독 유병률보다 높다. 어떤 종류의 항우울제는 통증에 효과적이기도 한데, 통증과 이명은 공통적인 대뇌 신경 경로를 가진다. 이것은 항우울제의 직접적인 이명 발생 기전에 대한 효과를 뒷받침한다. 대부분의 연구에서 항우울제에 의해 이명의 강도, 횟수, 이명에 의한 불편감, 청각역치 점수, 삶의 질 *quality of life* 등이 호전된다는 결과를 보이는데, 이러한 호전은 우울감의 호전과 밀접한 관련이 있었다.

현재까지 연구된 약물들로는 삼환계 항우울제 *tricyclic antidepressants, TCAs* (amitriptyline, imipramine, nortriptyline 같은 약물들), 선택적 세로토닌 재흡수억제제 *selective serotonin reuptake inhibitors, SSRIs* (fluoxetine, sertraline, paroxetine 같은 약물들), 그리고 venlafaxine, trazodone, bupropion 같은 약물들이 있다. 어떤 종류의 항우울제(삼환계 항우울제, venlafaxine, sertraline)들은 약물을 장기 사용할 경우나 약물을 끊었을 때 이명이 발생되었다는 보고도 있었다.

아직까지 구체적인 약물들의 비교는 현재까지 보고된 각 연구들마다 연구 방법론에 차이가 있어 결론을 내리기는 어렵다. 항우울제에 의한 부작용은 대부분 심각하지 않으며, 일과성이거나 조절 가능한 증상들이다. 그러나 이러한 부작용에 의한 치료 탈락률은 일반적으로 이명 환자에서 우울증 환자보다 높은 편이다. 환자에게 항우울제의 약물 순응을 높일 수 있도록 격려, 조언 등의 지지적 정신치료가 동반되어야 한다. 향후 좀 더 많은 수의 환자들을 대상으로 표준화된 설문지들을 사용한 장기간의 이중맹검 연구들이 필요하다.

아직까지 이명치료에 있어서 FDA에서 단독치료제로 공인된 약물이 없으며, 수많은 약물들이 이명 환자에게 처방되고 있는 실정이다. 항우울제는 향후 보완이 필요하지만 그동안의 연구들에서 이명치료에 있어서의 효과가 보고되어 왔다. 그리고 대부분의 경우 심각한 부작용 없이 장기 복용이 가능하다. 그러므로, 우울증이 동반된 환자는 물론 동반되지 않은 환자들에게도 환자의 이명에 따른 전반적인 증상의 완화에 적절한 항우울제를 투여하는 것이 고려될 수 있다. 항우울제의 선택은 효능과 부작용 면에서 환자의 상태를 고려하는 것이 필요하다.

2) 항불안제 Antianxiety Drugs

이명 환자들은 종종 우울감과 동시에 불안을 호소한다. 반복되는 소리 자체에 의한 불안뿐 아니라 이명이 악화되거나 청력이 떨어질지 모른다는 불안을 느끼며 이러한 심리적 문제는 불면을 일으키기도 한다.

항불안제는 대뇌의 GABA 수용체에 작용하여 신경 흥분을 낮춘다. 반감기가 짧은 항우울제인 alprazolam이 이명 증상 개선에 도움이 되는 것으로 보고되었다.[7] 비교적 반감기가 긴 diazepam은 덜 효과적인 것으로, clonazepam은 효과적인 것으로 보고되었으나, 연구방법 면에서 미흡하여 아직 결론을 내리기는 어렵다. 항불안제는 장기간 사용할 경우 약물 남용과 의존의 가능성이 있으므로 주의를 요한다. 또한 항불안제를 끊었을 경우 이명이 발생한다는 보고도 있었다. 그러나 불안과 불면이 심한 경우 반대로 이명 증상을 악화시키며 지속되는 경우 우울증으로 진행하는 경우도 많으므로 적절한 항불안제는 장기적 치료에서 매우 도움이 된다.

결론

이명은 심리적 원인 및 증상과 밀접한 관련을 갖는다. 이명에 의해 환자는 동반되는 다른 육체적, 심리적 증상들로 고통받게 되며, 결과적으로는 삶의 질이 떨어지고, 직업 및 사회적 능력의 저하를 가져온다. 이명의 치료는 궁극적으로는 환자의 주관적인 고통을 줄이는 데 목표를 두어야 한다. 그러므로, 이명을 가진 사람들에게 정신건강의학과적 치료를 도입하고 제안하는 것이 증상을 줄이는 데 매우 중요한 역할을 할 것으로 기대된다.

참고문헌

1. Mazurek B, Szczepek AJ, Hebert S. Stress and tinnitus. HNO. 2015;63(4):258-65.
2. Tyler RS, Coelho C, Noble W. Tinnitus: standard of care, personality differences, genetic factors. ORL J Otorhinolaryngol Relat Spec 2006;68(1):14-19.
3. Malouff JM, Schutte NS, Zucker LA. Tinnitus-related Distress: A review of recent findings. Curr Psychiatry Rep 2011;13:31-36.
4. Chand SP, Whitten RA. Cognitive Behavior Therapy (CBT). Treasure Island (FL): StatPearls Publishing; 2017.
5. Martinez-Devesa P, Perera R, Theodoulou M, Waddell A. Cognitive behavioural therapy for tinnitus. Cochrane Database Syst Rev 2010;8:9.
6. Baldo P, Doree C, Lazzarini R, Molin P, McFerran DJ. Antidepressants for patients with tinnitus. Cochrane Database Syst Rev 2006;18:4.
7. Langguth B, Salvi R, Elgoyhen AB. Emerging pharmacotherapy of tinnitus. Expert Opin Emerg Drugs 2009;14(4):687-702.

CHAPTER 26

Sound and Music Therapies

을지의대 심현준

서론

소리치료는 가장 역사가 오래된 이명치료 방법 중 하나로 현재도 널리 이용되고 있다. 외부에서 소리를 들려줌으로써 이명을 느끼지 않게 하거나 불편감을 줄여주는 "차폐"를 목적으로 사용되기 시작한 소리치료는 1990년대 tinnitus retraining therapy *TRT* 의 개념이 도입되면서 이명과 외부의 소리를 동시에 듣게 하여 이명의 인지를 "습관화"시키는 목적으로 이용되기도 하였다. 2000년대 들어서면서 다양한 종류의 소리치료 방법이 개발되면서 청각 피질에 지속적인 자극을 가해 줌으로써, 잘못된 가소성 변화를 회복시키려는 목적으로 발전되어 왔다. 일부 문헌들에서 소리치료를 TRT에서 사용하는 개념과 같이 이명의 변화를 인지하는 mixing point로 소리를 듣게 하는 치료로 국한하여 기술하는 경우도 있으나 본 장에서의 "소리(음악)치료"는 말 그대로 순음, 잡음, 음악 그리고 자연의 소리까지 모든 소리를 매개로 하는 이명치료를 의미한다고 보면 될 것이다.

이명이 청각신호의 결손으로 인하여 청각피질의 tonotopy의 재배치와 신경동조화 *neural synchronization* 로 발생한다고 볼 때 청각피질에 직접 작용하는 "소리"를 치료 도구로 사용하는 것은 합리적인 선택이라고 볼 수 있다. 또 이명치료의 목표를 이명 자체의 인지를 감소시키는 측면과 이명으로 인한 불편감을 감소시키는 두 가지 측면으로 나누어 볼 때 소리치료는 두 가지를 다 해결할 수 있는 방법이 될 수 있다. 그뿐 아니라 소리치료는 특별히 보고된 부작용이 없다는 장점이 있다. 그러나 아직 상담 효과를 제외한 소리치료 단독으로서의 효과가 충분히 검증된 것은 아니며 그 치료 목표가 명확하지 않거나 혼재되어 있는 경우도 있다. 이명은 매우 다양한 원인과 발생기전으로 생기는 heterogeneous disorder로서 개개인 느끼는 이명의 성상이 다르고 그 불편감도 다양할 뿐 아니라 치료용 소리에 대한 반응도 다양한 것으로 알려져 있다. 지금까지 개발된 소리치료 방법들 사이에 효과의 차이는 거의 밝혀진 바가 없으므로 어느 한 가지 소리치료가 가장 효과적이라고 단정할 수 없다. 임상의로서 여러 가지 소리치료가 목표로 하는 이명의 기전과 치료 가설을 이해하고 있다면 해당 환자에게 가장 알맞은 소리치료를 권유할 수 있을 것이고, 또 환자에게 다양한 소리치료 중 선호하는 것을 선택할 수 있는 기회를 제공할 수 있을 것이다.

아직 이명은 한 가지 치료로 완벽하게 해결할 수 있는 질환이 아니고 많은 치료 방법들이 있고 소리치료도 그중 한 가지라는 사실을 이해하고 치료를 시작하기 전에 Table 26-1과 같은 사항들을 고려해야 할 것이다.[1] 현재 치료에 사용되고 있는 소리 또는 음악의 종류와 특성은 Table 26-2에 정리되어 있으며 구체적인 내용은 본문에서 소개하고자 한다.[1,2]

Table 26-1 소리치료를 시작하기 전에 고려하여야 할 사항

환자의 이명이 소리치료에 적합한 단계인지? 급성 이명이라면 우선 적절한 약물치료를 먼저 시도해볼 수 있을 것이고 심한 우울감이나 수면장애를 호소한다면 정신과적 치료를 포함하여 가장 심각한 증상을 해결하는 것이 선행되어야 한다. 소리치료는 장기적으로 하는 치료라는 사실을 상기하여야 한다.
환자의 청력 상태: 난청을 수반하는 이명에는 대부분 보청기가 도움이 되므로 우선적으로 보청기 착용을 고려하여야 하며 경우에 따라서 인공와우도 고려할 수 있다.
환자의 수용성: 이명치료를 위한 소리의 강도를 불쾌역치까지 올려도 이명이 차폐되지 않거나 그 불편감이 줄어들지 않는다면 해당 소리는 적절하지 않을 수 있다. 이러한 경우 소리를 저주파수 대역으로 바꾸거나 물소리 종류의 자연음으로 치료를 시도해볼 수 있다. 기본적으로 환자에게 불편감을 주는 소리를 이용하면 치료에 성공하기 힘들다.
청각과민의 동반 여부: 청각과민을 가진 경우는 기본적으로 불편감을 유발하지 않을 강도의 소리를 이용하여 부분차폐를 하는 것으로 치료를 시작하여 점차 그 강도를 올려주면서 탈감작을 유도하고 동시에 이명을 치료하는 것이 대체로 알려져 있는 치료법이다. 청각과민은 고주파수에 불편감을 가지는 경우가 많으므로 백색잡음보다 고주파수 에너지가 적은 pink noise를 이용하여 탈감작을 시도하는 것이 더 나을 수 있다.
환자의 치료에 대한 욕구와 적절한 기대
환자의 여건: 얼마나 많이 자주 소리치료를 할 수 있을지를 고려한다.
소리 종류의 선택: 순음, 백색잡음, 협대역 잡음, 진폭변조음, 음악, 자연음 등
소리 발생 장치의 선택: 외부장치와 귀에 착용할 수 있는 장치로 나눌 수 있고 귀에 착용하는 장치가 치료 시간을 늘이고 순응도를 높일 수 있다. 최근에는 스마트폰 앱을 이용하거나 음원을 다운로드하여 시간과 장소에 구애받지 않고 소리 크기를 상황에 따라 조절하면서 사용할 수 있어 많은 활용이 기대된다. 소리치료는 장기간의 치료가 필요하고 소리치료 중에도 일상 대화를 가능하게 하기 위해서는 open type 형태의 이어폰이 권장된다.
비용 측면

Table 26-2 소리치료의 종류들(고안자)

	Noise	AM tone	Music	Natural sound	Tone
All freq.	Tinnitus masker/sound generator		Classical music/ ZEN (Sweetow)	Hearing aid/ Sound of water	
At tinnitus freq.		40 Hz AM (Reavis) 10 Hz AM (Neff)			Phase shift (Choy)
Above and below tinnitus freq.	Window sound therapy (Lugli)		Tailor-made notched music (Pantev)		Coordinated reset (Tass)
Low freq.					TIPA (Winkler)
Spectral variation	Narrow band noise/pink noise		Neuromonics		

본론

I. 소리(음악)치료로 기대할 수 있는 이명의 치료 효과

1. 이명 소리의 차폐

1821년 프랑스 의사인 Itard는 이명 소리의 특성에 따라 장작 타는 소리나 큰 금속 그릇을 두드리는 소리 등을 이용하여 “cover up”할 수 있다고 기술하였다.[3] 그 이후 tuning fork나 바이올린 소리 등을 이용하여 이명의 차폐를 시도한 기록이 있다.[4,5] 1970년 오래곤 주립대학의 Vernon은 이명의 동물모델을 연구하고 있었는데 자신의 심한 이명을 치료하고자 한 의사인 Unice가 연구에 동참하게 되었다. 그들은 Dr. Unice의 이명이 어느 폭포 앞에서 우연히 완전히 들리지 않게 되는 현상을 발견하고 귀에 착용할 수 있는 이명차폐기 *tinnitus maker*를 1972년 Zenith Corporation의 도움으로 최초로 개발하게 되었다. 그래서 이명차폐기의 초기 모델은 흐르는 물소리 종류의 듣기 편한 소음을 사용하였고 이후에 소음의 주파수영역을 설정할 수 있게 개선되었다.[5]

차폐는 심리음향학에서 auditory filter를 측정하는 데 사용되는 중요한 연구 도구로서 energetic masking과 informational masking으로 나뉘게 된다. Energetic masking이 와우에서 소리의 인지를 경쟁적으로 방해하는 “bottom-up” 현상이라고 한다면

informational masking은 유사한 소리로 청각피질에서 중추 처리를 방해하는 "top-down" 현상이다.[6] 그러나 이명의 차폐에는 일반적인 심리음향학에서 보여지는 차폐와 다른 특성들이 있으며 개인별로 매우 다양한 결과를 보인다. 최초의 소리와 동일한 주파수의 차폐음을 줄 때 가장 적은 소리로 차폐가 가능하고 "critical band" 이외 주파수 대역의 차폐음은 최초의 소리에 영향을 미치지 않는 power spectrum model이 이명의 차폐에는 적용되지 않는다.[7,8] Feldmann의 실험에 의하면 34%의 환자는 측정된 이명 주파수 부근의 소리를 주어야 완전차폐가 가능하였지만 다른 32%는 차폐음의 주파수 특성과 관계없이 차폐가 되었고, 차폐가 이루어지지 않는 경우도 있었다.[9] 즉 이명 환자의 1/3 정도에서만 주파수 특성을 가진 차폐음이 효과적이라는 의미가 된다. 외부에서 한쪽 귀로 들리는 첫 번째 소리를 반대측 귀로 차폐음을 주어 차폐하는 것은 일반적으로 어려운 일이지만 이명을 차폐하는 경우에는 종종 가능하다. 또한 이명은 차폐가 끝나고 일정시간 이명을 느끼지 못하는 "residual inhibition"이라는 특별한 현상이 있다.

Feldmann, Johnson, Vernon, Hazell 등 여러 학자들은 이명의 차폐를 위하여 순음, 협역대 잡음, 백색잡음 등 여러 가지 소리를 이용하였으며 차폐를 "비교적 편안한 소리들을 이용하여 이명을 듣지 못하도록 하거나 상당히 감소시키는 것"으로 정의하고,[10] 완전차폐뿐 아니라 부분차폐도 효과가 있다고 하였다. 특히 난청을 수반하는 경우 난청 주파수 대역을 보청기를 이용하여 충분히 들을 수 있게 해주고 그래도 이명이 느껴질 경우 이명 주파수 대역에 부분차폐를 추가적으로 주는 이명차폐 기능을 장착한 보청기를 권장하였다.[11] 또 심리음향적으로 측정한 최소차폐역치가 측정된 이명소리 크기보다 큰 경우보다는 비슷하거나 오히려 적은 경우에 차폐음을 잘 받아들이고 쉽게 적응할 수 있다고 하였다.[12] Tyler 등은 환자가 충분히 편안함을 느끼는 최소 강도를 차폐의 적절한 크기라고 하였다.[13] 종합하면 차폐를 목적으로 하는 소리치료는 그 소리의 종류, 주파수 대역, 그리고 크기를 모두 이명을 실제로 느끼고 있는 환자의 요구에 맞추고 난청이 있는 경우 보청기 이용을 일차적으로 권장하는 개념으로 해석된다.

2. 이명 소리의 습관화

1990년대에 TRT 개념이 도입되면서 완전차폐가 아니라 이명이 차폐음과 섞여서 그 소리가 변형되는 mixing point만큼만 차폐음을 줌으로써 이명을 습관화시키는 소리치료가 널리 이용되게 되었다. TRT는 지속적으로 주변 소리가 있는 환경을 만들어줌으로써(passive listening environment) 이명에 대한 불편한 반응을 습관화시키고 이명을 익숙한 소리로 변화시킨다는 신경생리모델을 기반으로 하고 있다. 이를 위하여 그 이론을 설명하는 상담과 전 주파수대역을 커버할 수 있는 백색잡음을 최대한 오래 듣게 하는 치료를 한다.[14,15] TRT를 주장하는 그룹에서는 완전차폐는 이명에 의한 불편감을 줄일 수 있지만 장기적으로 이명의 인지 자체에 영향을 줄 수 없다고 주장하면서 이명차폐기라는 용어 대신 소리발생기 *sound generator*라는 용어를 사용하였다. 부분차폐를 하는 TRT가 완전차폐보다 18개월 추적관찰 결과 이명의 호전에 더 우수한 효과가 있다는 연구가 있었지만 TRT군은 open-ear type의 장치를 이용하여 하루 8시간 이상 사용하였고 완전차폐군은 귀에 착용하는 장치 대신 기타 외부 소리발생장치를 사용하기도 하였고 사용시간에 대한 제약이 없었기 때문에 대조군에 한계점이 있는 연구였다.[16] 연구자에 따라 이명의 습관화에 있어서 완전차폐와 부분차폐의 효과는 차이가 없다는 보고도 있어[17] 소리치료에 반드시 부분차폐 또는 mixing point를 주는 것이 바람직하다고 볼 수는 없다. 또 상담만 한 경우와 소리치료와 상담을 병행한 경우 차이가 없다는 연구들이 있어 상담 효과 이외 소리 치료 자체의 효과가 있는지에 대해서는 여전히 논란이 있다.[18, 19]

3. 이명 소리에 대한 반응 조절

편안하고 받아들이기 쉬운 소리들은 이명 인지의 변화와 관계없이 이명에 대한 집중을 회피하고 걱정과 스트레스를 해소하고 기분에 영향을 주는 감정적 휴식을 시켜주는 효과가 있다. 특히 물소리와 같은 역동적인 소리가 그렇지 않은 소리보다 더 이명의 불편감을 줄일 수 있다는 보고가 있고[20] 물소리와 같은 자연음들은 실제로 많은 이명 환자들이 호감을 가지고 쉽게 받아들일 수 있는 소리이다. 음악도 역시 이러한 측면에서 소리치료에 활용되어 왔는데[21, 22] 실제로 음악은 대뇌의 여러 영역에 영향을 미치는 것이 neuroimaging study로 확인되어 있기 때문에 이명 자체뿐 아니라 이명과 연관된 여러 가지 불편감을 해소하는 데 효과적일 것으로 기대된다. 화성법이 잘 지켜진 바로크음악이 많이 사용되지만 본인이 원하는 음악을 이용하는 경우 환자의 기호성이 충족되어 되어 지속 사용에 유리한 측면이 있다. Hann 등의 연구에 의하면 음악치료 후 이명불편감의 감소효과와 치료용 음악소리 자체가 주는 불편감은 역상관관계가 있고 모든 대상자가 음악치료을 좋아하고 치료효과가 있는 것은 아니므로 치료자의 음악에 대한 선호도가 고려되어야 한다고 주장하였다.[23] 최근에는 주파수별 청력역치를 보상한 음악을 듣게 하는 Neuromonics, 이명 주파수 대역을 삭제한 notched music 등 변형된 음악치료가 개발되어 이용되고 있고 자세한 내용은 뒤에 다루고자 한다.

4. 청력의 보상

보청기는 입력되는 소리 신호의 부재로 인하여 발생하는 이명 발생기전의 초기 단계를 해소할 수 있다는 논리와 주변 음을 증강시켜 이명을 차폐할 수 있다는 실질적인 이점이 확인된 좋은 이명치료의 도구이다. 그 외에도 의사소통이 향상되면서 심리사회적인 이득이 이명에 긍정적인 효과를 줄 것으로 기대할 수 있다. 그러나 비용적인 측면과 의사소통에 불편감이 없는 경도 난청이나 일부 주파수에만 난청을 가진 환자들의 보청기 수용성은 여전히 과제로 남는다. 최근 소리치료들은 기본적으로 환자의 청력을 보정하여 소리를 제공하는 경우가 많고 Neuromonics와 같이 주파수별 역치를 보정하는 치료도 있다. 그러나 청력역치가 상승한 주파수 대역을 상승한 만큼 보충하여 주는 변형 음악으로 청력 보상을 시도하였지만 효과가 없었고, 난청 주파수 대역을 과보상한 음악치료는 오히려 이명의 크기와 불편감이 악화되고 EEG에서 청각피질의 감마파가 증가하는 결과를 보여[24] 단순히 청력도에서 역치가 증가된 dip을 메꾸어 주는 청력 보상이 이명에 효과가 있는 것은 아닌 것 같다.

5. 중추청각계의 maladaptive plasticity의 복원

최근의 이명 발생을 설명하는 가설들을 종합하여 보면 달팽이관이 손상되면서 중추청각계에서 입력신호가 올라오지 않는 주파수 주변의 뉴런이 측면억제*lateral inhibition*를 받지 못하기 때문에 과흥분되고[25, 26, 27] 청각피질에서는 입력신호를 받지 못하는 영역을 인근 주파수 대역 신호가 커버하게 되는 신경동조화가 일어나면서 과도한 electrical firing으로 이명이 발생한다고 요약할 수 있다.[28, 29, 30] 2000년대 들어 소리를 이용하여 중추청각계의 잘못된 가소성 변화를 회복시키고자 하는 방법들이 개발되었는데 측면억제를 다시 항진시켜 주고자 하는 notched music과 이명 주변 주파수톤으로 만든 패턴음을 만들어 들려줌으로써 탈동기화*desynchronization*를 시도하는 acoustic coordinated reset neuromodulation이 대표적인 예이고 뒤에 자세히 다루고자 한다.

II. 소리치료 또는 음악치료의 근거

앞서 기술한 바와 같이 소리치료는 가장 오래된 역사를 가지는 이명치료법이지만 그 치료가 목표로 하는 부위와 치료 기전이 명확하지 않고 다양한 가설에 기인하여 이루어지고 있는 것이 사실이다. Hobson의 Cochrane review[31]에 의하면 “차폐” 또는 “TRT”를 이용한 6개의 randomized controlled trial *RCT*을 분석한 결과 1개의 연구[32]를 제외하고 “상담”을 제외한 소리 자체의 효과가 명확하지 않고 장기간 추적 관찰한 연구가 없으며 소리발생장치에 따른 차이도 보이지 않았다고 보고하였다. Mckenna과 Irwin는 기존 소리치료 관련 연구들을 분석하면서 “Sound therapy: sacred cow or idol worship?”라는 제목의 논문을 통해 소리 자체는 상담을 상회하는 효과를 입증할 수 없다고 하였다.[19] 그러나 이명은 본질적으로 이명 자체뿐 아니라 이명으로 인해 유발되는 반응이 중요한 요소이므로 소리나 음악으로 최소한 이명으로 인한 불편한 반응을 줄일 수 있는 것도 좋은 치료 효과라고 볼 수 있다. 2010년대 들어서면서 청각뇌의 가소성 변화를 회복시키고자 하는 neuromodulation의 도구로서 소리를 단독 치료[33, 34] 또는 병행 치료[35, 36]를 이용하여 대뇌 활성을 변화시켰다는 연구들이 보고되고 있다. Cochrane review에서도 소리치료 자체의 부작용에 대한 보고가 거의 없다는 장점이 있으므로 근거가 불충분하다고 이명치료에 소리치료를 제외하여서는 안 될 것이라고 첨언하고 있다.

III. 현재 적용할 수 있는 소리(음악)치료법

1. Notched music

Target mechanism: 중추청각계에서 결손된 측면억제의 복원

(1) 이론적 배경과 작용 원리

Pantev는 1999년 특정 주파수 대역을 삭제한 notched music을 이용하여 functional deafferentaion을 유발시키면 그 직후 청각피질의 해당 주파수 영역의 신경 반응이 감소하였다가 다시 회복되는 현상을 발견하였다.[37] 이것은 소리자극의 주파수 에너지를 변화시켜 청각피질의 가소성 변화를 유발할 수 있음을 의미하고 이를 이명의 치료에 적용하게 되었다. 달팽이관 손상으로 입력신호를 받지 못하는 중추청각계의 뉴런은 흥분성 신호 뿐 아니라 측면억제도 받지 못함으로써 오히려 과도하게 활성화가 되어 이명이 발생한다는 기전[25, 26, 27]에 맞추어 과활성화되어 있는 주파수 대역(대개 이명주파수와 일치함)의 뉴런은 자극하지 않도록 음원에서 해당 주파수 대역을 삭제하고 그 인근 주파수 대역의 뉴런들만 자극하는 notched music을 이용하여 측면억제를 복원 내지 항진시켜서 과활성화된 뉴런을 치료하고자 하는 원리이다(Figure 26-1).[38]

(2) 임상연구

환자 개개인의 이명 주변 주파수 대역을 삭제하는 "tailor-made notched music"을 이용하여 Okamoto 등은 환자의 이명 주파수를 중심으로 1 옥타브의 주파수를 제거한 음악치료만 일 년간 시행하여 대조군에 비해 효과적인 이명의 호전과 N1m response의 감소를 보고하였다.[33] Vanneste 등의 연구에 의하면 청력역치가 상승한 주파수 대역을 상승한 만큼만 보상하는 변형된 음악으로 이명치료를 시도하였지만 효과가 없었고, 난청 주파수 대역을 과보상한 음악치료는 오히려 이명의 크기와 불편감이 악화됨을 보고하였는데[24] 이 연구결과는 이명 주파수 영역에 notch를 만든 소리치료의 타당성을 뒷받침한다고 볼 수 있다. 왜냐하면 audiometric dip과 이명 주파수가 일치하는 경우가 많고 dip을 과보상한 소리자극은 부정적인 결과를 보였기 때문이다.

(3) 치료 방법의 변형

Notch를 중심주파수에서 어느 정도 범위로 만들 것인지에 대한 연구가 있었다. 결과적으로 1 옥타브, 1/2 옥타브, 1/4 옥타브에 치료효과의 유의미한 차이는 없었고 notch의 범위와 이명치료 효과와의 상관관계도 없었다.[38] 이명이 순음이라고 가정한다면 이론적으로 이명 주파수를 중심으로 한 notch의 범위가 좁을수록 더 효율적인 측면억제를 기대할 수 있지만 만약 측정된 이명 주파수가 정확하지 않다면 notch의 범위가 적을수록 실제 이명이 발생하는 영역를 벗어날 위험도 커지게 된다. 따라서 대조군 연구에서 그 효과가 확인된 1

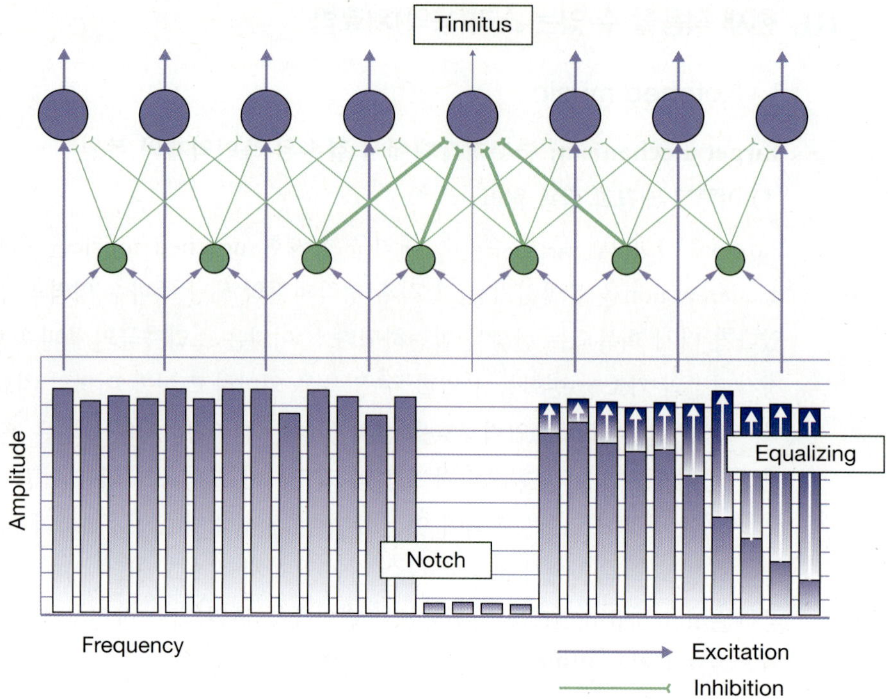

Figure 26-1 Tailor-made notched music의 작용 원리: notch 주변의 뉴런들을 자극함으로써 notch 내부에 들어 있는 측면억제를 받지 못하여 과활성화된 뉴런들을 억제함으로써 이명을 치료하고자 함

옥타브 notch를 추천하고 notch의 간격을 줄이더라도 1/2 옥타브 이하로는 권장하지 않고 있다. Notched music의 변형으로서 notch 대역의 가장자리 주파수 에너지를 증폭시켜 측면억제를 더 증강시키고자 하는 연구가 있었다. 1/2 옥타브 범위의 notch를 만들고 가장자리에 3/8 옥타브 범위를 20 dB 증강시킨 음악을 들려주었더니 classical notched music보다 더 큰 폭으로 신경활성을 감소시킬 수 있었다.[39] 특정 주파수의 소리를 미주신경자극과 함께 주었을 때 청각피질의 해당 주파수 영역에서 신경활성이 증가함을 보여 미주신경자극이 소리를 매개로 청각피질의 정확한 tonotopic map으로 전달되는 것을 보여준 동물실험을 기반으로[35] notched music과 미주신경자극을 함께 주는 치료를 인간에게 적용하였지만 동물실험과 달리 효과가 일관되게 나오지는 않았다.[36, 40] 이명 주파수 대역에 notch를 적용한 백색잡음으로 이명치료를 시도한 유사한 개념의 "window sound therapy"도 있다.[41]

(4) 한계점

이명은 물리적인 소리를 인지하는 것이 아니므로 그 소리가 순음일 가능성은 매우 낮고 옥타브 착각을 비롯한 여러 요인으로 측정할 때마다 변화가 많다는 사실을 알고 있어야 한다. 치료를 시작하기 전 숙련된 청각사가 여러 차례 이명 주파수를 측정하여 일관된 순음

내지는 1 옥타브 이내의 주파수 대역으로 이명 주파수를 매칭할 수 있을 경우에만 notched music 치료를 적용하는 것이 안전할 것으로 생각된다. 만일 환자의 이명 특성이 광대역 잡음에 가깝거나 매칭되는 주파수가 자꾸 바뀐다면 자칫 과활성화된 뉴런의 범위가 notch의 범위를 벗어날 가능성이 있으니 시도하지 않는 편이 안전할 것이다.

2. Acoustic coordinated reset (CR) neuromodulation

Target mechanism: 입력신호가 올라오지 못하는 청각피질 영역을 인근 주파수 대역 신호가 커버하면서 발생한 신경동조화를 다시 탈동기화 desynchronization

(1) 이론적 배경과 작용 원리

Tass는 Parkinson disease 치료를 위한 뇌심부자극에 이용하는 electrical CR neuromodulation을 컴퓨터 모델로 개발하였고 잘못 형성된 시냅스 연결을 특정 패턴의 전기자극을 통하여 변화시킬 수 있다는 것을 알게 되었다.[42] 원래 다양한 하위 신경그룹의 지배를 받던 상위 신경그룹들이 한 가지 하위 신경그룹의 지배를 받은 형식으로 동조화되어 있는 경우 각 하위 신경그룹의 firing rate에 해당하는 주파수를 차례로 자극하게 되면 해당 신경그룹들의 위상 정보가 리셋되고 비정상적으로 강하게 형성되어 있는 상위 신경그룹의 시냅스연결이 느슨해지면서 탈동조화가 일어나게 된다는 이론이다(spike timing-dependent plasticity).[43] 이 원리를 이명에 적용시키면서 전기자극을 하지 않는 대신 소리자극을 통해 간접자극을 하여도 같은 효과를 낼 수 있고 비정상적 동조화와 강하게 연결된 신경연접을 잊어버리게 하는 anti-kindling 효과를 컴퓨터 모델로 설명하였다.[44]

(2) 임상실험

이명 주파수의 한 옥타브 이내에 있는 4가지 주파수 소리를 선별하여 각각 다른 시간대에 배치하는 패턴을 3 cycle 주고 2 cycle 멈추는 형식의 소리를 들려줌으로써 12주 후 이명의 크기와 불편감이 감소하고 EEG에서 알파파의 증가 및 델타파와 감마파의 감소를 보고하였다(Figure 26-2).[34]

(3) 상품화

영국에 등록되어 있는 Desyncra technologies limited는 http://www.desyncra.com/을 통하여 음원과 이어폰을 구매할 수 있게 되어 있고, https://sound-relief.com/를 통하여 자신의 이명 주파수를 입력하고 음원만 구입할 수도 있다. 소리샘플을 다음의 사이트 주소에서 들어볼 수 있다. https://www.youtube.com/watch?v=6QMZbkx7JNY&index=1&list=PLk2PYaKnoRiFX4HXBiw47Lq2bz14WXsVJ

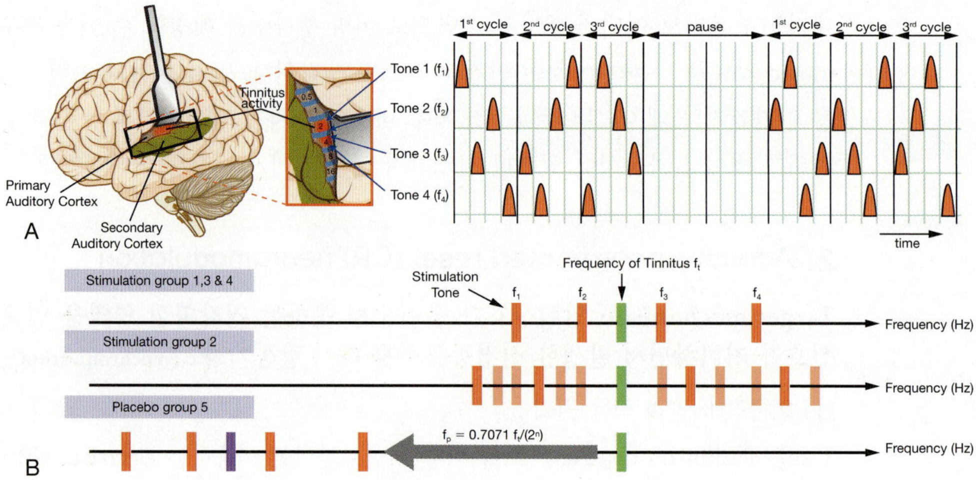

Figure 26-2 Acoustic coordinated reset neuromodulation

3. 진폭변조음 Amplitude Modulated Sound

Target mechanism: 신경세포의 firing rate와 동조현상entrainment을 유도

(1) 이론적 배경과 작용 원리

University of California Irvine에서 Zeng 등은 한 명의 이명 환자에게 시행한 인공와우 증례를 통해 고주파수(>2 kHz) 전기자극은 이명이 변화를 일으키지 못하였지만 100 Hz 전기자극을 하는 동안은 이명을 느끼지 못하고 EEG에서 N100의 감소와 알파파 증가를 확인하였다.[45] 같은 연구실에서 다음과 같은 가설을 세우고 전기자극 대신 저주파수 진폭변조음을 이용한 이명치료를 시도하였다. 1) 순음이나 잡음의 경우 소리의 시작과 끝 지점에 청각피질의 신경반응이 집중되는 반면, 변조음은 청각피질에서 지속적으로 더 많은 신경을 자극하여 더욱 강력하게 반응하므로[46,47] 이명 주파수 대역의 진폭변조음을 이용하면 청각피질 반응의 변화를 유도할 수 있을 것이다. 2) 신경세포의 firing rate와 동조현상을 일으킬 수 있는 느린 속도의 진폭변조음은 steady-state response를 생산하고,[48] 유발된 gamma 리듬(25, 100 Hz)이 thalamocortical dysrthythmia를 해소하고,[49] 이명에 대한 집중을 떨어뜨릴 것이다.[50,51]

(2) 임상연구

이명 주파수에 일치하는 순음, 그 순음을 이용한 진폭변조음, 협대역 잡음, 백색잡음, 주파수변조음 등을 이명보다 약간 적은 크기로 3분간 들려주면서 주관적인 이명크기의 감소를 측정한 결과 6 kHz 이상의 고주파수 순음에 40 Hz의 속도로 진폭을 변조하여 만든 진폭변조음이 치료 효과가 가장 높은 것을 발견하였고(Figure 26-3),[52] 다른 그룹 연구자들의 결과에서도 동일한 결과가 확인되었다.[53] Neff 등은 이명 주파수 순음에 대한 10 Hz 속도

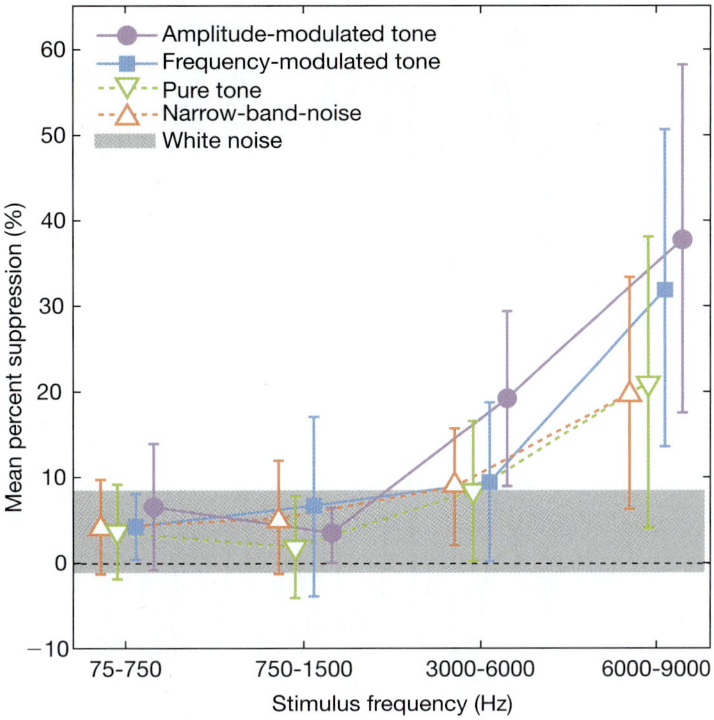

Figure 26-3 40 Hz 진폭변조음의 치료효과를 백색잡음과 비교하여 1.9배 더 효과적일 것이라고 분석하고 있다.

의 진폭변조음이 비변조음뿐 아니라 진폭변조 음악이나 진폭과 주파수를 함께 변조한 순음보다 이명크기의 감소 효과가 더 크다는 것을 확인하였다.[54]

(3) 상품화

본인의 청력과 이명주파수에 맞추어 진폭을 변조한 "S tone"이라는 소리를 발생시키는 소리발생장치인 Serenade[R] (SoundCure, San Jose, California, USA)가 판매되었으나 현재 인터넷 주소가 폐쇄되어 있다. https://sound-relief.com/에서 자신의 이명 주파수를 입력하면 10 Hz 또는 40 Hz의 진폭변조음을 파일로 구매할 수 있다.

4. Neuromonics

Target mechanism: 이명의 탈감작

(1) 이론적 배경과 작용 원리

지속적인 소리자극은 이명에 대한 탈감작을 유발할 수 있다는 acoustic desensitization theory에 이론적 배경을 두고 있다.[55] 두 단계로 나누어 치료하고 1단계 "pre-conditioning stage"는 음악과 shower noise로 이명을 완전차폐하여 이명의 불편감을 감소시키고 2단

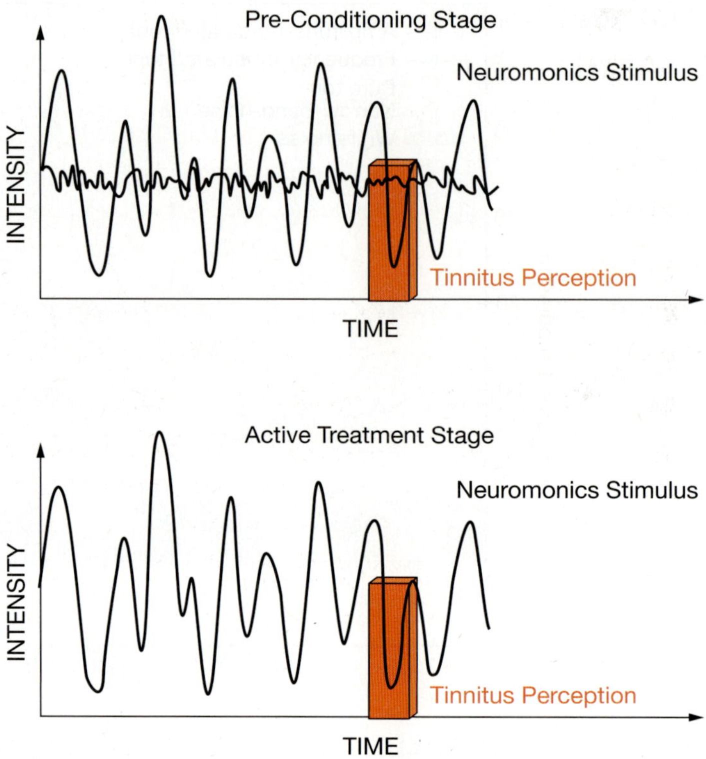

Figure 26-4 pre-conditioning stage (1단계)와 active stage (2단계)

계 "active stage"는 shower noise 없이 이명보다 작은 음악소리만 들려줌으로써 masking release를 통하여 부분적으로 이명 소리에 노출하여 뇌를 재훈련시켜 이명에 대하여 탈감작을 유도하도록 한다는 원리이다(Figure 26-4).[56,57] 기본적인 개념이 TRT의 신경생리학적 모델과 상당히 유사하다.

(2) 임상연구

저주파수를 압축하고 고주파수를 확장시킨 음악을 개인의 주파수별 청력역치에 따라 보정하여 심장박동 속도로 재생하였다. 총 4가지 음악을(track 1, 2: 바로크 음악, track 3, 4: 뉴에이지 음악) 반복 청취하도록 하였다. 조용한 환경에서 이명에 신경이 거슬릴 때 사용하고 하루 2~4시간씩, 8주간의 1단계와 4개월 이상의 2단계 치료를 권장하였다. Neuromonics 군과 백색잡음군 그리고 상담만 받은 군을 12개월 추적한 전향적 RCT에서 Neuromonics 군의 이명의 크기와 불편감 지표 호전의 정도가 더 우수하다는 연구가 있으나,[58] 반대로 Neuromonics 군이 기존의 소리발생기군에 비하여 6개월 째 치료효과에 차이가 없었고 비용-효과 면에서 기존 소리발생기가 더 우수하다는 연구도 있었다.[59]

(3) 상품화

www.neuromonics.com에서 Oasis라는 상품명으로 소리발생기를 판매하고 있으며 아이폰앱을 https://itunes.apple.com/us/app/tinnitus-alleviator/id1044855100?mt=8 이용하여 소리를 체험해볼 수 있다.

5. 착용식 소리발생기

과거부터 가장 많이 이용되고 있는 소리발생기의 형태로 백색잡음이 가장 흔히 쓰인다. 현재 국내에서 시판되고 있는 소리발생기는 Xino tinnitus (Starkey, Eden Prairie, Minnesota, USA)라는 모델명의 open-type 소리발생기가 대표적인데 치료자가 컴퓨터 프로그램을 연결하여 주파수 대역별로 소리의 강도를 조절할 수 있게 되어 있고 환자는 전체적인 소리 크기를 발생기 자체에서 조절할 수 있다.

6. 보청기 결합형 소리발생기

최근 거의 대부분의 주요 보청기 회사들은 특히 open-type 모델에 소리발생기능을 기본적으로 장착하여 보청기와 소리발생기를 겸용하여 쓰거나 소리발생기로만 사용할 수 있는 제품을 출시하고 있다. 회사마다 제공하는 이명치료용 소리의 종류와 조절 옵션은 차이가 있으므로 여러 가지 모델을 환자에게 시험하여 가장 적합한 것을 선택하도록 하는 것이 좋겠다. 보청기 단독으로 사용한 경우보다 보청기와 소리발생기를 겸하여 사용한 경우가 다소 나은 효과를 보였지만 통계적 차이는 없었다는 연구가 한 가지 있지만[60] 보청기와 소리발생기를 동시에 사용였을 때 추가적인 이득에 대하여는 더 많은 연구가 필요한 실정이다. 저자의 연구에 의하면 이명치료용 소리가 언어분별력에는 부정적인 영향을 미치므로 여러 가지 프로그램을 설정하여 환자가 상황에 따라 보청기와 소리발생기의 적절한 조합을 선택할 수 있게 하는 것이 바람직할 것으로 생각된다.

1) Widex Zen

University of California San Francisco에 있던 Sweetow는 "Zen"이라는 이름의 fractal music을 개발하여 이명치료에 적용하였는데, fractal music이란 부분의 구조가 전체 구조와 유사한 형태로 무한 반복되는 패턴(1/f 패턴)을 수학적 알고리듬으로 계산하여 만든 음악을 의미한다. 1/f 패턴은 자연계의 모든 소리들이 공통적으로 가지고 있는 속성이므로 인간이 만든 음악보다 더 정서적인 휴식에 효과적일 것으로 가정하였다. Sweetow가 Widex사로 자리를 옮기면서 모든 Widex 보청기에 "Zen"이라는 이명치료용 소리가 장착되었는데 "Zen(禪)"이라는 이름이 암시하듯이 마음을 안정시키고 스트레스 해소에 도움이 된다고 한다. "Zen"은 Widex사에서 제공하는 보청기 내에서만 구동되고 보청기 기능과 함께 사용할 수도 있고 보청기 기능은 끄고 Zen tone만 들을 수도 있으며 Zen tone의 배경에 백색잡음을 첨가하여 들을 수도 있다. "Zen"은 5가지 fractal music을 제공하고 사용자가 자유롭게 음악의 템포, pitch, 코드, dynamic range, 볼륨 등을 조절할 수 있는데 slow-medium tempo의 restricted dynamic range를 가장 선호하는 것으로 조사되었다.[61] 그러나 상업지에 게재된 것을 제외하고 RCT를 통한 근거는 부족한 상태이다.

2) ReSound

일정 주파수 대역의 잡음으로 만든 진폭변조음과 6가지 물소리를 기본으로 한 자연음(파도소리, 냇물 소리 등)을 보청기를 통하여 제공하고 있다. 보청기 단독, 보청기 + 소리발생기, 그리고 소리발생기 단독 등 세 가지 프로그램을 원하는 대로 변경할 수 있게 되어 있다. 진폭변조음은 소리의 주파수 범위를 자유롭게 설정할 수 있고 진폭의 변화속도와 진폭의 크기를 각각 세 단계로 조절 할 수 있게 되어 있다. 상기한 모든 설정과 볼륨은 리모컨이나 아이폰앱을 통해 환자가 직접 시시각각 조절할 수 있고 "environmental steering"이라는 기능을 이용하면 주변 소리가 클 때는 보청기 증폭기능만 작동하고 주변 소리가 적을 때는 그 정도에 맞추어 이명치료용 소리가 자동으로 커지도록 설정할 수도 있다. RCT 연구는 아직 없는 상황이다.

이외에도 Starkey사의 Xino tinnitus, Simens사의 Life and Pure Carat 등 대부분의 보청기 제조사에서 이명치료를 위한 소리를 제공하고 있다.

7. Phase-Shift (Phase-Out)

Target mechanism

위상상쇄기능이 있는 헤드폰과 같은 원리로 이명을 순음이라고 가정하고 추정되는 sine wave 곡선과 같은 주파수와 진폭을 가진 반대 위상의 순음을 주면 위상상쇄시킨다.

(1) 이론적 배경과 작용 원리

2000년 Choy는 환자가 느끼는 이명의 높이*pitch*와 강도를 정확히 측정하여 같은 강도의 소리를 30초 간격으로 6도씩 위상을 변경시켜 30분 동안 360도까지 변화되도록 제시하면 이명을 유발시키고 있는 청각피질의 신경망에서 위상상쇄를 일으킬 수 있을 것이라는 가설을 세웠다. Sine wave 곡선의 정점과 골의 정확한 타이밍을 맞춘다는 것은 현실적으로 어려우므로 위상을 점진적으로 변화시켜 360도 회전하면 wave의 시작이 어느 시점에서 출발하던지 약 1/3은 위상상쇄가 될 수 있다고 하였다.[62]

(2) 임상연구

일부에서 이명소리 크기의 감소를 보였지만 대조군이 없는 연구였으며,[62, 63, 64] 위상 변화를 주지 않은 이명의 순음을 이용한 대조군과 효과를 비교한 연구에서는 치료효과에 차이

가 없는 것으로 나타났다.[65]

(3) 한계점

이명은 본질적으로 음향신호가 아니므로 음향적 위상을 가지고 있지 않을 수 있다는 본질적인 약점이 있다. 또한 위상상쇄는 주로 저주파수에서 많이 일어나지만 이명은 고주파수가 더 많다는 점, phantom perception인 이명이 순음일 가능성은 매우 희박하고 순음에 가까운 이명이라고 하더라고 이명 주파수 측정의 정확성에 대한 논쟁이 여전히 남게 된다.

(4) 상품화

"Phase-Out" system (Tinnitus Control Inc., New York, NY)이 상품화되고 App도 개발되었으나 더 이상 검색되지 않는다.

8. TIPA Tinnitus Inhibitory Pathway Activation

Target mechanism: residual inhibition

(1) 이론적 배경과 작용 원리

이명차폐음을 듣고 난 다음 일정시간 동안 이명을 느끼지 못하는 residual inhibition 현상은 오래전부터 널리 알려진 현상이었지만 그 시간이 대개 1분 이내이다. 호주에서 이명클리닉을 운영하는 Dr. Winkler는 지속적으로 residual inhibition을 반복하면 그 시간이 늘어나고 뇌 가소성 변화를 유도할 수 있을 것이라는 가설을 세웠다.[66] 3가지 저음역대의 복합음 complex tone을 각각 3분씩 1, 2, 1, 3 순서로 하루 12분씩 최소차폐역치보다 크게 들도록 설계되어 있고 반복 사용을 하면 residual inhibition이 늘어나면서 불편감이 줄어든다고 주장하고 있다.

(2) 임상연구

TIPA 전후의 MEG data를 홈페이지에 공개하고 있지만(http://tipatinnitus. com/) 논문 등으로 검증된 자료는 찾아볼 수 없다.

결론

이명에 대한 소리치료는 다양한 근거를 기반으로 한 여러가지 방법들이 개발되어 있어 어떤 소리치료가 가장 효과적이라고 단정 짓기는 어렵다. 소리치료의 큰 장점은 비교적 좋은 순응도와 우수한 안전성인 반면 적절한 상담과 긴 치료시간이 필요한 치료방법이다. 한가지 소리치료에 반응이 없다고 중단하는 것보다는 여러 종류의 소리를 다양한 장비를 이용하여 시도하는 것이 바람직 할 것이다.

최근 10년간 이명 연구에 neuroimaging study가 적극적으로 도입되면서 이명이 만성화될수록 청각피질의 변화뿐 아니라 대뇌의 다양한 영역의 변화가 확인되고 이러한 연구들은 이명이 매우 다양한 기전으로 발생하는 뇌신경의 문제라는 인상을 갖게 한다. 이러한 관점에서 간질, 우울증, 만성 통증 등 소위 maladaptive neuronal plasticity disorders에 사용하던 neuromodulation 방법들이 이명치료에 시험적으로 적용되고 있다. 향후 소리치료는 단순히 이명을 차폐하거나 불편하지 않게 하는 목표를 넘어 소리치료 단독으로서 또 다른 neuromodulation과 함께 이명으로 인한 뇌의 가소성 변화를 회복시키거나 변화시키려는 방향으로 발전해나갈 것으로 예상된다.

참고문헌

1. Hoare DJ, Searchfield GD, El Refaie A, Henry JA. Sound therapy for tinnitus management: practicable options. J Am Acad Audiol. 2014;25:62-75.
2. Searchfield GD, Durai M, Linford T. A State-of-the-Art Review: Personalization of Tinnitus Sound Therapy. Front Psychol. 2017;8:1599.
3. Stephens D. A history of tinnitus. In: Tyler RS, editor. Tinnitus handbook. New York: United Nations Publications; 2000. p. 437-48.
4. Spaulding J. Tinnitus: with a plea for its more accurate musical notation. Arch Otolaryngol 1903;32:263-72.
5. Vernon J, Meikle M. Tinnitus masking. In: Tyler RS, editor. Tinnitus handbook. New York: United Nations Publications; 2000. p. 313-56.
6. Bennett KO, Billings CJ, Molis MR, Leek MR. Neural encoding and perception of speech signals in informational masking. Ear Hear. 2012;33:231-8.
7. Fletcher H, Munson WA. Relation between loudness and masking. J Acous Soc Am 1937;9(1):1-10.
8. Greenwood DD. Auditory masking and the critical band. J Acous Soc Am 1961;33(4):484-502.
9. Vernon J. The use of masking for relief of tinnitus. In: Silverstein H NH, editor. Neurological Surgery of the Ear. Birmingham: Aesculapius Publishing Co.; 1979. p. 104-18.
10. Feldmann H. Homolateral and contralateral masking of tinnitus by noise-bands and by pure tones. Audiology 1971;10(3):138-44.
11. Vernon J. Some observations on residual inhibition. In: Paparella MM, Meyerhoff WL, editors. Sensorineural hearing loss, vertigo and tinnitus. Ear clinics international Vol. 1. Baltimore: Williams & Wilkins; 1981. p. 138-44.
12. Vernon J, Griest S, Press L. Attributes of tinnitus and the acceptance of masking. Am J Otolaryngol 1990;11(1):44-50.
13. Tyler RS. Neurophysiological models, psychological models, and treatments for tinnitus. In: Tyler RS, editor. Tinnitus treatment: Clinical protocols. New York: Thieme Medical Publishers; 2006. p. 1-22.
14. Jastreboff PJ, Hazell JW. A neurophysiological approach to tinnitus: clinical implications. Br J Audiol 1993;27(1):7-17.

15. Jastreboff PJ, Hazell JW. Tinnitus retraining therapy: Implementing the neurophysiological model. NewYork: Cambridge University Press; 2008.

16. Henry JA, Schechter MA, Zaugg TL, Griest S, Jastreboff PJ, Vernon JA, et al. Outcomes of clinical trial: tinnitus masking versus tinnitus retraining therapy. J Am Acad Audiol 2006;17(2):104-32.

17. Tyler RS, Noble W, Coelho CB, Ji H. Tinnitus retraining therapy: mixing point and total masking are equally effective. Ear Hear 2012;33(5):588-94.

18. Bauer CA, Brozoski TJ. Effect of tinnitus retraining therapy on the loudness and annoyance of tinnitus: a controlled trial. Ear Hear 2011;32(2):145-55.

19. Mckenna L, Irwin R. Sound therapy for tinnitus-sacred cow or idol worship?: An investigation of the evidence. Audiol Med 2008;6(1):16-24.

20. Henry JA, Zaugg TL, Myers PJ, Schechter MA. Using therapeutic sound with progressive audiologic tinnitus management. Trends Amplif 2008;12(3):188-209.

21. Koelsch S. A neuroscientific perspective on music therapy. Ann N Y Acad Sci 2009;1169:374-84.

22. Attanasio G, Cartocci G, Covelli E, Ambrosetti E, Martinelli V, Zaccone M, et al. The Mozart effect in patients suffering from tinnitus. Acta Otolaryngol 2012;132(11):1172-7.

23. Hann D, Searchfield GD, Sanders M, Wise K. Strategies for the selection of music in the short-term management of mild tinnitus. Australian and New Zealand Journal of Audiology, The 2008;30(2):129.

24. Vanneste S, van Dongen M, De Vree B, Hiseni S, van der Velden E, Strydis C, et al. Does enriched acoustic environment in humans abolish chronic tinnitus clinically and electrophysiologically? A double blind placebo controlled study. Hear Res 2013;296:141-8.

25. Bartels H, Staal MJ, Albers FW. Tinnitus and neural plasticity of the brain. Otol Neurotol 2007;28(2):178-84.

26. Kaltenbach JA, Godfrey DA. Dorsal cochlear nucleus hyperactivity and tinnitus: are they related? Am J Audiol 2008;17(2):S148-61.

27. Koehler SD, Shore SE. Stimulus timing-dependent plasticity in dorsal cochlear nucleus is altered in tinnitus. J Neurosci 2013;33(50):19647-56.

28. Eggermont JJ, Tass PA. Maladaptive neural synchrony in tinnitus: origin and restoration. Front Neurol 2015;6:29.

29. Norena AJ, Farley BJ. Tinnitus-related neural activity: theories of generation, propagation, and centralization. Hear Res 2013;295:161-71.

30. Roberts LE, Eggermont JJ, Caspary DM, Shore SE, Melcher JR, Kaltenbach JA. Ringing ears: the neuroscience of tinnitus. J Neurosci 2010;30(45):14972-9.

31. Hobson J, Chisholm E, El Refaie A. Sound therapy (masking) in the management of tinnitus in adults. Cochrane Database Syst Rev 2010(12):CD006371.

32. Hazell JW, Wood SM, Cooper HR, Stephens SD, Corcoran AL, Coles RR, et al. A clinical study of tinnitus maskers. Br J Audiol 1985;19(2):65-146.

33. Okamoto H, Stracke H, Stoll W, Pantev C. Listening to tailor-made notched music reduces tinnitus loudness and tinnitus-related auditory cortex activity. Proc Natl Acad Sci 2010;107(3):1207-10.

34. Tass PA, Adamchic I, Freund HJ, von Stackelberg T, Hauptmann C. Counteracting tinnitus by acoustic coordinated reset neuromodulation. Restor Neurol Neurosci 2012;30(2):137-59.

35. Engineer ND, Riley JR, Seale JD, Vrana WA, Shetake JA, Sudanagunta SP, et al. Reversing pathological neural activity using targeted plasticity. Nature 2011;470(7332):101-4.

36. De Ridder D, Vanneste S, Engineer ND, Kilgard MP. Safety and efficacy of vagus nerve stimulation paired with tones for the treatment of tinnitus: a case series. Neuromodulation: Technology at the Neural Interface 2014;17(2):170-9.

37. Pantev C, Wollbrink A, Roberts LE, Engelien A, Lutkenhoner B. Short-term plasticity of the human auditory cortex. Brain Res 1999;842(1):192-9.

38. Wunderlich R, Lau P, Stein A, Engell A, Wollbrink A, Rudack C, et al. Impact of Spectral Notch Width on Neurophysiological Plasticity and Clinical Effectiveness of the Tailor-Made Notched Music Training. PLoS One 2015;10(9):e0138595.

39. Stein A, Engell A, Lau P, Wunderlich R, Junghoefer M, Wollbrink A, et al. Enhancing inhibition-induced plasticity in tinnitus-spectral energy contrasts in tailor-made notched music matter. PloS one 2015;10(5):e0126494.

40. Lehtimaki J, Hyvarinen P, Ylikoski M, Bergholm M, Makela JP, Aarnisalo A, et al. Transcutaneous vagus nerve stimulation in tinnitus: a pilot study. Acta Otolaryngol 2013;133(4):378-82.

41. Lugli M, Romani R, Ponzi S, Bacciu S, Parmigiani S. The Windowed Sound Therapy: A New Empirical Approach for an Effective Personalized Treatment of Tinnitus. Int Tin J 2009;15(1):51-61.

42. Tass PA. A model of desynchronizing deep brain stimulation with a demand-controlled coordinated reset of neural subpopulations. Biol Cybern 2003;89(2):81-8.

43. Hauptmann C, Tass PA. Therapeutic rewiring by means of desynchronizing brain stimulation. Biosystems 2007;89(1-3):173-81.

44. Popovych OV, Tass PA. Desynchronizing electrical and sensory coordinated reset neuromodulation. Front Hum Neurosci 2012;6:58.

45. Zeng FG, Tang Q, Dimitrijevic A, Starr A, Larky J, Blevins NH. Tinnitus suppression by low-rate electric stimulation and its electrophysiological mechanisms. Hear Res 2011;277(1-2):61-6.

46. Lu T, Liang L, Wang X. Temporal and rate representations of time-varying signals in the auditory cortex of awake primates. Nat Neurosci 2001;4(11):1131-8.

47. Liang L, Lu T, Wang X. Neural representations of sinusoidal amplitude and frequency modulations in the primary auditory cortex of awake primates. J Neurophysiol 2002;87(5):2237-61.

48. Ross B, Draganova R, Picton TW, Pantev C. Frequency specificity of 40-Hz auditory steady-state responses. Hear Res 2003;186(1-2):57-68.

49. Llinás RR, Ribary U, Jeanmonod D, Kronberg E, Mitra PP. Thalamocortical dysrhythmia: a neurological and neuropsychiatric syndrome characterized by magnetoencephalography. ProcNatl Acad Sci U S A 1999;96:15222-7.

50. Weisz N, Muller S, Schlee W, Dohrmann K, Hartmann T, Elbert T. The neural code of auditory phantom perception. J Neurosci 2007;27(6):1479-84.

51. De Ridder D, Elgoyhen AB, Romo R, Langguth B. Phantom percepts: tinnitus and pain as persisting aversive memory networks. Proc Natl Acad Sci 2011;108(20):8075-80.

52. Reavis KM, Rothholtz VS, Tang Q, Carroll JA, Djalilian H, Zeng FG. Temporary suppression of tinnitus by modulated sounds. J Assoc Res Otolaryngol 2012;13(4):561-71.

53. Tyler RS, Stocking C, Secor C, Slattery WH. Amplitude modulated S-tones can be superior to noise for tinnitus reduction. Am J Audiol 2014;23(3):303-8.

54. Neff P, Michels J, Meyer M, Schecklmann M, Langguth B, Schlee W. 10 Hz Amplitude Modulated Sounds Induce Short-Term Tinnitus Suppression. Front Aging Neurosci. 2017;9:130.

55. Yulis S, Brahm G, Charnes G, Jacard LM, Picota E, Rutman F. The extinction of phobic behavior as a function of attention shifts. Behav Res Ther 1975;13(2):173-6.

56. Davis PB. Music and the acoustic desensitization protocol for tinnitus. In: Tyler RS, editor. Tinnitus treatment: Clinical protocols. New York: Thieme Medical Publishers; 2006. p. 146-60.

57. Meltzer J. Neuromonics Tinnitus Treatment. Tinnitus today 2007 June 11-23.

58. Davis PB, Wilde RA, Steed LG, Hanley PJ. Treatment of tinnitus with a customized acoustic neural stimulus: a controlled clinical study. Ear Nose Throat J 2008;87(6):330-9.

59. Newman CW, Sandridge SA. A comparison of benefit and economic value between two sound therapy tinnitus management options. J Am Acad Audiol 2012;23(2):126-38.

60. Henry JA, Frederick M, Sell S, Griest S, Abrams H. Validation of a novel combination hearing aid and tinnitus therapy device. Ear Hear 2015;36(1):42-52.

61. Sweetow RW, Sabes JH. Effects of acoustical stimuli delivered through hearing aids on tinnitus. J Am Acad Audiol 2010;21(7):461-73.

62. Choy DS, Lipman RA, Tassi GP. Worldwide experience with sequential phase-shift sound cancellation treatment of predominant tone tinnitus. J Laryngol Otol 2010;124(4):366-9.

63. Vermeire K, Heyndrickx K, De Ridder D, Van de Heyning P. Phase-shift tinnitus treatment: an open prospective clinical trial. B-ENT 2007;3 Suppl 7:65-9.

64. Lipman RI, Lipman SP. Phase-shift treatment for predominant tone tinnitus. Otolaryngol Head Neck Surg 2007;136(5):763-8.

65. Heijneman KM, de Kleine E, van Dijk P. A randomized double-blind crossover study of phase-shift sound therapy for tinnitus. Otolaryngol Head Neck Surg 2012;147(2):308-15.

66. Winkler P. Early patient experience with the TIPA tinnitus device. Proceedings of the 3rd International TRI Tinnitus Conference. Stresa, Italy; 2009.

CHAPTER 27

Hearing Aid and Tinnitus

성균관의대 조양선
강원의대 김태수

서론

임상적으로 의미 있는 이명을 가진 환자 중 80%가 청력소실을 가지고 있으며, 청력소실이 있는 주파수는 주로 4, 6, 8 kHz의 고주파 영역과 관련이 있는 것으로 생각된다.[1] 또한 청력소실이 있는 환자의 50~70%에서 이명이 동반되는 것으로 알려져 있다.[2]

난청과 이명 사이의 관련성은 매우 높기 때문에 이명을 호소하는 환자들은 반드시 정확한 청력검사를 통해 난청 동반 여부를 철저히 검진해야 한다. 특히 난청 초기에 많은 환자들은 난청으로 인해서 발생하는 생활의 불편함을 경험하기에 앞서 이명을 느끼고 호소할 수 있다. 또한 이명 환자들 중 난청을 자각하는 환자들은 이명으로 인한 괴로움과 함께 동반된 난청으로 인해 일상적인 생활에 어려움을 겪으면서 자신이 느끼는 이명 증상을 더욱 심각하게 인지하게 되고, 이러한 불안함이 이명을 악화시킬 수 있다.

이명 환자들에게 난청이 동반되는 경우, 일상 환경에서 발생하는 주변 소음을 받아들일 수 있는 능력이 감소하게 되고, 이는 청각 회로 내에서 발생하는 이명 신호를 환자가 강하게 인식하게 만든다. 이는 일반적으로 '이명의 악순환의 고리'라고 알려진, 초기 이명이 감정계 및 신체 반응계의 흥분을 유도하여 이명을 더 크고 뚜렷하게 듣게 되는 지속적이고 심각한 이명으로 악화되는 현상이 난청을 동반할 때에 쉽게 형성될 수 있음을 보여준다.

1947년에 보청기가 이명치료에 사용될 수 있다고 처음 보고된 이후, 보청기는 난청을 지닌 이명 환자의 소리치료*sound therapy*를 위해 흔히 처방되고 있다.[3] 이명을 주증상으로 하는 환자에서 보청기 처방은 환경음을 풍부히 들려주어 소리치료 효과로 이명을 감소시키는 것이 일차적 목적이고, 청력 향상은 이차적 목적이다. 따라서 일반적으로 난청 환자들에게 이루어지는 보청기 처방이나 맞춤과는 다른 관점에서 처방이 이루어져야 한다.[4] 최근 보청기의 기술이 발달하면서 보청기의 역할뿐 아니라 소리치료기의 역할도 동시에 수행하는 보청기가 개발되어 이명 환자들에게 처방되고 있다.

따라서 보청기는 이명 악순환의 고리를 끊어서 이명에서 탈출시켜줄 수 있는 소리치료 방법 중 하나이다(Figure 27-1). 이 장에서는 이명치료에서 보청기의 역할을 이해하기 위해 이명에 대한 소리치료의 역할과 이명에 작용하는 보청기의 기전에 대해서 살펴보고, 이명 환자들에게 보청기 처방을 시행하는 방법에 대해서 기술하였으며, 보청기를 이명의 치료에 있어서 최적화시키는 데 도움을 줄 수 있기를 기대한다.

본론

I. 이명에서 소리치료의 의미

대다수의 사람은 환경음과 차단된 방음 시설에서 일시적으로 이명을 경험한다. 또한 원래 이명을 가지고 있는 환자 대부분은 주변이 조용할 때 이명이 발생하거나 더 커진다고 호소한다. 이는 청각기관의 이득이 조용한 상황에서 증가하게 되고, 증가된 이득이 이명 신호를 증강시키게 되어 발생한다. 인간의 감각은 자극의 절대적 수치에 반응하기보다 자극과 환경 사이의 신호 차이에 의해 반응하는 것으로 알려져 있으며, 신경계로 들어가는 신호 강도는 배경 뉴런활동의 차이와 연관되어 있다. 이명 환자의 80%에서 청력소실이 있다는 사실을 고려해보면, 청력소실이 있는 주파수 범위에서 청각 경로의 자극이 불충분하여서 이로 인해 이명이 발생할 수 있다고 생각할 수 있다. 따라서 청각계를 포함한 이명 신호 처리

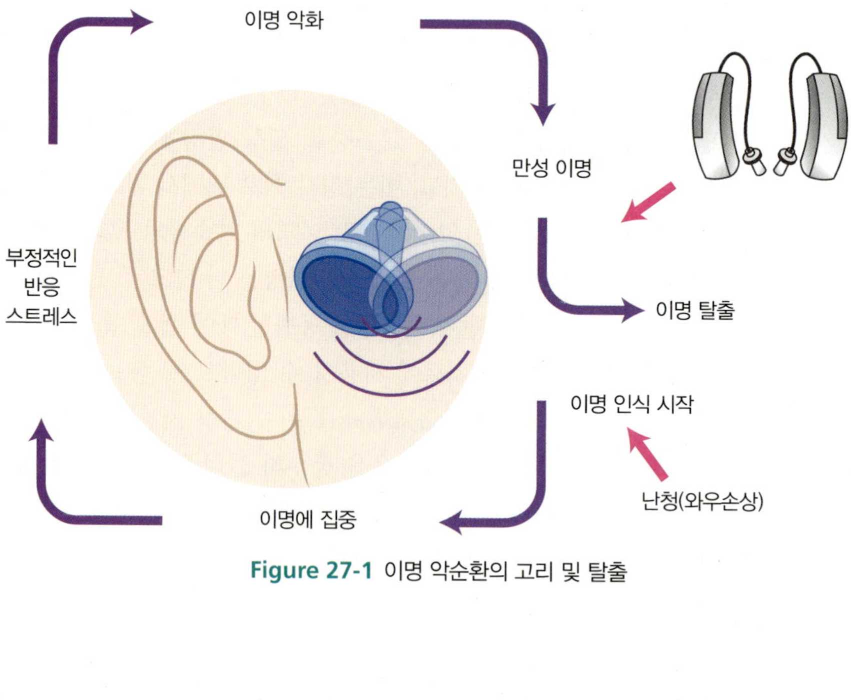

Figure 27-1 이명 악순환의 고리 및 탈출

와 관련된 모든 기관에서 배경 뉴런 활동을 증가시키면, 이명 관련 뉴런 활동의 강도를 감소 시킬 수 있다.

이러한 생리학적 개념을 바탕으로 이명에서 소리치료의 기본은 소리자극을 가능한 풍부하게 하여서 환자들이 이명을 통해 받아 들이고 강화되는 부정적인 인식을 감소시키는 것이다.[5] 특히 난청이 동반된 이명 환자에게 처방한 보청기는 대화음 및 환경음을 비롯해서 주변의 다양한 소리 신호를 증폭시켜서 이명 증상을 억제시키는 중요한 역할을 할 수 있다. 최근에는 보청기로도 도움을 받지 못하는 양측성 혹은 일측성 고도 난청을 동반한 이명 환자에게 시행된 인공와우이식술이나 난청이 있지만 보청기 착용이 어려운 이명 환자에게 시행된 중이 임플란트가 이명치료에 큰 도움을 줄 수 있다고 보고되고 있다.[6,7] 이는 난청을 동반한 이명 환자에게 가장 적절한 소리치료법을 적용하여 청각 재활과 소리의 증폭을 시행함으로써 이명 증상을 완화시킬 수 있음을 보여준다. 따라서 난청이 동반된 이명 환자의 치료법을 선택하여 결정할 때 정확한 청력 검사를 바탕으로 하여 보청기를 비롯한 다양한 치료법에 대한 검토가 필요하다.

II. 이명에 작용하는 보청기의 기전

소리치료의 일종으로서 보청기는 이명 환자에서 첫째, 이명에 대한 직접적인 차폐효과, 둘째, 배경음 증강을 통한 수동적 주의 분산 효과와 흥미로운 소리를 듣게 하는 능동적 주의 분산 효과, 그리고 셋째, 난청으로 인한 스트레스를 억제하여 감정계인 시상변연부의 과흥분 억제를 통해서 이명치료에 효과를 줄 수 있다. 이명치료에서 작용하는 보청기의 위 세 가지 기전에 대해서 설명하도록 하겠다.

1. 차폐효과

1821년 프랑스 의사 Itard가 "Treatise on the Maladies of the Ear and of Hearing"에 외부 소리로서 이명을 차폐할 수 있다고[8] 한 이후에 1970년대 Vernon은 이명 환자의 귀에 소음발생기를 적용하여서 이명을 완전히 차폐하는 방법을 이명치료에 시도하였다.[9] 이명 환자에서 차폐는 난청이 있는 주파수에서 감소된 청각자극을 보상하며, 직접적으로 소리자극을 높여 이명 신호의 인지를 줄이는 것이다. 하지만 청각과민증이 난청이나 이명 환자에서 나타나는 경우가 많으므로 이명의 완전한 차폐를 위해 고강도의 소리를 듣게 하면, 이명을 수 분에서 수일까지 악화시킨다는 보고가 있으므로, 이러한 현상을 줄이기 위해 보청기 증폭에 제한을 두어서 완전한 차폐를 하지 않는 것이 좋다. 즉, 청각과민증이 있는 이명 환자에서는 큰소리에 노출 시 귀를 과보호하게 되어 자연스런 소리도 회피하고 싶게 만들어서 이명을 다시 악화시키게 되는 악순환을 하게 될 수 있어, 이런 경우에는 보청기 조정시 최대 이득을 낮추고, 압축을 높이는 것이 좋다. 이러한 보청기를 통한 차폐효과는 이명 주파수와 난청 주파수가 비슷할 때 효과가 더 좋은 것으로 알려져 있다.

2. 주의 분산 효과

1) 수동적 주의 분산 효과

난청 환자들은 정상 청력을 가진 사람들에 비해 일상적인 배경음을 듣지 못하므로 상대적으로 늘 조용한 환경에 머무는 것과 같다. 배경음은 환자가 느끼는 이명 신호와 주변 환경음 사이의 대비 현상을 감소시켜서 이명에 대한 주의를 수동적으로 분산시켜 감각계의 과민 반응을 감소시키는 효과를 가진다. 낮에는 가로등이 켜져 있어도 인식을 할 수 없으나, 밤에는 가로등의 빛을 인식할 수 있고, 특히 달이 밝지 않은 날에는 가로등이 더욱 밝게 느껴지는 것과 같이, 난청 환자들은 배경음이 약해져서 자신의 이명에 더욱 집중하게 되고 이는 더 크고 뚜렷한 이명을 듣게 만든다. 이는 이명 환자들이 주로 조용한 환경에서 혼자 있을 때와 같이 배경음이 감소한 상황에서 이명 신호를 느끼거나 강하게 인식하는 현상과 연관되어 있다. 보청기가 이명과 환경음 사이의 대비를 줄여주어 이명과 환경음 인식 사이의 신호 대 잡음비를 감소시켜 이명을 억제하는 것을 '이명으로부터의 수동적 주의 분산 효과'라고 한다. 최근에는 조용한 환경에서는 음악이나 백색잡음 등의 소리를 들리게 하고 대화를 나눌 때는 보청기의 어음 신호 증강 효과를 통해 대화음을 잘 들리게 하여 신호 대 잡음비 감소 효과를 높일 수 있는 보청기 처방으로 이명치료에 효과를 높이는 것을 기대할 수 있게 되었다.

2) 능동적 주의 분산 효과

이명 발생에 괴로워하고 이명이 들리는 현상에 대해서 집중하게 되어 다시 이명을 악화시키는 기전이 이명의 주된 악순환을 만들게 되는 데, 이명 이외에 관심을 집중시킬 수 있는 흥미로운 소리를 들려주어 이명에 대한 관심을 분산시켜서 이명 인식을 감소시킬 수 있다는 것을 '이명으로부터의 능동적 주의 분산 효과'라고 한다. 특히 일상생활에 장애를 일으킬 수 있는 심한 이명의 경우 뇌에서 이미 이명 신호가 반복적인 조건 반사를 통한 강화를 통해 의미 있는 신호로 잘못 각인될 수 있다고 알려져 있다. 따라서 무의미한 이명 신호보다 중요하고 흥미로운 소리를 들을 때 측면 억제를 통해 이명을 억제하고 이명에 대한 주의를 분산시키는 여과 기능이 주로 대뇌피질하 망상체를 통해서 일어날 수 있다. 난청 환자는 보청기를 착용함으로써 대화음을 포함하여 일상생활에서 중요하고 흥미로운 소리를 쉽게 들을 수 있게 되어 이러한 능동적 주의 분산 효과를 일으킬 수 있다.

3. 스트레스 억제 효과

난청은 대화음이나 듣고 싶은 일상생활에서의 다양한 소리를 놓치게 되는 상황을 만들어 난청 환자에게 큰 스트레스를 만들고 이는 이명을 더욱 고통스럽게 인식하도록 한다. 이러한 난청으로 인한 스트레스는 듣는 것에 대해 긴장하는 것과 언어를 이해하기 위해 긴장하는 두 가지 기전으로 나타나며, 이러한 긴장은 스트레스로 작용하여 이명 환자에게서 이명을 증가시키게 한다. 따라서 난청 환자에게 처방된 보청기로 소리를 편안하게 들을 수 있게 되면 스트레스나 긴장이 완화되며 진정되는 효과를 통해 이명을 억제할 수 있게 된다. 보청기를 통해 여러 소리를 편안하게 들음으로써 이명 환자에게서 과도하게 흥분되는 것으로 알려진 교감신경계가 억제되어 이명으로 인한 신체 반응, 특히 불면증이나 초조 등의 증상이 완화될 수 있고, 감정계인 시상변연부에서의 과흥분 역시 억제되어 우울, 불안 등의 증상이 완화됨으로써 이명 억제에 긍정적인 영향을 줄 수 있다.

III. 이명 환자에게 시행하는 보청기 처방법

1. 보청기 필요성 상담

대다수의 이명 환자가 특정 주파수에서 난청을 동반하고 있으며, 난청 환자의 절반 이상에서 이명을 호소한다. 특히 돌발성난청 환자에서는 90% 이상에서 이명이 동반되며, 난청이 회복되지 않을 때 이명도 지속되는 것으로 알려져 있다.[10] 따라서 모든 이명 환자에게서 환자의 청력저하 인식 여부를 떠나서 난청의 원인과 정도를 반드시 확인해야 하며, 이를 위해 고막 검진, 청력 검사를 기본적으로 시행해야 한다. 이명의 치료를 위해 중이염이나 이경화증 등과 같은 전음성 혹은 혼합성난청을 지닌 환자들에게는 수술적 치료를 우선해야 하며, 수술적으로 난청이 교정되었을 때 동반된 이명 증상이 대부분 감소하거나 소실되는 것으로 알려져 있다. 메니에르병이나 돌발성난청과 같은 감각신경성난청과 동반된 이명에 대해서도 각각의 기저 질환에 기초하여 청력 소실이나 어지럼 등에 대해서 적절한 치료를 시행하면 많은 경우에 이명이 호전된다. 하지만 수술적 치료가 어렵거나 수술이나 약물 치료에 실패한 전음성난청 환자 혹은 감각신경성난청을 동반한 이명 환자의 경우 난청과 이명의 치료를 위해 보청기를 통한 청각 재활이 필요하다. 보청기를 통한 이명치료는 난청이 경미하거나 고음역에만 국한되어 스스로 청력 저하를 잘 인식하지 못하는 경우라 할지라도 가능하다. 특히 다양한 치료 이후에도 이명 증상의 호전이 없는 난청을 동반한 이명 환자에게 보청기의 사용은 큰 도움을 줄 수 있다. 따라서, 이명 환자들에 대한 보청기 처방의 적응 범위는 일반적인 난청 환자의 경우보다 넓게 잡을 수 있으며, 경도 난청, 고음역에 국한된 난청, 일측성난청이라 할지라도 이명 호전을 목적으로 보청기 처방을 할 수 있다. 일반적인 난청 환자의 경우와 다르게 이명치료를 주 목적으로 보청기를 처방할 때는 보청기 처방 전 상담을 통해 환자의 청력 상태에 대해서 충분히 설명을 하고 이명치료 목적으로 보청기 처방이 필요함을 알려주어야 한다. 이와 함께 보청기의 역할과 의미, 착용 시간, 치료 기간 등을 사전에 충분히 설명해주면 보청기 순응 및 착용률을 높이는 효과도 기대할 수 있다.

2. 보청기의 선택

일상적인 회화 영역에 경도 이상의 난청을 동반한 이명 환자는 적절한 보청기 선택 및 처방을 통해 청력 재활 및 이명 증상 완화를 기대할 수 있다. 경도 이상의 난청을 지닌 이명 환자의 보청기 처방은 일반적인 보청기 선택과 처방의 원칙을 따르면 되지만, 환자의 청력 및 난청 인식 정도에 따라 몇 가지 처방 전 고려해야 할 사항이 있다.

보청기를 착용하지 않은 귀의 이명이 지속되거나 오히려 크게 느껴지는 현상이 발생할 수 있으므로 양측 귀 난청과 이명 환자에서는 양측 보청기를 처방해야 한다. 비대칭적 청각자극은 보청기를 착용하지 않은 쪽의 청각 기능이 감소한 것 같은 효과를 가져와서, 청각 경로의 비대칭적인 자극이 생기거나 증가하게 되고, 이는 이명 신호의 증가를 가져올 수 있다. 따라서 보청기를 처방할 때 항상 청각계의 대칭을 회복시키는 것에 대해서 고려해야 한다.

일측성난청을 가진 환자가 동측 귀에 기타 치료에 호전이 없는 심한 이명을 호소할 때 환자 청력이 고도 난청 이내로 보청기 처방이 가능하다면 대화음 청취에 큰 도움이 되지 않더라도 이명 증상 경감을 위한 소리치료 목적으로 보청기를 처방할 수 있다. 이 경우 환자가 지닌 어음 명료도 수준에 따라 보청기 선택 및 처방이 필요하다. 보청기를 통한 청각 이득이 일상적인 대화 청취에 충분히 이용될 수 있는 어음 명료도 수준이라면 채널 수가 많고 다양한 기능을 갖춘 고가 보청기의 선택이 청력 향상과 함께 정상 청력을 지닌 반대측 귀의 간섭 현상 감소에 도움을 줄 수 있다. 하지만 어음 명료도가 보청기로 통해 이득을 얻을 수 없을 정도로 낮은 감각신경성난청 환자의 경우 이명 인식의 감소를 주된 목적으로 주변 배경음을 풍부하게 할 목적으로 비교적 저가의 보청기를 처방하는 것이 합당하다.

환자가 일상생활에서 청력저하를 느끼지는 못하나 청력검사상 2 kHz 이상의 고음역대에서 청력 손실이 있으면서 어음 판별력이 정상이거나 감소한 환자가 이명을 심하게 호소할 때는 청력을 증강시키기 위한 보청기 처방이 아니라 이명 증상을 호전시키기 위해 폐쇄효과 *occlusion effect* 가 없는 개방형 *open type* 보청기를 처방하는 것이 좋다.[11] 하지만 난청을 전혀 느끼지 못하는 고음역대 난청을 동반한 이명 환자에게 충분한 상담 없이 보청기를 처방하게 되면 보청기 순응 및 착용률이 매우 떨어질 수 있다. 따라서 이런 환자에게 진단 후 곧장 이명 증상의 호전을 위해 보청기를 처방하는 것보다는 기타 치료를 통해 2~3개월 간격으로 추적 관찰하면서 난청과 이명의 변화를 관찰한 후 환자와 이명치료에 대한 공감대를 형성한 후 기타 치료에 이명 증상의 호전이 없을 때 보청기 처방을 고려하는 것이 바람직하다. 개방형 보청기 처방을 고려해야 하는 고음역대 난청 환자가 미용상의 문제로 보청기 착용을 거부할 경우 귓속형 보청기를 처방하더라도 큰 환기구를 만드는 방법을 고려해야 하고 이에 따르는 피드백 조절이 가능한 보청기를 권유해야 한다. 급하강형 난청을 지닌 이명 환자에서 보청기 순응도가 매우 낮을 경우에는 중이 임플란트가 국내에서 보험

적용을 받게 되어 보청기 적응에 실패한 이명 환자의 다음 단계 치료법으로 고려해볼 수 있다.

일반적으로 소음성난청 환자와 같이 매우 좁은 대역의 주파수에서만 난청이 동반된 이명 환자의 경우 보청기 처방은 적합하지 않다. 좁은 대역의 주파수에서만 난청 동반 시 이명 증상의 호전을 위해서는 일반적으로 보청기가 아니라 소리발생기를 처방하는 것이 좋을 것이다.

3. 보청기의 맞춤과 적합성 평가

보청기 맞춤은 제작된 보청기가 환자에게 불편함 없이 착용되는지를 확인하고, 착용 시 되울림이나 폐쇄 효과가 심하지 않은지를 확인하는 것으로 시작한다. 특히 이명이 심한 환자들은 보청기 착용 시 폐쇄 효과나 되울림 현상이 발생할 경우 자신의 이명이 더욱 커지는 듯한 불안감을 갖게 되고 이는 청각 과민 증상 등의 악화를 유발할 수 있어 이 같은 불편함을 최소화할 수 있도록 처음 보청기 착용 시 신중히 관리해야 한다.

환자의 연령, 청력의 특성 등이 고려된 NAL, DSL 등의 다양한 보청기 맞춤 소프트웨어*fitting software*를 통해 일차적인 보청기 맞춤을 시행하면 된다. 이명 환자들의 초기 보청기 맞춤 시 보청기 증폭은 단계적으로 서서히 증가하여야 하므로 처음에는 저증폭시키고 고도압축을 하여 소리에 대해 과반응하지 않도록 하는 것이 필요하다. 즉, 초기에는 목표치에 근접한 이득을 주는 대신 낮은 양의 이득을 주고 적응 기간을 거쳐 서서히 이득을 올리는 방법이 추천된다. 주파수 영역에서도 고주파 난청을 가지고 있는 환자는 고주파 영역을 보청기 착용 초기에 많이 증폭할 경우 환경음을 매우 날카롭게 느끼는 등의 심한 불편감을 호소하여 보청기 순응도를 낮출 수 있어 보청기 사용 시 편안한 정도를 지속적으로 확인하면서 점진적으로 증폭 주파수를 확장시키는 것이 좋다.

이명치료를 위해서 보청기를 처방한 경우에도 보청기 적합성 평가를 위해서 음장에서 보청기를 착용한 후 보청기의 기능적 이득 및 어음분별력 향상 정도를 반드시 확인해야 한다. 환자의 순응도를 자세한 상담을 통해 확인하고, 주파수별로 보청기의 최대 출력과 이득이 적절한지 확인하여 추후 보청기 맞춤에 적용하도록 한다. Speech mapping을 포함한 실이 측정은 보청기 맞춤과 적합성 평가에 유용하며, 난청을 동반한 이명 환자에서 보청기의 순응도를 높이는 데 필요하다.

환자의 보청기 맞춤 후 환자의 보청기 적응을 돕기 위한 교육이 필요하다. 일반적인 보청기 적응과는 다르게 착용 초기에 증폭된 소리에 대한 거부감을 최소화하면서 빠른 적응을 유도하고 이명 억제에 효과를 보기 위해 소음이 적은 실내에서 이명이 주로 들리는 시간에 초기 보청기 착용을 시작하도록 교육하고, 1~2주 이상 실내 환경에서의 보청기 착용이 완전히 적응된 후 외부에서 보청기를 착용하도록 권장한다.

결론

보청기는 난청을 동반한 이명 환자의 치료에 있어서 매우 유용한 도구로 사용될 수 있다. 경도의 난청이나 고음역대에 국한된 난청만 있어서 일상생활에서 청각저하를 느끼지 못하는 이명 환자도 손상된 달팽이관 혹은 청신경로에서 청각 손실과 관련한 보상 과정이 일어나고 이에 따라 이명 신호가 심하게 발생할 수 있다. 따라서 이명을 주로 호소하는 환자에게 자세한 청력검사를 통해 청각 손실 여부를 판단해야 하며, 청각 손실이 발견될 경우 이명치료 목적으로 처방할 수 있는 보청기의 적응증은 일반적인 난청 환자의 보청기 처방 범위에 비해 좀 더 넓다. 환자가 호소하는 이명의 원인에 대해서 정확한 진단을 하기 위해 노력하고 필요에 따라 보청기를 처방하여 환자 개개인의 이명 및 청력에 맞추어 치료를 진행한다면 난청을 동반한 이명 환자들의 증상 호전에게 분명 큰 도움을 줄 것이다. 또한 보청기 기술의 발달로 새롭고 다양한 보청기가 개발되고, 보청기에 적합하지 못한 난청 환자에게 적응되는 중이 임플란트, 인공와우이식술 등의 청각 재활치료법 또한 더욱 발전하고 있어 난청을 동반한 이명 환자의 치료를 위한 선택의 폭도 향후 지속적으로 넓어질 것으로 기대된다. 마지막으로 이명 환자에서 보청기 처방 및 선택은 일반적인 보청기에 대한 지침과는 달리 적응 시간이 더 소요될 수 있다는 점을 환자에게 충분히 상담해주어서 이명치료를 위한 보청기 처방 시 치료 순응도를 높이는 것이 반드시 필요하다.

참고문헌

1. Cho YS, Choi SH, Park KH, et al. Prevalence of otolaryngologic disease in South Korean: data from the Korea national health and nutrition examination survey 2008. Clinical and experimental otorhinolaryngology 2010;3:183-193.
2. 조양선, 박가영. 이명. Chapter 12. Hearing aids for tinnitus patients. 163-168. 2011 서울: 군자출판사.
3. 박시내. 보청기 Current Opinion on Hearing aids. Chapter 36. Tinnitus and hearing aids. 409-424. 2017 서울: 대한이과학회.
4. Dillon H. Hearing Aids. 2nd Edition. 286-334. 2012 New York: Thieme.
5. Jastreboff PJ, Hazell JWP. Tinnitus retraining therapy: Implementing the neurophysiological model. 2004. New York: Cambridge University Press.
6. Kim DK, Moon IS, Lim HJ, Yoo SY, Heo KW, Bae SC, Moon KR, Lee JJ, Chougn YH, Park SN. Prospective, multicenter study on tinnitus changes after cochlear implantation. Audiol Neurotol 2016;21:165-71.
7. Seo YJ, Kim HY, Moon IS, Choi JY. Changes in tinnitus after middle ear implant surgery: Comparisons with the cochlear implant. Ear Hear 2015;36:705-9.
8. Itard JMG. Treatise on the Maladies of the Ear and of Hearing. 1821 Paris: Mequignon-Marvis.
9. Vernon J, Schleuning A. Tinnitus: a new management. Laryngoscope 1978;88:413-419.
10. Kim DK, Park SN, Kim HM, Son HR, Kim NG, Park KH, Yeo SW. Prevalence and significance

of high-frequency hearing loss in subjectively normal-hearing patients with tinnitus. Ann Otol Rhinol Laryngol 2011;120:523-8.

11. Trotter MI, Donaldson I. Hearing aids and tinnitus therapy: a 25-year experience. J Laryngol Otol 2008;122(10):1052-6.

CHAPTER 28

Implantable Devices for Tinnitus Management

아주의대 정연훈 · 추옥성

서론

인공와우 이식술의 대상이 되는 고도 이상의 난청 환자에서 이명*tinnitus*은 흔하게 나타나는 증상 중 하나이며, 수술 이후 이명의 감소를 경험하는 경우가 많다. 인공와우 이식술에 의한 주관적 이명의 감소는 1976년 House가 처음으로 보고한 바 있으며, 최근까지도 인공와우 이식술의 이명에 미치는 영향에 대한 연구가 활발하게 진행되고 있다(Table 28-1).[1~21] 일부 연구에서는 인공와우 이식술이 이명에 부정적인 영향을 미친다고 보고하고 있으나, 대부분의 연구결과에 따르면 인공와우 이식술 후 이명의 감소 효과를 볼 수 있어 최근 임상에서는 이명을 억제하기 위한 일차적 목적으로 인공와우 이식술을 권유하기도 한다.

인공와우 이식술이 이명에 어떠한 영향을 미치는지에 대하여 이해하게 되면 이명치료의 새로운 방법으로 제시할 수 있을 것으로 기대되며, 더 나아가서 이명 발생의 기전을 좀 더 규명할 수 있을 것으로 예상된다.

본 장에서는 문헌고찰을 통하여 인공와우를 포함한 이식형 청각재활 의료기기가 이명에 어떠한 영향을 주는지에 대하여 결과를 알아보고, 이명치료 효과의 예측 인자와 전기적 자극의 역할 및 이에 대한 기전을 고찰해보고자 한다.

본론

I. 인공와우

1. 인공와우 이식 대상자와 이명

이명의 유병률은 전체 인구의 8~35%로 알려져 있으며, 청력 저하가 있는 경우 더 높은 유

Table 28-1 Effect of cochlear implantation on tinnitus with bilateral hearing loss[2~21]

Study	No. of patients	Study Design	Effect on tinnitus				
			Total suppression	Improved	Stable	Increased	Newly induced
McKerrow et al. (1991)[2]	6	Retrospective	83% (5)		17% (1)		
Kou et al. (1994)[3]	20	Retrospective	25% (5)	35% (7)	10% (2)		30% (6)
Tyler (1994)[4]	30	Prospective		83% (25)	17% (5)		
Hazell et al. (1995)[5]	127	Retrospective		57% (73)	34% (43)	7% (11)	
Ito (1997)[6]	54	Prospective		93% (50)	7% (4)		
Miyamoto et al. (1997)[7]	48	Retrospective		46% (22)	50% (24)	4% (2)	
Aschendorff et al. (1998)[8]	32	Retrospective		69% (22)	31% (10)		
Demajumdar (1999)[9]	80	Prospective	78% (62)		23% (18)		
Ruckenstein et al. (2001)[10]	39	Prospective	45% (17)	50% (19)	5% (3)		
Mo et al. (2002)[11]	59	Retrospective	2% (1)	54% (32)	36% (21)	8% (5)	
Daneshi et al. (2005)[12]	20	Prospective	55% (11)	25% (5)	20% (4)		
Yonehara et al. (2006)[13]	21	Retrospective	33% (7)	38% (8)	29% (6)		
Pan et al. (2009)[14]	244	Prospective	61% (94)	59% (39)			12% (11)
Bovo et al. (2011)[15]	36	Prospective	36% (13)	42% (15)	17% (6)	6% (2)	
Amoodi et al. (2011)[16]	142	Retrospective	37% (53)	29% (41)	29% (41)	5% (7)	
Olze et al. (2012)[17]	32	Retrospective	6% (2)	81% (6)	13% (4)		
Kompis et al. (2012)[18]	101	Prospective	25% (25)	59% (60)		11% (11)	5% (5)
Kim et al. (2013)[19]	35	Retrospective	29% (10)	34% (12)	38% (13)		
Kloostra et al. (2015)[20]	117	Retrospective	9% (11)	20% (23)	57% (67)	4% (5)	9% (11)
Kim et al. (2016)[21]	79	Prospective	25% (15)	40% (24)		8.4% (5)	25% (5)

병률을 보인다.[22, 23] 또한, 인공와우 이식술의 대상이 되는 고도 이상의 난청 환자에서의 이명 유병률은 52~100%까지 보고 되고 있다.[18, 19, 20, 24] 이러한 높은 이명 유병률은 이명의 발생기전이 말초성 청각장애로 인한 중추청각계 반응의 결과라는 가설을 뒷받침해주고 있다.[25, 26] 또한, 말초성 청각장애로 인하여 뇌간으로의 구심성 입력신호가 감소하고, 이에 따라 자발적 신경 활동에도 변화를 일으킨다는 가설이 제기되고 있다.[25, 26, 27, 28] 인공와우 이식을 받는 고도 이상의 감각신경성난청 환자는 청력 경로와 이와 관련된 자발적 신경 활동이 정상 청력과 비교해보았을 때 실질적인 차이가 있을 것으로 생각된다.

2. 인공와우 이식 대상자의 이명 정도와 이식술 이후의 이명 변화

이명장애지수*tinnitus handicap*는 이명의 정도를 나타내며, 이명이 삶의 질에 얼마만큼 영향을 미치는지 확인하는 지표가 될 수 있다. 인공와우 이식 대상자에서도 이명장애지수에 대한 여러 연구결과가 발표되었으며, 현재까지 널리 사용되는 이명 설문지는 THI*tinnitus handicap inventory*, THQ*tinnitus handicap questionnaire*, TQ*tinnitus questionnaire*등이 있다(Table 28-2).

THI를 사용한 연구에서는 수술 전 점수 20.0~50.5에서 수술 후 점수 7.0~32.3으로 인공와우 이식술 후 현저한 이명 감소 효과를 보였다.[15, 16, 19, 24, 29, 30] 이식술 전 가장 높은 THI점수를 보였던 연구에서는 수술 후 점수차 40.4로 가장 큰 이명 감소 효과를 나타냈다.[19] 반면, Mick 등의 연구에서는 메니에르병 환자에서만 유의미한 이명 감소 효과를 확인할 수 있었다.[30]

TQ를 이명장애지수로 사용한 연구결과에서도 수술 전 점수 30.9에서 수술 후 점수 23.6으로 이명이 유의하게 감소하는 것을 확인할 수 있었다.[31] 이명 강도를 평가하기 위해 VAS*visual analogue scale*를 사용하기도 하며, 많은 인공와우 이식술을 받은 환자에서 수술 후 이명의 강도가 감소하였다고 보고하였다.[15, 18, 19, 29] 이렇듯, 여러 이명 설문지를 통하여 인공와우 이식술 전후 뚜렷한 이명 정도의 차이를 확인할 수 있으며, 인공와우 이식술이 이명 감소 효과에 유용하다고 정리할 수 있다.

3. 인공와우 이식술 후 이명에 의한 심리적 상태 및 변화

인공와우 이식술 대상자에서 이명으로 인한 심리적 또는 사회적 상태에 대한 광범위한 연구는 아직 많이 진행되고 있지 않은 실정이다. 이와 관련된 몇몇의 연구에 따르면 인공와우 이식술 대상자에서 이명으로 인한 불안감이나 우울증이 두드러지지는 않으며, 병원 불안-우울 척도*Hospital Anxiety and Depression Scale, HADS*를 평가한 결과 인공와우 이식술을 받은 환자의 수술 전 불안감과 우울증(HADS 9~29%)이 삶의 질에 영향을 미치는 정도로 불편한 이명 환자(HADS 21~45%)에서보다 낮은 것으로 나타났다.[20, 32]

인공와우 이식술 후 소수에서는 고도의 불안감(14~17%) 또는 우울증(3~5%)을 호소하

Table 28-2 Outcomes of Tinnitus Questionnaire Scores[10, 15, 16, 18, 19, 24, 29, 30, 31]

Study	Questionnaire	Analyzed group	Pre-implantation Score mean (SD)	Post-implantation Score mean (SD)	Statistics, *p* Value
Ruckenstein (2001)[10]	Tinnitus rating scale	pts with preoperative tinnitus (n = 38)	3.8	1.8	Significant; N/E
Di Nardo (2007)[29]	THI Loudness VAS Annoyance VAS	pts with preoperative tinnitus (n = 20)	44.5 5.9 N/E	25 2.8 N/E	<.05 N/E N/E
Quaranta (2008)[24]	THI	pts with preoperative bilateral tinnitus (n = 41)	31.6 (24)	12.2 (20)	<.01
Amoodi (2011)[16]	THI	pts with pre & post-operative tinnitus (n = 89)	36.3	20.2	<.01
Bovo (2011)[15]	THI-Italian Loudness VAS Annoyance VAS	pts with preoperative tinnitus (n = 36)	45.9 (24.9) 6.3 (2.3) 4.2 (2.0)	32.3 (25.3) 2.7 (2.8) 2.3 (2.1)	<.01 <.01 <.01
Olze (2011)[31]	TQ	pts with preoperative tinnitus (n = 39)	30.9 (18.8)	23.6 (15.8)	<.01
Kompis (2012)[18]	Loudness VAS 10-Q	pts with preoperative tinnitus (n = 125)	N/E N/E	N/E N/E	N/E N/E
Kim et al. (2013)[19]	THI Loudness VAS Annoyance VAS Effect on life VAS	pts with preoperative tinnitus (n = 22)	50.5 (28.7) 5.4 (2.8) 5.8 (3.2) 6.0 (3.3)	10.1 (15.8) 1.4 (1.0) 1.3 (2.1) 1.1 (2.0)	<.01 <.01 <.01 <.01
Mick et al. (2014)[30]	THI	NE	MD: 37.0* C: 20.0*	MD: 9.0* C: 7.0*	MD: <.001 C: .087

*Median instead of mean, **Score of ear with more intense stimulus

MD = Meniere's disease, C = control, pts = patients, N/E = not extractable

는 경우가 있으나 대부분의 경우 이러한 심리상태가 호전되는 경향을 보인다.[20, 31, 33, 34] 또한, 인공와우 이식술 후 이명장애지수가 높은 경우는 불안 및 우울감 등의 심리상태와 높은 연관성이 있다.[20, 32, 35] Kloosta 등에 의하면 인공와우 이식술 전부터 이명을 호소한 환자보다 이식술 후 이명이 발생한 환자에서 불안감과 우울증이 더 높은 것으로 확인되었다.[20]

인공와우 이식술 전후로 우울증보다는 불안감이 더 흔하게 나타난다. 이러한 현상은 전체인구(불안감 12%, 우울증 9%)와 이명으로 불편함을 호소하는 집단(불안감 31%, 우울증 22%)에서 보이는 불안감과 우울증 유병률 패턴과 유사하다. 즉, 일반적으로 불안감이 우울증보다 더 흔하게 나타나는 심리상태라고 할 수 있다.[32]

인공와우 이식술 후 불안감과 우울증이 좋아지는 것은 이명의 감소로 인한 결과일 수도 있지만, 대부분의 경우 청력 회복이 지배적인 역할을 한다. 실제로 수술 후 이명의 변화가 없는 환자에서도 불안감과 우울증이 호전되는 것을 볼 수 있다. 즉, 불안증세, 우울증, 이명과 청력은 서로 밀접한 관계로 연결되어 있으며 상호작용을 하는 것으로 보인다.

4. 인공와우 이식술 후의 이명 변화 기전

1) 이명의 감소 기전

인공와우 이식술 이후 나타나는 이명의 억제 또는 감소를 이해하기 위해 그 기전에 대한 여러 가지 가설이 제기되고 있다.[14, 35] 첫 번째로, 인공와우 이식술을 받은 환자에서 수술받은 귀의 청력 개선 및 외부소리자극으로 이명의 차폐효과*masking effect*가 나타난다는 가설이다. 예로 와우기기가 작동하는 즉시 또는 빠른 시간 내 이명의 억제 또는 감소를 보이는 환자에서 차폐효과의 가설을 설명할 수 있다. 또한, 소리의 차폐효과를 보이는 환자는 기기가 작동하는 동안에만 이명의 감소 효과를 보이며, 기기가 작동하지 않을 경우 다시 이명을 느끼게 된다.[15, 24]

두 번째 기전은 인공와우 이식술 후 중추청각계에서 재활성화된 구심성 신경*afferent neuron*의 가소성 재편성화*plastic reorganization*가 발생한다는 가설이다. 이러한 신경 가소성의 재편성화가 발생하는 데에는 수개월이 걸리기 때문에 인공와우 기기의 착용 후 수개월 지난 다음 이명의 감소를 느끼게 된다. 인공와우의 작동 여부와 상관없이 이명이 억제되거나 감소하는 환자에서 두 번째 가설이 적용 될 것이다.

앞에서 설명한 기전들은 보청기 착용에 따른 이명의 억제 또는 감소를 설명하는 기전들과 유사하다는 것을 알 수 있다.[36] 보청기 또는 인공와우 기기 착용 후 중추신경계로 구심성 정보*afferent input*가 향상되면 이명이 감소한다. 다시 말하자면, 이명과 관련하여 현재 널리 인정받고 있는 가설 중 하나인 이명의 신경생리학적 모델에서, 중추신경계로 불충분한 정상 구심성 정보가 들어온 것에 대한 뇌의 비정상적 자발적 반응이 이명의 발생이라는 주장이다.[25,28,37] 청력이 회복되면 정상 상태에 가까운 중추청각계의 변화가 일어나고, 이로 인해 이명이 감소할 수 있다. 인공와우에 의한 소리자극과 별개로 전기적 자극에 의해 특징적으로 이명이 변화할 수 있는지에 대해서는 아직 뚜렷하게 알려진 바가 없다.

청력의 회복으로 인한 직접적인 이명의 변화뿐만 아니라, 인공와우 이식술 후의 심리상태 또한 중요하다. 이명의 감소 및 청력 회복 등의 수술 효과에 대한 기대 및 수술에 대한 긍정적인 태도가 인공와우 이식술 후 이명의 변화를 줄 수 있다.[15] 이와 더불어, 청력 개선 및 어음인지능력이 향상됨에 따라서 이식술 후 의사소통이 수월해지고 삶의 질이 향상되면서 사회생활이 다시 가능해지면, 이명의 장애지수도 감소하게 되는 것이다.

2) 이명의 악화 기전

보청기의 착용 및 소리조정*fitting*에서 발생하는 것처럼 인공와우 작동 후 청력 회복과 더불어 이명이 악화되거나 발생하는 경우도 있다.[15,24,35] 이러한 결과에 대하여 여러 가설이 주장되고 있으며, 그 첫 번째로 이식술 중 내이 손상으로 이명이 악화되거나 발생한다는 주장이다. 인공와우 이식술의 단계 중 전극을 삽입하는 과정에서 와우가 손상될 가능성이 높으며 이로 인해 수술받는 귀의 잔존 청력이 손실될 수 있다. 그 결과로 중추청각계로 전달되는 구심성 정보가 감소하면서 이명이 악화되거나 발생할 수 있다. 내이 손상으로 인한 이명의 악화 및 발생은 이식술 즉시 나타나며 인공와우 기기 작동 전에 이러한 증상을 지각하게 된다. 그러나 최근에는 잔존청력을 보존할 수 있는 여러 가지 수술 방법, 약물치료 및 다양한 전극이 소개되면서 이러한 내이 손상이 줄어들 것이라고 예상된다. 최근 이러한 가설을 반박하는 주장도 있으며, Arts 등에 의하면 197명을 대상으로 인공와우 이식술 후에 발생한 이명에 대한 후향적 연구 결과 잔존청력의 손실과 이명의 발생이 상관 관계가 없는 것으로 보고한 바 있다.[38]

인공와우 이식술 후 악화되는 이명에 대한 두 번째 가설은 수술 후 외부소리와 이명을 구분하지 못하여 발생한다는 주장이다.[39] 이러한 증상은 인공와우 기기의 직접적인 자극을 받아 일어나는 신경 활성에 인한 결과로 보고 있다. 외부소리와 이명을 구분하지 못하는 경우 실제로 이명이 발생한 것은 아니지만 외부소리와 이명을 혼돈하는 데서부터 비롯된 것으로 추정된다. 이와 같은 이명은 인공와우 기기 작동 후에 발생하며 반복적인 검증을 통하여 사라질 수 있으나 이에 대한 주장을 뒷받침하는 연구는 아직 없는 실정이다.

세 번째는 수술 후 심리적 요인과 인지처리능력의 변화가 이식술 후 이명의 악화 또는 발생을 초래한다는 가설이다. 수술의 스트레스 또는 기기의 불편감 등의 심리 상태가 이명을 악화시킬 수 있다.[18,20] 인공와우 기기의 효과가 실망스럽거나 만족스럽지 못하다면 이러한 불만족스러운 결과를 극복하는 데 어려움이 있으며, 환자가 기기를 사용하면서 예상하지 못한 결과를 인지하게 되면 심리적 상태의 변화가 나타날 수 있다.

5. 인공와우 이식술을 통한 이명 변화의 예측인자

인공와우 이식술을 통하여 이명이 억제되거나 감소된다는 보고는 많으나 아직까지 이에 대한 정확한 기전은 알려진 바가 없다. 하지만 현재까지의 가설들을 살펴보면 인공와우 이식술이 어떠한 이명 변화를 가져올지 예측이 가능하다고 주장하고 있다. 수술 전 면담을 통하여 인공와우 이식술의 효과에 대해 충분히 설명을 하여 환자와 보호자가 직접 수술을 선택하고 수술에 대한 현실적인 기대를 가질 수 있도록 하는 것이 중요하다.

수술 전의 청력상태는 술 전 상담을 요하는 요인 중 하나이다. 만약 이식술 후 청력을 회복하여 이명을 감소시키는 것을 목표로 한다면 수술 전 난청의 정도가 이식술 후 이명의 변화를 예측하는 중요한 예후인자라고 할 수 있다. 실제로, 수술 전 청력상태가 가장 일관적인 예측인자라고 할 수 있는데, 난청의 정도가 심할수록 이식술 후 이명의 억제 또한 감소효과를 더 기대할 수 있으며, 반대로 잔존청력이 남아있고 청력장애지수가 높지 않다면 그 반대의 효과를 예상 할 수 있다. 그러나 Amoodi 등의 연구결과에 따르면 이식술 전의 청력장애지수와 이식술 후 이명 효과와의 관계에 대하여 입증하지는 못하였다.[16]

인공와우 이식술 후의 청각 민감도가 절대적인 예측인자로 볼 수는 없지만 청각 민감도가 저하되면 이명이 악화되거나 발생할 수 있다. 즉, 이식술 후의 청력역치가 수술 전보다 높거나 수술 후 음소수준이 떨어지거나 또는 두 가지 소견이 모두 동반되는 경우 이명장애지수가 증가할 수 있다.[18] 청각 민감도의 저하는 수술 중 전극 삽입 시 와우 손상에 의해 나타날 수 있으며, 이러한 환자는 기대에 못 미치는 수술 결과를 겪게 된다. 인공와우 이식술 후 예상하지 못한 결과를 직면하게 되면 인공와우에 대한 부정적인 관점에 의해 이명이 악화되거나 새로운 이명을 지각하게 될 수 있다.[15]

또 하나의 예측인자로 수술 전 이명장애지수가 거론되고 있으나 높은 이명장애지수가 좋은 예후인지 또는 나쁜 예후인자로 작용하는지에 대한 논란이 이어지고 있다.[14, 17, 31, 40] 이식술 전 이명장애지수가 높을수록 수술 후 더 큰 효과를 기대할 수 있으나 이와 반대로 이명장애지수가 매우 높은 경우 수술로 인한 청력 개선만으로는 이명이 감소하거나 억제되지 않을 수 있다. MacKenzie 등의 연구에 따르면 성격 특성 요소 중에서 신경증적 경향, 적대감, 낙관적인 성향이 이명과 관련이 있다고 보고한 바 있으며, 이 중 신경증적 경향은 환자가 호소하는 증상에 영향을 준다고 알려져 있다.[41, 42] 즉, 이명장애지수가 높을수록 더 큰 효과를 기대해볼 수 있는 반면 이명으로 인한 성격이 지속될 경우 술 후 이명의 억제나 감소를 방해하는 요인으로 작용할 수도 있다.

그 외에도 난청과 이명의 기간 및 수술을 시행받은 나이가 인공와우 이식술에 의한 이명의 변화에 영향을 미칠 수 있다고 보고되고 있으나 아직까지 확립된 예후인자나 예측인자는 없다.[14, 16, 17, 18, 31] 이렇게 예후인자가 상반된 결과를 나타내고 유의성을 띠지 않는 이유는 인공와우 이식술에 의한 이명의 변화가 다양한 기전에 의해 발생하기 때문이다. 이명에 대한 환자 개개인의 병태생리학적 지식이 없거나 이명 환자를 분류할 수 있는 변수를 확인하지 못한다면 인공와우 이식술 후 이명 변화를 예측하기 어렵다. 더불어, 이명을 평가하는 주관적 방법도 연구 결과의 신뢰도에 영향을 미칠 수 있으며, 후향적 연구의 경우 이명에 대한 인공와우 이식술의 치료효과가 과대평가되거나 과소평가될 수 있어 회상 치우침 *recall bias* 이 발생할 수 있다.

6. 전기적 자극에 의한 이명 변화

와우갑각으로의 전기자극에 대한 초기 연구 결과에서 전기자극이 이명을 억제할 수 있다고 주장하였으며, 이명의 변화 또한 다양하게 나타났다. 이러한 자극으로 인한 이명의 변화는 전기자극의 빈도, 극성 및 진폭 등의 매개변수에 따라 영향을 받는다고 보고되었다.[43, 44, 45, 46]

인공와우의 전기자극을 이용하여 이명을 억제하거나 감소시키기는 경우 정상에 가까운 청각신경의 활성화가 일어날 수 있도록 하는 것이 궁극적인 목표가 될 것이다. 이러한 연구는 2003년 Rubinstein 등에 의해 시도되었으며 경고막 전극 또는 인공와우 전극을 통하여 정상적인 신경의 자발적 활성화를 일으키기 위해 고빈도 자극을 사용하였다.[47] 이를 통해 50% 이상의 환자에서 이명의 억제 또는 감소를 나타냈고, 연속적 전기자극 *pulse train* 에 의해 처음에 감지된 소리가 시간이 지난 후 자연적으로 소실되는 결과를 나타냈다.

Chang 등은 13명의 환자에서 전기의 자극, 빈도, 진폭 등이 이명에 어떠한 영향을 미치는지 알아보고자 하였으며, 그 결과 30%의 환자에서 이명의 감소를 느끼지 못하였다고 보고하였다.[48] 그러나 70%의 환자에서 전기자극에 의해 이명이 감소하였으며, 이러한 이명의 변화는 전기자극에 적응도가 높을수록 더 효과가 있는 것으로 나타났다. 지속적으로 전기자극에 노출될 경우, 그에 따라 감지된 소리 강도가 서서히 소실되었고, 전기자극으로 발생한 소리에 적응도가 높은 환자에서 이명의 억제나 감소가 더 많이 나타났다. 이러한 다양한 결과는 이명을 지각하는 기전 또한 다양하다는 가설을 뒷받침해주고 있다.

2015년 Tyler 등은 인공와우 언어처리기를 사용하여 음성을 실시간으로 재생 *streaming* 한 결과 인공와우 기기의 전기적 자극에 의한 이명의 효과는 일관적이지 못하다고 보고한 바 있다.[49] 즉, 현재까지의 연구된 내용만으로는 획기적으로 모든 이명 환자를 만족시킬만한 전기자극 치료 방법은 아직 확립되어 있지 않다. 결과적으로 인공와우 이식술을 통한 이명의 억제 또는 감소 효과는 각 환자에 맞는 개별화된 기전 및 접근법, 소리 감지 등으로 이루어져야 할 것이다.

7. 일측성 전농과 인공와우 이식술

대부분의 경우 인공와우 이식술을 통해 이명의 억제 및 감소 효과가 기대됨으로 인해, 이명의 수술적 치료 목적으로 인공와우 이식술을 권유하는 경우가 증가하고 있다. 또한, 일측성 전농 *single side deafness, SSD* 의 환자에서 난청이 있는 쪽 귀에 이명이 동반되어 있는 경우 인공와우 이식술의 효과에 대한 연구가 진행되고 있다. 일측성 전농 환자에서는 의사소통이 가능할 정도로 반대측 청력이 정상을 보이는 경우가 많기 때문에 일반적으로 인공와우 이식술이 권유되지는 않으나, 전농 귀의 이명장애지수가 높을 경우 이에 대한 치료법으로 인공와우 이식술이 고려 될 수 있다.

일측성 전농 환자에서 시행한 인공와우 이식술에 대한 연구를 살펴보면, 대부분 이명의 억제 또는 감소 효과가 나타났다(Table 28-3). 특히 이식술 후 이명으로 인한 고통*tinnitus distress* 및 이명의 강도*tinnitus loudness*가 감소하였다. 대부분의 연구결과에 따르면 인공와우 기기가 작동하는 경우에만 이명이 감소하였으며 작동하지 않을 경우 수 초에서 수 시간 내 이명이 다시 발생한다고 보고하였다. Ramos 등이 시행한 연구에서는 인공와우 기기의 작동여부에 상관없이 이명 감지가 감소하였다고 주장하였으며, 또 다른 연구에서는 인공와우 기기가 작동하지 않는 동안에는 수술 전보다 이명의 강도가 더 높아졌다고 보고하기도 하였다.[50,51] 인공와우 기기가 작동하지 않을 경우 이명이 다시 발생하는 기전으로는 와우

Table 28-3 Effect of cochlear implantation in patients with single-sided deafness (SSD)[50~62]

Study	No. of patients	Outcome Measures	Effect on tinnitus		
			Total suppression	Improved	Stable
Van de Heyning et al. (2008)[50]	22	TQ VAS loudness	3	18	1
Kleinjung et al. (2009)[51]	1	THI, TQ VAS loudness	1		
Palau et al. (2010)[52]	3	THI VAS loudness	1	2	
Buechner et al. (2010)[53]	5	VAS loudness		5	
Arndt et al. (2011)[54]	10	VAS loudness	5	3	2
Jacob et al. (2011)[55]	11	No quantification		9	2
Kleine Punte et al. (2011)[56]	26	VAS loudness	4	22	
Zeng et al. (2011)[57]	1	VAS loudness	1		
Ramos et al. (2012)[58]	10	THI VAS loudness	2	7	1
Song et al (2013)[59]	9	TQ VAS loudness		9	
Kleine Punte et al (2013)[60]	7	TQ VAS loudness		7	
Tavora-Vieira et al. (2013)[61]	9	TRQ		7	
Gartrell et al. (2014)[62]	1	TRQ, THI, TQ		1	

의 구심로 정보의 차단에 따른 신경 가소성 변화의 가설이 적용될 수 있다.[50]

일측성 전농에 대한 인공와우의 이명 감소효과는 비교적 전망이 밝을 것으로 예상된다. 그러나, 대조군을 사용한 연구가 많지 않고, 실험군의 수가 제한적이며, 맹검법을 이용한 연구가 없다는 점 등을 미루어 보았을 때 이명을 동반한 일측성 전농 환자에서 인공와우 이식술에 대한 연구가 지속적으로 이루어져야 할 것이며, 수술적 방법을 권유할 때 주의를 기울여야 한다.

8. 국내의 치료경험 및 결과[21]

1) 대상 및 방법

2012년 8월부터 2014년 12월까지 6개의 병원을 포함한 전향적 다기관 연구를 통해 이명에 대한 인공와우 이식술의 치료 효과 및 이명의 변화에 영향을 주는 요인을 국내에서 분석하였다. 18세 이상의 성인 중 이명 여부와 상관없이 양측 고도 이상의 난청으로 인공와우 이식술의 적응증이 되며, 설문지를 충분히 이해할 수 있고, 이명의 뚜렷한 원인이 없는 대상자가 이 연구에 참여하였다. 이명 설문지는 THI와 VAS를 이용하였으며, 수술 전, 직후, 수술 후 1개월, 3개월, 6개월 총 5번 실시하였다. 이와 더불어, 우울척도 설문지 *Beck's Depression Index, BDI*와 스트레스 평가 설문지 *Brief Encounter Psychosocial Instrument, BEPSI*를 수술 전, 수술 후 3개월과 6개월 총 3번 함께 실시하였다.

2) 결과

총 79명의 대상자 중 수술 전부터 이명이 있었던 환자는 59명(74.7%)으로 모든 설문지를 완료한 환자는 40명(67.8%)으로 확인되었다. 이명 설문지 THI를 통하여 인공와우 이식술 후 1개월부터 이명이 유의미하게 감소되는 것을 알 수 있었으며, 이는 VAS 점수에서도 유사한 결과를 나타냈다(Figure 28-1, 28-2). 이와 더불어 우울척도와 스트레스 평가 설문지의 변화를 분석한 결과, 우울척도 설문지 BDI에서는 수술 전보다 수술 3개월과 6개월에

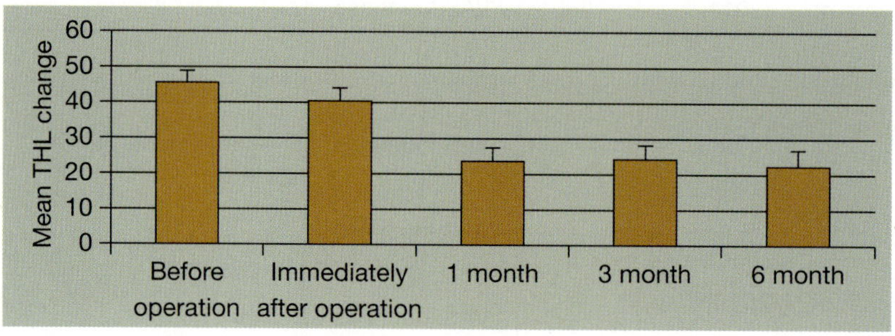

Figure 28-1 Change of mean THI after CI. The mean THI was significantly reduced, and most of the tinnitus reduction occurred in the early period of CI use. ($p < 0.001$, ANOVA.)

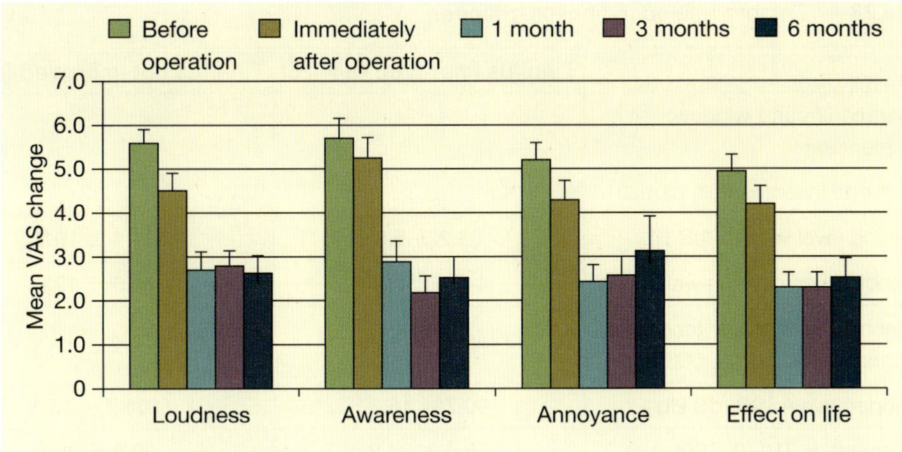

Figure 28-2 Change of mean VAS for tinnitus. Mean VAS for loudness, awareness, annoyance, and effects on life also showed similar tendencies to the THI changes.

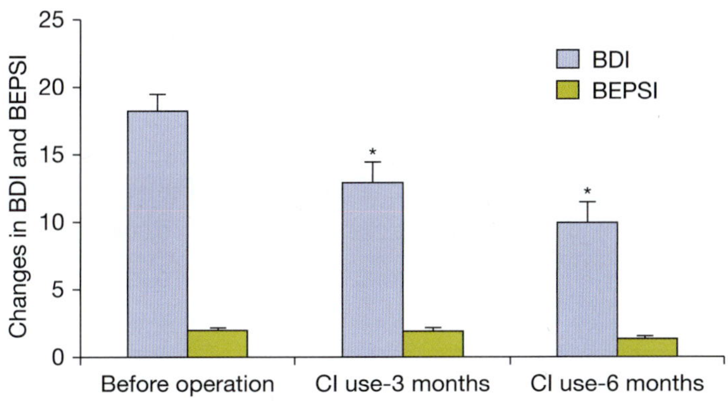

Figure 28-3 Changes in BDI and BEPSI after CI. BDI was significantly reduced after CI. (*$p < 0.05$, repeated-measures ANOVA)

우울감이 현저하게 감소한 것을 확인하였으나, 스트레스의 정도는 변화가 없었다(Figure 28-3).

인공와우 이식술을 시행한 환자에서 이명의 변화에 영향을 주는 요인을 살펴보기 위하여 수술 전후 THI 점수가 10 이상 감소한 대상자 *tinnitus improved* 와 그렇지 못한 대상자 *tinnitus no improved* 를 구분하여 여러 가능성 있는 요인들을 비교 분석하였다(Table 28-4). 그 결과 수술 전 청성 안정 유발반응검사 *auditory steady stage evoked response, ASSR* 결과와 수술 전 THI 점수가 이식술 후 이명 변화에 영향을 주는 요인으로 나타났으며, 다중 선형 회귀 분석을 통하여 THI 점수에 영향을 주는 요인으로 수술 전 THI 점수, 수술 전 ASSR, 그리고 술 후 우울감의 정도인 것으로 확인되었다(Table 28-5).

Table 28-4 Factors related to tinnitus changes

	Tinnitus improved (n = 26)	Tinnitus not improved (n = 26)	*p* value
Operation (round window: cochleostomy)	16:2	8:1	0.750
Electrode insertion (full: partial)	16:3	7:2	0.768
Hearing level with CI, dB HL	33.2 ± 5.8	34.4 ± 10.7	0.899
Speech discrimination with CI, %	44.8 ± 24.1	66.5 ± 19.8	0.504
Threshold shift of low-tone residual hearing (125, 250, 500 Hz)	−12.5 ± 14.1	−9.2 ± 12.1	0.569
Preoperative ASSR, dB HL	90.7 ± 15.7	104.7 ± 13.1	0.041*
Preoperative THI (0−100)	56.4 ± 24.2	32.0 ± 25.9	0.001*
Final BDI (1−5)	7.9 ± 5.8	14.6 ± 12.7	0.091
Final BEPSI (0−63)	1.2 ± 1.1	1.7 ± 1.2	0.244

* $p < 0.05$, χ^2 test, Mann-Whitney U test.

Table 28-5 Association of THI changes after CI with clinical and audiological factors by multiple linear regression analysis

Variables	β + SE	Partial R^2	*p* value
Preoperative ASSR	−0.790 ± 0.239	0.304	0.003
Preoperative THI	0.703 ± 0.132	0.531	< 0.001
Final BDI	−1.336 ± 0.356	0.360	0.001

술 전 이명이 없었던 20명의 환자 중 5명(25%)의 환자에서 수술 후 이명이 발생하였으며, 이 중 4명은 연구기간 내 자연적으로 이명이 소실하였다. 그러나 1명의 대상자에서는 수술 6개월 후부터 이명이 발생하였으며 연구 기간이 지난 후에도 이명을 지속적으로 인지하였다. 또한, 수술 전부터 이명이 존재한 총 59명의 환자에서 이명이 악화된 환자는 5명(8.4%)으로 평균 THI 점수가 17.1(± 21.1) 상승한 것으로 나타났다.

3) 고찰

이명의 변화를 평가할 때 THI 점수가 제한적일 수 있지만, 본 연구에서는 수술방법, 전극의 삽입 정도, 인공와우 기기를 통한 청각 수행 능력, 수술 후의 잔존 청력 등은 인공와우 이식술 후 이명의 변화에 영향을 주지 않는 것으로 확인하였다. 반면, 수술 전 ASSR의 청력역치가 이식술 후 이명의 변화에 영향을 주는 요인으로 나타났다. 주파수별 청력역치가 낮을수록 수술 후에도 청각계의 기능이 더 좋을 것으로 예상되며, 이에 차폐효과나 인공와우 기기의 전기적 자극에 대하여 더 효과적으로 반응할 수 있을 것으로 생각된다. 본 연구에서는 인공와우 이식술로 인한 이명의 변화가 스트레스 정도에는 영향을 주지 못하였으나, BDI 점수를 통하여 우울감의 정도는 현저하게 감소한 것을 확인하였다. 이러한 결과는 이명의 감소에 따른 변화일 수도 있지만, 청력의 회복으로 인한 심리적인 상태 변화라고도 할 수 있다.[20] 이식술 후 이명 발병률은 이전의 연구들과 비슷한 정도로 나타났으며, 본 연구에서는 이 환자들 간의 공통점을 찾지는 못하였다.

본 연구에서는 설문지를 완전히 완료한 대상자 중 25%에서 이명 소실되었으며, 40%에서는 이명의 감소를 나타냈고, 대부분의 경우 이식술 1개월 후부터 이명의 감소하였다. 또한, 이명의 변화에 영향을 미치는 요인으로는 수술 전 ASSR, 수술 전 THI 점수, 그리고 수술 후 우울감 정도 등이 확인되었다. 즉, 고도 이상의 난청이 있으며 이명이 있는 환자에서 인공와우 이식술은 이명을 호전시킬 수 있는 유용한 치료 방법이라고 판단된다.

II. 중이 이식술 Middle Ear Implant

중이 이식술은 중고도의 감각신경성난청 환자에서 일반적인 보청기와 인공와우 이식술의 적응증에 해당되지 않은 환자에게 시행할 수 있는 수술이다. 중이 이식술은 인공와우 이식술과 유사하게 청각을 회복하여 청각계의 주파수 특성 영역의 재편성 *tonotopic reorganization* 을 유도하고 차폐효과를 일으킬 수 있어 중고도의 난청 환자의 이명치료로 시행해볼 수 있다. 그러나, 위에서 설명한 바와 같이, 이명에 대한 인공와우 이식술의 이명치료 효과와 관련된 연구가 활발하게 진행되는 반면, 중이 이식술이 이명에 어떠한 변화를 주는지에 대한 연구는 아직 많이 보고되지 않고 있다. 최근 국내에서 이와 관련된 초기 연구가 진행되어 이에 대하여 간략하게 요약해보고자 하였다.

1. 국내의 치료경험 및 결과[63]

1) 대상 및 방법

2012년부터 2014년까지 편측 이명을 주소로 내원하여 동측으로 중이 이식술을 시행받은 환자를 대상으로 연구를 진행하였고, 이명에 대한 치료 결과를 편측 인공와우 이식술을 시행한 환자와 비교 분석하였다. 중이 이식술 및 인공와우 이식술을 시행받은 모든 환자는 감각신경성난청 및 비대칭성 청력소실을 나타냈으며, 편측 이명에 대하여 적극적인 치료를 원하였다. 대상자는 15세 이상으로 2년 이상 지속되는 편측 이명이 있으며, 기타 치료로 이명이 치료되지 않은 경우를 포함하였으며, 유기적 원인이 있는 이명, 와우신경의 무형성 또는 이상 형성, 과거력상 이식술 후 합병증이 발생한 경우는 제외하였다. 중이 이식술을 시행한 총 11명의 환자 모두 MED-EL사의 Vibrant Soundbridge를 제공받았으며, 인공와우 이식술을 시행한 16명의 환자는 경우에 따라 CI 24RE, CI422와 Medel-Sonata 등 다양한 기기를 사용하였다. 이명의 정도 및 변화를 평가하기 위해서 수술 전, 수술 직후와 수술 6개월 후 3차례의 면담이 이루어졌으며, 이명 설문지로는 THI와 VAS, 우울척도 설문지

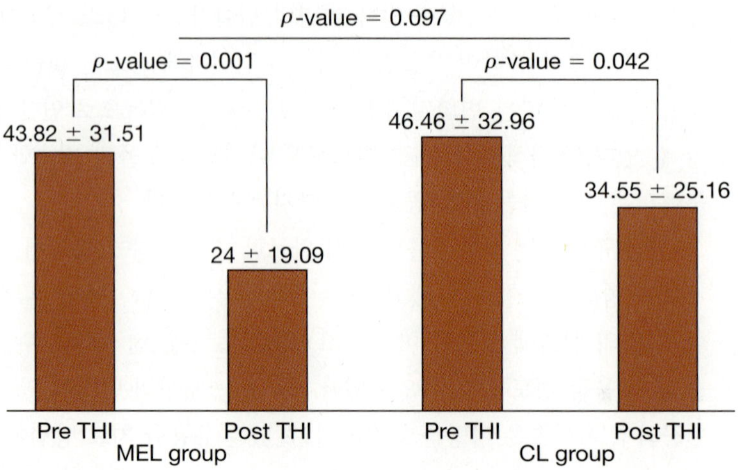

Figure 28-4 The improvements in tinnitus handicap inventory (THI) scores at 6 months after the surgery in both middle ear implant (MEI) and cochlear implant (CI) groups (p = 0.001, p = 0.042, respectively). There is no significant difference between the MEI and the CI groups (p = 0.097).

BDI, 스트레스 평가 설문지 BEPSI를 실시하였다. 연구 기간 동안 수술 이외의 이명치료는 하지 않았다. 이명의 감소는 THI 점수가 20% 이상 낮아지거나 2등급 이상 낮아질 경우로 정의하였으며, VAS, BDI, BEPSI 설문지 또한 수술 전과 비교하여 20% 이상 낮아진 경우 이명이 감소하였다고 정의하였다.

2) 결과

수술 전 중이 이식술과 인공와우 이식술을 시행한 두 군 간의 서로 다른 임상적 특징은 수술전 청력역치 이외에 없었으며, 수술 전과 비교하여 수술 이후 두 군 모두에서 THI 점수가 현저하게 감소한 것을 확인하였다(Figure 28-4).

이명이 일상생활에 얼마나 영향을 미치는지에 대한 평가를 VAS로 측정한 결과, 중이 이식술과 인공와우 수술 모두에서 VAS 점수가 통계학적으로 유의미한 감소를 보였으며, 두 군 간의 차이는 없었다. 또한, 스트레스, 불안감, 우울감 등의 심리상태를 평가하기 위한 BDI와 BEPSI 설문에서, 중이 이식술을 시행한 환자에서 BDI는 73%, BEPSI는 55% 호전되었으며, 인공와우 이식술을 시행한 환자에서도 각각 88%, 62% 호전되었다(Table 28-6).

3) 고찰

국내에서 이명의 치료를 위한 인공와우 이식술의 효과를 평가하기 위해 시행한 여러 설문지와 유사하게 본 연구에서도 이명의 변화에 대한 평가를 위해 THI를 포함하여 VAS, BDI, BEPSI 설문지를 시행하고 이에 대한 중이 이식술의 치료 효과를 확인하였다. 그 결

Table 28-6 A comparison between MEI and CI groups in assessing annoyance, sleep disruption, depression, concentration, and tinnitus loudness and pitch

	MEI Group		CI Group	
VAS Status	No.	%	No.	%
Loudness*				
Improved	6	55	10	63
Unchanged	3	27	4	25
Worsened	2	18	2	12
Awareness †				
Improved	5	45	7	44
Unchanged	5	45	6	38
Worsened	1	10	3	18
Annoyance ‡				
Improved	6	55	11	69
Unchanged	4	36	4	25
Worsened	1	9	1	6
BDI§				
Improved	8	73	14	88
Unchanged	0	0	0	0
Worsened	3	27	2	12
BEPSI ¶				
Improved	6	55	10	62
Unchanged	3	27	2	13
Worsened	2	18	4	25

Fisher exact test results: *p value = 0.894, †p value = 0.773, ‡p value = 0.754, §p value = 0.332, ¶p value = 0.614.

BDI, Beck depression inventory; BEPSI, Brief Encounter Psychosocial Instrument; MEL, middie ear implant; VAS, visual analog scale.

과, 인공와우 이식술의 치료효과와 비슷한 결과를 확인할 수가 있었고, 이에 중고도의 감각신경성난청을 보이며 편측 이명이 있는 경우 중이 이식술이 인공와우 이식술의 치료 효과만큼의 결과를 가져올 수 있다고 예상된다.

결론

인공와우 또는 중이 이식술처럼 이식형 청각재활 의료기기는 대부분의 환자에서 이명이 억제되거나 감소하는 효과를 보이고 있다. 이러한 효과는 일차적으로 이명의 치료로 수술을 시행하는 일측성 전농 환자에서도 비슷한 결과를 보이고 있다. 그러나 이명의 치료로 이식술이 일차적으로 선택되지 않는다는 점 및 이식술 이후 이명의 악화 또는 발생 등의 가능성 등에 대한 설명이 수술 전 상담 시 충분하게 설명이 되어야 할 것이다. 이식술 이후 이명의 억제 또는 감소 효과는 청력의 개선에 의한 결과일 수 있다. 이는 말초성 청각장애로 인하여 중추신경계의 반응으로 이명이 발생한다는 가설과 일치하는 내용이다. 또한, 이식술 후 의사소통이 개선되고 심리적 요인이 해소되면서 이명이 억제되거나 감소할 수도 있다. 이와 반대로, 어음인지능력이 기대에 못 미치거나 술 후 만족스럽지 못한 결과 등에 의해 이명이 악화될 수 있다는 것을 명심하여야 한다.

참고문헌

1. House WF. Cochlear implants. Ann Otol Rhinol Laryngol 1976; 85 suppl 27:1-93.
2. McKerrow WS, Schreiner CE, Snyder RL et al. Tinnitus suppression by cochlear implants. Ann Otol Rhinol Laryngol 1991; 100:552-558.
3. Kou BS, Shipp DB, Nedzelski JM. Subjective benefits reported by adult Nucleus 22-channel cochlear implant users. J Otolaryngol 1994; 23:8-14.
4. Tyler RS. Advantages of disadvantages expected and reported by cochlear implant patients. Am J Otol 1994; 15:523-531.
5. Hazell JW, McKinney CJ, Aleksy W. Mechanisms of tinnitus in profound deafness. Ann Otol Rhinol Laryngol Suppl 1995; 166:418-420.
6. Ito J. Tinnitus suppression in cochlear implant patients. Otolaryngol Head Neck Surg 1997; 117:701-703.
7. Miyamoto RT, Wynne MK, McKnight C, Bichey B. Electrical Suppression of Tinnitus via Cochlear Implants. Int Tinnitus J 1997; 3:35-38.
8. Aschendorff A, Pabst G, Klenzner T, Laszig R. Tinnitus in Cochlear Implant Users: The Freiburg Experience. Int Tinnitus J 1998; 4:162-164.
9. Demajumdar R, Stoddart R, Donaldson I, Proops DW. Tinnitus, cochlear implants and how they affect patients. J Laryngol Otol Suppl 1999; 24:24-26.
10. Ruckenstein MJ, Hedgepeth C, Rafter KO et al. Tinnitus suppression in patients with cochlear implants. Otol Neurotol 2001; 22:200-204.
11. Mo B, Harris S, Lindbaek M. Tinnitus in cochlear implant patients--a comparison with other hearing-impaired patients. Int J Audiol 2002; 41:527-534.
12. Daneshi A, Mahmoudian S, Farhadi M et al. Auditory electrical tinnitus suppression in patients with and without implants. Int Tinnitus J 2005; 11:85-91.
13. Yonehara E, Mezzalira R, Porto PR et al. Can cochlear implants decrease tinnitus? Int Tinnitus J 2006; 12:172-174.
14. Pan T, Tyler RS, Ji H et al. Changes in the tinnitus handicap questionnaire after cochlear implantation. Am J Audiol 2009; 18:144-151.
15. Bovo R, Ciorba A, Martini A. Tinnitus and cochlear implants. Auris Nasus Larynx 2011; 38:14-20.
16. Amoodi HA, Mick PT, Shipp DB et al. The effects of unilateral cochlear implantation on the tinnitus handicap inventory and the influence on quality of life. Laryngoscope 2011;

121:1536-1540.

17. Olze H, Szczepek AJ, Haupt H et al. The impact of cochlear implantation on tinnitus, stress and quality of life in postlingually deafened patients. Audiol Neurootol 2012; 17:2-11.
18. Kompis M, Pelizzone M, Dillier N et al. Tinnitus before and 6 months after cochlear implantation. Audiol Neurootol 2012; 17:161-168.
19. Kim DK, Bae SC, Park KH et al. Tinnitus in patients with profound hearing loss and the effect of cochlear implantation. Eur Arch Otorhinolaryngol 2013; 270:1803-1808.
20. Kloostra FJ, Arnold R, Hofman R, Van Dijk P. Changes in tinnitus after cochlear implantation and its relation with psychological functioning. Audiol Neurootol 2015; 20:81-89.
21. Kim DK, Moon IS, Lim HJ et al. Prospective, Multicenter Study on Tinnitus Changes after Cochlear Implantation. Audiol Neurootol 2016; 21:165-171.
22. [24] Coles RR. Epidemiology of tinnitus: (1) prevalence. J Laryngol Otol Suppl 1984; 9:7-15.
23. [25] Shargorodsky J, Curhan GC, Farwell WR. Prevalence and characteristics of tinnitus among US adults. Am J Med 2010; 123:711-718.
24. [26] Quaranta N, Fernandez-Vega S, D'Elia C et al. The effect of unilateral multichannel cochlear implant on bilaterally perceived tinnitus. Acta Otolaryngol 2008; 128:159-163.
25. Moller AR. Pathophysiology of tinnitus. Ann Otol Rhinol Laryngol 1984; 93:39-44.
26. Wang J, Salvi RJ, Powers N. Plasticity of response properties of inferior colliculus neurons following acute cochlear damage. J Neurophysiol 1996; 75:171-183.
27. Roberts LE, Eggermont JJ, Caspary DM et al. Ringing ears: the neuroscience of tinnitus. J Neurosci 2010; 30:14972-14979.
28. Kaltenbach JA. Neurophysiologic mechanisms of tinnitus. J Am Acad Audiol 2000; 11:125-137.
29. Di Nardo W, Cantore I, Cianfrone F et al. Tinnitus modifications after cochlear implantation. Eur Arch Otorhinolaryngol 2007; 264:1145-1149.
30. Mick P, Amoodi H, Arnoldner C et al. Cochlear implantation in patients with advanced Meniere's disease. Otol Neurotol 2014; 35:1172-1178.
31. Olze H, Szczepek AJ, Haupt H et al. Cochlear implantation has a positive influence on quality of life, tinnitus, and psychological comorbidity. Laryngoscope 2011; 121:2220-2227.
32. Carlsson PI, Hjaldahl J, Magnuson A et al. Severe to profound hearing impairment: quality of life, psychosocial consequences and audiological rehabilitation. Disabil Rehabil 2015; 37:1849-1856.
33. Knutson JF, Murray KT, Husarek S et al. Psychological change over 54 months of cochlear implant use. Ear Hear 1998; 19:191-201.
34. Mo B, Lindbaek M, Harris S. Cochlear implants and quality of life: a prospective study. Ear Hear 2005; 26:186-194.
35. Baguley DM, Atlas MD. Cochlear implants and tinnitus. Prog Brain Res 2007; 166:347-355.
36. Hoare DJ, Edmondson-Jones M, Sereda M et al. Amplification with hearing aids for patients with tinnitus and co-existing hearing loss. Cochrane Database Syst Rev 2014:CD010151.

37. Eggermont JJ, Komiya H. Moderate noise trauma in juvenile cats results in profound cortical topographic map changes in adulthood. Hear Res 2000; 142:89-101.

38. Arts, R. A. G. J., et al. "The occurrence of tinnitus after CI surgery in patients with severe hearing loss: a retrospective study." International journal of audiology 54.12 (2015): 910-917.

39. Berliner KI, Shelton C, Hitselberger WE, Luxford WM. Acoustic tumors: effect of surgical removal on tinnitus. Am J Otol 1992; 13:13-17.

40. Souliere CR, Jr., Kileny PR, Zwolan TA, Kemink JL. Tinnitus suppression following cochlear implantation. A multifactorial investigation. Arch Otolaryngol Head Neck Surg 1992; 118:1291-1297.

41. Smith TW, MacKenzie J. Personality and risk of physical illness. Annu Rev Clin Psychol 2006; 2:435-467.

42. Costa PT, Jr., McCrae RR. Neuroticism, somatic complaints, and disease: is the bark worse than the bite? J Pers 1987; 55:299-316.

43. Okusa M, Shiraishi T, Kubo T, Matsunaga T. Tinnitus suppression by electrical promontory stimulation in sensorineural deaf patients. Acta Otolaryngol Suppl 1993; 501:54-58.

44. Watanabe K, Okawara D, Baba S, Yagi T. Electrocochleographic analysis of the suppression of tinnitus by electrical promontory stimulation. Audiology 1997; 36:147-154.

45. Konopka W, Zalewski P, Olszewski J et al. Tinnitus suppression by electrical promontory stimulation (EPS) in patients with sensorineural hearing loss. Auris Nasus Larynx 2001; 28:35-40.

46. Di Nardo W, Cianfrone F, Scorpecci A et al. Transtympanic electrical stimulation for immediate and long-term tinnitus suppression. Int Tinnitus J 2009; 15:100-106.

47. Rubinstein JT, Tyler RS, Johnson A, Brown CJ. Electrical suppression of tinnitus with high-rate pulse trains. Otol Neurotol 2003; 24:478-485.

48. Chang JE, Zeng FG. Tinnitus suppression by electric stimulation of the auditory nerve. Front Syst Neurosci 2012; 6:19.

49. Tyler RS, Keiner AJ, Walker K et al. A Series of Case Studies of Tinnitus Suppression With Mixed Background Stimuli in a Cochlear Implant. Am J Audiol 2015; 24:398-410.

50. Van de Heyning P, Vermeire K, Diebl M et al. Incapacitating unilateral tinnitus in single-sided deafness treated by cochlear implantation. Ann Otol Rhinol Laryngol 2008; 117:645-652.

51. Ramos A, Polo R, Masgoret E et al. Cochlear implant in patients with sudden unilateral sensorineural hearing loss and associated tinnitus. Acta Otorrinolaringol Esp 2012; 63:15-20.

52. Kleinjung T, Steffens T, Strutz J, Langguth B. Curing tinnitus with a Cochlear Implant in a patient with unilateral sudden deafness: a case report. Cases J 2009; 2:7462.

53. Masgoret Palau E, Meran Gil JL, Moreno Vidal C et al. [Tinnitus and cochlear implantation. Preliminary experience]. Acta Otorrinolaringol Esp 2010; 61:405-411.

54. Buechner A, Brendel M, Lesinski-Schiedat A et al. Cochlear implantation in unilateral deaf subjects associated with ipsilateral tinnitus. Otol Neurotol 2010; 31:1381-1385.

55. Arndt S, Aschendorff A, Laszig R et al. Comparison of pseudobinaural hearing to real binaural hearing rehabilitation after cochlear implantation in patients with unilateral deafness and tinnitus. Otol Neurotol 2011; 32:39-47.

56. Jacob R, Stelzig Y, Nopp P, Schleich P. [Audiological results with cochlear implants for single-sided deafness]. HNO 2011; 59:453-460.

57. Punte AK, Vermeire K, Hofkens A et al. Cochlear implantation as a durable tinnitus treatment in single-sided deafness. Cochlear Implants Int 2011; 12 Suppl 1:S26-29.

58. Zeng FG, Tang Q, Dimitrijevic A et al. Tinnitus suppression by low-rate electric stimulation and its electrophysiological mechanisms. Hear Res 2011; 277:61-66.

59. Song JJ, Punte AK, De Ridder D et al. Neural substrates predicting improvement of tinnitus after cochlear implantation in patients with single-sided deafness. Hear Res 2013; 299:1-9.

60. Punte AK, De Ridder D, Van de Heyning P. On the necessity of full length electrical cochlear stimulation to suppress severe tinnitus in single-sided deafness. Hear Res 2013; 295:24-29.

61. Tavora-Vieira D, Marino R, Krishnaswamy J et al. Cochlear implantation for unilateral deafness with and without tinnitus: a case series. Laryngoscope 2013; 123:1251-1255.

62. Gartrell BC, Jones HG, Kan A et al. Investigating long-term effects of cochlear implantation in single-sided deafness: a best practice model for longitudinal assessment of spatial hearing abilities and tinnitus handicap. Otol Neurotol 2014; 35:1525-1532.

63. Seo, Y. J., Kim, H. J., Moon, I. S., Choi, J. Y. "Changes in tinnitus after middle ear implant surgery: comparisons with the cochlear implant." Ear and hearing 36.6 (2015): 705.

CHAPTER 29

Neuromodulatory Treatment in Tinnitus

을지의대 이호윤

서론

이명은 가장 흔한 이과적 증상 중 하나로, 국민 건강 영양 조사 결과에 따르면 12세 이상 인구의 19.7%에서 이명을 경험했고, 이 중 29.3%는 불편감을 동반한다고 보고하였다.[1]

대부분의 이명은 deafferentation에 따른 중추청각계 변화에 의해 시작되며, 자연 발화 증가, auditory area뿐만 아니라 non-auditory ares에 functional coupling 등이 초래되고, 청각피질 tonotopy의 기능적/해부학적 disarrangement가 발생한다.[2]

다양한 영상의학적 도구를 활용한 연구들에서 공통된 소견으로는, 이명과 관련된 neural correlates로는 청각피질의 흥분성 증가, 알파파(8~12 Hz) 감소, 세타파(3.5~7.5 Hz) 및 감마파(> 30 Hz)의 증가가 대표적이다. 흥미로운 것은 방향성에 있어서, PET 을 이용한 연구에서는, 이명은 좌측 청각피질과의 관련성이 일관되게 발견되는 반면에, fMRI, MEG, EEG 연구에서는 이명과 contralateral auditory cortex와 관련성을 주장하기도 하였다는 점에서 흥미롭다. 한편 청각피질 내 감마 밴드의 활성 정도는 주관적 이명의 크기와 관련성을 보인다. 감마파의 활성은 top-down prediction과 bottom-up sensory input 간의 매칭에 의존적이며, 예상하지 못했던 prediction error를 부호화하는 데 이용된다. 한편 이명의 발생을 설명하는 가설 중 하나인 thalamocortical dysrhythmia에서도 청각계 내 감마파 동기화 증가는 auditory phantom perception의 직접적인 증거로 간주하고 있다.[3,4]

이러한 이명의 치료를 위해 이용되는 고식적인 방법은 자세한 병력 청취를 통해 원인 질환을 추정하고, 이명과 청각 과민의 정도, 난청 정도를 평가한 뒤, 원인 질환을 치료하고, 지시적 상담 치료를 시행하고, 환경음, 소리발생기, 보청기를 활용하는 소리치료가 대표적이다. 2014년 미국 이비인후과 가이드라인에 따르면, 이명 환자의 진단과 치료를 위해 청

력 검사 평가, 교육 및 카운셀링, 보청기 및 인지 행동 치료 등을 권고한 바 있다.[5]

하지만, 해당 권고안에서는 경두개 자기장 치료 등과 같은 신경조절치료 *neuromodulation* 를 추천하지 않았는데, 그러한 근거로 아직까지 효과가 명확하게 증명되지 않았고, 부작용 발생 가능성이나 비싼 치료비용이 환자가 얻을 수 있는 이득을 상회하기 때문이라고 언급하였다.

정신 행동 치료들은 이명과 관련된 정서적인 문제들은 해결하는 데 도움이 될 수 있지만, 모든 환자들이 이러한 치료에 반응하지는 않는다. 약물 치료도 정동 장애가 동반된 경우에 selective serotine-reuptake inhibitors 등의 사용이 도움이 되었다는 보고가 있지만, 이 역시 정동 장애가 없는 환자들에서의 효과는 제한적이다.[6] 이처럼, 모든 환자들이 기존의 관습적 치료에 반응을 보이는 것은 아니다. 따라서, 이러한 환자들을 대상으로 신경 조절 치료를 시도해보는 것은 의미 있는 일이다.

신경 조절 치료에는 경피 전기자극 *Transcutaneous electric stimulation, TENS*, 미주 신경자극술 *vagus nerve stimulation, VNS*, 경두개 자기장 치료 *transcranial transmagnetic stimulation, TMS* 및 경두개 직류 자극술 *transcranial direct current stimulation, tDCS* 이 대표적으로 알려져 있고, 또한 최근 심부 뇌자극 *deep brain stimulation, DBS* 등도 시도되고 있다. 이에, 각각의 기전과 치료 결과에 대해서 기존 문헌 고찰을 통해 알아보고자 한다.

본론

I. Trascranial magnetic stimulation (TMS)

1. 개론

2007년도에 약물 치료에 반응하지 않는 우울증에 대해 rTMS 치료는 FDA 승인을 받았으며, 이외에 만성 통증, 편두통, 범불안 장애, 강박증, 간질, 자폐증, 조현병, 뇌졸중, 알츠하이머병 외에 이명에 대해서 다양하게 이용되고 있다.

하지만, 이명의 경우, AAO 권고안에서는 지속적인 괴로운 이명 *persistent, bothersome tinnitus* 환자의 정규 치료 *routine treatment* 를 위해서 권유해서는 안 된다고 명시하고 있다. 그러한 근거로, 아직까지는 치료 효과가 증명되지 않았고, 부작용이 생길 수 있으며, 잘못된 희망을 줄 수 있고, 비싸기 때문이라고 하였다.[5]

2. 기전

전류의 흐름을 유도할 수 있는 강한 자기장을 유도하여, 신경 탈분극을 유발하고, 자극 부위에 뉴런의 활성에 변화를 주고자 하는 치료이다. 이를 통해, 선택적으로 안전하게 뇌의 특정 부위를 자극할 수 있다.

실제로는 직접 자극받은 피질 부위뿐 아니라 기능적으로 연결된 원거리 영역도 자극된다고 알려져 있다. 이러한 TMS 자극을 반복해서 주게 된다면, repetitive TMS*rTMS*라고 칭하며, 신경 가소성에 따라 잔존 억제를 유도하여 1회만 자극했을 때보다 장시간 그 효과가 지속된다. rTMS 치료 후 6~12개월 뒤에도 치료 효과를 확인할 수 있었다는 연구 결과들도 있었다.[7]

3. TMS 치료에 대한 고찰

1) 자극 부위의 탐색과 선정

(1) Neuro-navigation을 이용하면 이상적이겠지만, 대부분의 연구들에서는 해부학적 구조물을 이용한 10~20 EEG system이 그 간편성 때문에, 주로 이용하고 있다. fMRI 유도하의 TMS가 훨씬 정확하지만, 실제 TMS에 의한 자극 부위는 3cm 이상으로 넓기 때문에, 실제 자극 부위는 유사할 것으로 생각된다.

(2) Londero 등은 2014~2016년 사이에 보고된 이명에 대한 rTMS 연구들에 대한 systematic review를 발표했는데, 흔히 이용되는 자극 부위는 이명의 방향과 관계없이 좌측 측두엽을 자극하는 것이 최근 가장 흔한 추세였고, 이외에 이명의 방향에 따라 동측 또는 이명 반대측의 측두-두정엽을 자극한 연구들도 흔했다. 이외에 좌측 전-전두엽이나 anterior cingulate cortex도 주로 신경 조절에 이용되는 부위이다.[7]

(3) 10~20 EEG system에 따르면, 좌측 측두엽의 위치는 T3 & P3 사이, 또는 T3과 C3/T5사이, C3와 T5 사이 등이 이용되고, 우측 측두엽의 경우, T4 & P4 사이로 논문에 기술되었다. 또한 청각피질의 위치로는, vertex에서 일직선상으로 외이도 6 cm 상방이나 T3 2.5 cm 상방으로 vertex를 향해 일직선상으로 올라가다가 수직 후방 1.5 cm 등도 각종 연구에서 제시된 바 있다(Figure 29-2).

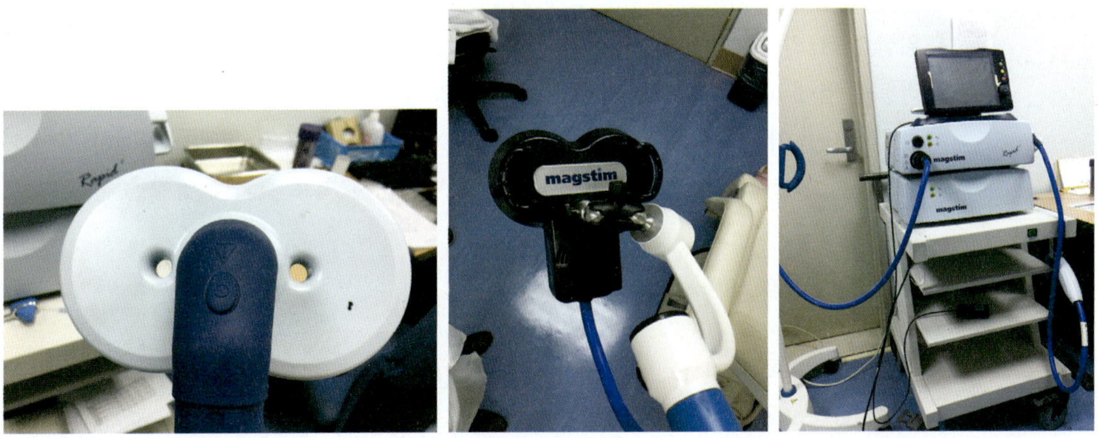

Figure 29-1 rTMS 자극을 위한 기계 구성. Figure-eight coil과 Magstim stimulator

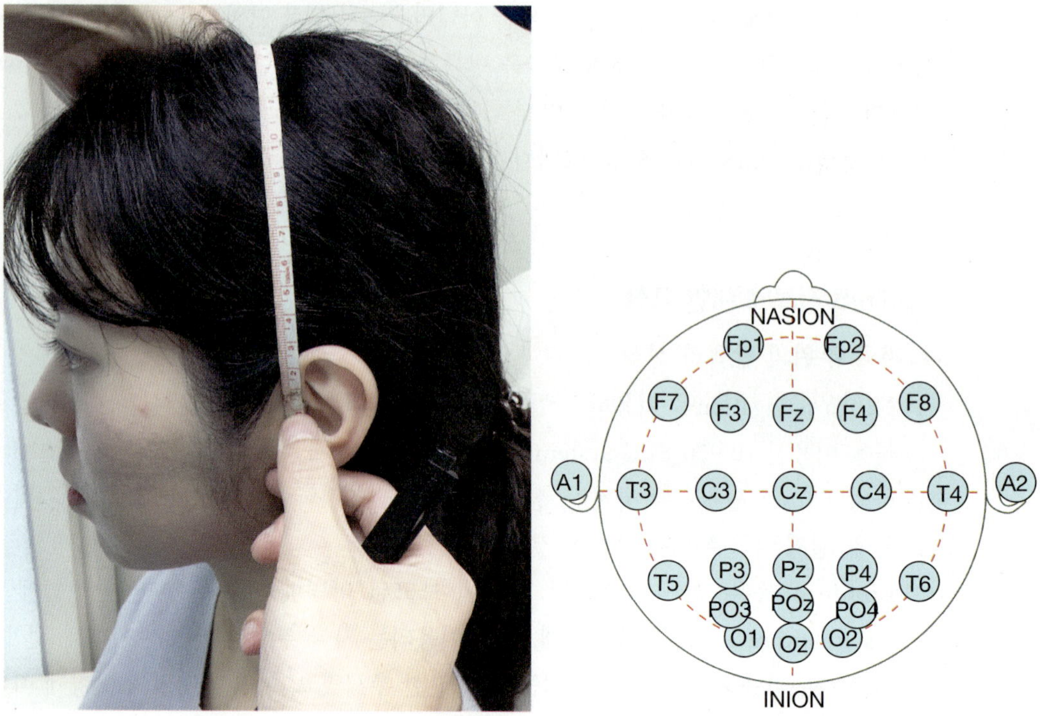

Figure 29-2 해부학적 구조물과 10~20 EEG system을 이용한 위치 추정

2) 저빈도 자극 vs 고빈도 자극

(1) 일반적으로, 저빈도(1 Hz)의 경우, 대뇌피질의 활성을 억제하며, 고주파수(5~20 Hz) 자극은 피질 활성을 일시적으로 증가시킨다고 알려져 있다. 국소 뇌 혈류는 저빈도 자극시 감소하고, 고빈도 자극 때 증가한다. 또한, 저빈도 자극은 GABAergic을 활성화시키고, 고빈도 자극은 Glutaminergic 신경 세포를 활성화한다.

(2) 과거 이명이 대뇌피질의 흥분성에 기초한다고 생각했기 때문에, 주로 이를 억제하기 위한 1 Hz의 저빈도 자극이 가장 흔하게 이용되는 치료 전략이다. 하지만, 예상과 달리 측두엽에 고주파수 자극을 주었을 때 50%에서는 이명의 억제를 초래하였다는 보고들도 있다.[8] 이 경우, 고빈도 자극을 통해, 피질의 흥분성 조절 효과를 초래한 것이 아니라, maladaptive cortical reorganization를 변화시켜 치료 결과에 영향을 줄 것으로 보는 견해가 있다.

3) 자극 빈도

1 Hz 자극인 경우, 통상 1세션당 1200~2000회의 자극이 흔히 이용되지만, 연구자에 따라 이용하는 방법이 다르다. 10 Hz 이상의 고빈도 자극을 줄 때는 자극 횟수를 600회 정도로 줄이기도 한다.

4) 자극 강도

(1) 자극 강도 결정을 위해서 먼저 resting motor threshold *rMT*를 결정하게 된다. 일차 운동 피질을 coil을 이용하여 자극하고, 반대편 손의 abductus pollicis brevis *APB* 근육을 이용하여 측정한다.

(2) rMT 측정의 의의: 이는 측정하기 쉽고, 객관적이고, 상대적인 피질 흥분성의 지표이다. 따라서, 개체 내 개인 간 생리적 다양성에 따른 TMS 출력을 보정할 수 있으며, 이에 따라 자극량과 안전 상한선을 설정할 수 있다는 장점이 있다.

(3) EMG를 이용하여, 10회 자극 시 5회 이상 반응이 나오고, 50 μV peak-to-peak amplitude 이상인 muscle contraction이 있는 최소 강도의 motor evoked potentials *MEPs*를 찾게 된다.

(4) 일반적으로 이용되는 자극 강도는 80~120% rMT이다. cTBS와 고빈도 rTMS의 경우 80~90%의 비교적 낮은 rMT를 사용하고, 1 Hz의 저빈도 rTMS의 경우 110% 정도의 강도를 이용한다.

5) 치료 횟수

최근 5~10회의 치료가 주로 이용된다. 통상 1주당 4~5회 치료를 목표로 하여, 10회 자극인 경우에는, 주당 5회씩 2주간 치료가 빈번하게 이용된다.[9]

6) bursting rTMS

(1) Theta-burst stimulation *TBS*는 해마에서 자연적으로 발생하는 세타파(4~7 Hz)의 빈도에 맞춘 자극 방법으로, intermittent TBS *iTBS*와 cTBS로 구분된다. iTBS는 대뇌피질의 흥분성을 증가시키며, cTBS는 흥분성을 감소시킨다.

(2) iTBS는 2초간 30회 자극을 10초마다 반복하여, 총 190초 동안에 600회를 자극해준다. cTBS는 한 번에 3개의 반복 자극을 50 Hz마다 자극해주며, 이를 200 msec (5 Hz)마다 반복해준다. 통상 이용되는 자극 방법은 20초간 300번 자극 또는 40초간 600번 자극해주는 방법이 이용된다. 이때, 600번 자극의 경우, 치료 효과는 한 시간 정도 유지되는 것으로 보고된 바 있다(Figure 29-3).

(3) Chung 등은 회당 900 pulse, 10일간의 continuous theta-burst TMS *cTBS* 자극을 통해, 이명에 대한 감정적 요소의 호전을 보고했다. Kreuzer 등의 individualized rTMS에 대한 연구에서 환자들은 이러한 TBS와 고빈도 rTMS를 주로 선호하였으며, 50%에서는 치료에 반응하였고, 이들의 치료 효과는 지속되는 것으로 보고했다.[10~12]

7) Multisite rTMS stimulation

(1) 이는 이명 환자들에서 청각피질과 전두엽 간의 functional connectivity에 근거한 치료

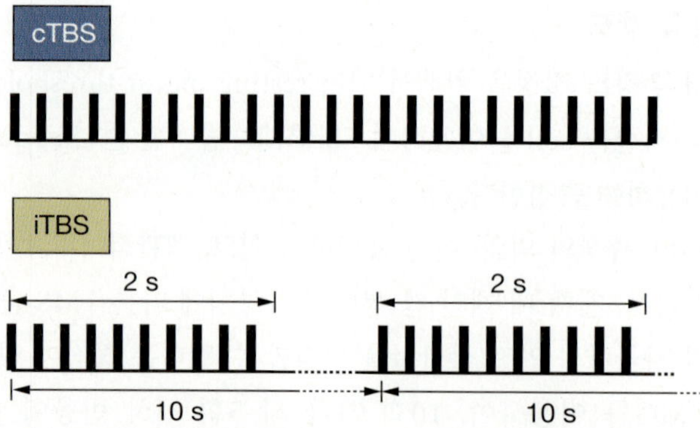

Figure 29-3 Theta burst stimulation의 예

법이며, 주로 이용되는 부위인 DLPFC*dorsolateral prefrontal cortex*나 cingulate cortex는 청각피질 이외에 자극을 주게 되는 non-auditory area이다.

(2) DLPFC는 청각 기억, 주의와 관련된 중추로, 일차 청각피질로 들어오는 입력에 대한 조기 억제를 할 것으로 생각되며, 변연계와 연결되어 있는 우울증 치료의 주된 표적 중 하나이다. Lehner 등은 left DLPFC를 10 Hz, 2000회 자극하고, 양측 청각피질을 각각 1 Hz, 1000회 자극했을 때, 좌측 청각피질에 1 Hz, 2000회 자극했을 때보다 이명 억제 효과를 보고했다.[11]

(3) dorsal and subgenual anterior cinculate cortex를 자극하기 위하여 double cone coil을 이용했을 때, 보다 효과적이라는 보고들도 있었다. 또한 앞에 기술한 바와 같이, Kreuzer 등은 전전두엽과 측두엽에 TBS, 저주파수, 고주파수 rTMS를 짧게 자극해주고, 환자가 변동을 느낀 방법을 조합했을 때, 보다 나은 치료 성적을 보고한 바 있다.[12]

8) rTMS 치료의 한계점과 부작용

아직까지 이명 호전은 일부에서만 관찰되고, 효과의 지속 시간이 대부분 일시적이라는 데에서 한계점을 지닌다. 가장 흔한 부작용은 일시적인 두통이다. 이외에 두피 통증, 안면 경련 등이 일시적으로 발생할 수 있으며, 가장 위험한 합병증은 경련*seizure*이며, 고빈도 자극 시 발생할 수도 있지만 가능성은 낮다. 작동 시 소음이 크므로, 이어플러그를 착용하는 것이 발생할 수도 있는 소음성난청 가능성을 줄이는 데 도움이 된다.

II. tDCS Transcranial Direct Current Stimulation

1. 개론

tDCS는 두피에 0.5~2 mA의 약한 직류를 흘려주게 되면, 이 중 일부는 대뇌피질로 흘러가게 되는데, 대뇌피질의 흥분성에 변화를 초래함에 근거하는 신경 조절술 중 하나이다. 이명 이외에도 기억력 향상, 운동 능력 향상, 우울증, 조현병, 강박증 등에 활발하게 이용되고 있다. 이명치료에 반응하는 비율은 0~47%로 연구마다 편차가 큰 편으로, 결과가 일관되지 않다는 것이 가장 큰 단점 중 하나이다. Elgoyhen 등은 이러한 이유로, 이명의 heterogeneity 및 다른 형태의 이명에 대한 병태생리의 불충분한 이해에서 기인한다고 지적하기도 하였다.[20]

2. 본론

1) 기전

작용 부위에서 신경 세포의 안정막 전압 변화를 통해, 자연 발화율 및 NMDA 수용체의 활성도 변화를 초래한다고 믿어지고 있다. NMDA receptor antagonist나 Na^+ 채널을 막은 약제를 사용 시에 tDCS 효과는 사라졌다. 역치하 미세 전류를 이용하므로, 활동 전위를 유발하지는 않는다.

tDCS는 양극 자극 *anodal stimulation* 과 음극 자극 *cathodal stimulation* 으로 구성되어 있는데, 양극 자극을 주는 전극은 해당 부위 대뇌피질의 활성도를 증가시키며, 음극 자극의 경우, 이와 반대로 활성도를 감소시킨다. 1회 자극 시 효과 지속 시간은 대략 90분 내외로 알려져 있고, 반복 자극 시 rTMS처럼 장기간 지속되는 신경 가소성을 초래할 것으로 추정된다.

2) 자극 부위

좌측 측두-두정엽 부위 *left temporoparietal areal, LTA* tDCS 또는 bifrontal 배외측 전-전두엽 *dorsolateral prefrontal cortex, DLPFC* 을 이명치료에 이용한다(Figure 29-4).

(1) LTA tDCS: 양극 전극은 LTA에 붙인다. 한편, LTA의 정확한 위치는 연구마다 조금씩 차이가 있다. Shekhawat와 Forogh 등은 C3와 T5 사이를 자극했고, Teismann 등은 C3와 T3 중간 1 cm 하방을 자극하기도 하였다. 이 경우, 음극 전극은 우측 상안부 *supraorbital region* (F8)에 붙였다.

(2) Bifrontal tDCS: 통상적으로 우측 DLPFC (F4)에는 양극 전극을 붙이고, 좌측 DLPFC (F3)에는 음극 전극을 붙인다 *Rt-anode-left-cathode montage*. Vanneste 등은 이러한 방식으로 438명의 환자에게 1회 자극을 시행했을 때 30%의 억제 효과를 보였다고 하였다. 한편, 반대로, 우측 DLPFC (F4)에 음극 전극을 붙이고, 좌측 DLPFC (F3)에는 양극 전극을 붙이는 left-anode-right-cathode montage 시에는 이명 억제 효과가 관찰되지 않았다고 하였다.

(3) Shoulder tDCS: Rabau 등은 음극 전극을 좌측 어깨에 붙이고, 결과는 bifrontal tDCS와 비교하였는데, 저자들은 bifrontal tDCS의 경우, DLPFC와 hippocampus가 자극되고, 어깨에 붙인 군은 측두엽, cingulate cortex와 hippocampus의 우측이 자극된다

고 하였다. 유사하게, Bikson 등은 return electrode를 상지에 붙이게 되면, 전두부보다 후방에 위치한 뇌 영역을 자극할 수 있다고 주장했다. 하지만, Rabau 등의 연구에서는 bifrontal tDCS와 shoulder tDCS 간 유의한 차이를 보이지 않았다.[14]

3) 자극 방법

10~20 EEG system을 이용하여 전극을 부착하게 된다. 일반적으로 이용되는 전극은 35 cm^2 크기로 전극 부착 시에는 소금물에 충분히 적신 전극을 배터리에 연결된 stimulator엔 연결하여 자극한다. 이명치료를 위한 자극 강도, 횟수 및 시간은 연구에 따라 다르나 통상 5~10회 치료를 시행하고, 1회당 0.5~2 mA/20~30분간 자극한다(Figure 29-5).

4) tDCS의 이명치료 효과

(1) 초창기 연구에서는 이명치료에 대한 효과가 37~40%에 달할 정도로 긍정적인 측면이 부각되었으나, 최근에 시행된 대부분의 이중맹검 연구에서는 위약 치료군과 tDCS 치료군 사이에 유의한 차이가 없음을 보고하고 있다.

(2) Garin 등은 1회의 양극 자극 LTA tDCS (1 mA, 20분 자극) 시 음극 자극이나 거짓 자극시보다 이명 크기의 감소 효과가 관찰되었고, 한 시간 이후에도 이명 억제 효과는 지속되었다.[19] Joos 등의 연구에서, 2 mA로 자극 강도를 올리고, 동일 부위를 1회 자극했을 때 효과를 보였지만, RTA *right temporoparietal cortex*를 자극했을 때에는 모든 환자에서 효과가 관찰되지 않았다.[21]

(3) 2017년도에 발표된 Lefaucheur 등이 작성한 tDCS 권고안에 따르면 LTA tDCS는 증거 수준 B로, 만성 이명의 치료에 효과가 없다고 하였다.[16] 한편, 같은 권고안에서는 이명

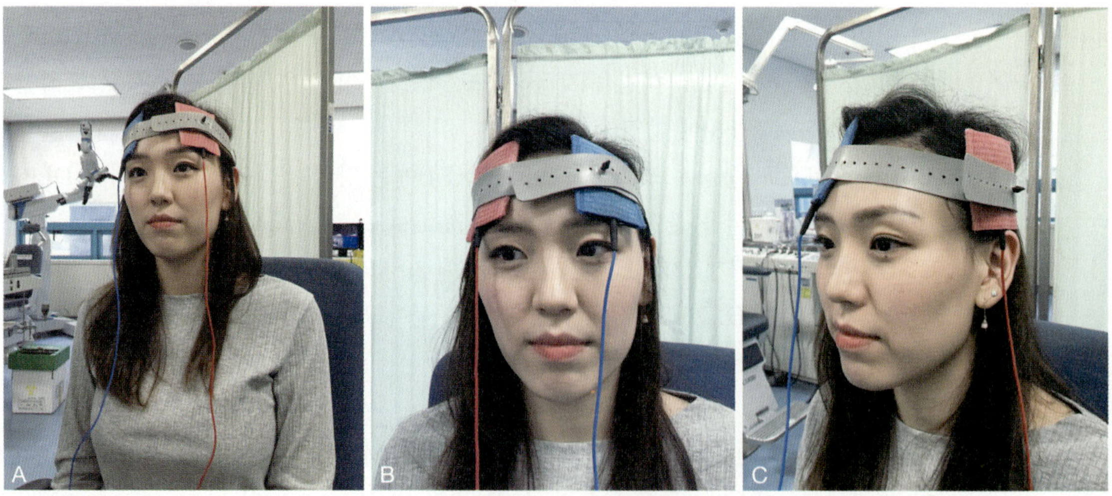

Figure 29-4 tDCS 자극 부착 모습. (A) 음극: F4, 양극: F3, (B) 양극: F4, 음극: F3, (C) 양극: (T3 1 C3)/2, 음극: 우측 상안검 부위

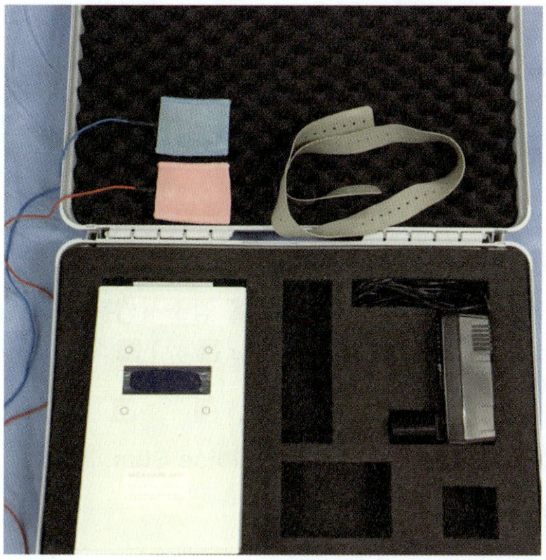

Figure 29-5 tDCS를 위한Neurocon DC stimulator (neuroConn, Ilmenau, Germany)

환자들이 많이 동반하는 우울증의 경우, tDCS cathode의 위치에 따라 상반된 결과를 보고했다. 먼저, 양극 자극은 left DLPFC에 주고, 음극 자극을 안구전두부*orbitofrontal cathode*에 주고 2 mA, 20~30분간 최소 10회 자극 시 약물 저항성이 없는 주요 우울증 환자의 치료에는 증거 수준 B로 효과가 확인되었다. 약물 저항성이 있는 경우에는 효과가 없었으며, 음극 자극을 right DLPFC에 주는 경우에는 효과에 대한 증거가 아직 불충분하다고 보고하였다.

5) tDCS와 소리치료 연계

tDCS에 의해 신경 가소성을 유도하고, 보청기나 맞춤형 음악 훈련*tailor-made notched music training*을 통해 소리치료 효과를 병행하여 더 큰 효과를 볼 수 있는지 알아본 연구들이 Teismann, Shekhawat, Lee 등에 의해 시행되었다.[17,22] Lee 등은 이러한 치료를 통해, 이명의 크기를 줄이지는 못하지만, 이명의 불편감 해소에 이용할 수 있을 것으로 언급했다.[17] 하지만, 다른 연구들에서는 추가적 이득은 없었다고 하였다.

6) tDCS와 약물

tDCS 치료 시 같이 사용하는 약제에 따라 결과에 영향을 주는 것으로 알려져 있는데, carbamazepine, L-dopa는 양극 자극의 aftereffects를 억제하며, citalopram과 같은 선택적 세로토닌 재흡수 억제제는 tDCS 효과를 연장한다.

Brunoni 등은 최근 NEJM에 우울증 치료를 위한 tDCS와 escitalopram의 치료 성과를 비교했다. 두 치료 모두 placebo보다 나은 치료 성과를 보였지만, tDCS의 경우, 피부 발적 및 nervousness가 다른 치료보다 흔했으며, 새로 발생한 조증이 일부 환자에서 관찰되는 등, escitalopram보다 부작용이 더 많았다고 보고했다.[13]

7) tDCS의 장점/단점

휴대가 용이하고, 가격이 저렴하고, 통증이 없고, 치료 시 소음이 없다. 단점으로는 전극 부착 부위의 피부 불편감과 화상이 가장 대표적으로, 이를 예방하기 위해서는 패드를 최대한 생리식염수로 적셔서 두피의 저항을 감소시키는 것이 반드시 필요하다. 이 외에 두통, 어지럼증 등이 드물게 보고된 바 있다. 또한 2017년 현재 아직 FDA 승인이 나지 않은 상태이다.

III. RNS Transcranial Random Noise Stimulation

1. 개론

경두개 무작위 잡음 자극*transcranial random noise stimulation; tRNS*은 직류 대신에 교류를 이용하여, 정규 분포를 따르는 무작위 전류를 흘려주는 것이 특징이다. 주파수에 따라 크게 3가지로 나뉘는데, 0.1~100 Hz의 저주파수 자극, 100~640 Hz의 고주파수 자극, 0.1~640 Hz의 전주파수 자극으로 나뉜다. 명확한 이유는 밝혀져 있지 않지만, 주파수에 따라 효과는 다르다고 알려져 있으며, 추가 연구가 필요한 상태이다.[27]

2. 본론

1) 기전

(1) 피질 흥분성 증가 및 촉진 효과: tRNS는 양극 tDCS 자극과 유사하게 피질의 흥분성 증가 효과를 가지고 있지만, tRNS는 양극 tDCS에는 없는, 촉진 효과가 있을 것으로 추정된다. 즉, 과제 관련 신경 활성을 강화시킨다(potentiate task-related neural activity).

(2) Temporal summation 유도 및 항상성 억제: Fertonani 등은 tRNS의 효과는 반복적인 역치하 자극*repeated subthreshold stimulation*에 의해 신경 활성의 temporal summation을 유도하고, 항상성이 발생하지 못하도록 막아서 생긴다고 하였다.[23] 한편, 이들은 양극 tDCS의 경우, 이러한 효과는 없다고 하였다. tDCS의 경우, 신경막의 이온 채널이 탈분극되면, 초기에 피질 흥분성 증가가 발생하고, 이러한 탈분극이 장기간 지속되면, voltage-dependent channel의 self-regulatory action에 의해 adaptation이 되어 신경 활성은 점점 감소하게 된다.

(3) Stochastic resonance phenomenon: Miniussi 등은 tRNS의 효과는 stochastic resonance phenomenon에 의한 것이라고 주장하기도 하였다.[23]

2) 이명에 대한 치료 효과

Joos 등은 이명 주파수의 형태와 자극 주파수에 따라 치료 효과에 차이가 있다고 하였다. 고주파 자극 시 순음 형태의 이명을 가진 환자들은 협대역 잡음 형태의 이명 환자보다 이명 크기 및 불편감 감소에 보다 효과적이었다고 하였다.[25]

Claes 등은 1회 tRNS 자극 시에도, 이명의 크기와 불편감을 감소시켰고, 반복 시행 시 이명의 크기에 대한 억제 효과는 커졌으나, 이명 불편감 호전에는 차이가 없었다.[26]

To WT 등은 tDCS 단독 치료군보다 tDCS 치료 직후 tRNS 치료를 시행한 군에서 추가적 치료 효과를 확인했고, 이를 통해 여러 수준에서의 신경 조절*multi-site stimulation*이 보다 효과적이라고 하였다.[24]

3) 자극 방법

자극 강도는 tDCS처럼 1.5~2 mA가 가장 흔하게 이용된다. 단 교류 자극이 이용된다.

자극 주파수는 무작위 주파수를 이용하는데, 주파수에 따라 0.1~100 Hz의 저주파수 자극, 100~640 Hz의 고주파수 자극, 0.1~640 Hz의 전주파수 자극 중 하나를 선택할 수 있다. tDCS와 비슷하게 소금물에 적신 스폰지(35 cm^2)를 10~20 EEG system을 이용하여 T3, T4에 붙인다. 자극 시작 시 교류 전류는 설정한 시간(통상 10초) 동안, 1.5 mA에 도달할 때까지 점차 증가한다. 자극 시간은 보통 20분이 가장 널리 이용된다(Figure 29-6).

4) 부작용

직류 자극의 단점이었던 피부 불편감이 적은 것이 특징이고, 부작용으로는 환자에 따라 현기증, 약한 두통을 호소하기도 한다.

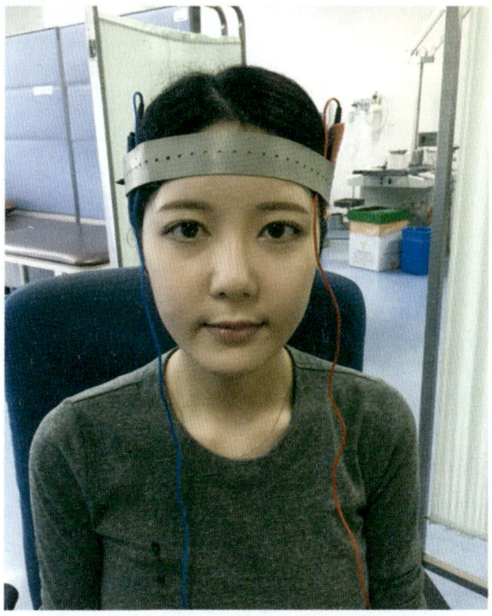

Figure 29-6 tRNS 치료를 위해 T3, T4에 전극을 붙인 모습

IV. TENS Transcutaneous Electric Nerve Stimulation

TENS는 일반적으로 급만성 통증의 물리 치료에 흔히 이용되는 기법이다. Steenerson 등은 이개의 임의 부위를 자극하여 53%에서 효과를 보고한 바 있다.[29] 또한 Lee 등의 연구에서는 일부 환자에서 TENS 치료 3개월 이후에도 지속되는 이명의 호전을 보고하였는데, 이들은 모두 저주파수의 이명과 경한 난청이 있던 환자들이었다.[30]

Moller 등은 median nerve를 자극했을 때, 몇몇 이명 환자에서 이명 조절 효과가 있었음을 보고했으며, Herraiz 등은 악관절에 TENS를 시행했을 때, 46%에서 이명 억제 효과가 있었다고 보고했다.[31, 32]

한편, TENS를 이용하여 C2 경추 신경을 자극했을 때, dorsal cochlear nucleus *DCN* 의 억제를 강화한다고 알려져 있다. Vanneste 등은 C2 TENS를 한 환자에서, 체성 이명 환자의 18%가 호전되었으며, 평균 43%의 이명 호전을 보였다고 하였다.[28]

DCN은 청각 정보뿐만 아니라 머리, 목 등에 분포한 체성감각계로부터 동측의 dorsal column과 spinal trigeminal nuclei를 통해 직접 정보 입력을 받는다. Auditory deafferentation이 발생하면, DCN 수준에서 청각 경로에 대한 체성감각의 보상적 영향을 증가시키는 것으로 알려져 있다.

Upper cervical nerve (C1~C3)는 pinna와 neck에 신경지배를 하는데, DCN으로 projection을 하며, 이 중 C2 전기자극은 DCN 내 large potential을 유발하며, 특히 DCN principal cell의 강력한 억제를 유발한다고 보고된 바 있다(Figure 29-7).

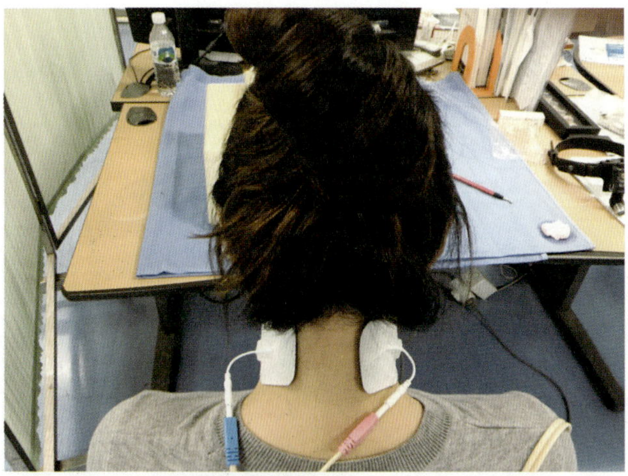

Figure 29-7 Transcutaneous electric stimulation을 이용한 C2 TENS. C2 dermatome의 양측에 전극을 붙인다. Vanneste 등은 일측성 이명은 양극 전극을, 양측성 이명의 경우, 우측에 양극 전극을 붙였다. 자극 조건: Pulse width: 250 s, 10분간 6 Hz의 biphasic rectangular stimulation 자극 후 10분간 40 Hz로 자극함. 자극 강도: 이상 감각이 느껴지는 역치하로 낮췄다.[28]

V. 침습적 미주 신경 자극 Invasive Vagus Nerve Stimulation, iVNS

1. 개론

미주 신경의 경추 분지에 전극을 삽입하는 침습적 미주 신경 자극은 1989년도에 처음 시도되었고, 치료에 반응하지 않는 간질이나 치료 저항성 우울증의 치료에 대해 FDA승인을 받았다.

Marrosu 등은 약물 저항성 간질 환자에 대한 연구에서 iVNS의 효과는 GABA-a 수용체 밀도의 정상화에 의한 GABA-mediated cortical inhibition와 관련될 것으로 추정했다.[33]

이명치료에 있어서, 이러한 iVNS와 소리자극을 결합한 치료의 효용성에 대한 연구 결과들이 최근 발표되고 있다. Vanneste 등은 VNS 자극과 소리자극을 결합했다.[34] VNS는 하루 2.5시간씩 6~12주간 자극했고, VNS 치료 중간에 무작위 tone을 들려주었다. 주파수는 125~12500 Hz 중 이명 주파수로부터 $^1/_2$옥타브 밖의 주파수를 무작위로 선택했고, 크기는 청력 수준보다 40 dB HL 크게 들려주었고, 최대 80 dB SPL을 사용했다. 치료 후 alpha frequency band의 증가, gamma frequency band의 감소가 관찰되었고, 저자들은 VNS with tone pairing에 의한 청각피질의 synchronization 감소라고 해석하였다.

2. iVNS 동물 실험 결과

다양한 질환에 대하여 활발히 연구 중인 상태로, 최근 소리자극을 연결해서 같이 들려주고, 이에 따른 VNS 효과의 차이를 보는 연구들이 최근 보고되고 있다.

Engineer 등은 VNS 자극을 주면서 특정 어음을 SD rat에게 들려주었을 때, 이러한 특정 소리에 대한 청각계 반응이 강화되는 것을 확인했다.[35] 다른 연구에서, VNS-tone pairing에 의해 noise-exposed rat에서 cortical synchronization 증가를 되돌렸다. Alvarez-Dieppa 등은 청각 공포에 노출된 SD rat을 이용한 공포 소멸 시험 중 VNS 치료를 받은 rat들은 유의한 효과를 보였고, 특히 amygdala에서 synaptic platicity과 관련된 Arc 발현 감소, CaMKII, GluN2B-containing NMDA receptor의 발현이 증가하는 것이 관찰되었다고 보고했다.[36]

VI. 경피 미주 신경 자극 transcutaneous auricular vagus nerve stim ulation, taVNS

1. 개론

iVNS의 침습성을 극복하고, 보다 더 안전하게 미주 신경을 자극하고자 하는 다양한 시도 중 대표적인 것이 auricular branch of vagus nerve *abVN*를 자극하는 경피 미주 신경 자극술 transcutaneous auricular vagus nerve stimulation *taVNS*이다.[37~48]

이러한 자극법을 통해, 이명뿐만 아니라 우울증, 간질, 두통, 편집증, 다발성 경화증, 알츠하이머병, 파킨슨병, 근육 긴장 이상 등 다양한 질환의 치료에 이용되기 시작하였다.

2. 기전

(1) NTS를 통한 상위 피질 영역 자극: 연수에 위치한 nucleus tractus solitarius *NTS*는 모든 구심성 미주 신경 자극의 95%를 받는 일차 자극 부위이다. Napadow 등에 따르면, NTS는 미주 신경의 경추 분지, 설인신경, 및 이개 분지*auricular branch*로부터 구심성 신호를 받아 prefrontal cortex, anterior cingulate, insula, amygdala, hypothalamus, thalamus, primary somatosensory cortex, parabrachial nucleus, locus coeruleus, periaqueductal gray 등의 higher brain resion 등에 직/간접적으로 전달한다.[42]

(2) LC 자극: Locus coeruleus*LC*는 주요 noradrenergic nuculeus로서 taVNS의 작용 기전에 중요한 역할을 담당할 것으로 생각되는 주요 부위이다. 즉, 미주 신경을 자극하면, 콜린성, 노르아드레날린성 신경조정계를 이용하여, NMDA 수용체나 GABA-alpha 수용체까지도 조정할 수 있을 것으로 추정한다.

(3) 뇌혈류 감소: iVNS와 taVNS 모두 변연계와 측두엽의 cerebral blood flow를 감소시킨다.

(4) Insula, hypothalamus 활성 증가, hippocampus 활성 감소: 대부분의 taVNS에 대한 fMRI 연구에서 공통적으로 관찰되는 소견은 insula, hypothalamus의 활성 증가, hippocampus의 활성 감소이다. Yakunina 등은 정상인에 대한 taVNS 시 hippocampus, posterior cingulate cortex 또는 parahippocampus, posterior insula의 활성 감소 소견을 보고하였다.[45] 38명의 우울증 환자들을 대상으로 한 Fang 등의 연구에서, 치료군의 경우, left anterior insula의 fMRI signal 증가가 관찰되었다.[44]

(5) Functional connectivity 변화: Longitudinal taVNS는 insula와 default mode network 간의 resting state functional connectivity를 변화시키는 작용을 한다고 알려져 있다.

3. 동물 실험 결과

Ay 등에 따르면, 좌측 cavum concha에 1시간 taVNS를 시행한 rat에서 미주 신경의 고독핵과 loci coerulei에서는 양측성으로 c-FOS 염색이 관찰되었고, 대조군에 비해 뇌경색 부위가 유의하게 적어, 급성 뇌졸중 예방 효과가 있을 것으로 추정한 바 있다.[40]

미주 신경 자극과 tone을 같이 들려주었을 때, noise에 노출된 rat에서 신경 가소성이 유도되고, 이명의 behavioral correlate을 되돌릴 수 있었다는 보고도 있었다.

미주 신경 자극을 통해 locus coeruleus 내 뉴런이 활성화되어 중추청각계 내 변화를 초래할 것으로 생각하지만, 실제 이를 증명한 동물 연구는 많지 않다. Hulsey 등은 LC 내 neural activity 및 다양한 범위 자극 조건을 주고 미주 신경 자극에 대한 mesencephalic trigeminal nucleus (Me5)를 기록했다.[49] 전류의 세기가 클수록, pulse width가 길수록 LC firing rate 내 더 큰 변화를 유도했다. 자극 주파수의 변화는 phasic LC activity의 시기에 영향을 미쳤으며, 총량과는 무관했다.

4. 이개 외측의 신경 분포

abVN는 Alderman's nerve 또는 Arnold's nerve라고도 불린다. Peuker 등의 cadaver study에 따르면, cymba conchae는 미주 신경의 이개 분지*abVN*에 의해 100% 신경 지배를 받으며, ear lobule, tail of helix, scapha, antitragus는 100% great auricular nerve*GAN*에 의해 신경 지배를 받는다.[35] Spine of helix는 91% auriculotemporal nerve*ATN*와 9%는 GAN에 의한 지배를 받는다. Cavum concha의 경우, 55% GAN, 45% abVN에 의한 복합성 지배를 받는다(Figure 29-8).

5. iVNS와 taVNS의 비교

iVNS시 관찰되는 short-interval-intracortical-inhibition*SICI*이 taVNS 시행 시에도 관찰되는데, SICI는 motor cortex의 GABA-A 억제성 회로 활동과 관련되므로, iVNS, taVNS 모두 동일한 GABAergic cortical activity modulation을 초래하는 것으로 보인다.[50]

Frangos 등에 따르면, human에서 cymba conchae에 대한 taVNS 시, 동측 NTS와 양측 spinal nuclei of the trigeminal nerve, dorsal raphe nucleus, locus coeruleus,

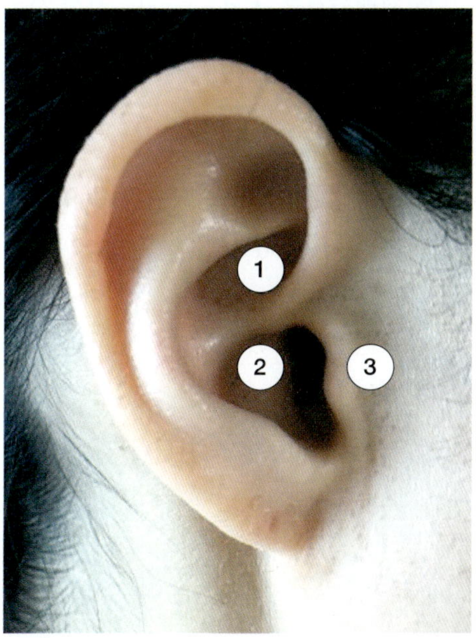

Figure 29-8 taVNS에 주로 이용되는 자극 부위. (1) cymba concha, (2) cavum concha, (3) tragus

contralateral parabrachial area, amygdala, and nucleus accumbens, bilateral activation of the paracentral lobe에 변화를 초래하였고, 이는 iVNS와 거의 유사한 결과라고 하였다.[41]

6. taVNS의 최적화를 위한 연구 결과

(1) Cymba concha 자극: Yakunina 등은 inner traus, cymba conchae 자극 시 NTS, LC가 자극되며, cadaver 연구를 고려했을 때, cymba conchae가 가장 효과적인 taVNS 자극 부위라고 하였다.[45]

(2) 호기 시 자극: 또한 NTS는 연수 내 복측 호흡군 *ventral respiratory group* 으로부터 억제성 신호를 받기 때문에, 흡기 시 억제되고 호기 시 활성화된다. 따라서, 흡기 시 자극을 주는 것도 최적화를 위해 도움일 될 가능성이 있다. 이를 이용한 호흡 연동 이개 전기자극 *respiratory-gated auricular vagal afferent nerve stimulation, RAVANS* 도 최근 발표된 바 있다.[42]

7. 자극 조건

taVNS에서 이용되는 조건값은 연구마다 다르지만, 대부분 iVNS 때 확립된 조건을 이용한다. 흔히 이용되는 조건은 다음과 같다.

(1) 강도: 통증을 느끼지 않는 정도로 연구에 따라 0.1~10 mA 미주 신경의 구심성 수초 섬유를 자극하기 위해서, 자극 강도는 tingling sensation을 느끼게 되는 인지 강도와 통증을 느끼기 시작하는 통증 강도 사이로 조정한다.이러한 통증을 느끼지 않는 말초 신경 자극은 선택적으로 A섬유를 자극하고, A섬유는 자극하지 않을 것으로 추정되고 있고 자극되는 섬유는 자극 조건에 따라 다를 수 있다.

(2) 주파수: 8~30 Hz의 저주파수

(3) Wave width: 20~250 s

(4) 치료 시간: 자기맞춤화된 상업 기기를 이용하는 경우는 1~4시간/하루. TENS 기기를 이용하는 경우에는 15~30분/하루

(5) 자극 부위: 좌측 귀(우측은 부정맥 발생 가능성 때문에 거의 이용하지 않음)

8. 이명에 대한 치료 결과

(1) Kreutzer 등은, taVNS는 음향 자극을 같이 주지 않는다면 이명에 대한 효과는 없는 것으로 본다고 보고했다. 치료군에서 이명 설문지 중 하나인 TQ 감소는 적었고, dropout은 높았다.[51]

(2) Lehtimäki 등은 45~60분간 TENS를 이용한 taVNS를 시행하였고, 이때 이명 주파수를 소거한 환자 맞춤형 음악 *tailor-made notched music* 을 치료 시 같이 들려주었고, 총 7세션의 치료를 시행했다. 치료 후 다양한 이명과 관련된 설문 평가에서 환자들은 호전을

보고하였다.[47] Magnetoencehalography *MEG* 상에서는 taVNS 자극을 줄 때, 난청 환자에서 관찰되는 N1m wave의 진폭 감소가 관찰되었다.

9. 부작용

Kreutzer 등은 tingling sensation, 이상 감각 *dysethesia*, 피부 홍조 *skin redness*, 자극 부위 눌린 자국 *pressure marks*, 자극 시 통증 *painful stimulation*, 낮은 강도의 숨참기 *dyspnea of low intensity*, 두통, 쉰 목소리 *hoarseness*, 구역, 일시적 주관적 난청 등을 보고했다. 하지만, 심장계 질환 병력이 없는 환자에게서 장기간 사용에도 안전한 것으로 보인다.[51,52]

VII. Deep brain stimulation (DBS)

DBS는 뇌 안에 neurostimulator를 심고 electrical pulse를 주는 방법으로 다른 치료에 효과를 보이지 않는 파킨슨병, 간질, 통증 또는 진전의 치료를 위해 시도되는 치료법이다. 기존에 발표된 대부분의 연구들은, 사실 이명만 있는 환자들 대상으로 한 것이 아니라, 상기의 기저 질환에 이명을 동반한 환자들을 선별하여 결과를 보고한 것들이 대부분이기 때문에, 발생할 수 있는 각각의 질환이 이명에 미치는 영향을 배제한 채 결과를 해석할 수는 없다는 큰 한계점이 있다.

1. 최근 연구 결과 정리

(1) Donovan 등은 primary auditory cortex 내 transverse temporal gyrus나 Heschl's gyrus는 들어오는 청각 정보를 처리하는 첫 번째 피질 구조물로서, 이 부위에 DBS를 시행한다면 효과가 좋을 것으로 생각되지만, 실제로 전극을 삽입하기에는 접근이 제한적이라고 하였다.[53]

(2) Shi 등은, involuntary tremor 치료를 위해 thalamus의 ventral intermedius에 전극을 삽입한 7명 중 3명에서 DBS가 작동할 때 이명이 줄어들었다고 보고했으며, 2명에서는 자극을 멈춰도 15~20분간 이명이 줄어들은 상태로 유지된다고 하였다.[54]

(3) Cheung 등은 파킨슨병 또는 tremor 때문에, caudate (area LC)에 전극을 심은 다른 6명의 환자에서 1명은 이명이 완전히 사라졌고, 다른 환자들은 이명이 줄었다고 보고하였다. 비록 caudate는 전형적인 청력 경로가 아니지만, perceptual awareness와 관련된 중추청각계에서 발생하는 환상 감각을 종합하는 데 역할을 할 것으로 저자들은 추정했다.[55]

(4) Inferior colliculus *IC* 는 중뇌에 위치하며, 청각 신호를 처리하는 데 중요한 역할을 한다. Melcher 등은 fMRI 연구에서 이명 환자들의 IC에서 비정상적인 활동을 보인다고 언급했다. Offutt 등은 guinea pig를 이용한 동물 실험을 통해, dorsal IC 자극 시 broadband noise stimulation과 같이 할 때 더 큰 억제 효과를 유도했다고 하였다.[56]

결론

이명은 말초청각계 변화에 따른 중추청각계 및 청각과 관련을 보이지 않는 다양한 뇌영역의 변화에 의해 발생하는 증상으로, 관습적인 치료에 반응하지 않는 환자들에게 다양한 신경 조절술을 시도해볼 수 있다. 일괄적으로 동일한 치료를 적용하기보다는, 환자들이 호소하는 이명을 발생 기전에 따라 정확하게 분류하고, 이에 따른 개인별 맞춤형 신경 조절술을 선택할 수 있다면 최선의 치료 효과에 도움이 될 것이다. 또한 multi-site stimulation을 이용하여, 이명과 관련된 다양한 영역을 자극해주는 것은 최근 강조되고 있다.

참고문헌

1. Park KH, Lee SH, Koo JW, Park HY, Lee KY, Choi YS, Oh KW, Lee A, Yang JE, Woo SY, Kim SW, Cho YS. Prevalence and associated factors of tinnitus: data from the Korean National Health and Nutrition Examination Survey 2009-2011. J Epidemiol. 2014;24(5):417-26.
2. Vanneste S, De Ridder D. Noninvasive and invasive neuromodulation for the treatment of tinnitus: an overview. Neuromodulation. 2012 Jul;15(4):350-60. doi: 10.1111/j.1525-1403.2012.00447.x.
3. Melcher JR, Sigalovsky IS, Guinan JJ Jr, Levine RA. Lateralized tinnitus studied with functional magnetic resonance imaging: abnormal inferior colliculus activation. J Neurophysiol. 2000 Feb;83(2):1058-72.
4. Hyvärinen P, Yrttiaho S, Lehtimäki J, Ilmoniemi RJ, Mäkitie A, Ylikoski J, Mäkelä JP, Aarnisalo AA. Transcutaneous vagus nerve stimulation modulates tinnitus-related beta- and gamma-band activity. Ear Hear. 2015 May-Jun;36(3):e76-85. doi: 10.1097/AUD.0000000000000123.
5. Tunkel DE, Bauer CA, Sun GH, Rosenfeld RM, Chandrasekhar SS, Cunningham ER Jr et al. Clinical practice guideline: tinnitus. Otolaryngol Head Neck Surg. 2014 Oct;151(2 Suppl):S1-S40.
6. Oishi N, Kanzaki S, Shinden S, Saito H, Inoue Y, Ogawa K. Effects of selective serotonin reuptake inhibitor on treating tinnitus in patients stratified for presence of depression or anxiety. Audiol Neurootol. 2010;15(3):187-93.
7. Londero A, Bonfils P, Lefaucheur JP. Transcranial magnetic stimulation and subjective tinnitus. A review of the literature, 2014-2016. Eur Ann Otorhinolaryngol Head Neck Dis. 2018 Feb;135(1):51-58
8. Khedr EM, Rothwell JC, Ahmed MA, et al: Effect of daily repetitive transcranial magnetic stimulation for treatment of tinnitus: com- parison of different stimulus frequencies. J Neurol Neurosurg Psy- chiatry 79(2):212–215, 2008.
9. Lefaucheur JP, André-Obadia N, Antal A, Ayache SS, Baeken C, Benninger DH, et al. Evidence-based guidelines on the therapeutic use of repetitive transcranial magnetic stimulation (rTMS). Clin Neurophysiol. 2014 Nov;125(11):2150-2206.
10. Chung HK, Tsai CH, Lin YC, Chen JM, Tsou YA, Wang CY, Lin CD, Jeng FC, Chung JG, Tsai MH. Effectiveness of theta-burst repetitive transcranial magnetic stimulation for treating chronic tinnitus. Audiol Neurootol. 2012;17(2):112-20. doi: 10.1159/000330882.

11. Lehner A, Schecklmann M, Poeppl TB, Kreuzer PM, Vielsmeier V, Rupprecht R, Landgrebe M, Langguth B. Multisite rTMS for the treatment of chronic tinnitus: stimulation of the cortical tinnitus network--a pilot study. Brain Topogr. 2013 Jul;26(3):501-10. doi: 10.1007/s10548-012-0268-4.

12. Kreuzer PM, Poeppl TB, Rupprecht R, Vielsmeier V, Lehner A, Langguth B, Schecklmann M. Individualized Repetitive Transcranial Magnetic Stimulation Treatment in Chronic Tinnitus? Front Neurol. 2017 Apr 6;8:126. doi: 10.3389/fneur.2017.00126.

13. Brunoni AR, Moffa AH, Sampaio-Junior B, Borrione L, Moreno ML, Fernandes RA, Veronezi BP, Nogueira BS, Aparicio LVM, Razza LB, Chamorro R, Tort LC, Fraguas R, Lotufo PA, Gattaz WF, Fregni F, Benseñor IM; ELECT-TDCS Investigators. Trial of Electrical Direct-Current Therapy versus Escitalopram for Depression. N Engl J Med. 2017 Jun 29;376(26):2523-2533. doi: 10.1056/NEJMoa1612999.

14. Rabau S, Shekhawat GS, Aboseria M, Griepp D, Van Rompaey V, Bikson M, Van de Heyning P. Comparison of the Long-Term Effect of Positioning the Cathode in tDCS in Tinnitus Patients. Front Aging Neurosci. 2017 Jul 28;9:217. doi: 10.3389/fnagi.2017.00217.

15. Bikson M, Datta A, Rahman A, Scaturro J. Electrode montages for tDCS and weak transcranial electrical stimulation: role of "return" electrode's position and size. Clin Neurophysiol. 2010 Dec;121(12):1976-8. doi: 10.1016/j.clinph.2010.05.020.

16. Lefaucheur JP, Antal A, Ayache SS, Benninger DH, Brunelin J, Cogiamanian F, Cotelli M, De Ridder D, Ferrucci R, Langguth B, Marangolo P, Mylius V, Nitsche MA, Padberg F, Palm U, Poulet E, Priori A, Rossi S, Schecklmann M, Vanneste S, Ziemann U, Garcia-Larrea L, Paulus W. Evidence-based guidelines on the therapeutic use of transcranial direct current stimulation (tDCS). Clin Neurophysiol. 2017 Jan;128(1):56-92. doi: 10.1016/j.clinph.2016.10.087.

17. Lee HY, Choi MS, Chang DS, Cho CS. Combined Bifrontal Transcranial Direct Current Stimulation and Tailor-Made Notched Music Training in Chronic Tinnitus. J Audiol Otol. 2017 Apr;21(1):22-27. doi: 10.7874/jao.2017.21.1.22.

18. Garin P, Gilain C, Van Damme JP, de Fays K, Jamart J, Ossemann M, Vandermeeren Y. Short- and long-lasting tinnitus relief induced by transcranial direct current stimulation. J Neurol. 2011 Nov;258(11):1940-8. doi: 10.1007/s00415-011-6037-6.

19. van der Loo E, Gais S, Congedo M, Vanneste S, Plazier M, Menovsky T, Van de Heyning P, De Ridder D. Tinnitus intensity dependent gamma oscillations of the contralateral auditory cortex. PLoS One. 2009 Oct 9;4(10):e7396. doi: 10.1371/journal.pone.0007396.

20. Elgoyhen AB, Langguth B, De Ridder D, Vanneste S. Tinnitus: perspectives from human neuroimaging. Nat Rev Neurosci. 2015 Oct;16(10):632-42.

21. Joos K, De Ridder D, Van de Heyning P, Vanneste S. Polarity specific suppression effects of transcranial direct current stimulation for tinnitus. Neural Plast. 2014;2014:930860. doi: 10.1155/2014/930860.

22. Teismann H, Wollbrink A, Okamoto H, Schlaug G, Rudack C, Pantev C. Combining transcranial direct current stimulation and tailor-made notched music training to decrease tinnitus-related distress--a pilot study. PLoS One. 2014 Feb 25;9(2):e89904.

23. Fertonani A, Pirulli C, Miniussi C. Random noise stimulation improves neuroplasticity in perceptual learning. J Neurosci. 2011 Oct 26;31(43):15416-23. doi: 10.1523/JNEUROSCI.2002-11.2011.

24. To WT, Ost J, Hart J Jr, De Ridder D, Vanneste S. The added value of auditory cortex transcranial random noise stimulation (tRNS) after bifrontal transcranial direct current stimulation (tDCS) for tinnitus. J Neural Transm (Vienna). 2017 Jan;124(1):79-88. doi: 10.1007/s00702-016-1634-2.

25. Joos K, De Ridder D, Vanneste S. The differential effect of low- versus high-frequency random noise stimulation in the treatment of tinnitus. Exp Brain Res. 2015 May;233(5):1433-40. doi: 10.1007/s00221-015-4217-9.

26. Claes L, Stamberger H, Van de Heyning P, De Ridder D, Vanneste S. Auditory cortex tACS and tRNS for tinnitus: single versus multiple sessions. Neural Plast. 2014;2014:436713. doi: 10.1155/2014/436713.

27. Vanneste S, Fregni F, De Ridder D. Head-to-Head Comparison of Transcranial Random Noise Stimulation, Transcranial AC Stimulation, and Transcranial DC Stimulation for Tinnitus. Front Psychiatry. 2013 Dec 18;4:158. doi: 10.3389/fpsyt.2013.00158. eCollection 2013.

28. Vanneste S, Plazier M, Van de Heyning P, De Ridder D. Transcutaneous electrical nerve stimulation (TENS) of upper cervical nerve (C2) for the treatment of somatic tinnitus. Exp Brain Res. 2010 Jul;204(2):283-7. doi: 10.1007/s00221-010-2304-5.

29. Steenerson RL, Cronin GW. Tinnitus reduction using transcutaneous electrical stimulation. Otolaryngol Clin North Am. 2003 Apr;36(2):337-44.

30. Lee SK, Chung H, Chung JH, Yeo SG, Park MS, Byun JY. Effectiveness of transcutaneous electrical stimulation for chronic tinnitus. Acta Otolaryngol. 2014 Feb;134(2):159-67. doi: 10.3109/00016489.2013.844854.

31. Møller AR, Møller MB, Yokota M. Some forms of tinnitus may involve the extralemniscal auditory pathway. Laryngoscope. 1992 Oct;102(10):1165-71.

32. Herraiz C, Toledano A, Diges I. Trans-electrical nerve stimulation (TENS) for somatic tinnitus. Prog Brain Res. 2007;166:389-94.

33. Marrosu F, Serra A, Maleci A, Puligheddu M, Biggio G, Piga M. Correlation between GABA(A) receptor density and vagus nerve stimulation in individuals with drug-resistant partial epilepsy. Epilepsy Res. 2003 Jun-Jul;55(1-2):59-70.

34. Vanneste S, Martin J, Rennaker RL Nd, Kilgard MP. Pairing sound with vagus nerve stimulation modulates cortical synchrony and phase coherence in tinnitus: An exploratory retrospective study. Sci Rep. 2017 Dec 11;7(1):17345.

35. Engineer CT, Engineer ND, Riley JR, Seale JD, Kilgard MP. Pairing Speech Sounds With Vagus Nerve Stimulation Drives Stimulus-specific Cortical Plasticity. Brain Stimul. 2015 May-Jun;8(3):637-44. doi: 10.1016/j.brs.2015.01.408.

36. Alvarez-Dieppa AC, Griffin K1, Cavalier S1, McIntyre CK. Vagus Nerve Stimulation Enhances Extinction of Conditioned Fear in Rats and Modulates Arc Protein, CaMKII, and GluN2B-Containing NMDA Receptors in the Basolateral Amygdala. Neural Plast. 2016;2016:4273280. Epub 2016 Nov 9.

37. Yuan H, Silberstein SD. Vagus Nerve and Vagus Nerve Stimulation, a Comprehensive Review: Part II. Headache. 2016 Feb;56(2):259-66. doi:10.1111/head.12650.

38. Bari AA, Pouratian N. Brain imaging correlates of peripheral nerve stimulation. Surg Neurol Int. 2012;3(Suppl 4):S260-8. doi: 10.4103/2152-7806.103016.

39. Peuker ET, Filler TJ. The nerve supply of the human auricle. Clin Anat. 2002 Jan;15(1):35-7.

40. Ay I, Napadow V, Ay H. Electrical stimulation of the vagus nerve dermatome in the external ear is protective in rat cerebral ischemia. Brain Stimul. 2015 Jan-Feb;8(1):7-12. doi: 10.1016/j.brs.2014.09.009.

41. Frangos E, Ellrich J, Komisaruk BR. Non-invasive Access to the Vagus Nerve Central Projections via Electrical Stimulation of the External Ear: fMRI Evidence in Humans. Brain Stimul. 2015 May-Jun;8(3):624-36. doi: 10.1016/j.brs.2014.11.018.

42. Napadow V, Edwards RR, Cahalan CM, Mensing G, Greenbaum S, Valovska A, Li A, Kim J, Maeda Y, Park K, Wasan AD. Evoked pain analgesia in chronic pelvic pain patients using respiratory-gated auricular vagal afferent nerve stimulation. Pain Med. 2012 Jun;13(6):777-89. doi: 10.1111/j.1526-4637.2012.01385.x.

43. Fang J, Egorova N, Rong P, Liu J, Hong Y, Fan Y, Wang X, Wang H, Yu Y, Ma Y, Xu C, Li S, Zhao J, Luo M, Zhu B, Kong J. Early cortical biomarkers of longitudinal transcutaneous vagus nerve stimulation treatment success in depression. Neuroimage Clin. 2016 Dec 18;14:105-111. doi: 10.1016/j.nicl.2016.12.016.

44. Fang J, Rong P, Hong Y, Fan Y, Liu J, Wang H, Zhang G, Chen X, Shi S, Wang L, Liu R, Hwang J, Li Z, Tao J, Wang Y, Zhu B, Kong J. Transcutaneous Vagus Nerve Stimulation Modulates Default Mode Network in Major Depressive Disorder. Biol Psychiatry. 2016 Feb 15;79(4):266-73. doi: 10.1016/j.biopsych.2015.03.025.

45. Yakunina N, Kim SS, Nam EC. Optimization of Transcutaneous Vagus Nerve Stimulation Using Functional MRI. Neuromodulation. 2017 Apr;20(3):290-300. doi: 10.1111/ner.12541.

46. Garcia RG, Lin RL, Lee J, Kim J, Barbieri R, Sclocco R, Wasan AD, Edwards RR, Rosen BR, Hadjikhani N, Napadow V. Modulation of brainstem activity and connectivity by respiratory-gated auricular vagal afferent nerve stimulation in migraine patients. Pain. 2017 Aug;158(8):1461-1472. doi: 10.1097/j.pain.0000000000000930.

47. Lehtimäki J, Hyvärinen P, Ylikoski M, Bergholm M, Mäkelä JP, Aarnisalo A, Pirvola U, Mäkitie A, Ylikoski J. Transcutaneous vagus nerve stimulation in tinnitus: a pilot study. Acta Otolaryngol. 2013 Apr;133(4):378-82. doi: 10.3109/00016489.2012.750736.

48. Hoare DJ, Adjamian P, Sereda M. Electrical Stimulation of the Ear, Head, Cranial Nerve, or Cortex for the Treatment of Tinnitus: A Scoping Review. Neural Plast. 2016;2016:5130503. doi: 10.1155/2016/5130503.

49. Hulsey DR, Riley JR, Loerwald KW, Rennaker RL 2nd, Kilgard MP, Hays SA. Parametric characterization of neural activity in the locus coeruleus in response to vagus nerve stimulation. Exp Neurol. 2017 Mar;289:21-30.

50. Capone F, Assenza G, Di Pino G, Musumeci G, Ranieri F, Florio L, Barbato C, Di Lazzaro V. The effect of transcutaneous vagus nerve stimulation on cortical excitability. J Neural Transm (Vienna). 2015 May;122(5):679-85.

51. Kreuzer PM, Landgrebe M, Resch M, Husser O, Schecklmann M, Geisreiter F, Poeppl TB, Prasser SJ, Hajak G, Rupprecht R, Langguth B. Feasibility, safety and efficacy of transcutaneous vagus nerve stimulation in chronic tinnitus: an open pilot study. Brain Stimul. 2014 Sep-Oct;7(5):740-7.

52. Kreuzer PM, Landgrebe M, Husser O, Resch M, Schecklmann M, Geisreiter F, Poeppl TB, Prasser SJ, Hajak G, Langguth B. Transcutaneous vagus nerve stimulation: retrospective assessment of cardiac safety in a pilot study. Front Psychiatry. 2012 Aug 7;3:70.

53. Donovan C, Sweet J, Eccher M, Megerian C, Semaan M, Murray G, Miller J. Deep Brain Stimulation of Heschl Gyrus: Implantation Technique, Intraoperative Localization, and Effects of Stimulation. Neurosurgery. 2015 Dec;77(6):940-7. doi: 10.1227/NEU.0000000000000969.

54. Shi Y, Burchiel KJ, Anderson VC, Martin WH. Deep brain stimulation effects in patients with tinnitus. Otolaryngol Head Neck Surg. 2009 Aug;141(2):285-7.

55. Cheung SW, Larson PS. Tinnitus modulation by deep brain stimulation in locus of caudate neurons (area LC). Neuroscience. 2010 Sep 15;169(4):1768-78. doi: 10.1016/j.neuroscience.2010.06.007.

56. Offutt SJ, Ryan KJ, Konop AE, Lim HH. Suppression and facilitation of auditory

neurons through coordinated acoustic and midbrain stimulation: investigating a deep brain stimulator for tinnitus. J Neural Eng. 2014 Dec;11(6):066001. doi: 10.1088/1741-2560/11/6/066001.

찾아보기

한글 찾아보기

ㄱ

ㅈ

ㅎ

영어 찾아보기

A

B

J

L

M

N

O

P

Q

R

S

T

V

기타

이명 Current Opinion on TINNITUS

셋째판 1쇄 인쇄 2019년 1월 8일

지은이 대한이과학회
발행인 조양선
편집인 조형호
발행처 대한이과학회
(우) 06733 서울시 서초구 서운로 11, 1212호(서초동, 서초대우디오빌)
전화 (02)555-5058 **이메일** otology@otologicsociety.or.kr
홈페이지 www.otologicalsociety.or.kr

출판사 세종의학
(우) 07711 서울시 강서구 화곡로 111, 6층(화곡3동, 스카이빌딩)
전화 (02)2604-5323 **이메일** pjy5322@naver.com
홈페이지 www.sjmedi.com
정가 90,000원

* 파본은 교환하여 드립니다.
* 검인은 저자와의 합의하에 생략합니다.

ISNB 979-11-89316-06-8 (93510)

이 도서의 국립중앙도서관 출판예정도서목록(CIP)은 서지정보유통지원시스템 홈페이지(http://seoji.nl.go.kr)와 국가자료종합목록시스템(http://www.nl.go.kr/kolisnet)에서 이용하실 수 있습니다. (CIP제어번호: CIP2018037387)